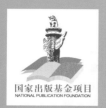

国家出版基金项目
NATIONAL PUBLICATION FOUNDATION

"十三五"国家重点图书出版规划项目

Precision
Medicine

精准医学出版工程

精准预防诊断系列

总主编 詹启敏

人群队列与精准预防

Population-based Cohort and
Precision Prevention

魏文强 等

编著

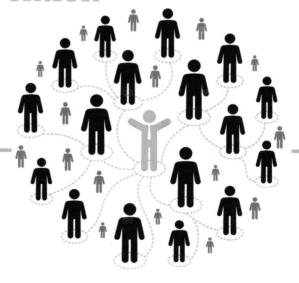

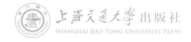

上海交通大学出版社
SHANGHAI JIAO TONG UNIVERSITY PRESS

内容提要

　　本书为"精准医学出版工程·精准预防诊断系列"图书之一。人群队列在病因探索和疾病的个体化预防上具有重要价值,是目前精准医学的研究热点。本书围绕精准预防的理念,介绍了心血管疾病、代谢性疾病和肺癌、肝癌、食管癌等 8 种主要恶性肿瘤人群队列的研究现状及其发展情况,从流行概况、危险因素、早诊早治等角度探讨了疾病的三级预防,并通过研究实例展示了人群队列在精准预防中的成果,为中国现阶段的人群队列研究与重大疾病的个体化精准预防提供了参考。

图书在版编目(CIP)数据

人群队列与精准预防/魏文强等编著. —上海:
上海交通大学出版社,2020
精准医学出版工程/詹启敏主编
ISBN 978 - 7 - 313 - 20475 - 2

Ⅰ.①人… Ⅱ.①魏… Ⅲ.①防疫 Ⅳ.①R183

中国版本图书馆 CIP 数据核字(2018)第 269044 号

人群队列与精准预防
RENQUN DUILIE YU JINGZHUN YUFANG

编　　著:魏文强 等
出版发行:上海交通大学出版社　　　　　地　　址:上海市番禺路 951 号
邮政编码:200030　　　　　　　　　　　电　　话:021 - 64071208
印　　制:苏州市越洋印刷有限公司　　　经　　销:全国新华书店
开　　本:787 mm×1092 mm　1/16　　印　　张:23.25
字　　数:460 千字
版　　次:2020 年 1 月第 1 版　　　　　　印　　次:2020 年 1 月第 1 次印刷
书　　号:ISBN 978 - 7 - 313 - 20475 - 2
定　　价:188.00 元

医师）

邬堂春（华中科技大学同济医学院副院长、公共卫生学院院长,教授）

曾　强（中国人民解放军总医院健康管理研究院主任,教授）

张军一（南方医科大学南方医院精准医学中心副主任,主任医师）

张路霞（北京大学健康医疗大数据国家研究院院长助理,北京大学第一医院肾内科主任医师、教授）

张　学（哈尔滨医科大学校长、党委副书记,教授）

朱宝生（昆明理工大学附属医院/云南省第一人民医院遗传诊断中心主任,国家卫健委西部孕前优生重点实验室常务副主任,教授）

学术秘书

张　华（中国医学科学院、北京协和医学院科技管理处副处长）

《人群队列与精准预防》
编 委 会

主 编

魏文强（国家癌症中心、中国医学科学院肿瘤医院研究员）

副主编
（按姓氏拼音排序）

潘凯枫（北京大学肿瘤医院教授）
詹思延（北京大学公共卫生学院教授）

编 委
（按姓氏拼音排序）

陈建国（江苏省启东肝癌防治研究所、南通大学附属肿瘤医院、江苏省南
　　　　通市肿瘤研究所教授）
陈可欣（天津医科大学肿瘤医院教授）
代　敏（国家癌症中心、中国医学科学院肿瘤医院研究员）
柳　青（中山大学肿瘤防治中心教授）
宋永茂（浙江大学医学院附属第二医院主任医师）
王胜锋（北京大学公共卫生学院博士）
王增武（国家心血管病中心、中国医学科学院阜外医院主任医师）
张　波（中日友好医院主任医师）
赵方辉（国家癌症中心、中国医学科学院肿瘤医院研究员）

学术秘书

陈　茹（国家癌症中心、中国医学科学院肿瘤医院博士）

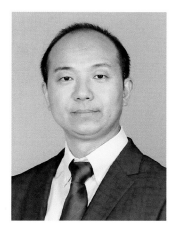

　　魏文强，中国协和医科大学流行病与卫生统计学博士，现任国家癌症中心、中国医学科学院肿瘤医院肿瘤登记办公室主任，研究员、博士生导师。长期从事肿瘤流行病学及高发现场人群综合防治研究。负责国家重点研发计划"精准医学研究"重点专项、国家科技支撑计划、国家 863 计划课题子课题、国家自然科学基金、卫生行业专项及国际合作项目等多项课题，并先后参加国家中长期科技发展规划战略研究、全国第三次死因回顾抽样调查、国家癌症防控计划、中长期规划编制等工作。曾获"《国家中长期科技发展规划纲要（2006—2020）》战略研究重要贡献奖"及 2013 年度国家科学技术进步奖一等奖等荣誉。2017 年入选国家百千万人才工程并获评"有突出贡献中青年专家"，2018 年入选享受国务院政府特殊津贴专家。兼任国际癌症登记协会执委会亚洲区代表、世界卫生组织慢性非传染性疾病预防与控制协调机制工作组咨询专家、国家卫生健康委员会疾病预防控制局专家咨询委员会专家、中国卫生信息学会健康医疗大数据慢病防治与管理专业委员会副主任委员、中国抗癌协会肿瘤流行病学专业委员会常委和食管癌专业委员会常委等。已在 *Nature Genetics*、*Journal of Clinical Oncology*、*Gut*、*Gastroenterology* 等国内外专业期刊发表学术论文百余篇，主编、参编专著数十部。

　　"精准"是医学发展的客观追求和最终目标,也是公众对健康的必然需求。"精准医学"是生物技术、信息技术和多种前沿技术在医学临床实践的交汇融合应用,是医学科技发展的前沿方向,实施精准医学已经成为推动全民健康的国家发展战略。因此,发展精准医学,系统加强精准医学研究布局,对于我国重大疾病防控和促进全民健康,对于我国占据未来医学制高点及相关产业发展主导权,对于推动我国生命健康产业发展具有重要意义。

　　2015年初,我国开始制定"精准医学"发展战略规划,并安排中央财政经费给予专项支持,这为我国加入全球医学发展浪潮、增强我国在医学前沿领域的研究实力、提升国家竞争力提供了巨大的驱动力。国家科技部在国家"十三五"规划期间启动了"精准医学研究"重点研发专项,以我国常见高发、危害重大的疾病及若干流行率相对较高的罕见病为切入点,将建立多层次精准医学知识库体系和生物医学大数据共享平台,形成重大疾病的风险评估、预测预警、早期筛查、分型分类、个体化治疗、疗效和安全性预测及监控等精准预防诊治方案和临床决策系统,建设中国人群典型疾病精准医学临床方案的示范、应用和推广体系等。目前,精准医学已呈现快速和健康发展态势,极大地推动了我国卫生健康事业的发展。

　　精准医学几乎覆盖了所有医学门类,是一个复杂和综合的科技创新系统。为了迎接新形势下医学理论、技术和临床等方面的需求和挑战,迫切需要及时总结精准医学前沿研究成果,编著一套以"精准医学"为主题的丛书,从而助力我国精准医学的进程,带动医学科学整体发展,并能加快相关学科紧缺人才的培养和健康大产业的发展。

　　2015年6月,上海交通大学出版社以此为契机,启动了"精准医学出版工程"系列图书项目。这套丛书紧扣国家健康事业发展战略,配合精准医学快速发展的态势,拟出版一系列精准医学前沿领域的学术专著,这是一项非常适合国家精准医学发展时宜的事业。我本人作为精准医学国家规划制定的参与者,见证了我国精准医学的规划和发展,欣然接受上海交通大学出版社的邀请担任该丛书的总主编,希望为我国的精准医学发展及医学发展出一份力。出版社同时也邀请了吴孟超院士、曾溢滔院士、刘彤华院士、贺福初院士、刘昌孝院士、周宏灏院士、赵国屏院士、王红阳院士、曹雪涛院士、陈志南院士、陈润生院士、陈香美院士、徐建国院士、金力院士、周琪院士、徐国良院士、董家鸿院士、卞修武院士、陆林院士、田志刚院士、乔杰院士、黄荷凤院士等医学领域专家撰写专著、承担审校等工作,邀请的编委和撰写专家均为活跃在精准医学研究最前沿的、在各自领域有突出贡献的科学家、临床专家、生物信息学家,以确保这套"精准医学出版工程"丛书具有高品质和重大的社会价值,为我国的精准医学发展提供参考和智力支持。

编著这套丛书,一是总结整理国内外精准医学的重要成果及宝贵经验;二是更新医学知识体系,为精准医学科研与临床人员培养提供一套系统、全面的参考书,满足人才培养对教材的迫切需求;三是为精准医学实施提供有力的理论和技术支撑;四是将许多专家、教授、学者广博的学识见解和丰富的实践经验总结传承下来,旨在从系统性、完整性和实用性角度出发,把丰富的实践经验和实验室研究进一步理论化、科学化,形成具有我国特色的精准医学理论与实践相结合的知识体系。

"精准医学出版工程"丛书是国内外第一套系统总结精准医学前沿性研究成果的系列专著,内容包括"精准医学基础""精准预防""精准诊断""精准治疗""精准医学药物研发"以及"精准医学的疾病诊疗共识、标准与指南"等多个系列,旨在服务于全生命周期、全人群、健康全过程的国家大健康战略。

预计这套丛书的总规模会达到60种以上。随着学科的发展,数量还会有所增加。这套丛书首先包括"精准医学基础系列"的10种图书,其中1种为总论。从精准医学覆盖的医学全过程链条考虑,这套丛书还将包括和预防医学、临床诊断(如分子诊断、分子影像、分子病理等)及治疗相关(如细胞治疗、生物治疗、靶向治疗、机器人、手术导航、内镜等)的内容,以及一些通过精准医学现代手段对传统治疗优化后的精准治疗。此外,这套丛书还包括药物研发,临床诊断路径、标准、规范、指南等内容。"精准医学出版工程"将紧密结合国家"十三五"重大战略规划,聚焦"精准医学"目标,贯穿"十三五"始终,力求打造一个总体量超过60种的学术著作群,从而形成一个医学学术出版的高峰。

本套丛书得到国家出版基金资助,并入选了"十三五"国家重点图书出版规划项目,体现了国家对"精准医学"项目以及"精准医学出版工程"这套丛书的高度重视。这套丛书承担着记载与弘扬科技成就、积累和传播科技知识的使命,凝结了国内外精准医学领域专业人士的智慧和成果,具有较强的系统性、完整性、实用性和前瞻性,既可作为实际工作的指导用书,也可作为相关专业人员的学习参考用书。期望这套丛书能够有益于精准医学领域人才的培养,有益于精准医学的发展,有益于医学的发展。

本套丛书的"精准医学基础系列"10种图书已经出版。此次集中出版的"精准预防诊断系列"系统总结了我国精准预防与精准诊断研究各领域取得的前沿成果和突破,将为实现疾病预防控制的关口前移,减少疾病和早期发现疾病,实现由"被动医疗"向"主动健康"转变奠定基础。内容涵盖环境、食品营养、传染性疾病、重大出生缺陷、人群队列、出生人口队列与精准预防,纳米技术、生物标志物、临床分子诊断、分子影像、分子病理、孕产前筛查与精准诊断,以及健康医疗大数据的管理与应用等新兴领域和新兴学科,旨在为我国精准医学的发展和实施提供理论和科学依据,为培养和建设我国高水平的具有精准医学专业知识和先进理念的基础和临床人才队伍提供理论支撑。

　　希望这套丛书能在国家医学发展史上留下浓重的一笔!

北京大学常务副校长

北京大学医学部主任

中国工程院院士

2018 年 12 月 16 日

序

　　近些年,精准医学、精准预防的概念频繁地被国内学者、媒体提及和宣传,个体化、精准化的防治理念仿佛瞬间为医疗科技的进步打开了无限可能。精准医学以临床治疗为出发点,精准预防将精准医学的概念延伸到疾病预防和健康促进的领域,将"精准"的思想覆盖到了健康和疾病防治的全过程。"精准"两字代表着医疗工作者对个性化、针对性防治措施的一种理想化的追求,这就不可避免地需要整合微观领域的多组学信息和宏观水平的暴露组学信息(包括社会、环境和行为因素等),甚至包括来自医疗、体检、出行、购物等生活方方面面的大数据。众多数据的整合可以帮助我们系统全面地认识健康与疾病及其影响因素,进而制定对应的防治策略和措施,这也与最近提出的系统流行病学概念不谋而合。

　　无论精准医学还是精准预防,其开展都需要基础性平台的支撑。美国精准医学的标志性项目"全民健康研究项目"其实就是一个同时考量诸多因素的大型队列研究,其中的任何组学指标不过是可测量的一种内暴露因素而已。无论是否采取"精准"的理念,人群队列研究都是国际上公认的研究环境因素和遗传危险因素与疾病发生结局之间关联的分析流行病学研究方法。但是精准医学或精准预防的高成本、高消耗性,却无形中对人群队列的开展和实施提出了更"精准"的高要求。

　　国内开展较早的人群队列研究如首钢的心血管疾病队列、江苏启东的肝癌队列、河南林县的食管癌队列,围绕危险因素和人群筛查等取得了系列代表性成果,并得到了国际上的认可与赞扬。类似的依托于心血管疾病、糖尿病、肺癌、胃癌等专病高发区人群筛查或干预的队列还有一些,都对相关领域中国人群证据的产生和推广发挥了不可估量的作用。近年来,随着以中国成人慢性病前瞻性队列为代表的国内大规模人群队列的成果和证据不断涌现,国家从政府层面开始重视大型人群健康队列和重点疾病队列的构建。2016年至今,国家重点研发计划连续3年立项的人群队列研究已有数十个。

　　然而,目前国内关于人群队列与精准预防的专业书籍尚为空白,未见相关经验和成果的梳理和总结。特别感谢文强教授有热情和能力牵头组织一批国内知名和工作在一线的学者撰写本书，各章节编著者也涵盖了国内流行病和肿瘤防控领域优秀的中青年科研工作者。在阅读本书的过程中，本人也有很大收获，真正感受到中国本土人群队列在过去近半个世纪的发展与辉煌，同时特别希望以本书为契机，未来我国的人群队列会更加科学、规范，可持续和多产出，为中国人群的健康和健康中国的建设贡献更多的本土化科学证据。

衷心希望各位读者能和我一样在阅读本书时学有所得，观有所获。

北京大学医学部公共卫生学院

教授

2018 年 12 月于北京

前言

　　人群队列研究是在人群水平上对疾病风险因素进行定量或概括性研究的最有效手段，是精准医学研究的基础性支撑平台。人群队列在较长的时间内对大规模的人群进行跟踪和随访，可以获得覆盖疾病各阶段的流行病学数据和生物学样本，从而有可能最终揭示疾病发生、发展过程内在的根本规律，达到对疾病进行精准预测、预防和个性化治疗的目的。精准预防从精准医学的理念中演变而来，精准医学关注疾病的个性化和精准化诊断和治疗，而精准预防整合了环境等外部因素，关注健康和疾病全过程，旨在实现更为精准的个体化疾病预测和防控。

　　基于人群队列的精准预防，作为精准医学的重要组成部分，已明确列入"十三五"国家科技创新规划中。然而，国内在该领域尚缺少专业著作，缺乏相关研究成果和经验的总结。为此，我们组织在该领域具有国际影响力的专家学者编著了《人群队列与精准预防》一书，系统介绍人群队列在精准预防中的作用和该领域的最新进展。

　　本书共计12章。其中第1章和第2章为人群队列与精准预防概述。从第3章开始，以疾病分类对人群队列进行详细介绍。由于疾病种类繁多，我们选择了常见的心血管疾病、代谢性疾病以及8种主要恶性肿瘤（肺癌、肝癌、食管癌、胃癌、结直肠癌、乳腺癌、宫颈癌、鼻咽癌），系统总结其人群队列研究现状及发展情况，从流行概况、危险因素、早诊早治等角度探讨疾病的三级预防，并通过研究实例展示了人群队列在精准预防中的成果，以期为中国现阶段的人群队列研究与重大疾病的个体化精准预防提供参考。

　　本书由中国医学科学院肿瘤医院魏文强研究员主持编著，撰写工作得到诸多科研院所、高等院校和医疗机构的大力支持和帮助。衷心感谢北京大学医学部公共卫生学院李立明教授为本书作序！撰写组由中国医学科学院肿瘤医院（国家癌症中心）、北京大学医学部公共卫生学院、中国医学科学院阜外医院（国家心血管病中心）、中日友好医院、江苏省启东肝癌防治研究所、南通大学附属肿瘤医院、江苏省南通市肿瘤研究所、北京大学肿瘤医院、天津医科大学肿瘤医院、中山大学肿瘤防治中心、浙江大学医学院附属第二医院等单位的专家组成。本书的编著者均为活跃在国内流行病和肿瘤防控领域的一线科研工作者，其中第 1 章由魏文强执笔，第 2 章由王胜锋、詹思延执笔，第 3 章由王增武执笔，第 4 章由张波执笔，第 5 章由代敏执笔，第 6 章由陈建国执笔，第 7 章由陈茹、魏文强执笔，第 8 章由潘凯枫、李文庆、李哲轩执笔，第 9 章由郑树、张苏展、宋永茂、黄彦钦执笔，第 10 章由陈可欣、王新、黄育北执笔，第 11 章由王岩、赵方辉执笔，第 12 章由柳青执笔。

本书的撰写得到国家重点研发计划"精准医学研究"的大力支持。书稿交付前夕，中国医学科学院肿瘤医院王书亚、谢双华、邵丹彤、秦宇和周家琛对书稿进行了统一的校对和修订，在此一并致谢。

编著者力求呈现给读者较系统的研究成果总结和较新的研究进展，然而由于知识和水平有限，书中难免出现纰漏和谬误，敬请国内外同行和广大读者批评指正。

编著者

2018 年 8 月

目 录

3　心血管疾病队列与精准预防 ·· 035

1 人群队列与精准预防概述

随着人口老龄化不断加剧，城镇化与工业化进程不断加快，人群疾病谱也在不断变化，癌症、心脑血管疾病等慢性非传染性疾病（慢性病）已经成为世界各国不得不面对的主要公共卫生问题。这些慢性病危险因素复杂，疾病自然史较长，前期症状不明显，中晚期临床治疗效果欠佳。然而，人们逐渐发现，传统防治措施并非对所有人有效。遏制这些慢性病的增长势头并最终控制其严重危害，预防（prevention）无疑是颇为有效的手段。近年来，公众逐渐从重视疾病转向关注健康，健康的概念也从以疾病防治为中心转移到以健康促进为重点，从仅关注临床诊疗转向关注生命全过程和疾病全周期的预防。随着大数据、基因组学、分子影像、分子病理等前沿医学生物学技术的应用，依托这些技术的"精准医学"已成为全球医学界关注的热点，精准化诊疗和个体化预防逐渐成为慢性病防控的普遍共识。

目前精准医学的研究重点主要包括分子水平上的疾病分类和分期、个性化临床治疗以及大数据收集和挖掘。队列研究（cohort study）作为现代流行病学研究的重要方法之一，得益于其由因及果、从现象到本质以及长期前瞻性的随访（follow up）等优势，与精准医学关注的重点不谋而合，其在慢性病危险因素判定、高危人群识别、高危个体预测预警、前瞻性多层次大数据以及与之匹配的生物标本平台建立等综合防控研究中的作用日益凸显。

1.1 精准预防的定义

追求更精准的诊治和更好的疗效一直是医学发展的目标和要求，一百多年的现代医学发展史为我们勾勒出了人类疾病防控不断追求精准诊治的发展历程，人类疾病的防控历史就不断依托病理、生理、生化、微生物学以及 X 线、CT、PET 等检测技术的突破，向着越来越精准的方向发展。

精准医学（precision medicine）的提法始于 2011 年，是指根据每名患者的实际医疗需要精准选择相应的治疗方案[1]。精准医学的理念是：配对现存的临床病理指标和发展至目前的基因效能分析来为个体患者精确地制订符合需要的诊断、预测和治疗策略。

2015 年美国总统奥巴马在国情咨文演讲中宣布，精准医学将会是人类史上缔造医学突破最重大的机会之一。奥巴马的精准医学计划，核心是整合遗传和基因组的信息，是以临床治疗为出发点的行动计划，希望能为每位患者提供适时、适量、适宜的治疗。主要做法是推动利用个体化（individuation）基因信息的疾病治疗，募集 100 万名志愿者的基因数据，以及环境、生活方式与其他数据，链接并整合至电子健康云端数据库，通过研究不同族群、各个年龄段的个体化基因信息，推进精准医学的研究与应用，来协助治疗、改善、管理及预防癌症与糖尿病（diabetes mellitus，DM）等疾病[2,3]。

疾病的临床症状和体征就像冰山的一角，以此为基础的诊疗措施有效但效果有限，主要是受限于对隐藏在临床症状、体征之后更深层次的信息了解不够。精准医学需要精准诊断，而生物芯片、蛋白质技术发展带来的人类基因组测序技术的革新，分子影像、手术导航和微创技术等生物医学分析技术的进步，大数据的形成及分析工具的出现，为精准医学的发展和实践提供了基本条件，也正是基于这些医学科技的发展，对"水下的巨大冰床"的开采才成为可能。这些技术的突破使得我们能够更深层次地了解相同症状个体的不同特征，为他们提供更有针对性的诊疗措施，促使了精准医学时代的到来。在理论上，精准医学主要以遗传学和分子生物学技术为基础；在实践上，精准医学主要应用于肿瘤的诊断、治疗和预后。

精准预防是从精准医学的理念中演变而来的。北京大学常务副校长、医学部主任詹启敏院士给精准医学的定义是：精准医学是应用现代遗传学技术、分子影像技术、生物信息技术，结合患者生活环境和临床数据，实现精准的疾病分类及诊断，制订具有个性化的疾病预防和治疗方案。在这一概念中就已经涵盖了个性化预防的内容。

众所周知，迄今为止很多常见病、复杂性疾病的致病机制不明，导致医学干预的治疗效果不佳或无效[4]。以基因测序技术革新、表型组学分析技术、系统生物学和大数据分析工具为主要技术支撑的精准医学的出现将有望从根本上改变人类与疾病抗争的被动局面，而作为针对复杂性疾病的精准医学，纳入影响疾病防治效果的传统因素和技术就成为必然。人生不同阶段均可能暴露于致病因素中，包括物理环境、居住条件、生活习惯和社会因素。精准医学涉及的学科，除临床诊断学和治疗学、康复医学等之外，也涵盖了传统的流行病学、预防医学和卫生经济学等预防学科。依赖于分子诊断、医学信息、基因技术和药效学的发展，建立在个体化医学之上的精准医学，在关注疾病个性化和精准化诊断与治疗的同时，整合环境等外部因素，关注健康和疾病全过程，开展更为精准的个体化预测、预防，精准预防的概念由此应运而生。

综上所述，精准预防应该是依托大数据、多组学、分子影像、分子病理等前沿生物技术，充分挖掘个人内在因素，结合群体宏观环境暴露因素、个人基本情况、生活方式以及传统的病理、生理、免疫、影像检查等因素,制订个性化、有针对性的干预方案并评价其防治效果。从人群预防的概念出发,精准预防不应仅限于疾病的诊断、治疗,还应包括对健康状态精准的预防、预测、预警,以及对疾病的预后、转归、患者管理等的精准判断。

中国高度重视精准医学,早在国家"十一五"规划中,就布局了精准医学计划相关的研究。2015 年之后,"精准医学"逐渐成为国内医学界关注的热点。目前精准医学已纳入"十三五"国家科技创新规划中,在重点关注分子水平上的疾病分类和分期、个性化临床治疗的同时,考虑到中国地区发展不平衡、疾病地区差异明显、疾病资源丰富等特点,更为关注疾病队列研究以及大数据收集和挖掘等在重大疾病预防方面的重要研究,精准预防迎来了大发展的良好机遇。

1.2　人群队列在精准预防中的作用

基因组学、蛋白质组学、代谢组学和表观基因组学等高通量组学技术和方法的日益成熟,使得生命医学研究进入一个大数据时代,为研究慢性病与遗传变异间的关系提供了强有力的武器,也为阐明遗传、环境及其相互作用对人类健康的复杂影响提供了前所未有的机遇。对这些因素以及它们之间关系的了解,将大大推动精准医学的发展,提高慢性病诊断、预防和治疗水平。要实现这一目标,首先必须掌握能反映疾病发生、发展和转归整个过程的人群流行病学数据和与之匹配的生物学样本,才有可能通过组学研究和大数据分析,最终阐明疾病的发病机制,从而研发出更为精准的防控技术和方案。

人群队列研究是目前在人群规模上对疾病风险因素进行定量或概括性研究的最有效手段,是精准医学研究的基础性支撑平台。人群队列在较长的时间内对大规模的人群进行跟踪和随访,可以获得覆盖疾病各阶段的流行病学数据和生物学样本,从而有可能最终揭示疾病发生、发展过程内在的根本规律,以期达到疾病的精准预测、预防和个性化治疗[5]。

美国精准医学的标志性项目——精准医学先导队列项目(the Precision Medicine Initiative Cohort Program)已经更名为"全民健康研究项目"(All of Us Research Program),这个从基因测序出发的精准医学项目已经逐渐转变为典型的同时探索众多因素的流行病学队列研究。弗雷明汉心脏研究(Framingham Heart Study, FHS)长期随访,揭示了心脏病的主要危险因素;英国医生研究(British Doctors Study)揭示了吸烟和肺癌的关系。这些研究结果已经使得肺癌和心血管疾病的预防变得更加精准,人群队列研究在精准预防中的作用可见一斑。发达国家建设大型健康队列的经验表明,成功建立人群队列,将对国家整体医学研究起到巨大的推动作用,而且这一作用将随着时间的推移不断加强,持续产生可以改变卫生政策及临床实践的高水平研究成果。具体来说,人群队列研究可在以下几个方面发挥重要作用。

1.2.1　人群队列可为精准预防提供动态前瞻性信息及与之匹配的生物资源

随着社会的发展、生活方式的变化以及老龄化的日益严重,慢性病已经成为中国乃至全世界人类健康的最大威胁。慢性病的发病机制复杂,影响因素繁多,往往需要长时间的全面观察才能探知其发病机制及发展规律。传统研究方法观察时间一般较短,仅能关注一个或几个因素,难以反映慢性病自然史。人群队列可以提供研究对象从基线到不同疾病状态的各阶段暴露因素及其变化趋势,可以动态收集疾病各阶段不同类型的生物资源,资料较为全面、详细,利用人群队列开展精准预防研究,不仅有利于揭示多个因素之间的相互作用,更能对不同因素有更为完整、准确的认识,可以做到更为精准的预防。

1.2.2　人群队列可更为有效地促进"个体化"精准预防的发展

人体结构复杂,每个个体受基因、环境等因素影响各不相同,对于同一干预措施的反应也不可能完全一样。根据个体的具体情况,给予最为适合的预防措施,实行"个体化"预防,是目前的热点。传统研究方法简单地将研究对象视为相同的个体,忽视个体差异,研究结果在应用中常常会陷入由于个体具体情况不同而难以给予准确干预的困难局面。人群队列入组人数众多,能够保证多样性,可以很好地体现个体差异。利用人群队列开展精准预防研究,有助于对个体差异进行观察,准确反映导致不同个体对同一干预措施产生不同反应的关键因素,进而提出针对不同状况患者的"个体化"防控方案。

1.2.3　人群队列研究结果可更为有效地在防治实践中推广实施

人群队列研究的核心对象是人群,而人体的健康,疾病的发生、发展、转归受遗传、环境、医疗干预等多种因素影响,各因素之间的关系极其复杂,且随时间推移不断变化。而人群队列针对不加特别限制和选择的现实人群进行研究,研究环境及干预措施与实际情况极其接近,为研究者提供了真实人群与现实环境,并可通过随访,长时间观察受试者健康状况的变化。所得出的研究结果是研究评价体系中的高等级科学证据,可以直接应用于防治实践,改善防治效果,对防控实践有更为可靠的指导意义。

1.3　精准医学的发展趋势

精准医学作为一个新兴的医疗模式和理念,其广泛的应用及效果有待实践检验。

有学者认为精准医学的效用是不确定的,至少在目前阶段,具备了精准医学特质的诊疗手段只是增加了选项而不是取代了传统的诊疗方法;基因诊断信息在临床的不恰当应用,还会增加临床医生和患者认识疾病的不确定性[6,7]。Prasad 在《自然》杂志上发文称"精准策略没有给大多数肿瘤患者带来好处","肿瘤的精准治疗仅仅是一个有待证明的假说"[8]。肿瘤分子靶向技术的应用是精准医学研究的热点。某些带有特定肿瘤突变的白血病患者服用伊马替尼(格列卫,Gleevec)使肿瘤变小,被视为癌症靶向治疗的最佳范例,但这些患者中许多人的肿瘤后来又出现新的突变,并对伊马替尼产生抗药性,病情再度恶化。伊马替尼其实只让患者多活了一段有限的时间,几个月或一年,但并不能影响最后的医疗结局[9]。

然而,也有更多的新突破预示着精准医学拥有灿烂的明天。如美国纪念斯隆-凯特琳癌症中心(Memorial Sloan-Kettering Cancer Center,MSKCC)的研究人员采用独特的肿瘤检测技术 MSK-IMPACT 对 1 040 名晚期癌症患者的 410 个癌症相关基因进行了测序,发现 17.5% 的患者携带临床上可靶向治疗的肿瘤胚系相关基因突变,而以往检测结果只有 3%～12.6%[10]。为此,我们不得不思考:精准医学究竟是一个有待研究的假说,还是已经可以用来大幅增进治疗机会的创新?

精准医学无疑可以提高诊治和预后的精准度,但仅仅依托基因检测等技术的精准医学难免偏颇。从预防的角度考虑,诊治和预后的精准并不等于防治效果的精准,影响健康的因素也远不止基因改变,群体健康的决定因素远远超出了基因和临床的诊疗范围。有学者指出:在强调精准预防的同时,不能忽略公共卫生关注的群体和共性。即使是个体干预,针对共性的方法往往也是最有效的,如抗生素和疫苗。当强调个性化治疗的时候,往往是因为还没有掌握事物的共性,没有抓住根本矛盾,效果说不清楚,因此希望用灵活多变的方式寻找解决问题的突破口[11]。

人群队列与精准预防的结合,在慢性病防控的紧迫形势下,恰逢其时。但未来在以下几个方面面临的挑战不容忽视。

首先,精准预防还没有形成完整的体系。精准预防是一个涉及多学科的系统工程,不同学科的有机交叉融合以及不同中心实施统一标准规范,是精准预防深入开展的基础。精准医学的发展依赖于研究者、医疗机构、政府、患者和社会公众协调配合、紧密衔接。政府应积极协调多部门合作,建立相应的政策规划和部署,联合职能部门、医院、高校以及科研院所建立精准医学发展体系。医院及科研院所应整合各种资源,联合流行病学、医学和生物学专家建立大样本的队列研究,充分利用分子生物学技术,筛选出各种疾病潜在的特异性诊断、治疗靶点,搭建患者个体化治疗平台,为不同的患者提供个体化诊断及治疗。在这一方面,美国国家癌症研究所(National Cancer Institute,NCI)最早建立的癌症早期发现研究网络(Early Detection Research Network,EDRN)协作机制可供参考。EDRN 的构成元素包括生物标志物研发实验室、生物标志物标准化实验室、临床/人群验证中心、数据管理和协调中心以及信息中心。来自40个研究机构的300多个研究组参加了EDRN协作网,数据及生物标本资源在协作单位之间共享。协作单位之间从队列建立、数据采集、标本收集以及实验流程、质控标准等方面均执行统一的标准规范,开展相关生物标志物从探索发现、临床试验到人群应用验证等的全链条转化应用研究。通过十多年的努力,EDRN已经评估了1 000多个肿瘤生物标志物,其中300多个生物标志物进入临床/人群验证评估,最终有10多个生物标志物已经美国FDA批准进入临床和人群筛查项目中,大大提高了临床诊断和癌症筛查的效果,对美国肿瘤精准防治贡献甚大。因此,中国目前应加强人群队列的标准化研究,制定符合国际水准的信息和样本资料采集的统一规范,加强不同队列间数据的可比性和互补性,最大限度地发掘利用获得的信息,更好地为精准预防服务。

其次,数据共享(data sharing)面临安全性及伦理(ethics)问题。精准医学理念的提出不仅得益于高通量生物数据的基因芯片、大规模平行测序技术、蛋白质组学,甚至移动医疗装置等技术的发展,更得益于参与者海量健康信息、医疗数据和生物样本的采集和共享。精准预防运用信息技术和大数据分析对采集的大量数据信息进行分析,进而提出个体化预防方案。作为多学科交叉的系统工程,精准预防是对生命全周期的健康管理和辅助决策。新技术应用产生的大规模生物数据以及采用现代生物信息分析技术对这些数据的开发使用必然会带来个人隐私泄露和生物信息安全问题。数据的采集、储存和应用过程中都会引发伦理问题。在数据使用中,数据的所有权和使用权是引发伦理问题的主要原因。大数据本身就具有非常巨大的科研、医疗、预防和经济价值。数据归谁所有?基因的拥有者是否有权查阅数据?这样的权限仅限于个人基因信息的查阅还是整个数据库资源的使用?在一次数据库信息基础上所产生的经济效益又该如何分配?因此,应构建大数据资源平台,保障信息安全和实现资源共享,同时加强法律规范及监管机制。保护隐私是精准医学必须面对的问题,在任何情况下,得到参与者事先、自愿和明确的同意至关重要。为此,美国发布了《精准医学隐私与信赖最终原则》和《精准医学计划安全原则框架》,确立了个人隐私保护原则与生物信息安全框架,以及实施精准医学应当遵循的知情同意、诚实信用、利益平衡等原则[12]。

1.4　小结与展望

逐步迈向诊断和防治的精准一直都是医学追求的目标,是医学最根本的目的所在,也是医学每一次重大进步的标志性特征。然而,医学的精准绝不是仅仅强调基因或者某一单一层面的精准,也绝不是有了某一单一层面的测量之后才可以精准。单一层面的精准化,只是提供了疾病防治新的可能性。在实施精准医学时,应全面考虑它相对于传统医疗在临床疗效、研究设计、成本测量、结果测量和支付意愿等方面的特征和变化,客观评价精准医学,利用大数据和综合使用其他预测因素是精准医学的必经之路。

参考文献

［1］ Klonoff D C. Precision medicine for managing diabetes［J］. J Diabetes Sci Technol,2015,9(1):3-7.

［2］ The White House,Office of the Press Secretary. Fact Sheet:President Obama's Precision Medicine Initiative［EB/OL］.(2015-01-30)［2017-12-14］. https://obamawhitehouse. archives. gov/the-press-office/2015/01/30/fact-sheet-president-obama-s-precision-medicine-initiative.

［3］ 蔡秀娟. 精准医疗:让疗程客制化［EB/OL］.(2016-03-13)［2017-12-19］. http://www. Chinatimes. com/newspapers/20160313000085-260204.

［4］ Lipitz-Snyderman A,Bach P B. Overuse of health care services:when less is more ... more or less［J］. JAMA Intern Med,2013,173(14):1277-1278.

［5］ 金力. 人群健康大型队列建设的思考与实践［M］.北京:人民卫生出版社,2015.

［6］ Hunter D J. Uncertainty in the era of precision medicine［J］. N Engl J Med,2016,375(8):711-713.

［7］ Baars J E,Bleiker E M,van Riel E,et al. Active approach for breast cancer genetic counseling during radiotherapy:long-term psychosocial and medical impact［J］. Clin Genet,2014,85(6):524-531.

［8］ Prasad V. Perspective:The precision-oncology illusion［J］. Nature,2016,537(7619):S63.

［9］ Interlandi J. The paradox of precision medicine［J］. Sci Am,2016,314(4):24.

［10］ Mandelker D,Zhang L,Kemel Y,et al. Mutation detection in patients with advanced cancer by universal sequencing of cancer-related genes in tumor and normal DNA vs guideline-based germline testing［J］. JAMA,2017,318(9):825-835.

［11］ 唐金陵,李立明.关于循证医学、精准医学和大数据研究的几点看法［J］.中华流行病学杂志,2018(1):1-7.

［12］ 季冬梅.精准医疗对基因隐私保护带来的法律挑战［J］.中国医学伦理学,2017(8):936-939,944.

2

人群队列概述

预防和控制疾病作为公共卫生的第一要务,必须建立在对致病因素了解和掌握的前提下。流行病学的核心范畴即为探究病因,因此被视为公共卫生的基础学科。病例-对照研究、队列研究和随机对照试验(RCT)共同组成了当代流行病学研究方法的三大基石。其中,队列研究因更好地体现了流行病学由表及里、从现象到本质的科学思维而受到广泛追捧。2017年5月,科技部印发《"十三五"生物技术创新专项规划》,明确指出要构建国家大型健康队列和特定疾病队列。2017年6月,国家6部门联合发布《"十三五"卫生与健康科技创新专项规划》,再次强调要结合自然人群国家大型健康队列以及重点疾病大型队列的建立,系统监测中国重点疾病的疾病谱变化情况,为发病机制、疾病防治等研究提供证据。本章简要介绍人群队列相关的基础知识,梳理总结人群队列的研究现状,并对未来发展做出一定的思考。

2.1 人群队列的概念与特征

2.1.1 概念

狭义的队列研究(cohort study)是指将研究对象按是否暴露于某可疑因素及其暴露程度分为不同的亚组,随访观察一段时间,追踪其各自的结局,比较不同亚组之间结局频率的差异,从而判定暴露因素与结局之间有无因果关联及关联大小的一种观察性研究[1]。广义的队列研究即队列(cohort),泛指对任何感兴趣的研究人群进行随访,不再强调按某个暴露因素分组,而是广泛收集研究者所关心的任何暴露因素和结局指标。狭义的队列研究仅能回答一种暴露与一种结局(亦可为多种)的关联,而广义的队列研究能够回答多种暴露与一种结局(亦可为多种)的关联。与广义概念类似的名称包括前瞻性研究(prospective study)、发生率研究(incidence study)、随访研究(follow-up study)及纵向研究(longitudinal study)等。

理解队列研究一般从暴露和结局两个关键元素入手。暴露(exposure)包括研究者所关心的任何因素,如研究对象接触过某种待研究的物质(如重金属、食品添加剂等)、具备某种待研究的特征(如年龄、性别及遗传指标等)或行为(如吸烟、饮酒等)。暴露可以是危险因素,也可以是保护因素。结局指标简称结局(outcome),指任何研究者感兴趣、希望追踪观察的事件(如发病、死亡、复发、再入院等)。

2.1.2 特征

队列研究与病例-对照研究都不涉及人为施加干预措施,都属于经典的观察性研究方法,都在临床研究中广泛应用。为便于理解,一般常对比病例-对照研究来总结队列研究的特征。如表 2-1 所归纳,两者的特征在很大程度上互补,但队列研究的理念与随机对照试验更为接近,因此检验病因假设的效能优于病例-对照研究,在循证医学证据评价体系中等级更高(仅次于随机对照试验),应用也更为广泛。

表 2-1　队列研究与病例对照研究的特征比较

	队 列 研 究	病 例 对 照 研 究
研究分组	狭义上按暴露因素的有无,广义上可不严格区分	按疾病结局的有无
研究方向	由因及果	由果及因
研究周期	较长,消耗人力、财力、物力	较短,节省人力、财力、物力
资料分析	能直接计算率和估计相对危险度(relative risk,RR)	能计算比值比(odds ratio,OR),但不能直接计算率和 RR
主要偏倚	存在失访、诊断怀疑、混杂偏倚	存在选择、回忆、暴露怀疑、混杂偏倚
结果结论	可直接行因果推断,可一因多果,甚至多因多果	控制偏倚后能行因果推断,可一果多因
适用条件	多发病,发病率不能太低	罕见病/少发病,但暴露比例不能过低
方法作用	检验病因假说	探索和检验病因假说

2.2　人群队列的常见研究类型

2.2.1　研究类型

广义的队列在资料利用时,仍需要回归某一种具体的研究类型,以便对应选取恰当的统计分析方法。传统的研究类型根据研究对象进入队列和终止观察的时间不同,分为前瞻性(prospective)队列研究、历史性(historical)队列研究和双向性(ambispective)

队列研究 3 种。20 世纪 80 年代,有学者将病例-对照研究与队列研究的设计思路重新组合杂交,提出了巢式病例对照研究(nested case-control study)、病例队列研究(case cohort study)等衍生概念。

2.2.1.1　传统类型

1) 前瞻性队列研究

前瞻性队列研究是队列研究的基本形式。研究对象的分组根据现在的暴露状况确定,此时研究所关注的结局尚未出现,需随访追踪得到。该方法的优势是获取的暴露、结局信息均为一手资料,偏倚较小,结果相对可信;不足是观察人群规模较大、随访时间较长,成本投入(人、财、物)较大,可行性受限。

2) 历史性队列研究

研究对象的分组根据过去的暴露状况确定,此时研究关注的结局已经出现,无需随访追踪。暴露与结局的信息通过回顾性收集、查阅历史资料确定,可以较短时间内完成,快速高效。该类型本质上仍属于前瞻性观察,符合从因到果的推断思维,实际应用中深受欢迎。需要注意,由于资料收集早于研究目的,因此部分资料可能未必符合研究要求。

3) 双向性队列研究

也称混合型队列研究,即在历史性队列研究基础上,继续前瞻性观察一段时间,将两者相结合的一种设计模式,因此兼有两者的优点,且相对弥补了各自的不足。

2.2.1.2　衍生类型

1) 巢式病例对照研究

巢式病例对照研究又称队列内病例对照研究(case-control study within a cohort)。基本原理是基于某一人群队列,收集队列中每个成员的有关资料信息和(或)生物标本(如血清),随访观察一段时间,将全部新发病例组成病例组,同时为每个病例从队列内部选取一定数量尚未发生(对应病例发病时)相同疾病的个体作为对照组,然后仅仅抽出病例组和对照组的相关资料及生物标本进行检查、整理,最后按病例-对照研究(多为匹配病例-对照研究)的分析方法进行统计分析和推论。该方法尤其适用于队列规模较大,需要大批量检测血、尿等生物标本时,可以大大节省科研经费,同时时间轴仍然清晰,并不影响因果推断力度。

2) 病例队列研究

病例队列研究同样基于某一人群队列,收集队列中每个成员的有关资料信息和(或)生物标本(如血清),随访观察一段时间,将全部新发病例组成病例组。不同的是,该方法从队列中随机抽取一个样本子集(其中可能包含新发病例)作为对照组,然后同样仅仅抽出病例组和对照组的相关资料及生物标本进行检查、整理,最后采用相对较为复杂的 Cox 回归结合加权技术进行统计分析和推论。该方法尤其适用于研究同时关注多种结局时,因为不同的结局可以共用一个对照组。

2.2.2 选用原则

研究者需要结合研究目的和研究条件,参考不同设计类型的优势与局限,选择合适的研究类型。

2.2.2.1 研究目的

开展任何研究的首要步骤都应明确研究的目的,从而保证研究设计选择恰当,资料收集重点突出。队列研究能够回答的研究问题一般包括 4 个方面。

(1) 检验病因假设:队列研究检验病因假设的效能较强,深入检验病因假设也因此常作为其主要用途和目的。一次队列研究可以只检验一种暴露与一种结局之间的关联(如吸烟与肺癌),也可同时检验一种暴露与多种结局之间的关联(如同时检验吸烟与肺癌、哮喘、心脏病等的关联)。

(2) 评价预防效果:队列研究可以评价研究对象某些自发行为的效果(如叶酸摄入或戒烟对健康结局的影响)。此时所关注的行为并非由研究者干预施加,相当于人群自然实验(population natural experiment),要与随机对照试验相区分。

(3) 研究疾病自然史:队列研究通过对研究对象进行随访追踪,可以观察到从其暴露于某因素后,疾病逐渐发生、发展,直至结局的全过程,包括亚临床阶段的变化与表现,有助于了解个体疾病的自然史和群体疾病的发展过程。

(4) 药品的上市后监测:新药上市前的 III 期临床试验,由于用药者特征、样本量和观察时限等不足,常需要在其用于临床后一段时间内,进行严格的新药上市后监测,本质上就是样本量更大和观察时间更长的队列研究。

2.2.2.2 注意事项

1) 前瞻性队列研究

前瞻性队列研究作为队列研究的基本形式,几乎具有队列研究的所有局限,因此该方法的注意事项也主要对应各种局限提出。具体包括:① 研究目的要明确,找准要检验的暴露因素;② 结局事件率应较高,一般要求不能低于 5‰,但规模较大者可突破这一局限;③ 结局事件、暴露因素均可明确定义,且测量简便可靠;④ 研究对象数量充足,并能长期随访,失访率不能过高;⑤ 资料收集尽可能完整可靠;⑥ 人力、财力、物力支持足够。

2) 历史性队列研究

选择历史性队列研究时,除应考虑前瞻性队列研究中的上述各点之外,还应考虑是否有足够数量的、完整可靠的、在过去某段时间内有关研究对象的暴露和结局的历史记录或档案材料,如医院的病历、个人的医疗档案等。目前伴随医院信息化建设的推进,越来越多的医院通过各类信息系统支撑日常医疗业务,如医院信息系统(hospital information system，HIS)、电子病历(electronic medical record，EMR)。海量的临床日常诊疗数据记录了患者的症状、体征、实验室检查、诊断和处方等信息，对临床实践具有良好的代表性，极大提高了历史性队列研究的受关注程度。

3）双向性队列研究

在基本具备进行历史性队列研究的条件下，如果从暴露到现在的观察时间还不能满足研究的要求，还需要继续前瞻性观察一段时间时，可选用双向性队列研究。

4）巢式病例对照研究与病例队列研究

一般情况下，能运用巢式病例-对照研究时，也能运用病例队列研究，但两者的最佳使用条件差别很大。巢式病例-对照研究最适用于两种情形：① 在队列研究的随访开始后，出现一种新的病因假说，但怀疑因素未经测量；② 研究某些较为昂贵的生物标志物与疾病的关联。病例队列研究最适用的两种情形包括：① 在发病率很低的大型队列中，分析发病时间的影响因素；② 计算某个队列的发病率、标化死亡比(standardized mortality ratio，SMR)及进行外部比较时。

2.3 人群队列的设计、实施与分析

2.3.1 设计环节

2.3.1.1 确定暴露与结局

暴露和结局是队列研究设计环节的两个关键词。由于队列研究耗时、耗力、耗钱，因此如何确定并测量两者至关重要。

暴露的确定通常围绕疾病病因链(网)中从远端病因到近端病因的各个环节，并建立在描述性研究和病例-对照研究的证据基础上。广义的队列研究中，虽然可以同时关注多种暴露因素和多种结局，但仍要注意避免盲目追求多多益善，因为过多的数据收集量(如问卷长度过长)会直接破坏研究对象的依从性，降低数据质量。一个基本的原则是围绕研究目的，以采集必需的信息为主，适当放弃价值有限的信息。暴露的测量通常包括两方面：① 暴露的有无及具体特征，如暴露的剂量、期限、途径、频率、耐受性等；② 其他关键暴露的信息，如已知的结局影响因素(一般如性别、年龄)及潜在混杂因素[2]。

结局的确定通常取决于所关注问题的临床或公共卫生价值，应首先从严重危害中国或当地居民健康的重大疾病和重大公共卫生问题中确定，如根据《中国卫生统计年鉴》居民疾病死因顺位谱选择若干种疾病作为研究结局。同时，也可以根据研究者的特殊目的和研究兴趣来确定，比如研究疾病发生的早期表现、代谢指标或中间变量等。结局不仅限于发病、死亡等终极结局指标，也可以是中间结局指标(如分子或血清的变化)，也可以是健康状况和生命质量的变化。结局的测量应制定明确统一的标准，并在

研究全过程严格遵守,实际开展中常借鉴参考现有的临床指南或标准(如 ICD-10)。注意当选择肿瘤作为结局时,应考虑到不同亚型致病机制不同,尽可能地区分各亚型,如乳腺癌应按照雌激素受体(estrogen receptor,ER)、孕激素受体(progestone receptor,PR)、人类表皮生长因子受体 2(human epidermal growth factor receptor 2,HER2)的表达情况加以细分。

2.3.1.2 确定现场与研究人群

开展队列研究,现场选择一般要求当地符合条件的研究对象数量充足、当地领导群众的配合程度高。通常选择文化教育水平较高、医疗卫生条件较好、交通较便利的区域,以方便后续随访,经典的如美国弗雷明汉(Framingham)镇的队列人群。当然,现场的代表性也要酌情考虑。

按照广义的队列研究概念,研究对象泛指研究者感兴趣的任何一组人群(如某个行政区域或地理区域的全部个体),设计阶段无须分别考虑暴露组与对照组的选取,待分析阶段按某一关注的暴露因素直接分组比较即可。此时对照属于内对照(internal control),选取省事、高效,并且能无误地了解研究对象的整体发病率。

狭义的队列研究,有时会分别选择暴露人群与对照人群。根据研究的方便与可能,暴露人群通常有下列 4 种选择:职业人群(如石棉厂工人)、特殊暴露人群(如放疗患者)、一般人群(某个行政区域或地理区域的全部个体)和有组织的人群团体(如学生、教师、医生等)。对照人群的选择,基本要求是尽可能与暴露人群可比,即对照人群中除未暴露于所研究的因素外,其他各种影响因素或人群特征(性别、年龄等)都应尽可能与暴露人群相同或相近。除了前述的内对照,也可以考虑选择外对照(如研究石棉厂工人时,可选择电子厂工人做对照)、总人口对照(如利用当地现成的发病或死亡资料)或组合使用多种对照。

2.3.1.3 确定样本量

广义的队列研究,由于并非为了单纯回答一个研究问题而建立,因此样本量更多取决于经费支持和宏观规划。但当利用这一人群队列具体回答某一研究目的时,一般仍简化为一个暴露与一个结局,相当于狭义的队列研究概念,此时仍需考虑样本量是否足够的问题。影响狭义队列研究样本量的因素至少包括以下 4 点:① 暴露组与对照组中结局事件发生率的差值,差值越小,所需样本量越大;② 一般人群(或对照组)中结局事件的发生率,在两组率差一定的前提下,对照组发生率越接近 0.5,所需样本量越大;③ 要求的显著性水平,即检验假设时的第 I 类错误(假阳性错误)α 值。α 值越小,所需样本量越大,通常取 0.05;④ 效力(power),又称把握度($1-\beta$),β 为检验假设时出现第 II 类错误的概率,而 $1-\beta$ 为检验假设时能够避免假阴性的能力,即效力。效力($1-\beta$)越大,所需样本量越大,β 通常取 0.10。目前,PASS 等软件可以很方便地计算各种参数设定下的样本量,故此处不再提供具体公式。

此外,计算样本量时,还应考虑:① 队列研究常需要从现场中抽取一定数量的样本。选择不同的抽样方法,将有不同的样本量估计方法。若不是单纯随机抽样,还需适当增加样本量。② 暴露组与对照组的样本量通常相等,一般对照组的样本量不宜少于暴露组的样本量。若某一组样本太少,将使合并标准差增大,导致总样本量需求增大。③ 前瞻性队列研究中失访不可避免,因此需预估失访率并适当扩大样本量,防止最后因失访导致样本量不足而影响分析。

2.3.2　实施环节

队列研究的实施主要包括基线资料的收集和随访资料的收集,因其各方面成本耗费大,质量控制显得特别重要。

2.3.2.1　基线资料收集

基线资料的收集,指在确定研究对象后,详细收集每个研究对象在研究开始时的基本情况,包括暴露的信息(有/无,程度)、结局的信息(有/无)及个体的其他信息。队列研究的基线资料一般包括多个维度,如一般人口学特征(性别、年龄、职业、文化程度、婚姻状况等),健康行为及生活习惯(如吸烟、饮酒、膳食、体力活动、睡眠等),心理和社会支持状况,患病史、用药史和家族史,医疗检查记录,环境暴露信息(如空气、水等),以及目前广受关注的各种基因组、蛋白质组、代谢组、宏基因组等组学信息。随着可测量暴露因素的不断增多,有学者甚至提出了与全基因组关联分析(genome-wide association study,GWAS)相对应的全暴露组关联研究(exposome-wide association study)的概念,呼吁综合、全面地关注健康和疾病的影响因素。尽管所有的研究者都希望获得最全面、最详尽的资料,但现实中受限于人群特点、时间跨度、经济成本等多方面因素,很难同时兼顾调查指标的深度与广度。因此,基线资料的收集必须考虑可行性,即指标收集的主客观条件,包括必需的仪器设备、实验条件、被调查者的接受程度、费用、人员配置、时间安排及相关部门的支持等。如果这些条件不能满足,即便该指标科学性很好,也只能是纸上谈兵,无望成功。以糖化血红蛋白为例,尽管它能更好地代表人体血糖水平,但由于价格昂贵(>100元/标本),一般选择更为廉价的空腹血清葡萄糖水平检测(<5元/标本)。

获取基线资料的方式可概括为以下几种:① 问卷或量表调查,常分为自填式或访谈式;② 生物样本的采集与检测,如血液、尿液、唾液、毛发、指甲、粪便等;③ 体格检查,如身高、体重、腰围、臀围、血压、视力等;④ 影像学检查,如超声、X线片、CT扫描、磁共振成像等;⑤ 暴露记录,如医疗记录、就业记录、地理信息记录等;⑥ 环境检测,如水、土壤、空气等。此外,随着便携式设备(如计步器、智能手机、运动手表、智能手环等)的发展,对部分可监测信息的实时获取正逐渐成为趋势,如能量消耗、血压、心率、步数、睡眠质量等。选择不同暴露的收集方式时,应该注意考虑所选方式是否能够准确测量暴露水平,即真实性(或效度)和可靠性(或信度),同时还要考虑一次性测量当前的暴露水平是否能够满足研究需求,是否需要对既往暴露进行测量和评估,或对该暴露进行前瞻性的重复测量。若暴露因素是固有的(如种族、出生日期等)或被证实是长期稳定的(如基因序列等),则当前一次性检测即可[3-4]。

2.3.2.2　随访

随访资料的收集指对暴露人群与对照人群采用相同的随访方法(如面对面访问、电话访问等),坚持追踪到观察终止期,收集内容一般与基线资料内容一致(如持续收集暴露信息,以便追踪其变化),但随访收集的重点在于结局。研究对象的随访(follow up)是队列研究中非常艰巨和重要的工作,随访的对象、内容、方法、时间、随访者等都直接影响工作质量(见表 2-2),应事先计划、严格实施。

表 2-2　队列研究随访的注意事项

要点	内 容 范 畴	注 意 事 项
随访对象	广义上指研究者感兴趣的任何一组人群,狭义上指暴露组与对照组的全部研究对象	(1) 尽可能对失访者进行补访,以降低失访率; (2) 实在无法随访到的,应尽量了解失访原因; (3) 考虑比较失访者与继续观察者的基线资料,以估计可能导致的偏差
随访方法	包括对研究对象的面对面访问、电话访问、自填问卷、定期体检、环境与疾病的监测、医院医疗与工作单位出勤记录的收集等。具体选择应根据随访内容、随访对象及研究成本等条件来考虑	对所有研究对象(暴露组、对照组)应采取相同的随访方法,且在整个随访过程中应保持不变
随访内容	一般与基线资料内容一致,但随访收集的重点是结局	(1) 暴露的相关信息也要不断收集,以便及时了解其变化; (2) 随访内容应尽可能贯穿始终,但也允许适当添加新的指标
观察终点	研究对象出现了预期结局,即达到了观察终点,就无需对该研究对象继续随访。常见的观察终点如疾病或死亡、某些指标的变化(如尿糖转阳及血脂升高等)	(1) 观察终点的判断标准应事先明确且贯穿研究始终; (2) 终点的发现方法要敏感、可靠、简单、易被接受; (3) 若某对象在发生终点事件前死亡,应视作失访处理
观察终止时间	整个研究工作截止的时间,即可以得到预期结果的时间。观察期长短一般以暴露因素作用于人体至产生疾病结局的时间,即潜伏期为依据,此外还应考虑所需的观察人年数	观察期应尽量缩短,以节约成本,减少失访

（续表）

要点	内容范畴	注意事项
随访间隔	若观察时间较短,在观察终止时一次搜集资料即可。但若观察时间较长,则需多次随访,其随访间隔与次数将视研究结局的变化速度、研究的人力和物力等条件而定	一般慢性病的随访间隔期可定为 1~2 年。如弗雷明汉心脏研究每 2 年随访 1 次
随访者	调查员常涵盖询问调查者、实验室技术人员、临床医生等,均需接受严格随访培训	为避免研究者的主观偏倚,尽量避免研究者亲自参与

2.3.2.3　质量控制

队列研究的常见质量控制措施按照实施流程可分为调查前、调查后两个阶段。调查前的质量控制一般包括下列几点：① 调查员应具备诚实可靠、严谨认真的基本品质,最好具有高中或大学毕业文化程度。调查员应具有调查所需的专业知识,同时性别、年龄、种族、语言、社会经济地位等最好与研究对象相匹配;② 调查员应接受严格培训和考核,掌握统一的调查方法和技巧;③ 编写调查员手册,清晰完整地说明调查中所涉及的各项操作程序、注意事项及突发处理等,以便用作调查员的随身工具书;④ 提供录音或录像设备（如录音机、平板电脑等）,要求用于调查过程。

调查后的质量控制一般侧重于发现问题和漏洞,包括：① 定期观察或抽查每个调查员的工作;② 另派调查员抽样重复调查;③ 人工或计算机定期数据逻辑核查;④ 比较不同调查员所收集的变量分布;⑤ 比较不同时间所收集的变量分布;⑥ 比较不同项目点所收集的变量分布。注意所有监督结果应及时反馈给项目点或调查员,以真正实现完善和改进工作的初衷。

2.3.3　分析环节

2.3.3.1　数据核查与整理

队列研究资料分析之前,第一步应对资料进行核查,评价资料的准确性与完整性。对有明显错误的资料应进行重新调查、修正或剔除,对不完整的资料要设法补齐。对于核查无误的数据,一般先进行描述性统计,即描述研究对象的组成、人口学特征、随访时间及失访情况等,分析两组的可比性,然后进行推断性分析,比较两组率的差异,推断暴露的效应及其大小。按照统计分析的要求,队列研究的资料一般整理成四格表形式（见表 2-3）。

表 2-3 队列研究资料整理表

	病 例	非病例	合 计	累计发病率
暴露组	a	b	$a+b$	$\dfrac{a}{a+b}$
非暴露组	c	d	$c+d$	$\dfrac{c}{c+d}$
合 计	$a+c$	$b+d$	t	

2.3.3.2 统计指标

队列研究的资料分析一般包括 3 个方面：结局事件发生率的计算，暴露与结局有无关联（两组率差有无区别）的统计检验，暴露与结局关联强度的计算。结局事件发生率的计算是队列研究资料分析的关键。常用的指标包括累积发病率（cumulative incidence）、发病密度（incidence density）、标化比。应根据观察资料的特点，选择恰当的指标（见表 2-4）。由于队列研究多为抽样研究，因此当发现两组率有差别时，首先要考虑抽样误差导致的可能，需要选择合适的统计方法进行统计学显著性检验，最常用的为 U 检验。

表 2-4 队列研究的统计分析指标和方法

指 标	概 念	注 意 事 项
结局事件发生率的描述指标		
累计发病率	$\dfrac{\text{整个观察期内的结局事件数}}{\text{观察开始时的研究对象数}}$	（1）累计发病率的变化范围为 $0\sim1$； （2）常用于研究对象规模较大且较稳定时； （3）报告累计发病率时必须说明累计时间的长短，否则流行病学意义不明
发病密度	$\dfrac{\text{整个观察期内的结局事件数}}{\text{研究对象的全部观察人时}}$	（1）发病密度的变化范围为 $0\sim\infty$； （2）常用于以下情形：① 观察时间较长，规模不稳定；② 动态队列； （3）最常用的人时单位是人年
标化比	$\dfrac{\text{整个观察期内的结局事件数}}{\substack{\text{以标准人口结局事件率计算}\\\text{而得的结局事件数}}}$	（1）常用于研究对象数目较少，结局事件的发生率比较低时； （2）常用的指标如标化死亡比（standardized mortality ratio，SMR）

（续表）

指　标	概　念	注　意　事　项
两组率差的显著性检验方法		
U 检验	常用于样本量 n 较大，结局事件率 p 和 $(1-p)$ 都不太小时，如 np 和 $n(1-p)$ 均 >5 时，样本率的频数分布近似正态分布	
其他检验方法	（1）率比较低、样本量较小时，可用直接概率法、二项分布检验或泊松（Poisson）分布检验； （2）率稍大、样本量稍大时，可用卡方检验； （3）对 SMR 的检验可用卡方检验或计分检验（score test）	
暴露与结局效应的描述指标		
相对危险度（relative risk，RR）或危险度比	$\dfrac{暴露组的累计发病率}{对照组的累计发病率}$	常用的 95% 可信区间计算方法包括 Woolf 法和 Miettinen 法
率比	$\dfrac{暴露组的发病密度}{对照组的发病密度}$	危险度比和率比都是反映暴露与结局关联强度的最有用的指标
归因危险度（AR）	$\|暴露组累计发病率 - 对照组累计发病率\|$	（1）又称为特异危险度、危险度差（risk difference，RD）或超额危险度（excess risk）； （2）表示暴露组结局事件特异的归因于暴露因素的程度
归因危险百分比（ARP）	$\dfrac{\|暴露组累计发病率 - 对照组累计发病率\|}{暴露组累计发病率}$	又称为病因分值（etiologic fraction，EF）或归因分值（attributable fraction，AF）
人群归因危险度（PAR）	$\|总人群累计发病率 - 对照组累计发病率\|$	表示总人群中结局事件特异的归因于暴露因素的程度
人群归因危险度百分比（$PAR\%$）	$\dfrac{\|总人群累计发病率 - 对照组累计发病率\|}{总人群累计发病率}$	又称为人群病因分值或人群归因分值
剂量反应关系	指暴露的剂量越大，其效应越大	分析时，常先列出不同暴露水平下的发病率，然后以最低暴露水平组为对照，计算各暴露水平的相对危险度和归因危险度，必要时应作趋势性检验

　　相对危险度（relative risk，RR）、归因危险度（attributable risk，AR）、人群归因危险度（population attributable risk，PAR）都是表示暴露与结局关联强度的重要指标，彼此密切相关，但流行病学意义不同。采用上述指标的英文缩写作为统计量。RR 说明暴

露人群与非暴露人群相比,结局事件风险增加的倍数。$AR(AR\%)$则是指暴露人群与非暴露人群相比,所增加的疾病发生数量(比例);如果暴露因素消除,就可减少这个数量(比例)的疾病发生。$PAR(PAR\%)$则进一步指暴露人群与全人群(一般人群)相比,所增加的疾病发生数量(比例);如果暴露因素消除,该人群中就可减少这个数量(比例)的疾病发生。RR具有病因学的意义,$AR(AR\%)$和$PAR(PAR\%)$更具有疾病预防和公共卫生学上的意义。以吸烟与肺癌为例,RR为10.7,说明吸烟者发生肺癌的风险是不吸烟者的10.7倍;$AR\%$为90.6%,说明吸烟者发生的肺癌有90.6%可归因于吸烟;$PAR\%$为83.5%,说明因为全人群中只有部分人吸烟,全人群中发生的肺癌83.5%可归因于吸烟。

2.3.3.3 偏倚及控制

队列研究和其他各种流行病学研究方法一样,在设计、实施和资料分析等各个环节都可能产生偏倚,因此结果解读时需要慎重。常见的偏倚种类包括选择偏倚、信息偏倚和混杂偏倚。有关偏倚的概念、产生原因、分析、预防与控制等细节内容,读者可以自行查阅相关流行病学工具书,本节仅重点介绍队列研究中的特殊偏倚。

队列研究中第一个难避免的偏倚为选择偏倚,即研究对象在一些重要因素方面与一般人群或待研究的目标人群存在差异,研究人群(样本)不是目标人群(总体)的一个无偏的代表。常见的产生原因包括:① 设计阶段,暴露组和对照组在一些影响研究结果的主要特征上分布不一致;② 实施阶段,存在拒答、失访、替答、资料丢失或记录不全等问题,破坏了预设两组的均衡性。避免和减少上述选择偏倚需要尽量提高研究对象的应答率和依从性,同时尽量保证资料的完整性,谨慎使用丢失或记录不全的资料。

队列研究中第二个难避免的偏倚为失访偏倚(follow-up bias)。失访(loss to follow-up)常见的原因包括:① 研究对象失去参与兴趣;② 研究对象身体不适,不便继续;③ 研究对象移居外地或死亡等。由于队列研究随访时间较长,失访在所难免。如果暴露组和对照组的失访人数相等,而且各组中失访者和未失访者的发病率相同,则可以认为通过该研究获得的各组发病率仍可反映目标人群的实际情况,失访对研究结果没有影响,但这大多属于难以达到的理想状态。多数情况下,或者暴露组与对照组失访情况不同,或者失访者与未失访者特征不同,从而影响暴露与结局的关联,造成失访偏倚。目前在实践中,可供选择的补救办法包括:① 查询失访者的死亡信息,比较失访者与未失访者所研究疾病的病死率;② 比较失访者与未失访者的基线资料。若上述信息比较的结果接近,则推测失访者与未失访者比较相似。但这些方法归根到底只是推测,最好还是尽可能减少失访。

2.4 人群队列的现状与趋势

2.4.1 国内资源简介

前瞻性队列研究是病因研究的常用设计,国外早就构建了一些经典研究队列,如美国的弗雷明汉心脏研究、妇女健康行动(Women's Health Initiative)、多民族队列(Multiethnic Cohort)、加利福尼亚教师队列(California Teacher's Study, CTS),英国医生研究等。考虑到已有较多的教科书、工具书介绍它们的研究设计与实施、项目组织和管理等信息,此处不再赘述。本节仅对国内目前可检索到的万人以上的队列研究(见表 2-5)和 2016—2017 年中国国家重点研发计划立项开展的人群队列研究(见表 2-6)进行梳理总结,以便学者查阅查考。

表 2-5 中国万人及以上规模的队列研究清单(27 个)

队列研究或文献名称	地 区	开始时间(年份)	样本量	主要研究内容	队列入选对象特征
全国性					
中国健康与养老追踪调查	全国 150 个县	2011	1.8 万	老龄化问题	45 岁及以上中老年人
中国老年人虚弱与死亡类型关系的前瞻性队列研究	全国	2002	13 717	虚弱和死亡	全国 22 个省 65 岁及以上老年人
中国人群归因于血压因素的过早死亡:一项前瞻性队列研究	全国	1991	169 871	高血压	40 岁及以上中老年人
心血管病队列	20 余个省、市	1974	累计 10 余万	心血管疾病	职业人群和社区人群
区域性					
广州市出生队列研究	广州	2010	10 万	影响儿童和妇女健康的多方面因素	孕妇及其所生婴儿
江苏常州慢性病队列	常州	2008	17 723	慢性病,尤其是肿瘤	35 岁及以上农村居民
东风-同济队列	十堰	2008	31 000	慢性病	东风汽车公司退休职工
安徽出生缺陷及儿童发育前瞻性队列研究	安徽省 6 个主要城市	2008	11 421[a]	出生缺陷	孕妇

（续表）

队列研究或文献名称	地 区	开始时间（年份）	样本量	主要研究内容	队列入选对象特征
河南驻马店艾滋病队列	驻马店	2008	10 394	国家免费高效抗反转录病毒治疗效果	2008 年 8 月 30 日前被确诊的艾滋病患者
江苏泰州人群健康跟踪调查	泰州	2007	20 万	慢性病	30～80 岁
中国慢性病前瞻性研究	10 个地区	2004	515 681	成年人主要慢性病	35～74 岁的常住居民
广州生物银行	广州	2003	3 万	慢性病（特别是循环系统疾病、慢性呼吸系统疾病、癌症和阿尔茨海默病）	—
中国双生子登记系统	10 余个省	2001	＞4 万对	慢性病及常见中间表型	分 18 岁以上及 18 岁以下两个人群
上海男性队列研究	上海	2001	61 500	癌症	8 个社区 40～74 岁男性
上海女性队列研究	上海	1996	7.5 万	癌症、心血管疾病	7 个城区 40～70 岁女性
江西中老年人群脑血管病队列研究	江西	1994	50 252	脑血管疾病	4 个县城 40 岁及以上居民
叶酸使用与非综合征或面裂的前瞻性队列	北京	1993	240 244	唇腭裂	北方 1 个省份及南方 2 个省份女性
孕妇贫血患病率及危险因素的前瞻性人群队列研究	中国东部	1993	164 667	贫血	产下 20～44 周胎龄单胞胎的孕妇
出生体重、产妇体重指数及儿童早期增长的前瞻性出生队列研究	—	1993	210 172	出生体重、产妇体重指数及儿童早期增长	1993 年 10 月—1996 年 12 月胎龄不少于 28 周的单例活产
中国 11 省、市队列人群心血管疾病发病前瞻性研究	11 个省、市	1992	30 378	心血管疾病	35～64 岁的居民
云南宣威肺癌危险因素及综合预防策略队列研究	宣威	1992	42 434	肺癌危险因素；室内空气污染与慢性阻塞性肺疾病	1976 年 1 月 1 日还健在的出生于 1917—1919 年的居民

（续表）

队列研究或文献名称	地　区	开始时间（年份）	样本量	主要研究内容	队列入选对象特征
嘉善县饮用水源与大肠癌发病的关系的前瞻性队列研究	浙江	1990	64 115	水源与结直肠癌	嘉善县 30 岁及以上居民
上海纺织女工乳房纤维腺瘤危险因素的队列研究	上海	1989	265 402	乳房纤维腺瘤	纺织工人
上海队列研究	上海	1986	18 244	吸烟相关的发病及死亡；豆类膳食与前列腺癌；幽门螺杆菌感染与胃癌；睾酮与肝癌	45～64 岁男性
林县一般人群队列食管癌和胃癌危险因素的前瞻性研究	林县	1985	29 584	食管癌、胃癌	参加过林县营养干预试验的对照者
鞍山钢铁工人的回顾性队列研究	鞍山	1980	147 062	15 个危险因素暴露评估和健康效益评估，如灰尘、二氧化硅、多环芳烃、一氧化碳、热等	鞍钢工人
苯暴露工人癌症队列研究	12 个城市	1972	110 633	苯暴露与癌症	苯暴露者 74 828 人及未暴露者 35 805 人

[a]单例活产

2.4.2　发展趋势

2.4.2.1　大型队列的产生背景

大型前瞻性队列（大型队列）是 20 世纪中叶以来，随着对慢性病发病机制研究的不断深入而逐渐兴起的现代病因研究项目。在流行病学研究设计的分类体系中，大型队列仍属于队列研究，但绝非普通规模队列的简单放大。

慢性病（肿瘤、糖尿病、心血管疾病等）已成为现代社会最主要的疾病负担，造成了巨大的健康和经济损失。遗憾的是，研究越深入，研究人员发现相关发病机制越复杂，它们并非简单地由某一先天遗传特征或后天环境暴露引起，而是由遗传、环境、行为等多因素联合作用导致。如何深入揭示上述各因素在慢性病发生、发展中的单独和（或）交互作用，以寻求适当的干预环节，已成为现代病因研究的重要课题。但由于此类疾病

表2-6 2016年、2017年国家重点研发计划立项开展的人群队列清单(25个)

序号	项目编号	项 目 名 称	承 担 单 位	负责人	经费(万元)	实施周期(年)
2016年"生殖健康及重大出生缺陷防控研究"重点专项						
1	2016YFC1000100	建立出生人口队列 开展重大出生缺陷风险研究	首都医科大学附属北京妇产医院	阴赪宏	6 000	5
2	2016YFC1000200	中国人群辅助生殖人口及子代队列建立与应用基础研究	南京医科大学	沈洪兵	6 500	5
2016年"精准医学研究"重点专项						
1	2016YFC0900500	大型自然人群队列示范研究	中国医学科学院	郭 岩	2 516	5
2	2016YFC0900600	京津冀区域自然人群队列研究	中国医学科学院基础医学研究所	单广良	2 838	5
3	2016YFC0900800	华中区域常见慢性非传染性疾病前瞻性队列研究	华中科技大学	邬堂春	5 331	5
4	2016YFC0900900	心血管疾病专病队列研究	首都医科大学附属北京安贞医院	马长生	1 833	5
5	2016YFC0901000	脑血管疾病专病队列研究	首都医科大学附属北京天坛医院	王拥军	1 833	5
6	2016YFC0901100	呼吸系统疾病专病队列研究	中日友好医院	代华平	1 833	5
7	2016YFC0901200	代谢性疾病专病队列研究	上海交通大学医学院附属瑞金医院	张翼飞	1 833	5
8	2016YFC0901300	乳腺癌专病队列研究	中国疾病预防控制中心慢性非传染性疾病预防控制中心	王临虹	1 833	5
9	2016YFC0901400	食管癌专病队列研究	中国医学科学院肿瘤医院	魏文强	1 835	5

（续表）

序号	项目编号	项目名称	承担单位	负责人	经费（万元）	实施周期（年）
10	2016YFC0901500	罕见病临床队列研究	中国医学科学院北京协和医院	张抒扬	3 800	5
2017年"精准医学研究"重点专项						
1	SQ2017YFSF090080	华东区域自然人群队列研究	复旦大学	赵根明	1 983	4
2	SQ2017YFSF090036	华南区域自然人群慢性前瞻性队列研究	中山大学	夏敏	1 951	4
3	SQ2017YFSF090013	西北区域自然人群队列研究	西安交通大学	颜虹	1 734	4
4	SQ2017YFSF090144	西南区域自然人群队列研究	四川大学	李晓松	1 557	4
5	SQ2017YFSF090121	东北区域自然人群队列研究	中国医科大学附属盛京医院	赵玉虹	1 957	4
6	SQ2017YFSF090027	中国常见风湿免疫病临床队列及预后研究	中国医学科学院北京协和医院	曾小峰	1 285	4
7	SQ2017YFSF090175	神经系统疾病专病队列研究	首都医科大学宣武医院	笪宇威	1 417	4
8	SQ2017YFSF090214	中国精神障碍队列研究	北京大学第六医院	黄悦勤	1 368	4
9	SQ2017YFSF090133	肺癌专病队列研究	中国医学科学院肿瘤医院	代敏	1 472	4
10	SQ2017YFSF090096	前列腺专病队列研究	广西医科大学	莫曾南	1 410	4
11	SQ2017YFSF090159	肝癌/肝病临床大型队列研究	上海交通大学	夏强	1 326	4
12	SQ2017YFSF090160	结直肠癌专病队列研究	浙江大学	丁克峰	1 404	4
13	SQ2017YFSF090132	规范化大型胃癌队列的建立及其可用性研究	中国人民解放军第四军医大学	吴开春	1 500	4

的潜伏期(latent period)较长(数年甚至数十年)，出现明显临床症状的进展较慢，若开展病例-对照研究，则回忆偏倚对研究结果的干扰较大且难以排除。而针对肿瘤等发病率较低或极低的疾病，普通规模的队列研究又无法在相当长时间内累积足够数量的病例，尤其是在研究基因-环境交互作用和多组学联合效用时。故对于此类疾病，只有纳入足够大的样本、随访足够长的时间，才能捕捉到足量病例；且只有在疾病发生之前就采集到准确的暴露信息，才能让基本无偏的基因、环境、基因-环境交互分析成为现实。此为大型队列的设计初衷。

目前对于多大规模方可称为"大型队列"尚无定论，一般常结合研究目的、研究内容而定。例如，若建立生物样本库(biobank)，基因组学与社会公共人口计划(Public Population Project in Genomics and Society，P3G)网站对"大规模人群生物样本库(large population-based biobank)"的最低样本量要求为 1 万例。若研究遗传、环境因素对于慢性病的弱效应及其交互作用，美国国家人类基因组研究所(National Human Genome Research Institute)的推荐样本量为 50 万例。目前公认的大型队列研究样本量多在 5 万～50 万例之间，其中以 10 万例以上居多。此外，对于一些超大规模的人群队列，又提出了超大型队列(mega cohort)的概念，一般样本量需至少达到 50 万例。

2.4.2.2 大型队列的实施现状

建立和维护大型队列需要巨大的投入，对于研究地区的医疗卫生服务基础、信息技术(IT)应用程度以及研究机构的生物样本处理、组学测定和数据分析能力等也有较高要求。因此，现有的大型队列多集中在社会经济发展水平整体较高的国家或地区。截至 2017 年 6 月底，在 P3G 网站注册的研究共有 164 项，大多位于北美和欧洲，中国内地有 8 项。

1) 组织模式

构建大型队列，从实际操作层面来说，一次性募集到数万人规模的研究对象绝非易事，常见来源可分为两类：第一类为在已有较小规模(相对大型队列而言)的队列研究基础上，采取合并、协作、追加样本量等方式建立，如欧洲癌症与营养前瞻性调查(European Prospective Investigation into Cancer and Nutrition，EPIC)、欧洲遗传和基因组流行病学网络(European Network for Genetic and Genomic Epidemiology，ENGAGE)；第二类为直接新建队列，如英国生物样本库(UK Biobank)研究、美国的护士健康研究(Nurses' Health Study，NHS)、中国慢性病前瞻性研究(China Kadoorie Biobank，CKB)。具体操作模式又可分为 3 种，即分散模式(decentralized)、集中模式(centralized)和单一中心模式(single site)。建立在已有研究基础上的大型队列多为分散模式，新建的大型队列多采用后两种模式。各种模式的内容范畴、组织特点及实践范例如表 2-7 所示。

表 2-7　大型队列的现场组织模式

组织模式	内 容 范 畴	组 织 特 点	实 践 举 例
分散模式	• 即传统的多中心联合/协作研究 • 设一个协调中心,负责总体设计、培训、质控、数据汇总、核查和存储等 • 按地理区域设若干分中心,负责各自区域内的具体工作,如调查点选址、研究对象招募、基线调查、随访、重复调查、样本采集及检测等	• 优点:建立协调中心的投入相对较小,且可充分发挥分中心的作用 • 缺点:难以保证数据的标准化和可比性,分中心运行成本高,导致总花费巨大	(1) 加拿大明日合作计划(Canadian Partnership for Tomorrow); (2) 欧洲癌症与营养前瞻性调查(European Prospective Investigation into Cancer and Nutrition, EPIC); (3) 全国儿童研究(National Children's Study); (4) 前列腺癌、肺癌、结直肠癌和卵巢癌筛查试验[Prostate, Lung, Colorectal, and Ovarian (PLCO) Cancer Screening Trial]; (5) 美国退伍军人事务部基因组医学计划(VA Genomic Medicine Program); (6) 美国妇女健康行动(Women's Health Initiative)
集中模式	• 设一个协调中心,负责总体设计、提供设备、派出或雇佣人员、保管数据和样本、项目执行及全程管理 • 按地理区域设若干分中心,仅负责现场调查	• 优点:分中心运行成本低,节约总成本,且可提升分中心的突发应变能力 • 缺点:模式建立和协调中心的维护费用较高	(1) 美国癌症协会癌症预防研究 3 (American Cancer Society Cancer Prevention Study 3, ACS CPS-3); (2) 生命基因(Life Gene); (3) 国家健康与营养检查调查(National Health and Nutrition Examination Survey, NHANES); (4) 英国生物样本库(UK Biobank); (5) 中国慢性病前瞻性研究(CKB)
单一中心模式	• 由一个机构负责所有的招募、基线调查、随访、重复调查以及采样检测等 • 常需要依托于某一成熟、强大的研究机构或医疗集团	• 优点:依托已有组织平台,开展快捷便利 • 缺点:受限于组织平台的架构初衷,信息未必全面	(1) 凯撒医疗基因、环境和健康研究项目(Kaiser Permanente Research Program on Genes, Environment, and Health, RPGEH); (2) 马什菲尔德临床个体化医学研究项目(Marshfield Clinic Personalized Medicine Research Program, PMRP); (3) 范德地尔特大学生物项目(Vanderbilt BioVU)

　　在上述两类大型队列来源基础上,结合实践经验,笔者认为有必要拓展提出整合上述两类来源优势的第三种选择。已有队列的合并、协作,数据资源的时间获取成本很

低,但不同队列之间常常存在数据采集、存储、编码等诸多不同,导致匹配、整合和统一工作常耗费大量时间、精力,极大地制约了队列之间的交流对话。新建队列一切从零开始,统一标准的研究方案保证了数据的可比性,虽然极大地减轻了后续数据处理的负担和困难,但前期样本的积累却需要更长的时间。通用数据模型(common data model,CDM)的提出为整合两类方法开辟了一条新的捷径。CDM 的基本思想就是协调中心将分中心所拥有的多种多样的队列数据库,通过拟定最小数据集、标准映射集,将核心数据而非全部数据,统一转化为共同的标准格式,为后续的系统分析、交叉验证等奠定基础。但 CDM 的利用并不局限于分中心回顾性的队列资料,同时也可运用到各分中心的前瞻性随访中。对前瞻性资料的收集,协调中心事先规定出最小数据集,不仅有利于综合各分中心特色,拟定适用于各自的标准化采集方案,同时能够减轻各分中心的信息采集负担,保留各自的区域或人群特色。国内 2016 年"精准医学研究"重点专项"呼吸系统疾病专病队列研究"正是采用该理念,整合了国内已有的 5 个较为完备的大型社区队列和 4 个已有良好基础的临床队列。目前,该项目已进入探讨统一标准阶段。此外,组学研究的汇总统计(summary statistics)共享也是采用类似理念,极大地避免了组学数据异地转存和处理的麻烦,目前已广泛用于各种组学研究。整体而言,综合优化的新大型队列构建方式,更容易推动多中心的实质性合作,更能充分促进队列资源的多元利用,尤其是突破了地域分布、信息传输、数据保密等多种局限,也与目前逐渐兴起的队列数据共享平台的搭建理念相辅相成,为研究者找寻交叉验证(尤其是组学领域)的数据源提供了更多可及、可行的选择。国内队列数据协调整合平台(China Cohort Consortium)也正在由北京大学医学部公共卫生学院牵头筹建中。

2) 现状简介

全球范围的大型队列数量远远不止 P3G 网站注册的一百多项,目前仅 50 万例以上规模的超大型队列就已经有至少 11 个(见表 2-8)[5]。以下仅概述具有代表性的部分大型队列,总结归纳其特点,以期为当前国内大型队列的构建提供借鉴。

(1) UK Biobank:UK Biobank 被誉为现代大型队列研究的实施范本,旨在了解英国普通人群中的主要慢性病及其病因。UK Biobank 的运行效率和成本控制备受好评,如比预期提前 18 个月完成了研究对象招募和基线调查,基线费用为 1 亿美元,维护和随访费用约为 700 万美元/年,均在预算范围之内。项目的成功得益于多个因素:① 项目建立在国民卫生服务系统(National Health Service)基础之上,而该系统基本覆盖英国全体国民,记录从出生到死亡的详尽健康信息,并且有个体唯一编码,极大提高了可操作性。② 项目采用集中模式,以提高工作效率、节约成本。基线调查先后设立 36 个分中心,最多同时设立 6 个,平均每个分中心有 14 名工作人员,每天可完成 100 名研究对象的基线调查。分中心通过专门的信息传送网络和样本运送通道,每天将采集到的信息和样本发回协调中心,由后者统一保管。③ 项目筹划设计完善。项目从 2000 年提

表 2-8 全球 50 万例及以上的超大型队列清单

研 究 名 称	开始时间(年份)	计划纳入样本量	现有样本量	年龄范围(岁)	国 家	生物样本数量	网 址
欧洲癌症与营养前瞻性调查 (European Prospective Investigation into Cancer and Nutrition)	1993	520 000	520 000	30~70	欧洲 10 国	42 000	http://epic.iarc.fr/
NIH-AARP 膳食与健康研究 (NIH-AARP Diet and Health Study)	1995	566 308	566 402	50~71	美国	30 000	http://www.dietandhealth.cancer.gov/
百万女性研究 (Million Women Study)	1997	1 300 000	1 300 000	50~64	英国	20 000	http://www.millionwomenstudy.org/index2.html
中国慢性病前瞻性研究 (China Kadoorie Study)	2004	500 000	513 211	30~79	中国	513 116	http://www.ckbiobank.org/site/
美国癌症学会癌症预防研究 3 (American Cancer Society Cancer Prevention Study 3)	2007	300 000	304 000	30~65	美国		https://www.cancer.org/research/we-conduct-cancer-research/epidemiology/cancer-prevention-study-3.html
凯撒医疗基因、环境和健康研究项目 (Kaiser Permanente Research Program on Genes, Environment and Health, RPGEH)	2007	500 000	430 000	≥18	美国	190 000	http://www.rpgeh.kaiser.org
英国生物样本库(UK Biobank)	2007	500 000	503 316	40~69	英国	120 000	http://www.ukbiobank.ac.uk
营养健康研究(Nutrinet-Santé Study)	2009	500 000	276 714	≥18	法国	9 500	https://www.etude-nutrinet-sante.fr
生命基因大型前瞻性人群队列 (Life Gene)	2010	500 000	—	≤55	瑞典	—	http://www.lifegene.se
中国 PEACE 百万人群研究 (China PEACE Millions Persons Project)	2015	4 000 000	400 000	35~75	中国	400 000	https://clinicaltrials.gov/ct2/show/NCT0236456
全民健康研究项目 (All of Us Research Program)	2017	1 000 000	—	≥18	美国	—	https://allofus.nih.gov/

上日程,至2007年全面启动基线调查,研究团队耗时数年进行了周密的设计和测算,且在正式开始前进行了两次预实验。④ 项目充分利用已有健康信息系统,以信息关联(linkage)的方式,通过英国的各种健康信息系统,追踪每名入选研究对象今后数十年的健康结局。

(2) CKB:CKB即中国慢性病前瞻性研究,2004年由中国疾病预防控制中心、中国医学科学院和英国牛津大学临床试验中心合作启动,旨在探讨环境、个体生活方式、生活指标及遗传等众多因素对于中国居民慢性病发生、发展的影响。该项目于2004—2008年在中国10个省现场调查了50余万健康成年人主要慢性病及相关危险因素状况,并保存了个体血样。本项目预计随访至少20年,每5年进行1次5%队列人群随机抽样重复调查。

CKB的参考之处主要在于:① 项目从启动至今与英国团队保持良好的合作关系,充分学习借鉴了UK Biobank的技术架构、先进经验;② 项目采用集中模式,分中心采用统一研究方案和调查手册,并统一采购和集中调试所有调查用器械和材料,以减少系统误差;③ 项目实行全程计算机化管理,从项目的现场数据采集、血样分装储运、材料供应运输到随访数据关联等各个环节,保证了同步、动态化的质控目标;④ 除主动随访外,项目充分利用医保数据库,以信息关联方式追踪健康结局;⑤ 项目强调人才培养,协调中心与分中心均培养了一批稳定的专职工作人员。

(3) NHS:NHS是美国一项迄今已持续近40年的大规模职业人群队列,现已进入第Ⅲ期研究(NHS Ⅲ)。研究总体关注女性生活方式(如口服避孕药等)与肿瘤(如乳腺癌、卵巢癌)之间的关联,是此类研究中规模最大者之一。NHS持续数期至今,规模不断壮大,主要得益于:① 研究对象为具有一定医学专业知识的职业人群,保证了较高的应答率、随访率,Ⅰ期、Ⅱ期均超过90%,Ⅲ期尚未公布。② 利用美国国家死亡索引(US National Death Index)查找死因信息,提高随访率。

(4) 千禧队列研究(Millennium Cohort Study,MCS):美国MCS是有史以来规模最大的军人队列,其目的为研究军旅经历对军人(包括退伍军人)的长期健康影响。该项目预计到2020年前招募20万人,截至目前已招募到15万人,项目应答率约为35%。项目每3年随访1次,随访率约为70%。

MCS项目的可借鉴之处包括:① 考虑到军人流动性强等职业特点,项目量身设计招募方式。采取分期招募、逐步追加的方式,并尽量与各种军队纪念日活动相结合,以强化军人的参与荣誉感。② 考虑到大部分军营配有计算机及网络等特点,项目最初就在纸质问卷调查的基础上,鼓励被调查者通过网络作答,并逐步将网络问卷作为主要的调查、随访模式,极大节约了调查成本。③ 项目充分利用美国军队强大的信息体系,实现了与美国国防部下属诸多信息系统的数据链接,扩展了研究的应用价值。

（5）EPIC：EPIC 由国际肿瘤研究协会（International Agency for Research on Cancer，IARC）负责，协调总部设在法国里昂。IARC 负责总体的数据保存、生物样本库建立和维护，而研究对象的招募、基线调查、随访、样本的采集和保存等由各参与中心自行开展。EPIC 项目的可借鉴之处在于，面对各参与国国情和基础不同的情况，项目并不强制推行统一的调查工具。但为了保证核心数据（膳食摄入）的质量，研究团队统一评价了各国调查工具的有效性和可比性，并开发了一个兼容 9 种语言的标准化调查软件（EPIC-SOFT）。遗憾的是，对于膳食之外的其他数据，并未提供标准化的工具。

3）特征总结

尽管目前对于大型队列尚无明确清晰的界定，通过上述几个典型大型队列的介绍，我们结合大型队列的产生背景和美国学者 Francis S. Collins 提出的理想队列应具备的特征，尝试将大型队列的基本特点进行了归纳（见表 2-9）[6,7]。

表 2-9　大型队列的基本特点

条　　目	特　　征
研究疾病	多为肿瘤、心血管疾病、代谢性疾病等慢性病，尤以发病率低的肿瘤居多，突破了队列研究"不适于发病率很低的疾病病因研究"的传统认识
研究对象	常放弃追求高应答率，而改为保证入选研究对象的多样性，如增加少数族裔。原因在于大型队列的研究目的一般为揭示疾病与暴露的关联，此时只要研究涵盖各种特征（性别、年龄、种族、职业、社会经济地位等）的人群，即使不足以代表全人群，在达到必需的样本量后，辅以恰当的统计分析，也足以揭示不同人群中疾病与暴露之间的关联
样本量	常常数万甚至数十万，并成为强大的研究平台，可在其中孕育、实施诸多子课题
随访时间	常达数十年，甚至终身随访，利于发现足够的病例并直接观察到多种健康结局。长期随访不可避免地会导致失访多、组织难度大、经费难以为继等问题，可考虑分阶段实施
随访方式	以信息关联方式获取结局信息逐渐成为主流。常用的方式为使用个体唯一性标识（身份证号、医疗或社会保险号、驾照证号等），从疾病登记、监测等卫生信息系统，门（急）诊、出入院等医院信息系统，以及医疗保险赔付等健康相关信息系统中提取研究对象的发病、就诊、死亡信息
技术支持	现代 IT 技术被广泛应用，极大拓宽了队列研究的实施方式，如在研究对象招募阶段，越来越多地尝试电子邮件、手机短信、社交媒体以及网络招募等方式；在问卷调查阶段，基于便携式设备的计算机辅助调查及在线调查逐渐成为主流；更有研究（如 UK Biobank）在体格检查中应用计算机程序辅助诊断，可在体检现场快速得出初步结论，有助于提高受试者的参与意愿。但需注意保证数据安全、控制新兴调查方式（如在线调查）可能产生的选择偏倚和信息偏倚

（续表）

条　目	特　　征
标本采集	多数建立生物样本库,长期保存研究对象的血、尿、DNA 等样本,为未来提供了丰富的研究资源。尤其使得将来获取历史时点的某些真实暴露水平成为可能,极大拓展了大型队列的应用价值
成本控制	均高度重视控制成本。队列研究本身成本耗费极大,大型队列尤甚,因此成本控制堪称决定成败的关键。目前大型队列在模式、IT 技术、随访方式、标本采集方式等环节的优化和发展,目的之一也是控制成本

2.5　人群队列的思考与挑战

2.5.1　揭秘黑箱的契机

　　流行病学作为连接公共卫生与临床医学的桥梁,核心范畴在于探索人群的致病因素。在基础医学研究中,依托严密实验,实施干预并设立对照,能够直接将引起健康结局变化的因素确定为致病因素。但流行病学研究中,多数情况下较难开展针对人群的实验研究,而更多依赖观察性设计,借助统计方法调整混杂因素,比较各种因素的分布(多为环境因素、生活方式等)对疾病频率的影响,发现各种已知或未知的关联指标。可是关联有统计学意义的指标归根到底是否为致病因素,还需要进一步参考病因推断准则(常用 Hill 准则)加以判断。Hill 准则共 9 条,包括关联的强度、可重复性、特异性、时序性、剂量-反应关系、合理性、一致性、实验证据和考虑可替代的解释。由此可见,传统流行病学本身并不能解释危险因素或干预措施到底通过何种途径影响疾病发生,疾病在受到不同因素作用后如何启动、发展、演变及转归等机制问题(如吸烟导致肺癌的经典案例),而是需要借鉴基础研究的证据,这便是传统流行病学长期备受争议的"黑箱"问题。

　　但从基础实验的角度,由于其常基于动物、组织或细胞,样本量普遍较小,参数设定单一,结果能否直接外推到复杂的人体本身也存有争议,无形中又弱化了"实验证据"甚至"合理性"两条病因推断准则的论证强度。其实,早在上述准则提出之际,Hill 就慎重指出这些标准要与时俱进,尤其要与生物学知识的更新同步。基础医学是借助各种载体模型,对致病进程加以解构,逐步测量、逐步论证,推导得出潜在通路。传统流行病学既往多依赖于问卷调查、体格测量等获取宏观指标,倘若能将疾病演变环节中所涉及的微观指标,即黑箱中的指标直接在人体加以测量,通过阐明各指标间的相互关联,所得证据更能支持黑箱的打开。随着现代生物技术的迅猛发展,基因组学、表观遗传学、转录组学、蛋白质组学、代谢组学和元基因组学等层出不穷,信息获取的维度和深度都发生了革命性变化,为流行病学揭秘机制黑箱提供了可能,系统流行病学(systems epidemiology)也应运而生。但测量维度和深度的扩展,无形中对样本量也提出了更高的要求,大型队列的出现和兴起不仅促成了揭秘"黑箱"的契机,也被这一契机所推动。

2.5.2 数据维度的扩增

队列,尤其是大型队列的构建和发展,必然伴随着海量数据的产生和数据维度的不断扩增。首先,在横向上,传统的队列研究以问卷调查、体格检查及部分实验室检测为主。如今,随着"精准医学"概念的提出,多种标本来源、多种组学测定逐渐成为潮流和趋势。在标本方面,由传统的血液标本、尿液标本,开始拓展到唾液、粪便、毛发、指甲、痰液、精液、阴道分泌物、羊水、口腔拭子、肿瘤组织、脐带血等多种多样的标本。在技术方面,从开展较为广泛的基因组学、DNA 表观遗传学、转录组学、蛋白质组学、代谢组学和元基因组学,到近期蓬勃兴起的影像组学、放射组学、RNA 表观遗传学、电子医疗记录或医疗保险数据、宏观环境信息(如空气污染指标、水污染指标、建成环境指标等)等。更令人兴奋的是,新的标本采集和处理技术及新的检测技术均在如火如荼地开发之中,未来信息维度的扩张程度将不可估量。其次,在纵向上,传统的队列研究随访次数有限,常为每 2 年或每 5 年 1 次,导致数据断面有限,并且容易出现失访等问题。而现在随着信息技术的飞速发展,随访方式在传统的面对面或信件基础上,逐渐增加了电话、Email、社交网络(如公开网站、微信、Twitter 等)等各种更加便捷、高效的方式,进而也使得适当增加随访次数成为可能。同时,智能手机、智能手环、居家传感设备或其他移动健康技术的发明和流行,又使得实时监测成为可能。数据断面从以年为单位,逐渐精细到以天、小时甚至分、秒为单位获取。

目前大型队列大规模、维度深广的特征,与大数据的"4V"特征相一致,即具备了来源多样(variety)、体量巨大(volume)、更新快速(velocity)和不确定性(veracity)的特征。以美国的精准医学计划(Precision Medicine Initiative,PMI)为例,其最近刚刚更名为"全民健康研究项目"(All of Us Research Program),预计 4 年募集 100 万以上覆盖美国全人群(不同年龄段)的研究对象,至少随访 10 年以获得足够的新发病例以及环境和治疗暴露。收集的数据涵盖了以下几个方面:① 以问卷为基础的数据,如人口统计学、自报健康、行为和生活方式;② 以传感为基础的数据,如通过手机、穿戴、居家为基础的设备获取;③ 以关联获取的数据,如通过电子健康记录获得的结构性临床资料、基线健康检查数据和医疗相关数据(如门诊用药);④ 标本相关的实验室数据,如基因组、蛋白质组、代谢组、单细胞研究、感染暴露、临床生化、组织病理等;⑤ 宏观层面的暴露信息,如社会网络、空间和环境数据;⑥ 针对某些专病的特异性检测。当然数据维度的扩增和复杂化,必然对数据分析、数据解读技术提出更高、更多的要求,这也促成了大数据、生物信息学、组学流行病学等多学科的诞生和发展。

2.5.3　队列维护的要点

目前,令人欣喜的是,中国政府开始高度重视大型队列的构建。近两年,中国国家重点研发计划和"十三五"规划已经建立或准备建立数十个大型队列,从国家层面为大型队列的发展创造了良好的开局。但无论是政府还是研究者,都必须清醒地认识到,队列的立项或启动仅仅是一个漫长征途的开始,如何将队列妥善维护并实现可持续性才是其成败的根本。至少以下几个问题值得政府和研究者加以思考。

(1) 经费方面:队列构建不可能一蹴而就,在国家经费支持周期有限的现状下,如何更好地使项目长期运营,真正随访十年甚至数十年,政府能否且如何筹备大量可持续的资金,社会资本能否且如何引入支持等问题都有待讨论。

(2) 考核方面:政府启动的大型队列,虽然是一个个新生事物,但将作为一个个项目长期存在,随之对人员、经费、成果、管理等各方面的考核必不可少。如何建立一个长效评价机制,从中择优推广示范,并规正或淘汰差的项目,需要提上日程。

(3) 人员方面:大型队列从研究设计、调查培训、基线纳入、问卷调查、体格测量、生化检查,到生物样本的采集、运输、管理,再到数据的录入、清理、管理,以及与相关信息系统的关联和整合等,各个环节都需要多领域人才的合作和投入。传统的人才培养尚未达到如此复合的程度,如何尽快整合多背景、多学科的现有人才开展工作,并着力培养更加满足要求的新的人才接手未来的工作,值得进一步思考。

(4) 伦理保密:数据维度横向和纵向的扩展,促使研究对象的知情同意形式多样化,如"部分性"知情同意、更新知情同意、转移知情同意等。同时,为更好地保护研究对象的知情同意权和隐私权,受试者保护体系(如知情同意的研究过程评价)、个体数据保密性(如配套保密措施的建立)等也逐渐得到提倡和推广。尽管如此,随着公民权益意识的增强,网络安全问题的日益突出,如何更好地保护研究对象的合法权益,如何保障研究数据的安全等问题也越来越棘手和紧迫,如电子健康档案的链接和使用。

2.6　小结与展望

建立大型人群队列可以最完整地实践流行病学的病因学研究思路。从人群的长期随访中发现病因线索并提出病因假设,通过实验研究或自然实验验证病因假设,并做出科学的因果推断,从而为疾病防治和健康保护提出科学的证据。在建立的人群队列中可以综合应用多种流行病学研究方法,包括描述性研究、巢式病例-对照研究、队列研究等,甚至流行病学实验研究。在精准医学和大数据的推动下,中国政府和研究者已经将大型队列推崇到一个前所未有的高度。数十项大型队列的立项和启动,即将打造中国慢性病病因研究的黄金平台,希望相关各方能够把握当下组学检测技术日益价廉、移动健康和家庭医疗逐渐普及的历史契机,辅以持续的经费投入和长效的科研机制,真正构建出反映中国多样性的国家级大型队列,进而建立多层次精准医疗研究体系和生物医学大数据平台,切实推动慢性病防控工作。

参考文献

［1］詹思延.流行病学［M］.7 版.北京：人民卫生出版社,2013.

［2］Velentgas P, Dreyer N A, Nourjah P,等. 观察性疗效比较研究的方案制定：使用者指南［M］.詹思延,译.北京：北京大学医学出版社,2014.

［3］李立明.老年保健流行病学［M］.2 版.北京：北京大学医学出版社,2015.

［4］詹思延.临床流行病学［M］.2 版.北京：人民卫生出版社,2015.

［5］李立明.大型人群队列研究调查适宜技术［M］.北京：人民卫生出版社,2014.

［6］金力.人群健康大型队列建设的思考与实践［M］.北京：人民卫生出版社,2015.

［7］熊玮仪,吕筠,郭彧,等.大型前瞻性队列研究实施现况及其特点［J］.中华流行病学杂志,2014,35(1)：93-96.

3

心血管疾病队列与精准预防

随着社会经济的发展,城镇化和老龄化进程加快,居民的生活方式发生了巨大的改变,慢性病已成为影响中国乃至全球居民健康的重大公共卫生问题。而心血管疾病是慢性病中最常见、最具普遍性和代表性的疾病,在中国的疾病负担和死因顺位中均占首位[1]。因此,心血管疾病防治是当前中国慢性病综合防治的重要课题和中心环节之一。

随着对健康问题相关研究的深入,人们发现大多数疾病,尤其是心血管疾病等慢性病的发病机制十分复杂,不单纯由某一先天遗传特征或后天环境暴露引起,而是由基因、环境、行为等多因素联合作用导致[2]。如何揭示这些因素在慢性病发生、发展,直至结局过程中的单独和(或)交互作用,来寻求有效的干预及防治措施,已成为现代病因研究的重要课题[3]。伴随近年来科学技术的高速发展,医学已经进入精准医疗时代。运用现代高科技手段揭示疾病的本质,从分子生物学角度思考疾病本质,依据驱动因子将疾病重新分类,可实现对疾病的精准诊断、分期和评估,最终达到对疾病的精准预防及治疗。

队列研究是随着对慢性病发病机制研究的不断深入而逐渐兴起发展的现代病因研究。前瞻性队列研究具有较高的因果论证强度,并能阐释各种暴露因子与结局之间的关联程度。在心血管疾病领域,国内外都开展了较为成功的队列研究项目。

本章主要介绍国内外开展的心血管疾病主要队列研究的现状与发展情况、心血管疾病的主要危险因素、针对各危险因素开展的精准医疗情况、国内外心血管疾病精准治疗案例,以及开展精准预防的重点所在,并据此提出心血管疾病的精准预防策略。

3.1 心血管疾病队列研究的发展与现状

3.1.1 传统队列研究

3.1.1.1 国际队列研究

弗雷明汉心脏研究(Framingham Heart Study,FHS)开始于 1948 年,在队列最初

建立时,研究的主要目的是为了获得动脉粥样硬化和高血压等心血管疾病的流行病学数据[4]。弗雷明汉项目分为 3 期:第一期(1948—1978 年)致力于传统心血管疾病研究,如通过临床观察、血液生化、心电图、胸部 X 线片等寻找导致心血管疾病的危险因素;第二期(20 世纪 70 年代后期至 80 年代)引进了新的观察技术与方法,如超声心动图、颈动脉斑块测定、动态心电图等;第三期(20 世纪 80 年代后期至今)致力于分子遗传学,定位于危险因素及与心血管疾病相关的特殊基因,进而研究其他常见疾病与基因的关系。截至目前,已经有 3 代参与者,共 6 个队列,分别为原始队列、子代队列、第三代队列、新子代配偶队列、Omni 一代和二代队列。原始队列人群是 5 209 例来自美国弗雷明汉镇、年龄为 30～60 岁的人群。为观测到心血管疾病在青年人群中的分布情况,于 1971 年创建了子代队列,包括原始队列的子女及配偶。2002 年创建第三代队列,要求队列中的参与者父母至少有一方在子代队列并且年龄≥20 岁,从而达到获取表型和基因型等遗传信息的目的,共计 4 905 例。新子代配偶队列的对象为子代队列的配偶且其子女参加第三代队列者,共 103 例。1994 年建立了 Omni 一代队列,其主要目的是为了增加社区的多样性,包括弗雷明汉镇和周边镇的非洲裔、西班牙裔人等,共 507 例。Omni 二代队列的建立,保证了种族多样性,共有 410 例对象参加[4]。基线调查后,每 2 年进行 1 次问卷调查和体格检查。迄今为止,原始队列已经进行了 30 次调查[4]。

截至 2012 年年底,该研究共发表 2 473 篇文章,其中许多研究成果在心血管疾病研究中具有里程碑意义。弗雷明汉心脏研究强调了观测生物与环境因素的关系,内容不仅局限于物理检查与血液生化指标,还包括了生活方式等。将生活行为如血压、身高、体重、血糖及烟酒、饮料等消耗的量作为观测指标,发现了大量与心血管疾病密切相关的危险因素,这些发现目前仍具有重大的指导意义。

弗雷明汉心脏研究在心血管疾病领域发现了冠状动脉粥样硬化性心脏病(coronary heart disease,CHD)的危险因素,包括高血压、吸烟、高血脂、心电图异常[5]、女性更年期[6]、社会心理因素[7]和缺少体力活动[8]等,建立了 CHD 患病风险预测模型[9]。发现了卒中的危险因素,包括高血压[10]、左心室肥大[11]、睡眠呼吸暂停[12]等,并且建立了卒中和心房颤动后卒中预测模型[13]。首次发现了人类染色体 9q21 区域的单核苷酸多态性(single nucleotide polymorphism,SNP)与 CHD 有非常强的关联性[14],也拉开了以高技术方法揭示疾病本质的精准医疗时代的序幕。

3.1.1.2　中国队列研究

1)首钢男性工人队列

首钢男性工人队列是中国开展最早的心血管疾病流行病学调查队列,世界卫生组织(WHO)将"首钢模式"作为中国人群社区防治心血管疾病的典型,向全球推广这一模式的先进经验。该研究队列主要分为 3 批(1974 年、1979 年、1980 年),共 5 298 例年龄在 35 岁以上的首都钢铁集团男性职工[15]。基线采集血压、血脂、身高、体重以及吸烟情况等生活行为信息[16],随访方式采用面对面或者电话随访,并分别于 1982 年、1987 年、1993 年以及 2001 年进行随访,平均随访时间为 20.84 年[17]。观察的结局事件主要包括心肌梗死、缺血性及出血性卒中和心绞痛。研究结果显示,高血压是引发冠心病和卒中发病的重要危险因素,平均动脉压对卒中有较好的预测作用,平均动脉压和脉搏对 CHD 有预测作用[18]。终点事件收集采用自我报告的形式。由于研究进行时计算机断层扫描等影像学技术的应用还不是很广泛,因此事件发生只是依靠临床信息进行确定[16, 19]。针对 CHD、缺血性和出血性卒中,建立了 10 年发病预测模型,在该人群中表现出较好的预测效果[15]。

2)中美队列

中美心血管疾病流行病学合作研究的目的主要是应用国际标准化方法,建立探索中国心血管疾病和危险因素的队列人群[20],通过研究积累流行病学调查的经验、技术和培养专业人才。研究开始于 1981 年[21],1981—1982 年进行了千人预调查,1983—1984 年开始正式基线调查。调查人群主要包括年龄范围为 35～59 岁的北京和广州两地工人和农民,共 11 155 例。每 2 年进行 1 次随访,平均随访时间为 15.1 年。中美队列样本量大,随访时间长,且采用国际标准化方法和质量控制。通过该队列基线和随访数据建立了中国人群缺血性心血管疾病发病危险的评估方法及简易评估工具,该评估工具对中国中年人群有较好的预测能力[22]。同时研究结果显示,心电图 ST-T 段异常可增加死亡和心血管事件的发生风险[23]。

3)中国多省、市心血管疾病患者群监测协作研究

由世界卫生组织开展的心血管疾病趋势及其决定因素的监测(Monitoring of Trends and Determinants in Cardiovascular Disease,MONICA)于 1982 年启动,中国在 1984 年加入了该协作研究,称为中国 MONICA。中国 MONICA 研究于 1987 年正式开始[24],在中国 16 个省、市设立 17 个监测点,监测约 500 万人,年龄范围为 25～64 岁[25],研究历时 7 年完成。研究采用两阶段分层抽样法,对该人群进行了卒中和 CHD 急性事件的发病率、病死率、危险因素及其趋势的监测,并对抽样人群进行了连续的危险因素监测。研究结果显示,CHD 发病率低,而卒中发病率相对较高[26]。同时发现血压、总胆固醇、体重指数和吸烟率水平呈现出北方高于南方的现象[27]。中国 MONICA 研究是当时规模最大、代表性较好的人群监测研究,使用了标准化的检测方法,为中国今后的心血管疾病监测提供了丰富的经验。

3.1.2 现有大型队列研究

3.1.2.1 国际队列研究

1)英国生物样本库研究

英国生物样本库(UK Biobank)研究被誉为现代大型队列研究的实施范本[28-30]。

该研究以了解英国普通人群中的主要慢性病及其病因为目的,于2007年4月—2010年7月从一般人群中招募50万年龄在40～69岁的志愿者,完成了多项内容的基线调查以及生物样本采集[31-33]。英国生物样本库队列建立于国民卫生服务系统基础之上。该系统基本覆盖英国全体国民,记录从出生到死亡的详细健康信息,且有个体唯一编码。英国生物样本库研究依托此系统,极大地提高了可操作性。英国生物样本库研究设计完善[34],研究团队进行了周密的规划和设计,从样本量计算到实验室检测,各环节均有详尽分析,并且于开始前进行了两次预实验来确保方案的可执行性。按研究设计方案,英国生物样本库将通过英国各健康信息系统,通过信息关联(linkage)的方式,追踪每名入选研究对象今后数十年的健康结局;并选择有代表性的部分人群,开展暴露水平的重复测量。据英国生物样本库网站介绍,目前在曼彻斯特等4个地区已完成了为数2万人的第二轮调查[35]。

2) 美国的护士健康研究

美国的护士健康研究(NHS)是一项大规模和长期进行的女性职业人群健康研究,该研究迄今已经持续了40年[36]。其主要目的是研究女性生活方式与癌症和心血管疾病发生的潜在危险因素[37]。不同时期共有NHSⅠ、NHSⅡ、NHSⅢ三个研究队列,研究主要通过邮寄问卷的方法,于基线调查后每2年进行1次问卷调查。死亡事件的报告主要采用询问亲属和电话随访的方式[37,38]。研究发现了女性的激素使用、饮食、运动等生活方式与慢性病之间的关系[39]。在心脑血管疾病研究方面,发现吸烟与心脑血管疾病之间存在剂量-反应关系,戒烟可以显著降低卒中的发生。肥胖是CHD和卒中的危险因素,尤其是18岁以后的肥胖[40]。当前使用口服避孕药可以增加心血管疾病发生的危险,而与曾经使用与否关联度较小;绝经后,当前激素治疗可以减少CHD的发生[41]。Ⅰ期队列(12万人)启动于1976年,研究人群为30～55岁已婚女护士;Ⅱ期队列(11.2万人)启动于1989年,研究人群为25～42岁女护士。两期均采用邮寄自填式问卷方式,2年进行1次随访。Ⅲ期队列启动于2010年,研究人群为20～46岁女护士,以网络招募、在线调查的方式,面向美国和加拿大招募10万名志愿者,每6个月进行1次随访。

3) 欧洲癌症与营养前瞻性调查

欧洲癌症与营养前瞻性调查(EPIC)是在欧洲进行的一项研究膳食模式、生活方式、遗传特征与肿瘤等慢性病关系的多中心大型队列研究。欧洲共有10个国家、23个研究中心参与,研究总样本量达52万人,覆盖地域广泛、研究人群多样[42,43]。值得一提的是,该研究为了确保核心数据的质量,开发了一款标准化的调查软件——EPIC.SOFT[44]。

4) 日本肿瘤风险评估协作队列

日本肿瘤风险评估协作队列(Japan Collaborative Cohort Study for Evaluation of Cancer Risk,JACC)是研究生活方式与癌症、心血管疾病等关系的队列研究,是日本规模最大的人群队列之一[45]。该研究采取多中心协作模式,共设立了 24 个分中心,在 45 个地区同时进行,基线调查 110 792 人,进行定期随访。不同地区随访频率不同,方式以查阅医疗档案和入户访视为主。1988—2009 年 20 年间的总体随访应答率超过 90%,并完成了抽样重复调查[46]。

3.1.2.2 中国队列研究

1) 中国 11 省、市前瞻性队列研究

中国 11 省、市前瞻性队列研究(China Multi-provincial Cohort Study, CMCS)的主要目的为探讨中国人群心血管疾病的主要危险因素及其相互作用[47]。研究涉及中国 11 个省、市的 16 个研究点,参与人群年龄范围为 35～64 岁,共 30 378 例。基线调查方法参考 WHO MONICA 方案[48]。每 1～2 年对研究对象进行 1 次面对面的随访,将本年度发生的心脑血管疾病事件和死亡进行登记[49]。研究发现,10 年累计卒中发病率高于 CHD 发病率,男性发病率高于女性,并建立了 10 年心脑血管疾病发病预测模型[50]。通过归因危险度分析发现,缺血性卒中发病的独立危险因素为高血压、糖尿病、低水平高密度脂蛋白胆固醇、吸烟和肥胖,出血性卒中发病的独立危险因素只有高血压,CHD 发病的独立危险因素依次为高血压、吸烟、高血清胆固醇和低水平高密度脂蛋白胆固醇[51]。

2) 中国慢性病前瞻性研究

中国慢性病前瞻性研究(China Kadoorie Biobank,CKB)是中国医学科学院与英国牛津大学联合开展的慢性病国际合作项目。项目旨在通过建立基于血液的基础健康数据库,从遗传、环境和生活方式等多个环节深入研究危害中国人群健康的各类重大慢性病(如脑卒中、冠心病、癌症、糖尿病、高血压等)的致病因素、发病机制及流行规律和趋势,为有效制定慢性病预防和控制对策、开发新的治疗和干预手段提供科学依据。项目在中国 10 个省(区)开展,共涉及 51 万余人,持续时间为 15～20 年,是一项多因素、多病种、多学科合作的大规模慢性病病因流行病学研究,也是目前世界上最大的涉及长期保存生物样本的前瞻性人群队列研究之一[52]。随着 CKB 项目的进展,它已经成为生产本土化、高质量病因学证据的重要来源,将作为制定重大慢性病防治策略和疾病防治指南的基础。尤其在大数据时代,基于 CKB 项目的超大规模人群队列是将生物医学科研成果应用于疾病预测、预防、精准医疗的必要途径,是预防医学、基础医学和临床医学研究的核心能力支撑,是未来医学科技创新的重要基础平台,也是转化医学的重要组成部分。

3) 开滦队列研究

开滦队列研究开始于 2006 年,研究对象为开滦集团在职及退休职工,年龄范围为 18～98 岁,共 101 510 例。研究进行了基线调查,其中男性占 79.9%[53],终点事件为心肌梗死、卒中、心血管疾病死亡、肿瘤及死亡。调查内容除一般危险因素外,还包括眼底和肾脏功能检查,每 2 年进行 1 次体格检查及问卷调查。由于职工大多就诊于开滦集团定点医院,信息收集便利。对于未就诊于定点医院的调查对象,可通过开滦集团医保中心获取其就诊信息[54]。2010 年选取 5 440 例调查对象组成卒中队列,用于研究颅内外动脉狭窄与卒中早期预测的价值,以及易损斑块破裂的早期分子标志物等。开滦队列研究涉及心血管疾病、高血压、糖尿病、血脂异常、肥胖等相关因素。研究发现,代谢综合征是中老年人群卒中首次发生的独立影响因素[55],理想心血管指数与缺血性卒中和出血性卒中均呈负相关[56]。

3.1.3　现代心血管疾病队列研究的特点

随着时代的进步,科学技术的发展,心血管疾病研究队列的设计以及实施过程也发生了巨大的变化,主要表现在以下几个方面。

1) 巨大的样本量

与传统队列研究相比较,近年来大型队列开始出现,样本量达到数万甚至数十万。庞大的样本量提高了队列研究的效能,覆盖了更广泛的人群,更能反映心血管疾病在人群中的发生、发展情况。除此之外,大型队列研究能够打造强大的研究平台,诸多子课题可在其中孕育、实施,这也为心血管疾病的精准化研究提供了研究平台[2]。

2) 随访时间长

现代队列研究,随访时间可达十余年或数十年,甚至终身随访。超长的随访期使得研究者有机会直接观察到生命全程中的多种健康结局,更能完整地观测到疾病的发生、发展等过程。但超长的随访时间,不可避免地会带来失访增多、实施过程艰难、经费消耗大等问题。

3) 生物样本库的建立

在大型队列研究中,所采集的研究对象的血、尿、DNA 等样本可进行长期保存,继而形成了一个庞大且完整的生物样本信息库。生物样本库的建立可以将来自同一个体的样本检测信息与其暴露和发病等信息进行关联,进一步拓展了大型队列研究的价值,还为今后的研究提供了较为丰富的研究资源。例如,某些暴露因素在目前研究手段及技术水平上无法进行检测分析,但随着时间的推移,当技术手段达到检测水平时,即可从样本库中提取相关样本资料进行分析,从而获得研究人群在研究时点上该暴露因素的真实水平。

4) 互联网技术的发展及应用

近年来,随着互联网技术的迅速发展,流行病学研究的实施方式也有了较大的改变。电子邮件、手机短信、社交媒体以及网络招募等方式在研究对象招募阶段起到了十分重要的作用。在研究进行阶段,除传统的问卷调查和电话调查外,基于便携式设备的计算机辅助调查以及在线调查已逐渐成为主流[2]。运用互联网大数据方法建立与研究对象的密切联系,更能全面地采集生活方式等信息,从而获得实时的、更为全面和准确的研究数据。

5) 多渠道信息的整合

传统的前瞻性研究一般通过定期主动随访,从研究对象直接收集发病、死亡信息。此种方式对于大规模队列而言,组织、实施难度极大。网络技术的发展,国家疾病登记、监测等卫生信息系统,门(急)诊、出入院等医院信息系统以及医疗保险赔付等健康相关信息系统的建立,使得研究对象的发病、就诊、死亡信息可以直接被提取应用,心血管疾病队列研究得以顺利地实施。英国生物样本库研究以及中国的 CKB 项目均采取多渠道信息整合方式进行结局追踪[57]。

心血管疾病大型队列研究的出现,无疑开启了现代病因研究的新篇章。在各项技术的支持下,顺应时代的变迁,高效利用互联网大数据技术手段,建立全新研究平台,进一步推进大型队列在心血管疾病中的应用及发展,随着时间的推移,这必将对心血管疾病的防治产生巨大的影响。

3.2 心血管疾病的危险因素与精准预防

随着中国老龄化、城市化发展进程加快,与社会因素和居民生活方式密切相关的心血管疾病危险因素的暴露增加。人群心血管疾病危险因素水平上升是导致心血管疾病发病率和病死率快速攀升的根源。导致心血管疾病发生的危险因素较多,以下对几个重点危险因素进行分析。

3.2.1 高血压

高血压是最常见的慢性病,也是心血管疾病最重要的危险因素,同时还是重要的公共卫生问题。中国分别于 1958—1959 年、1979—1980 年、1991 年、2002 年以及 2012 年进行过 5 次全国范围内的高血压抽样调查[1,58],得出高血压的患病率分别为 5.1%、7.7%、13.6%、17.6% 和 25.2%,整体呈上升趋势。高血压病因复杂,阐明高血压的致病机制,针对不同患者开展个性化的精准治疗能够有效降低心血管事件的发生。

对高血压进行精确的分子分型和临床分型是实现个性化精准治疗的关键。目前,高血压的主要分型为原发性高血压和继发性高血压。随着基因测序、全基因组扫描等技术方法的应用,已明确了多种由单基因变异引起的高血压,即单基因遗传性高血压(由单个基因突变引起的高血压),如利德尔(Liddle)综合征、高血压伴短指畸形综合征、糖皮质激素可治疗性醛固酮增多症、盐皮质激素受体活性突变、类盐皮质激素增多症、戈登(Gordon)综合征等[59]。某些单基因遗传性高血压患者可以采用特定的药物针对致病基因进行精准治疗,如利用保钾利尿剂氨苯蝶啶治疗利德尔综合征,利用螺内酯、依普利酮治疗类盐皮质激素受体活性突变,利用噻嗪类利尿剂治疗戈登综合征等。运用基因突变位点识别和筛查单基因遗传性高血压,技术可靠,结果准确,目前可对多种血压升高的表型做出临床前及产前预测性诊断[60]。

大多数高血压患者患的是原发性高血压,它是受基因与环境因素共同作用而产生的多基因疾病或复杂性疾病[60]。影响血压的遗传因素和环境因素较为复杂,不同个体、家庭、种族之间也可能千差万别。因此,对于高血压的精准预防与精准治疗除了采用基因测序技术外,也需要对与疾病相关的环境因素、生活行为因素、生物信息学、表观遗传学、蛋白质组学等进行更加深入与精准的研究。通过各种技术手段共同协调,最终实现高血压的早期预警、早期诊断与精准干预,全面提升高血压病防控能力,进而降低心血管疾病的发病率。

3.2.2 血脂异常

血脂异常是心血管疾病的重要危险因素之一。中国多个队列研究结果表明,血清总胆固醇、低密度脂蛋白胆固醇增高或高密度脂蛋白胆固醇降低可增加心血管疾病发病危险[61-69]。随着社会经济的发展、人民生活水平的提高和生活方式的变化,中国居民血脂水平和血脂异常患病率逐年升高。从 2002 年与 2012 年中国居民营养与健康状况调查的数据结果来看,中国 18 岁及以上居民的血清胆固醇水平从 3.81 mmol/L 上升至 4.05 mmol/L,高胆固醇血症(总胆固醇≥6.22 mmol/L)患病率从 2.9% 上升至 4.9%,居民血脂异常患病率从 18.6% 上升至 40.4%。在血脂异常指标中,低高密度脂蛋白胆固醇血症患病率提升幅度较大,从 2002 年的 7.4% 提升到 2012 年的 33.9%。高密度脂蛋白胆固醇水平与身体活动强度关系较为密切,这表明不健康的生活方式、不均衡的饮食模式已经导致了较为严重的后果。与血脂水平密切相关的超重、肥胖、动脉粥样硬化、CHD 等疾病的发病率将大幅度上升,造成更大的疾病负担。

我们应在积极开展国民健康生活方式教育活动和健康生活方式行动的基础上,通过健康管理的方式进行较为规范的患者管理,实现血脂管理的个性化及精准化,从而达到精准预防心血管疾病的目的。

3.2.3 糖尿病

近年来,糖尿病的患病率急剧上升,已成为威胁国人健康的重大疾病。糖尿病及其相关的心血管疾病等并发症已严重降低患者的生命质量,给个人、家庭、社会均带来了沉重的卫生与经济负担。

随着对糖尿病研究的深入,我们不仅能够诊断 1 型、2 型糖尿病和妊娠糖尿病,还可通过临床表现和(或)基因检测发现特殊类型糖尿病[70]。随着分子遗传诊断技术的日益成熟,它开始逐渐进入糖尿病的临床,将精准医学与糖尿病联系起来。精准医学使糖尿病的诊断更加精细化、准确化,并且使特殊类型糖尿病的治疗更加个体化。例如,成年起病型青少年糖尿病(maturity onset diabetes of the young,MODY)已知存在至少13种致病基因[71],通过临床观察被怀疑为 MODY 的患者,常由医生建议接受单基因糖尿病的基因检测,检测其基因序列在已知 MODY 基因的外显子区域是否存在具有功能的变异,从而确认该患者的 MODY 分型并指导治疗。新生儿糖尿病一旦明确是磺脲类受体基因 KCNJll、ABCC8 突变引起,则首选磺脲类药物治疗[72]。

此外,2 型糖尿病的临床表现也具有较强的异质性。例如,初诊的 2 型糖尿病患者可以存在单纯空腹高血糖、单纯餐后高血糖,或空腹和餐后血糖均高的多种形式,并且胰岛 β 细胞功能差异较大[73-75]。在 2 型糖尿病患者中,瘦型患者较肥胖患者的胰岛 β 细胞功能更差[76,77],往往需要更早进行胰岛素治疗。对于这些临床表现不同的患者,临床治疗中多数采用对症治疗,但对导致其异质性的遗传机制尚不完全清楚。精准医学将推动 2 型糖尿病异质性的遗传及分子标志物探索,对其进行整合、分析与验证梳理,对疾病的精确诊断具有重要意义,进而能够为糖尿病治疗提供指导[75]。

精准医学的目标是预防糖尿病。一方面,基因组学、转录组学、表观基因组学等组学方面的研究进展,将使目前的干预手段和干预人群更加精细化,使干预更加有效;另一方面,非编码 RNA 等新型血清标志物方面的研究进展,必将使糖尿病的早期预测变得越来越精准,使糖尿病的早期筛查和早期干预成为可能。而现阶段,在糖尿病个体差异的机制尚未清楚的情况下,生活方式干预以及部分药物的综合预防仍然是最有效的选择。

研究已发现,多个基因(包括 TCF7L2、CDKN2A/B、SLC2A2、ABCC8、ADRA2B 等)的多态性位点与 2 型糖尿病患者接受生活方式干预的效果有关[78]。精准医学模式将有力地推动生活方式数据采集、分析方法的创新以及大型队列研究的组建,将有希望为糖尿病患者干预方法的选择提供可靠依据。

尽管目前遗传学的数据尚未达到对任一个体用基因相关的信息精确预测其未来是否会罹患糖尿病,但随着科学的进展,这一天终将到来。到那时候,在生命早期就能预测糖尿病的患病风险,预防糖尿病将有据可依,并且会因人而异。

3.2.4 超重与肥胖

根据国家卫生和计划生育委员会公布的数据,中国成人肥胖症和超重的患病率分别从 2002 年的 7.1% 和 22.8% 增加至 2012 年的 11.9% 和 30.1%[1]。肥胖导致糖尿病、CHD、脑卒中等一系列心脑血管疾病及代谢性疾病的患病率升高。

随着整个生物医学与流行病学领域研究的发展,肥胖也进入精准医学研究时代。虽然目前全社会都在倡导健康的生活方式,但肥胖人群仍然越来越庞大。研究发现,在相似的生活和教育环境下,总会有一部分人发展成严重的肥胖,另一些人则不一定。那么如何判断哪类人群更容易发展为肥胖呢？这就催生了个体化的精准肥胖预防，基因研究则是进行预测分析最常用的方法。

2007年，3项大型基因研究均指出 FTO(fat mass and obesity associated)为肥胖易感基因。Frayling 等的2型糖尿病全基因组研究，揭示了 FTO 与2型糖尿病的相关性[79]。进一步的分析表明，FTO 事实上是一个肥胖相关基因，rs9939609 及其周边的基因多态性均显示出与肥胖高度相关，另外的两项研究也验证了 FTO 与肥胖的相关性[80,81]。此外，MC4R、POMC 等基因位点也被证实与肥胖有关[82]。蛋白质组学的研究显示，脂连蛋白和瘦素这类细胞因子与肥胖及其多种并发症密切相关[83,84]，相关的基础研究也证实了它们在脂质能量代谢中的重要作用。但无论是基因方面还是蛋白质组学的研究结果，都会受到大量来自患者、环境和检测手段等混杂因素的影响，从而导致目前并没有具有临床意义的基因及蛋白质组学预测模型。

在精准医疗时代，对肥胖患者进行药物、生活方式干预等治疗时，均应充分考虑个体遗传、代谢和文化背景等特点，需要来自患者多个方面的整合信息，从而对其进行精准、个体化的治疗及预防。

3.2.5 不合理膳食

随着中国经济水平的提高，中国居民膳食结构在近30年来发生了很大的变化。1982—2012年的4次全国营养调查结果表明，中国居民膳食脂肪摄入量明显增加，维生素C、钙、钾的摄入量呈下降趋势，钠的摄入量下降明显。但2012年膳食钠的摄入量仍为5 702 mg/标准人日，相当于14.5 g 食盐，远高于中国食盐低于6 g/d 及世界卫生组织食盐低于5 g/d 的标准。动物性食物、食用油明显增加，人均水果摄入量每日不足50 g[85]。

多项研究均表明，限制食盐的摄入量可以有效控制血压。有学者采用中国 CHD 预测模型预测了中国人群减盐对心血管疾病发病和死亡的影响[86]，预测结果表明，在未来10年内，如果35～94岁人群的食盐摄入量减少到每人9 g/d 的水平，每年将减少19.7万例心血管疾病发病和6.7万例心血管疾病死亡事件，增加30.3万例质量调整寿命年，每年可避免49亿元心血管疾病相关的医疗费用。如果食盐摄入量减少到每人6 g/d，那么更可获得双倍的上述收益。中国慢性病前瞻性研究表明，新鲜水果的食用频率与心血管疾病死亡和主要心血管疾病发生呈负相关，每天食用水果者比不食用或很少食用水果者心血管疾病死亡风险减少40%[87]。

精准营养就是通过精准化的营养干预，达到预防和控制疾病的目标。通过考察个体的遗传特征、肠道微生态、代谢特征、生理状态、生活方式以及临床指标等相关个体因素对营养需求和干预效果的影响，并基于上述数据，实现对个体营养状态的最优化选择、判别和干预[88,89]。

以糖尿病为例,高糖、高脂肪和低纤维饮食是导致患者血糖过高的主要原因。糖尿病最有效的控制方法就是控制血糖浓度,避免血糖水平大幅度波动,从而减少对靶器官的损伤。目前已知影响个体血糖浓度的因素包括遗传、生活习惯、胰岛素水平和敏感性、胰腺外分泌能力以及葡萄糖转运能力等。由于个体的差异,单纯控制糖的摄入量无法精准有效地调控血糖水平。近年来,GWAS 发现了多个慢性病的易感位点和因素,其中包括众多营养素的代谢、合成和水平等影响因素。不同个体在同样的干预方式下,其干预效果存在较大差别,遗传因素在其中起到了重要的调节作用[90]。例如,人群研究发现,*FTO* 基因的变异与饱腹感神经信号相关[91],*MC4R* 遗传变异与食欲相关[92],*GIPR*遗传变异与胰岛素不耐受相关[93],*CDKAL1* 与胰岛素敏感性相关[94,95]。这些发现提示,不同个体应当按照遗传背景选择合理的饮食方案,限制能量摄入,强调摄入低升糖指数饮食,从而更加有效地控制血糖水平[90]。

研究发现,高盐饮食可以导致血压升高,增加心血管疾病的风险,盐敏感性人群高血压的发病率及患病率均高于盐抵抗性人群[96]。目前的研究表明,与盐敏感性高血压相关的基因主要有肾素-血管紧张素-醛固酮系统(RASS)相关基因、血清/糖皮质激素调节蛋白激酶 1 基因、细胞色素 P450 3A 酶基因、交感神经系统相关基因、上皮细胞钙离子通道以及内皮相关基因[97]。从基因水平上直接区分盐敏感性个体与盐抵抗性个体,可以准确地为盐敏感性高血压患者设计个性化的治疗方案及预防措施,提高了精准度。值得注意的是,盐敏感性高血压不仅由基因因素决定,不同地区不同人群中盐敏感性人群基因与高血压的相关性都存在差异,这说明环境及生活方式、饮食模式也对其结果产生了影响,基因与环境之间存在交互作用。因此,我们在采取精准化的营养措施预防心血管疾病时,环境因素等也要考虑在内。不同个体应当按照遗传背景及生活方式选择合理的饮食方案,限制盐摄入,从而形成较为准确的精准营养方案,来指导心血管疾病的精准预防。

3.3 心血管疾病的早诊早治与精准预防

防控心血管疾病等慢性病有两个重要的措施:一是预防,二是早期诊断与早期治疗。心血管疾病的精准预防,就是通过精准医学的手段,结合个人的遗传信息、职业、环境等,找出导致心血管疾病的高危因素,针对这些高危因素给予精准预防,使得健康人群远离心血管疾病。而对于心血管疾病患者,主要是给予其精准的诊断及治疗,如基于各种技术手段的精准疾病诊断技术、精准用药、个性化的生活指导等,使得心血管疾病患者得到更好的治疗。

3.3.1 基因筛查

心血管疾病与多种危险因素相关,但是在疾病的预测方面准确率依然很低,精准医学在心血管疾病的预防方面可以发挥一定作用。基因筛查是心血管疾病精准预防的基础。有研究证实,乙醛脱氢酶2(acetaldehyde dehydrogenase 2,ALDH2)可以保护心脏免受氧化压力的破坏,过度表达的 ALDH2 基因可以降低急性与慢性心血管疾病的发生[98],携带 ALDH2 基因点突变的个体更容易发生心血管疾病[99]。近年的研究显示,ALDH2 能够改善心力衰竭患者的预后[100],减轻心肌缺血再灌注损伤[101],基因突变后增加了冠心病和心肌梗死的发生风险[102]。筛查人群 ALDH2 基因及其他相关基因多态性,可以综合判断不同个体未来发生心血管疾病的危险性,尽早地从生活方式和行为习惯等方面预防疾病的发生,对提高人群的健康水平具有重要意义。

3.3.2　标识基因筛查

鉴定标识基因是建立基于基因型的疾病分类新体系的关键。基于研究发现的被标识的致病基因,在患者个体基因中进行致病基因的筛查,如与高血压相关的基因、与先天性心脏病相关的基因以及心血管疾病标志物,包括 RNA、DNA 相关标志物等,来提高心血管疾病诊断的精准性。

单核苷酸多态性已经成为研究基因多态性以及识别、定位疾病相关基因的工具,如rs4220(A1458G)导致 B-纤维蛋白原的第 478 位氨基酸残基由赖氨酸(Lys)突变为精氨酸(Arg)。已有很多队列研究证实,纤维蛋白原是 CHD 发病和预后的重要标志物,并与代谢综合征、糖尿病等心血管疾病危险因素相关[103-106]。rs5368(C1518T)导致选择素 E 的第 468 位氨基酸残基由酪氨酸(Tyr)突变为组氨酸(His)。选择素 E 除被广泛报道与 CHD、心肌梗死等心血管疾病相关外[107,108],还有可能是真性高血压的重要易感基因[109]。

运用标识基因筛查技术有针对性地对心血管疾病进行早期诊断,拉开了以基因组等组学为基础的精准医学在预防医学中应用的序幕。

3.3.3　精准用药

精准医疗依据的技术包括 DNA 检测技术、人体内蛋白质和变异基因表达水平的测量等,这些技术可以识别最佳用药人群,提供有针对性的个性化药物治疗。常见的心血管疾病主要有高血压、心力衰竭、动脉粥样硬化、脑卒中、心律失常等,这些疾病严重威胁人类健康。在以往的常规治疗中,需要根据患者的病情,选择合适的药物和剂量进行治疗,通过患者的临床表现以及不良反应,确定药物使用剂量是否合适。这种方法增加了不良事件的风险且影响了患者的治疗时机。精准医学结合药物基因组学的相关研究成果,从基因的角度出发,制订个性化的治疗方案,从而达到药物最高的使用效率,降低不良反应风险,减轻疾病负担。

华法林是一种口服抗凝药物,主要用于预防和治疗静脉血栓、肺血栓栓塞、心房颤动以及心脏瓣膜置换术等所致的血栓并发症。研究发现了 12 种与华法林相关的基因，其中 *CYP2C9* 被多项研究证明为相关性较强的基因[110]。*CYP2C9* 在人群中存在一种野生型(*CYP2C9 * 1*)和两种突变型(*CYP2C9 * 2*、*CYP2C9 * 3*)。*CYP2C9 * 2* 突变型导致华法林在体内蓄积，此类患者在临床上应减少华法林的使用剂量；而 *CYP2C9 * 3* 突变型会增加华法林不良反应的发生风险。因此，患者使用华法林前应进行 *CYP2C9* 基因检测，根据结果来判断是否使用该药物或调整使用剂量，从而保证疗效并降低不良反应的发生风险[111]。

阿托伐他汀是应用较为广泛的降脂类药物，可以降低血浆中胆固醇和血清脂蛋白浓度。其主要不良反应为胃肠道不适、转氨酶水平可逆性升高，罕见的不良反应为横纹肌溶解。目前研究证实与阿托伐他汀相关的基因包括 *APOE*、*COQ2* 等 11 种，其中关于 *APOE* 和 *COQ2* 的研究较多，证据较充分[112,113]。

(1) *APOE* 基因多态性：*APOE* 基因型的改变会影响患者对阿托伐他汀治疗的反应，导致阿托伐他汀治疗效果差。因此，在治疗过程中，可检测患者的 *APOE* 基因多态性，对突变型的患者，可以换用其他药物或增加阿托伐他汀的使用剂量，以达到理想的控制血脂的目的[114-116]。

(2) *COQ2* 基因多态性：*COQ2* 基因多态性与使用阿托伐他汀后发生横纹肌溶解的不良反应风险有关。*COQ2* 常见有 *CC*、*CG*、*GG* 三种基因型，其中 *CC* 型的患者更不容易发生横纹肌溶解等不良反应。因此在临床应用中，可以进行 *COQ2* 基因多态性检测，对于基因型为 *CG*、*GG* 的患者，可考虑降低阿托伐他汀的使用剂量，同时密切监测不良反应的发生[117,118]。

3.4 心血管疾病队列在精准预防方面取得的成果

3.4.1 脑卒中研究

中国的脑卒中研究是一项前瞻性巢式病例-对照研究，样本量为 39 165 例，平均随访 6.2 年。该研究结果显示，高血压伴血高半胱氨酸(Hcy)升高或亚甲基四氢叶酸还原酶(MTHFR)基因 *677TT* 基因型，将导致脑卒中风险大幅度升高。该研究证实，在中国高血压患者中，有 75% 合并高 Hcy，25% 携带 *MTHFR - 677TT* 基因型，叶酸水平普遍低于发达国家，导致高血压患者更容易发生脑卒中。该团队在后续研发检测血浆 Hcy 的诊断试剂盒和便携式检测仪，开发检测 *MTHFR - C677T* 基因多态性的诊断方法，以提高诊断的精准性。该团队还自主研发了 1.5 类首创新药(First-in-class)马来酸依那普利叶酸片。中国脑卒中一级预防研究(CSPPT)于 2008—2013 年随机抽取了 20 702 例原发性高血压患者进行双盲随机对照试验，平均随访 4.5 年。结果显示，降压药依那普利与叶酸组成复方制剂较单纯降压可以额外降低脑卒中风险 21%，心脑血管疾病导致的事件(包括脑卒中、心肌梗死)或死亡风险降低 20％,而且具有更好的肾功能保护作用[119]。

该研究不仅从遗传因素上阐述了中国脑卒中高发的原因,也揭示了饮食模式对疾病的影响,即中国传统的煎、炸、炒烹饪方式,破坏了食物中的叶酸,影响吸收,人群每日水果、蔬菜的摄入量不足,导致人群叶酸缺乏高达 20％～60％。叶酸水平与血 Hcy 水平呈负相关,对于高血压患者适当补充叶酸十分必要。因此,除了精准的药物治疗,正确的饮食模式和生活方式管理及指导,也是实现心血管疾病精准预防的重点内容。

3.4.2　中国慢性病前瞻性研究

中国慢性病前瞻性研究(CKB)资料显示,与很少吃新鲜水果的人相比,经常吃新鲜水果的人罹患心脏病和卒中的风险明显降低。每天摄入 100 g 新鲜水果可以使心血管疾病的死亡风险降低约 1/3[120]。通过比较 CKB 队列与 1991 年 22 万全国男性队列在不同性别烟草危害的时间变化趋势上的差异发现,在这两个相隔 15 年的队列中,男性归因于烟草的死亡风险增加了近 1 倍。尤其是城市男性,在 20 岁之前开始吸烟者死亡风险增加 1 倍,其死于慢性阻塞性肺疾病、肺癌、缺血性脑卒中和缺血性心脏病的风险也显著增加,而自愿戒烟超过 10 年者中未发现额外的死亡风险。女性在此期间吸烟率显著下降(从 10％下降到 1％),由烟草导致的超额病死率也明显下降[121]。根据上述研究结果,可以针对不同患者,给予更精细化、具体化的生活方式及用药指导,如调整新鲜蔬果的摄入量、戒烟限酒等,选择可执行的合理方案进行全面管理,并随时根据人群自身状况及时调整管理方案,最终达到降低发病率、改善预后和促进健康的目的。

3.5　小结与展望

精准医学应该以大数据为基础,对疾病进行更加精细化和合理的分类,针对每种疾病类型的群体进行精细化的个体治疗,旨在对每位患者都施以正确的治疗,这恰好体现了预防医学的群体理念。我们不能机械地将精准医学理解为针对每个个体进行个性化的治疗。精准医疗是疾病预防和治疗的新模式,将个人的基因变异、环境和生活方式考虑在内,从而对疾病的发生、发展有完整的认知,并对疾病的发生、发展过程加以干预和控制,形成真正基于个体化的预防与治疗方案,才是精准医学的精髓所在。如何利用现有精准医学研究成果为预防医学服务是值得我们思考的问题。

3.5.1　使用互联网大数据和 DNA 开展精准预防

通用型解决方案已经不再适用。未来的医疗解决方案将使用个人的基因,通过高性能计算为每例患者创建个性化疗法。随着收集和共享的数据越来越多,心血管疾病治疗方案可以根据患者的个人遗传代码进行定制,从而实现更多的创新,解码更多的疾病,改进治疗结果。利用大数据的技术手段收集患者的疾病情况、生活方式、运动轨迹、用药方法方式等数据,并上传到大数据库中,经过分析得出针对性更强的治疗方案及干预措施,这对提升高血压的精准治疗及个性化治疗都有重要的推动作用。此外,不断丰富的大数据资源,为未来医疗人工智能辅助系统的研发奠定了基础。在学术研究上,大数据的技术手段为大样本、多中心、跨地域高血压人群研究的数据收集提供了极大的便利,大数据平台的建立为不同国家、不同地区、不同等级医疗机构的医师们提供了学术交流、技术共享的新机遇,这使得优秀的疾病预防措施得以分享与借鉴。

3.5.2　利用队列研究成果推进心血管疾病精准预防

多项传统的以及现在正在进行的心血管疾病队列研究,提供了大量与心血管疾病发生、发展有关的研究数据,可通过大数据技术分析,开展个性化生活方式及用药指导。以高血压为例,多项队列研究证实,高血压的危险因素包括吸烟、饮酒、高盐饮食、超重与肥胖等。研究中心可以为高血压高危人群及患者人群提供血压管理服务,针对上述危险因素给予评估和个性化指导,通过面对面或网络的方式管理目标人群,包括:① 血压记录。② 分析报告。提供每周、每月的血压分析报告,查看血压指标,分析变化趋势。③ 评估预防。发现并预防潜在的心血管疾病风险。④ 运动情况。⑤ 用药情况。⑥ 饮食。给出高血压饮食建议。⑦ 生活方式。就吸烟、饮酒、盐摄入量、运动量、健康饮食模式等各个方面提供管理方案。基于以上功能,精准的高血压管理为患者打造一个集预防、监测、干预、保障于一体的生态闭环。目前,针对心血管疾病人群可以积极开展多项风险因素共同管理的模式,最终达到个性化指导、精准预防的目的。

3.5.3　针对 3 类目标人群,防治结合,全程管理

近年来,中国医疗事业发展迅速,在疾病的治疗上显现了极强的实力。但是在慢性病的预防与控制方面还相对落后,预防-治疗-康复的健康管理体系仍没有形成,导致民众仍然"重视发病治疗、轻视预防保健"。对于心血管疾病的管理,应该采用"预防-治疗-康复"三位一体的诊疗策略,针对一般人群、高危人群以及患者人群给予不同的管理方案,积极推进健康综合评估。对于存在心血管疾病危险因素及有家族史的人群,早期可通过一些简单的手段评估检测,建立个人心血管健康档案,并定期监测,以便及时发现病变征兆,早期采取措施,预防乃至逆转亚临床及临床心血管疾病。对于已经发生心血管疾病的人群,在常规采用药物、手术或介入治疗的同时,还要定期评估健康状况,根据其个人状况给予个性化的管理方案。而对于健康人群,则主要是增强健康教育,了解心血管病的危险因素,定期评估健康状况。真正做到心血管疾病的防治结合,全面

管理。

3.5.4 提升基层能力,加强规范管理

基层是中国心血管疾病的主战场,积极发挥基层医疗卫生机构的服务功能,最大程度优化医疗资源利用,才能达到心血管疾病综合防治的目的。提升基层医疗卫生机构的服务能力,需要做到:首先,提高基层医生的心血管疾病防治知识和技术水平,开展基层医生的再教育工作,使其获得最新指南的诊治技术等;其次,通过医联体开展区域性合作,通过上下联动和双向转诊制度,积极推进社区心血管疾病的诊疗水平与管理水平;最后,对于无法确诊或存在疑虑的病例可以进行专家咨询,通过网络的远程指导及面对面指导,进行下一步的危险因素管理。

参考文献

[1] 国家卫生计生委疾病预防控制局. 中国居民营养与慢性病状况报告(2015)[M]. 北京:人民卫生出版社,2015:33-50.

[2] 熊玮仪,吕筠,郭彧,等. 大型前瞻性队列研究实施现况及其特点[J]. 中华流行病学杂志,2014,35(1):93-96.

[3] Chakravarti A, Little P. Nature, nurture and human disease [J]. Nature, 2003, 421(6921):412-414.

[4] History of the Framingham Heart Study [EB/OL]. https://www.framinghamheartstudy.org/about-fhs/history.php.

[5] Kannel W B, Dawber T R, Kagan A, et al. Factors of risk in the development of coronary heart disease-six-year follow-up experience. The Framingham Study [J]. Ann Intern Med, 1961, 55:33-50.

[6] Hjortland M C, McNamara P M, Kannel W B. Some atherogenic concomitants of menopause:The Framingham Study [J]. Am J Epidemiol, 1976, 103(3):304-311.

[7] Haynes S G, Feinleib M, Kannel W B. The relationship of psychosocial factors to coronary heart disease in the Framingham Study. Ⅲ. Eight-year incidence of coronary heart disease [J]. Am J Epidemiol, 1980, 111(1):37-58.

[8] Kannel W B. Habitual level of physical activity and risk of coronary heart disease:the Framingham study [J]. Can Med Assoc J, 1967, 96(12):811-812.

[9] Wilson P W, D'Agostino R B, Levy D, et al. Prediction of coronary heart disease using risk factor categories [J]. Circulation, 1998, 97(18):1837-1847.

[10] Kannel W B, Wolf P A, Verter J, et al. Epidemiologic assessment of the role of blood pressure in stroke:the Framingham Study. 1970 [J]. JAMA, 1996, 276(15):1269-1278.

[11] Bikkina M, Levy D, Evans J C, et al. Left ventricular mass and risk of stroke in an elderly cohort. The Framingham Heart Study [J]. JAMA, 1994, 272(1):33-36.

[12] Seshadri S, Fitzpatrick A L, Ikram M A, et al. Genome-wide analysis of genetic loci associated with Alzheimer's disease [J]. JAMA, 2010, 303(18):1832-1840.

[13] Wang T J, Massaro J M, Levy D, et al. A risk score for predicting stroke or death in individuals with new-onset atrial fibrillation in the community. The Framingham Heart Study [J]. JAMA, 2003, 290(8): 1049-1056.

[14] Bergen A W, Yang X R, Bai Y, et al. Genomic regions linked to alcohol consumption in the Framingham Heart Study [J]. BMC Genet, 2003, 4(Suppl 1): S101.

[15] Zhang X F, Attia J, D'Este C, et al. A risk score predicted coronary heart disease and stroke in a Chinese cohort [J]. J Clin Epidemiol, 2005, 58(9): 951-958.

[16] Zhang X F, Attia J, D'Este C, et al. Prevalence and magnitude of classical risk factors for stroke in a cohort of 5092 Chinese steelworkers over 13.5 years of follow-up [J]. Stroke, 2004, 35(5): 1052-1056.

[17] 岳寒,顾东风,吴锡桂,等. 首都钢铁公司 5 137 名男工心肌梗死发病危险因素的研究[J]. 中华预防医学杂志,2004,38(1): 43-46.

[18] 张润华,刘改芬,姜勇,等. 心脑血管病社区人群队列研究进展[J]. 中国卒中杂志,2014,9(9): 779-784.

[19] Zhang X F, Attia J, D'Este K, et al. Prevalence and magnitude of classical risk factors for coronary heart disease in a cohort of 4400 Chinese steelworkers over 13.5 years follow-up [J]. Eur J Cardiovasc Prev Rehabil, 2004, 11(2): 113-120.

[20] Group PSROC-USCACER. An epidemiological study of cardiovascular and cardiopulmonary disease risk factors in four populations in the People's Republic of China. Baseline report from the P. R. C. —U. S. A. Collaborative Study. People's Republic of China — United States Cardiovascular and Cardiopulmonary Epidemiology Research Group [J]. Circulation, 1992, 85: 1083-1096.

[21] 武阳丰,周北凡,高润霖,等. 国人缺血性心血管病发病危险的评估方法及简易评估工具的开发研究[J]. 中华心血管病杂志,2003,31(12): 893-901.

[22] 李贤,赵连成,李莹,等. 缺血性心脑血管病 10 年发病预测模型的验证[J]. 中华心血管病杂志,2007,35(8): 761-764.

[23] 饶栩栩,陈百玲,麦劲壮,等. 队列人群心电图 ST-T 异常与死亡及心脑血管事件关系的前瞻性观察[J]. 中华心血管病杂志,2004,32(3): 258-263.

[24] Wu Z, Yao C, Zhao D, et al. Cardiovascular disease risk factor levels and their relations to CVD rates in China — results of Sino-MONICA Project [J]. Eur J Cardiovasc Prev Rehabil, 2004, 11(4): 275-283.

[25] Wu Z, Yao C, Zhao D, et al. Sino-MONICA Project: a collaborative study on trends and determinants in cardiovascular diseases in China, Part I: morbidity and mortality monitoring [J]. Circulation, 2001, 103(3): 462-468.

[26] 吴兆苏,姚崇华,赵冬. 中国多省市心血管病趋势及决定因素的人群监测(中国 MONICA 方案)I. 发病率和死亡率监测结果[J]. 中华心血管病杂志,1997,25(1): 7-12.

[27] 吴兆苏,姚崇华,赵冬,等. 中国多省市心血管病趋势及决定因素的人群监测(中国 MONICA 方案)II. 人群危险因素监测结果[J]. 中华心血管病杂志,1997,29(4): 15-19.

[28] Manolio T A, Collins R. Enhancing the feasibility of large cohort studies [J]. JAMA, 2010, 304(20): 2290-2291.

[29] Gaziano J M. The evolution of population science advent of the mega cohort [J]. JAMA, 2010, 304(20): 2288-2289.

[30] Manolio T A, Weis B K, Cowie C C, et al. New models for large prospective studies: is there a

better way [J]. Am J Epidemiol, 2012, 175(9): 859-866.

[31] Collins R. What makes UK Biobank special [J]. Lancet, 2012, 379(9822): 1173-1174.

[32] Allen N, Sudlow C, Downey P, et al. UK Biobank: Current status and what it means for epidemiology [J]. Health Policy Technol, 2012, 1(3): 123-126.

[33] UK Biobank Coordinating Center. UK Biobank: protocol for a large-scale prospective epidemiological resource [EB/OL]. http://www.ukbiobank.ac.uk/wp-content/uploads/2011/11/UK-Biobank-Protocol.pdf.

[34] Ollier W, Sprosen T, Peakman T. UK Biobank: from concept to reality [J]. Pharmacogenomics, 2005, 6(6): 639-646.

[35] UK Biobank. 20000 participants return for a repeat assessment [EB/OL]. (2013-9-4)[2018.9.30]. http://www.ukbiobank.ac.uk/2013/09/20000-participants-return-for-a-repeat-assessment/.

[36] Colditz G A, Hankinson S E. The Nurses' Health Study: lifestyle and health among women [J]. Nat Rev Cancer, 2005, 5(5): 388-396.

[37] A historic study, a nursing tradition [EB/OL]. http://www.nhs3.org/index.php/our-story.

[38] Colditz G A, Manson J E, Hankinson S E. The Nurses' Health Study: 20-year contribution to the understanding of health among women [J]. J Womens Health, 1997, 6(1): 49-62.

[39] Grodstein F, Manson J E, Colditz G A, et al. A prospective, observational study of postmenopausal hormone therapy and primary prevention of cardiovascular disease [J]. Ann Intern Med, 2000, 133(12): 933-941.

[40] Setty A R, Curhan G, Choi H K. Obesity, waist circumference, weight change, and the risk of psoriasis in women: Nurses' Health Study Ⅱ [J]. Arch Intern Med, 2007, 167(15): 1670-1675.

[41] Grodstein F, Manson J A E, Stampfer M J. Postmenopausal hormone use and secondary prevention of coronary events in the Nurses' Health Study: a prospective, observational study [J]. Ann Intern Med, 2001, 135(1): 1-8.

[42] Bingham S, Riboli E. Diet and cancer — the European Prospective Investigation into Cancer and Nutrition [J]. Nat Rev Cancer, 2004, 4(3): 206-215.

[43] International Agency for Research on Cancer. About EPIC[EB/OL]. [2017-12-14]. http://epic.iarc.fr/research/meth.php.

[44] International Agency for Research on Cancer. Research activities: methodological issues[EB/OL]. [2017-12-14]. http://pic.iarc.fr/researeh/meth.php.

[45] Tamakoshi A. Overview of the Japan Collaborative Cohort Study for Evaluation of Cancer (JACC) [J]. Asian Pac J Cancer Prev, 2007, 8(Suppl): 1-8.

[46] Tamakoshi A, Ozasa K, Fujino Y, et al. Cohort profile of the Japan Collaborative Cohort Study at final follow-up [J]. J Epidemiol, 2013, 23(3): 227-232.

[47] 吴兆苏,姚崇华,赵冬.11省市队列人群心血管病发病前瞻性研究Ⅰ.危险因素水平与心血管病发病的关系[J].中华心血管病杂志,1999,27(1): 5-8.

[48] Liu J, Grundy S M, Wang W, et al. Ten-year risk of cardiovascular incidence related to diabetes, prediabetes, and the metabolic syndrome [J]. Am Heart J, 2007, 153(4): 552-558.

[49] 吴兆苏,姚崇华,赵冬,等.11省市队列人群心血管病发病前瞻性研究Ⅱ.个体危险因素聚集与心血管病发病的关系[J].中华流行病学杂志,2001,29(4): 246.

[50] 王薇,赵冬,刘静,等.中国 35~64 岁人群心血管病危险因素与发病危险预测模型的前瞻性研究[J].中华心血管病杂志,2003,31(12): 902-908.

[51] 王薇,赵冬,孙佳艺,等.中国 11 省市队列人群危险因素与不同类型心血管病发病危险的比较[J].

中华心血管病杂志,2006,34(12):1133-1137.

[52] 中国慢性病前瞻性研究项目简介[EB/OL]. https://www.kscdc.net/CKBweb/tp_publicshow?id=1.

[53] 王丽晔,吴寿岭,杨晓利,等. 糖尿患者群中高敏 C 反应蛋白与新发心脑血管事件关系的前瞻性研究[J]. 中华心血管病杂志,2011,39(8):749-754.

[54] 冯靓. 血尿酸水平与不同病因分型脑梗死发病及预后关系的探讨[D]. 温州:温州医学院,2009.

[55] Jia Z, Wu S, Zhou Y, et al. Metabolic syndrome and its components as predictors of stroke in middle aged and elderly Chinese people [J]. Neurol Res, 2011, 33(5): 453-459.

[56] Zhang Q, Zhou Y, Gao X, et al. Ideal cardiovascular health metrics and the risks of ischemic and intracerebral hemorrhagic stroke [J]. Stroke, 2013, 44: 2451-2456.

[57] 李立明,吕筠,郭彧,等. 中国慢性病前瞻性研究:研究方法和调查对象的基线特征[J]. 中华流行病学杂志,2012,33(3):249-255.

[58] 李立明,饶克勤,孔灵芝,等. 中国居民 2002 年营养与健康状况调查[J]. 中华流行病学杂志,2005,26(7):478-484.

[59] 刘梅林. 老年高血压诊治进展[M]. 北京:北京大学医学出版社,2014.

[60] 温绍君. 精准医学背景下的高血压分型[J]. 心肺血管病杂志,2017,36(3):147-148.

[61] 武阳丰,赵冬,周北凡,等. 中国成人血脂异常诊断和危险分层方案的研究[J]. 中华心血管病杂志,2007,35(5):428-433.

[62] 周北凡. 中国人群心血管病危险因素作用特点的前瞻性研究[J]. 中华流行病学杂志,2005,26(1):58-61.

[63] 岳寒,顾东风,吴锡桂,等. 首都钢铁公司 5 137 名男工心肌梗死发病危险因素的研究[J]. 中华预防医学杂志,2004,38(1):43-46.

[64] Li J X, Cao J, Lu X F, et al. The effect of total cholesterol on myocardial infarction in Chinese male hypertension population [J]. Biomed Environ Sci, 2010, 23(1): 37-41.

[65] 李健斋,陈曼丽,王抒,等. 老年人血脂与冠心病的长期随访研究[J]. 中华心血管病杂志,2002,30(11):647-650.

[66] Gu X, Yang X, Li Y, et al. Usefulness of low-density lipoprotein cholesterol and non-high-density lipoprotein cholesterol as predictors of cardiovascular disease in Chinese [J]. Am J Cardiol, 2015, 116(7): 1063-1070.

[67] 王淼,赵冬,王薇,等. 中国 35～64 岁人群血清甘油三酯与心血管病发病危险的关系[J]. 中华心血管病杂志,2008,36(10):940-943.

[68] 李莹,陈志红,周北凡,等. 血脂和脂蛋白水平对中国中年人群缺血性心血管病事件的预测作用[J]. 中华心血管病杂志,2004,32(7):643-647.

[69] 任洁,赵冬,刘静,等. 非高密度脂蛋白胆醇水平与中国人群心血管病发病危险的相关性[J]. 中华心血管病杂志,2010,38(10):934-938.

[70] 肖建中. 糖尿病的精准医学从特殊类型糖尿病启航[J]. 中国糖尿病杂志,2016,8(6):321-323.

[71] Sung-Hoon K. Maturity-onset diabetes of the young: what do clinicians need to know [J]. Diabetes Metab J, 2015, 39(6): 468-477.

[72] Russo L, Iafusco D, Brescianini S, et al. Permanent diabetes during the first year of life: multiple gene screening in 54 patients [J]. Diabetologia, 2011, 54(7): 1693-1701.

[73] Adam J M, Josten D. Isolated post-challenge hyperglycemia: concept and clinical significance [J]. Acta Med Indones, 2008, 40(3): 171-175.

[74] Meigs J B, Muller D C, Nathan D M, et al. The natural history of progression from normal

glucose tolerance to type 2 diabetes in the baltimore longitudinal study of aging [J]. Diabetes, 2003, 52(6): 1475-1484.

[75] 孔晓牧, 邢小燕. 精准医学理念对糖尿病诊治模式的推动[J]. 中华全科医师杂志, 2015, 14(12): 905-907.

[76] George A M, Jacob A G, Fogelfeld L. Lean diabetes mellitus: an emerging entity in the era of obesity [J]. World J Diabetes, 2015, 6(4): 613-620.

[77] Ma R C, Chan J C. Type 2 diabetes in East Asians: similarities and differences with populations in Europe and the United States [J]. Ann N Y Acad Sci, 2013, 1281(1): 64-91.

[78] Kleinberger J W, Pollin T I. Personalized medicine in diabetes mellitus: current opportunities and future prospects [J]. Ann N Y Acad Sci, 2015, 1346(1): 45-56.

[79] Frayling T M, Timpson N J, Weedon M N, et al. A common variant in the FTO gene is associated with body mass index and predisposes to childhood and adult obesity [J]. Science, 2007, 316(5826): 889-894.

[80] Dina C, Meyre D, Gallina S, et al. Variation in FTO contributes to childhood obesity and severe adult obesity [J]. Nat Genet, 2007, 39(6): 724-726.

[81] Scuteri A, Sanna S, Chen W M, et al. Genome-wide association scan shows genetic variants in the FTO gene are associated with obesity-related traits [J]. PLoS Genet, 2007, 3(7): e115.

[82] Loos R J. Genetic determinants of common obesity and their value in prediction [J]. Best Pract Res Clin Endocrinol Metab, 2012, 26(2): 211-216.

[83] Kishida K, Funahashi T, Shimomura I. Adiponectin as a routine clinical biomarker [J]. Best Pract Res Clin Endocrinol Metab, 2014, 28(1): 119-130.

[84] Meek T H, Morton G J. The role of leptin in diabetes: metabolic effects [J]. Diabetologia, 2016, 59(5): 928-932.

[85] 国家心血管病中心. 中国心血管病报告 2016[M]. 北京: 中国大百科全书出版社, 2016.

[86] Wang M, Moran A E, Liu J, et al. A meta-analysis of effect of dietary salt restriction on blood pressure in Chinese adults [J]. Glob Heart, 2015, 10(4): 291-299.

[87] Du H, Li L, Bennett D, et al. Fresh fruit consumption and major cardiovascular disease in China [J]. N Engl J Med, 2016, 374(14): 1332-1343.

[88] da Costa E Silva O, Knöll R, Jager M. Personalized nutrition: an integrative process to success [J]. Genes Nutr, 2007, 2(1): 23-25.

[89] Phillips R. Nutrition: glycaemic response variation suggests value of personalized diets [J]. Nat Rev Endocrinol, 2016, 12(1): 6.

[90] 陈培战, 王慧. 精准医学时代下的精准营养[J]. 中华预防医学杂志, 2016, 50(12): 1036-1042.

[91] Wardle J, Carnell S, Haworth C M, et al. Obesity associated genetic variation in FTO is associated with diminished satiety [J]. J Clin Endocrinol Metab, 2008, 93(9): 3640-3643.

[92] Cole S A, Butte N F, Voruganti V S, et al. Evidence that multiple genetic variants of MC4R play a functional role in the regulation of energy expenditure and appetite in Hispanic children [J]. Am J Clin Nutr, 2010, 91(1): 191-199.

[93] Saxena R, Hivert M F, Langenberg C, et al. Genetic variation in GIPR influences the glucose and insulin responses to an oral glucose challenge [J]. Nat Genet, 2010, 42(2): 142-148.

[94] Groenewoud M J, Dekker J M, Fritsche A, et al. Variants of CDKAL1 and IGF2BP2 affect first-phase insulin secretion during hyperglycaemic clamps [J]. Diabetologia, 2008, 51 (9): 1659-1663.

[95] Stancakova A，Pihlajamaki J，Kuusisto J，et al. Single-nucleotide polymorphism rs7754840 of CDKAL1 is associated with impaired insulin secretion in nondiabetic offspring of type 2 diabetic subjects and in a large sample of men with normal glucose tolerance [J]. J Clin Endocrinol Metab，2008，93(5)：1924-1930.

[96] Oded F，Logan A G. Can nocturnal hypertension predict cardiovascular risk [J]. Integr Blood Press Control，2009，2：25-37.

[97] 陈慧锦. 盐敏感性高血压遗传学研究进展[J]. 新疆医科大学学报，2012，35(8)：1013-1017.

[98] 谭胜蓝，彭娟，周新民，等. 验证并比较华法林稳定剂量预测模型对中国心脏瓣膜置换术后患者预测准确性[J]. 中国临床药理学与治疗学，2012，17(9)：1026-1033.

[99] Zhang Y，Babcock S A，Hu N，et al. Mitochondrial aldehyde dehydrogenase (ALDH2) protects against streptozotocin-induced diabetic cardiomyopathy：role of GSK3β and mitochondrial function [J]. BMC Med，2012，10(1)：40.

[100] Chang Y C，Chiu Y F，Lee I T，et al. Common ALDH2 genetic variants predict development of hypertension in the SAPPHIRe prospective cohort：gene-environmental interaction with alcohol consumption [J]. BMC Cardiovasc Disord，2012，12(1)：58.

[101] Gomes K M，Campos J C，Bechara L R，et al. Aldehyde dehydrogenase 2 activation in heart failure restores mitochondrial function and improves ventricular function and remodeling [J]. Cardiovasc Res，2014，103(4)：498-508.

[102] Ma H，Guo R，Yu L，et al. Aldehyde dehydrogenase 2 (ALDH2) rescues myocardial ischaemia/reperfusion injury：role of autophagy paradox and toxic aldehyde [J]. Eur Heart J，2011，32(8)：1025-1038.

[103] Woodward M，Rumley A，Welsh P，et al. A comparison of the associations between seven hemostatic or inflammatory variables and coronary heart disease [J]. J Thromb Haemost，2007，5(9)：1795-1800.

[104] Pou K M，Massaro J M，Hoffmann U，et al. Visceral and subcutaneous adipose tissue volumes are cross-sectionally related to markers of inflammation and oxidative stress the Framingham Heart Study [J]. Circulation，2007，116(11)：1234-1241.

[105] Tzoulaki I，Murray G D，Lee A J，et al. Relative value of inflammatory，hemostatic，and rheological factors for incident myocardial infarction and stroke：the Edinburgh Artery Study [J]. Circulation，2007，115(16)：2119-2127.

[106] Lockard M M，Gopinathannair R，Paton C M，et al. Exercise training-induced changes in coagulation factors in older adults [J]. Med Sci Sports Exerc，2007，39(4)：587-592.

[107] Mohamed G H，Al-Boudari O M，Futwan A M，et al. The interactive role of type 2 diabetes mellitus and E-selectin S128R mutation on susceptibility to coronary heart disease [J]. BMC Med Genet，2007，8(1)：35.

[108] Kowalska I，Straczkowski M，Nikołajuk A，et al. Plasma adiponectin and E-selectin concentrations in patients with coronary heart disease and newly diagnosed disturbances of glucose metabolism [J]. Adv Med Sci，2006，51：94-97.

[109] Chong A Y，Freestone B，Lim H S，et al. Plasma von Willebrand factor and soluble E-selectin levels in stable outpatients with systolic heart failure：the Frederiksberg heart failure study [J]. Int J Cardiol，2007，119(1)：80-82.

[110] Marketos M，Paine M F，Khalighi M，et al. Effect of VKORC1 haplotypes on transcriptional regulation and warfarin dose [J]. N Engl J Med，2005，352(22)：2285-2293.

[111] 袁慧. 心血管药物个体化用药指导的基因检测及临床意义[J]. 中华检验医学杂志，2015，38(7)：442-444.

[112] Kadam P, Ashavaid T F, Ponde C K, et al. Genetic determinants of lipid-lowering response to atorvastatin therapy in an Indian population [J]. J Clin Pharm Ther, 2016, 41(3): 329-333.

[113] Won H H, Kim S R, Bang O Y, et al. Differentially expressed genes in human peripheral blood as potential markers for statin response [J]. J Mol Med, 2012, 90(2): 201-211.

[114] Lagos J, Zambrano T, Rosales A, et al. APOE polymorphisms contribute to reduced atorvastatin response in chilean amerindian subjects [J]. Int J Mol Sci, 2015, 16 (4): 7890-7899.

[115] van der Baan F H, Knol M J, Maitland-van der Zee A H, et al. Added value of pharmacogenetic testing in predicting statin response: results from the REGRESS trial [J]. Pharmacogenomics J, 2013, 13(4): 318-324.

[116] Mega J L, Morrow D A, Brown A, et al. Identification of genetic variants associated with response to statin therapy [J]. Arterioscler Thromb Vasc Biol, 2009, 29(9): 1310-1315.

[117] Sawashima K, Mizuno S, Mizuno-Horikawa Y, et al. A mutation in Para-Hydroxybenzoate-Polyprenyl Transferase (COQ2) causes primary coenzyme Q_{10} deficiency [J]. Am J Hum Genet, 2006, 78(2): 345-349.

[118] Oh J, Ban M R, Miskie B A, et al. Genetic determinants of statin intolerance [J]. Lipids Health Dis, 2007, 6(1): 7.

[119] Huo Y, Li J, Qin X, et al. Efficacy of folic acid therapy in primary prevention of stroke among adults with hypertension in China: the CSPPT randomized clinical trial [J]. JAMA, 2015, 313 (13): 1325-1335.

[120] Du H, Li L, Bennett D, et al. Fresh fruit consumption and major cardiovascular disease in China [J]. N Engl J Med, 2016, 374(14): 1332-1343.

[121] Kurmi O P, Li L, Wang J, et al. COPD and its association with smoking in the Mainland China: a cross-sectional analysis of 0.5 million men and women from ten diverse areas [J]. Int J Chron Obstruct Pulmon Dis, 2015, 10(47): 655-666.

4 代谢性疾病队列与精准预防

代谢是生物体内维持生命的各种化学反应的总称,通过对物质和能量的转化与交换,使得生物体能够生长、繁殖、保持结构并对环境做出反应。代谢所涉及反应的任意环节出现问题,均可导致代谢异常及相应的代谢性疾病。人体代谢性疾病按病变部位可以分为下丘脑-垂体代谢病、肾上腺代谢病、甲状腺和甲状旁腺代谢病、性腺代谢病、胰腺代谢病(糖尿病)、骨代谢病等,涉及糖、脂质、蛋白质、离子、水等各种物质。在临床上,从代谢性疾病的发病率、病变影响、预后转归、社会医疗成本等角度看,糖尿病都是位居前列的。根据 WHO 的统计,1980—2014 年,全世界糖尿病发病率自 4.7% 升至 8.5%,患者数自 1.08 亿人升至 4.22 亿人。糖尿病位列危及人类健康的非传染性疾病的第三位,仅位居癌症和心血管疾病之后。前期诸多糖尿病队列研究为我们提供了有效的预防控制经验。

本章主要以糖尿病为重点,介绍国内外代谢性疾病相关队列研究的发展与现状,系统梳理糖尿病等代谢性疾病的主要危险因素及在生活方式干预、药物预防、早诊早治等方面的精准预防进展,总结国内外高风险人群代谢性疾病预防队列研究的成果及预防的共识,提出代谢性疾病的精准预防需做到循证探索、个体预防及综合预防。

4.1 代谢性疾病队列研究的发展与现状

据国际糖尿病联合会(International Diabetes Federation,IDF)统计,2015 年,全球 20~79 岁人群中糖尿病患者约为 4.15 亿人,其中 500 万人死于糖尿病,而全球用于糖尿病的健康开支高达 6 730 亿美元。预计到 2040 年,糖尿病患病人群将达到 6.42 亿人[1]。2007—2008 年,在中华医学会糖尿病学分会(Chinese Diabetes Society,CDS)的组织下,全国 14 个省、市进行了糖尿病的流行病学调查。通过加权分析,考虑性别、年龄、城乡分布和地区差异的因素后,估计中国 20 岁以上成年人的糖尿病患病率为 9.7%,中国成人糖尿病患者总数达 9 240 万人,其中农村约为 4 310 万人,城市约为

4 930万人,糖尿病前期的比例为15.5%,糖尿病患者中仅有40%获得诊断[2]。国际糖尿病联合会2017年糖尿病地图显示,中国2017年糖尿病患者有1.144亿人,位居世界第一[3]。中国慢性病前瞻性研究(China Kadoorie Biobank,CKB)结果显示,与非糖尿病患者相比,糖尿病患者全因死亡的相对危险度(RR)为2.0(95%CI:1.93~2.08),糖尿病患者因酮症酸中毒或昏迷、慢性肾功能疾病导致的死亡显著高于非糖尿病患者[4]。同时,糖尿病患者的经济负担显著高于非糖尿病患者,其平均住院时间多1.93倍,门诊随访次数多2.4倍,用药多3.35倍,费用多3.38倍[5]。因此,针对糖尿病的临床研究也是医学工作者的重要任务,预防不仅在生物医学的角度对于减轻患者病痛、提高生活质量来说是合理的选择,在卫生经济学以及社会家庭负担的角度上也是最为合算的。

人们一直在不断探索有效预防糖尿病的方法。早在20世纪20年代,Joslin教授就提出通过改变生活方式来预防糖尿病,并且将这种方式集中在降低体重和增加体力活动上。现代医学对糖尿病高危人群的干预手段主要包括生活方式干预和药物干预两大方面,其中以生活方式干预为基础。如果单纯生活方式干预不能达到满意效果,则在此基础上应用药物干预。

值得糖尿病研究人员注意的是多项大型长期临床研究结果。早在1986—1994年,中国大庆研究(Daqing Cohort Study)即显示,生活方式干预可以使糖尿病的发生率降低30%~50%。之后的预防非胰岛素依赖性糖尿病研究(STOP-NIDDM)显示,阿卡波糖对糖耐量减低(impaired glucose tolerance,IGT)者进行干预能够降低约30%的糖尿病发生。糖尿病预防计划(Diabetes Prevention Program,DPP)研究显示,二甲双胍和曲格列酮能够明显降低糖尿病的发病风险,后来因曲格列酮被发现具有潜在的肝毒性而在1998年6月终止试验。在曲格列酮预防糖尿病(Troglitazone in the Prevention of Diabetes Mellitus Study,TRIPOD)研究中,曲格列酮治疗使有妊娠糖尿病(gestational diabetes mellitus,GDM)病史妇女的糖尿病发生风险降低55%。

4.1.1 中国的"大庆饮食"与运动干预研究

4.1.1.1 大庆研究

1986年,对大庆地区25~74岁的110 660人进行了糖尿病筛查[6]。首先,检测早餐后2 h血糖水平,3 956例血糖>6.67 mmol/L的受试者进行75 g口服葡萄糖耐量试验(oral glucose tolerance test,OGTT)。按照WHO 1985年诊断标准,发现190例已诊断的糖尿病患者,630例新诊断糖尿病患者,577例IGT患者。577例IGT患者按体重指数(BMI)≥25 kg/m² 和BMI<25 kg/m² 分为肥胖组与非肥胖组,然后每组再随机分为对照组和干预组,干预方式分为饮食、运动和饮食运动3种。每例IGT患者均需在营养师和医师指导下填写连续3 d饮食摄入情况咨询表及工作、业余体力活动咨询表。① 对照组:本组的IGT患者能从电视及有关宣传手册得到关于糖尿病、IGT的一般知

识，在 1986—1992 年随访及复查期间，医生不鼓励他们控制饮食或增加体力活动。② 饮食干预组：医生教育及鼓励本组患者根据中国人标准饮食限制饮食摄入，非肥胖的轻体力劳动者每天摄入总热量为 25～30 cal/kg 体重，糖类、蛋白质及脂肪分别占 55%～65%、10%～15% 及 25%～30%，提倡中国的传统饮食，限制饮酒及食糖，鼓励多吃蔬菜。对肥胖的 IGT 者，则鼓励他们减少饮食摄入并逐渐减轻体重（每月减 0.5～1.0 kg，直至达到标准体重）。对于不肥胖的糖尿病前期人群，保障每天每千克体重摄入 30 cal 热量，饮食上仅限制糖和酒的摄入，每人都持有饮食治疗手册。③ 运动干预组：鼓励本组患者根据工作性质及具体身体健康情况适当增加业余体力活动，增加活动量要多于每天 1～2 个运动单位（1 个运动单位相当于消耗 80 cal 热量）。鼓励患者至少每天散步 0.5 h 或做相似能量消耗的运动。④ 饮食运动联合治疗组两者兼顾，鼓励本组患者像饮食组那样控制饮食，像运动组那样增加体力活动。

530 例 IGT 者基线平均年龄 45 岁，平均 BMI 为 25.8 kg/m²，OGTT 的空腹血糖（fasting plasma glucose，FPG）和餐后 2 h 血糖平均值分别为 5.59 mmol/L 和 9.0 mmol/L。经 6 年干预后，530 例完成全部访视。发现上述 4 组的糖尿病每百人年发病率分别为 15.7%、10.0%、8.3%、9.6%。其中，非肥胖者各组糖尿病每百人年发病率分别为 13.3%、8.3%、5.1%、6.8%；肥胖者各组糖尿病每百人年发病率分别为 17.2%、11.5%、10.8%、11.6%。以 Cox 比例风险模型分析，在校正初访时的年龄、性别、BMI 和 FPG 水平后，各种干预治疗均与糖尿病发病率呈显著负相关，饮食、运动及饮食加运动治疗组的糖尿病发病率较对照组分别下降 35%（$P<0.05$）、28%（$P<0.001$）及 18%（$P<0.001$）。随访 6 年的结果显示，生活方式的干预可以减少糖尿病发病率 30%～50%，这一结果首次证明生活方式干预可在高危人群成功地预防糖尿病[6]。在 20 年后，对照组 93% 发生了糖尿病，干预组 80% 发生了糖尿病；可见在干预组糖尿病发生率有 13% 的下降，糖尿病发生时间平均可以推迟 3.6 年[7]。

大庆研究在全球同类的糖尿病生活方式干预研究中开始最早、历时最长，不仅奠定了中国在世界糖尿病预防领域的重要地位，也为糖尿病的预防和治疗提供了极为宝贵的指导[8]。

4.1.1.2　阿卡波糖心血管评估试验

阿卡波糖心血管评估试验（Acarbose Cardiovascular Evaluation，ACE）是一项多中心、随机、双盲、安慰剂对照试验，是一项关于心血管疾病二级预防和糖尿病一级预防的试验。本研究选取冠心病合并糖耐量异常的患者 6 526 例，在冠心病标准二级预防的基础上随机加用阿卡波糖（50 mg/次，3 次/d）或安慰剂治疗。药物干预平均时间为 3 年，平均随访时间为 5 年，比较主要心血管事件和新发糖尿病发生情况。在实验过程中，如患者进展为糖尿病，仍然需要继续盲态研究药物的治疗；当患者 FPG≥7.0 mmol/L 时，可以使用开放标签的二甲双胍治疗。如果还需要其他药物使 FPG 控制在 7.0 mmol/L

以下，可以根据情况增加其他降糖药，不过要求研究者不得使用 α-糖苷酶抑制剂或降低餐后血糖的药物。本研究结果表明，在生活方式干预基础上，阿卡波糖可以进一步显著降低新发的 2 型糖尿病风险（$RR=0.82,95\%CI:0.71\sim0.94,P=0.005$）[9]。

4.1.2　美国糖尿病预防计划

美国糖尿病预防项目（Diabetes Prevention Program，DPP）起始于 1996 年，历时 3 年，共招募了 3 234 名受试者。具体入选条件为年龄＞25 岁、BMI＞24 kg/m²、IGT、空腹血糖受损（impaired fasting glucose，IFG）等。本研究共分 3 组：① 强化生活方式干预组，1 079 例，通过健康饮食、每天 30 min 常规体力活动和健康教育等手段进行干预，不使用药物；② 二甲双胍干预组，1 073 例，给予二甲双胍 850 mg，2 次/d；③ 安慰剂对照组，1 082 例，给予安慰剂，2 次/d。体重目标定为达到并保持比初始体重降低 7%。运动目标达到并保持每周进行至少 150 min 体力活动的水平，平均干预 2.8 年。干预结果通过每年 1 次的 OGTT 试验或每半年 1 次的 FPG 检测判断。研究显示，强化生活方式干预组糖尿病发病率比安慰剂组降低 58%，比二甲双胍组降低 39%，尤其适用于年老或 BMI 较低者。二甲双胍组与安慰剂对照组的糖尿病年发病率分别为 7.8% 和 11.0%[10]。

研究者在此基础上延长随访，以评估上述干预的远期效应，此即糖尿病预防项目转归研究（DPPOS）。随访期内原安慰剂和二甲双胍组患者亦接受生活方式干预，并允许进展为糖尿病的患者接受任何相关治疗。对其中 2 766 例患者的 10 年随访表明，延长期内二甲双胍组和安慰剂组糖尿病每百人年发病率（4.9% 和 5.6%）降至与强化生活方式干预组（5.9%）相当。强化生活方式干预组的 10 年累计发病率较安慰剂组降低 34%，二甲双胍组的 10 年累计发病率较安慰剂组降低 18%[11]。DPPOS 研究还分析了干预手段对有 GDM 病史的妇女发生糖尿病时间的影响。研究开始时共有 350 名受试者有 GDM 病史，另有 1 416 名受试者已经生育但是没有 GDM 病史。随访 10 年后显示，安慰剂组中有 GDM 病史的受试者糖尿病发病率比无 GDM 病史者高 48%；在有 GDM 病史的受试者中，与安慰剂组相比，强化生活方式干预组的糖尿病累计发病率降低了 45%，二甲双胍组的糖尿病累计发病率降低了 40%。在没有 GDM 病史的受试者中，与安慰剂组相比，强化生活方式干预组的糖尿病累计发病率降低了 30%，二甲双胍组的糖尿病累计发病率未明显降低。

在 DPP 研究中，不同种族对生活方式和二甲双胍的干预无差异，男性和女性之间也无差异。二甲双胍在老年组（65～85 岁）作用最微弱，在青年组（25～44 岁）作用最显著。与之相反，生活方式干预在老年组最有效，而在青年组与二甲双胍组干预效果相似。二甲双胍干预在 BMI＞36 kg/m² 时效果最好，而在 BMI＜30 kg/m² 时作用最差。生活方式干预的机制与体重降低和胰岛素敏感性及胰岛素分泌的改善显著相关。DPP

研究同样关注了生活方式和二甲双胍干预对不同的心血管危险因素和代谢综合征其他组分的作用。

4.1.3 芬兰糖尿病预防研究

芬兰糖尿病预防研究（Diabetes Prevention Study，DPS）入选 522 例有 IGT 并且超重的中年受试者（平均年龄 55 岁，平均 BMI 为 32 kg/m²），随机分为两组：① 试验组，265 例，进行饮食、运动干预等强化生活方式干预，以达到体重降低、脂肪摄入减少、饱和脂肪酸摄入减少、纤维食物摄入增多、体力活动增多的目的。② 对照组，257 例，仅接受一般的改变生活方式的建议。平均干预时间为 3.2 年。研究结束后 1 年干预组体重降低平均值为 4.2 kg，2 年为 3.5 kg，对照组分别为 0.8 kg 和 0.8 kg。干预组的累计糖尿病发病率为 11%，而对照组为 23%。生活方式干预组糖尿病的发生风险降低了 58%[12]。后续研究显示，在强化生活方式干预的辅导停止后 3 年，糖尿病的发生风险仍降低了 38%，干预组的血糖和血脂也更低[13]。干预结束后 9 年的随访显示，干预组糖尿病发病率为 4.5%，对照组糖尿病发病率为 7.2%，干预组发病风险降低了 38.7%（$HR=0.614$，95%CI：$0.478\sim0.789$），绝对风险下降了 19.4%。干预结束后随访期内，与对照组比较，干预组糖尿病的发生率降低了 32.8%（$HR=0.672$，95%CI：$0.477\sim0.947$）。同时，干预组的体重、FPG 和 2 h 血糖更低，且饮食更健康[14]。DPS 研究同样显示，年龄越大的受试者生活方式干预的效果越好。同时应用 FINDRISC 预测模型计算基线时的评分，评分越高者，糖尿病风险越高，生活方式干预的效果越好[15]。

4.1.4 欧洲预防非胰岛素依赖性糖尿病研究

欧洲预防非胰岛素依赖性糖尿病研究（STOP-NIDDM）是一项关于应用阿卡波糖片对 IGT 受试者影响的随机双盲、多中心、安慰剂对照研究，共有 9 个欧洲国家参加。入选 1 429 例超重的 IGT 受试者，1 368 例随机分入安慰剂组或阿卡波糖组。阿卡波糖的剂量由 50 mg，1 次/d，逐渐增加到 100 mg，3 次/d。入选时，研究者指导所有入选者采用降低体重或维持体重的饮食方案，鼓励其积极参加运动，以后每年随访 1 次，平均干预 3.3 年。研究终点是发生糖尿病、高血压或主要心血管事件。在生活方式干预的基础上，阿卡波糖组累计 32.4% 发生糖尿病，安慰剂组累计 41.5% 发生糖尿病。与安慰剂组比较，阿卡波糖组发生高血压的风险降低了 38%（$HR=0.62$，95%CI：$0.46\sim0.85$），主要心血管事件的风险降低了 53%（$HR=0.47$，95%CI：$0.24\sim0.9$）[16]。

4.1.5 那格列奈和缬沙坦治疗糖耐量受损人群的预后研究

那格列奈和缬沙坦治疗糖耐量受损人群的预后研究（NAVIGATOR）是一项国际多中心、随机、双盲、安慰剂对照 2×2 析因设计的前瞻性研究，共有来自 39 个国家的

9 036 例有 IGT、心血管危险因素或确诊为心血管疾病的受试者参加。在常规治疗和严格生活方式干预的基础上，患者被随机分为 4 组：缬沙坦＋那格列奈安慰剂组，缬沙坦安慰剂＋那格列奈组，缬沙坦＋那格列奈组，缬沙坦安慰剂＋那格列奈安慰剂组。平均药物干预时间 6.5 年，平均随访时间 5 年。研究显示，与对照组相比，那格列奈使 FPG 降低（均差 0.03 mmol/L），餐后 2 h 血糖升高（均差 0.24 mmol/L，$P<0.001$），腰围（均差 0.35 cm，$P<0.001$）及体重（均差 0.33 kg，$P<0.01$）均增加。在生活方式干预基础上，与非那格列奈治疗组相比，那格列奈未能降低进展为糖尿病的风险（$HR=1.07$，$P=0.05$）。比较意外的是，与对照组相比，缬沙坦显著降低 IGT 患者空腹及餐后 2 h 血糖；缬沙坦组累计糖尿病发病率为 33.1%，对照组为 36.8%，降低新发糖尿病风险 14%，差异有统计学意义（$HR=0.86$，$95\%CI$：0.8～0.92，$P<0.001$）[17,18]。

　　以上仅介绍了几个最具代表性的糖尿病预防的前瞻性队列研究，这些研究均纳入了大量的、基线情况各异的 IGT 人群，给予不同的干预措施，研究结果对临床糖尿病的预防有极大的价值。这些糖尿病队列均有详细的临床特征数据库，同时能够完成基因测序、糖尿病预测模型建立等多项研究。随着时间的延长，这些队列人群的再次随访让我们看到了早期干预预防糖尿病的长期获益，这些结果都是糖尿病的精准预防和个体化治疗最宝贵的财富。

4.2　代谢性疾病的危险因素与精准预防

　　对于在糖尿病中只占约 5% 的 1 型糖尿病，家族史、原发性或继发性的胰腺病变等都是其危险因素。而发病率占绝对优势的 2 型糖尿病的危险因素，则涉及肥胖和超重、静态生活方式、家族史、GDM 病史、多囊卵巢综合征、年龄（45 岁以上）、种族遗传背景等（如拉丁裔美国人、非洲裔美国人）[19]。目前针对 2 型糖尿病的队列研究主要围绕着遗传因素，尤其是饮食、肥胖等生活方式，针对这些方面的预防措施将有助于精准有效地减少发病、减轻病变损害。

4.2.1　遗传因素

　　1 型糖尿病与基因存在显著相关性，并且关系复杂，无法用一个特异的模型进行分类。与其他器官特异性自身免疫病相同，1 型糖尿病的发病与人类白细胞相关抗原（human leukocyte antigen，HLA）显著相关。$HLA-II$ 是 1 型糖尿病患者最重要的易感基因，其中 $HLA-DRB1-DQA1-DQB1$ 的基因型和单体型导致的发病风险最高[20,21]。90% 的儿童 1 型糖尿病具备 $DR4-DQ8$ 和 $DR3-DQ2$ 两个 HLA 单体型，而 $DR15-DQ6$ 单体型仅见于 1% 以下的 1 型糖尿病儿童，被认为是保护性基因型[22]。成人隐匿性自身免疫糖尿病中国研究组发现，中国 1 型糖尿病患者 HLA 基因除了 $DR3$

和 *DR4* 的单体型外,还有一部分 *DR3/DR9* 和 *DR9/DR9* 基因型,这点与高加索人种不同。*DRB1 * 1501-DQA1 * 0102-DQB1 * 0602* 和 *DRB1 * 1401-DQA1 * 0101g-DQB1 * 0503* 均为保护性基因型,与高加索人种相似[23]。

基因遗传因素在 2 型糖尿病的病因学中占有重要的地位,而且基因与环境因素,如能量摄入过度和缺乏体力活动,共同触发 2 型糖尿病的发生、发展。大量的证据显示,2 型糖尿病的病因学存在显著的种族差异,这种差异不仅是易感基因的不同,同一个基因的易感位点也存在很大的差异。在欧洲人种中确认的 32 个 2 型糖尿病易感基因位点中,在汉族人群中的验证性研究确认了 11 个位点,包括 *PPARG*、*KCNJ11*、*TCF2*、*TCF7L2*、*CDKN2A/B*、*HHEX*、*CDKAL1*、*SLC30A8*、*FTO*、*IGF2BP2* 和 *MTNR1B*。在葡萄糖代谢相关基因中,汉族人群确认的 2 型糖尿病易感基因包括 *G6PC2*、*GIPR*、*TCF7L2*、*MADD*、*CRY2*、*GLIS3* 和 *SLC30A8*[24]。荟萃分析确认的东亚人群新的糖尿病易感位点有 8 个,这些位点位于 *GLIS3*、*PEPD*、*FITM2-R3HDML-HNF4A*、*KCNK16*、*MAEA*、*GCC1-PAX4*、*PSMD6* 和 *ZFAND3* 基因内或附近[25]。国内人群 GWAS 研究发现的最强的基因变异是 *KCNQ1*,rs2237892 的变异导致患糖尿病的风险增加了 1.53 倍。*KCNQ1* 基因的功能与胰岛素释放相关[26]。

有家族史者患糖尿病的风险也增大。在一项研究的 BMI>27.5 kg/m² 人群中,肥胖和家族史在 2 型糖尿病患病风险中有交互作用。具有家族史的人群,如果 BMI<30 kg/m²,患糖尿病的概率减少 38%。而久坐的职业更易患糖尿病,家族史与职业体力活动情况有协同作用[27]。一项日本研究显示,受试者有高血压、高血糖、血脂异常中 1、2、3 项家族史(尤其是母亲有病史)与无此家族史者相比较,*OR* 值为 1.33(95%CI:1.12~1.58)、1.65(95%CI:1.16~2.35)和 1.69(95%CI:0.64~4.42)[28]。此外,阿卡波糖对白种人和黄种人糖尿病患者都有效,但是对后者的效果要优于前者,提示人种乃至基因的差异还是不可忽视的[29]。

4.2.2 饮食因素

饮食是能量代谢的物质来源,因此饮食的影响对于糖尿病的控制具有决定性的意义。除了进食的总热量需要控制,饮食中的食物组分也一直是研究者关注的对象。

有研究显示,在 407 名 25~74 岁巴巴多斯基督复临安息日会成员中,43.5% 为素食者,其糖尿病的发病率显著低于非素食者,体重也更轻[30]。全麦饮食的摄入可降低糖尿病发生风险,可能与改善血糖、控制血脂谱或减少炎症有关。全麦饮食的摄入与高半胱氨酸、空腹胰岛素、糖化血红蛋白、C 肽、瘦素、总胆固醇、甘油三酯、高密度脂蛋白胆固醇和低密度脂蛋白胆固醇、C 反应蛋白、纤维蛋白原和白细胞介素 6 水平有相关性。进食全麦饮食可降低高半胱氨酸和血糖控制指标如胰岛素、C 肽和瘦素[31]。类似的,一项荟萃分析显示,每天多摄取 2 份全谷物可降低 21% 的 2 型糖尿病发病风险(*RR*=

0.79,95%CI：0.72～0.87)[32]。而另一项荟萃分析显示，每天多摄取 1 份精白米增加了 11% 的 2 型糖尿病发病风险(RR=1.11,95%CI：1.08～1.14)，这种正相关在亚洲人群中尤为明显[33]。

支链氨基酸包括亮氨酸、异亮氨酸和缬氨酸，摄入支链氨基酸能改善代谢指标。日本的一项队列研究显示，在女性中，蛋白质摄入中支链氨基酸比例高者糖尿病风险显著降低，最高比例与最低比例相比，HR=0.57(95%CI：0.36～0.9,P=0.02)；在男性中，亮氨酸摄入有降低糖尿病风险的趋势，最高摄入与最低摄入相比，HR=0.7(95%CI：0.48～1.02,P=0.06)。不同体重对该结果无影响[34]。

对于乳制品摄入的研究显示，最高摄入量与最低摄入量相比，2 型糖尿病发病率降低(RR=0.86,95%CI：0.79～0.92)，异质性较小(Q=8.53,P=0.20,I^2=29.7%)。亚组分析发现，低脂乳制品(RR=0.82,95%CI：0.74～0.9)、酸奶(RR=0.83,95%CI：0.74～0.93)的摄入能显著降低 2 型糖尿病的发病率，而高脂乳制品和全奶的 RR 值分别为 1.00(95%CI：0.89～1.10) 和 0.95(95%CI：0.86～1.05)；按性别分组，乳制品可以降低女性糖尿病发病率，RR 值为 0.86(95%CI,0.79～0.93)，而男性 RR 值为 0.89(95%CI：0.56～1.21)[35]。

在鱼及海产品等食品的摄入上，有研究发现，亚洲人和西方人的结果不同，增高亚洲人的鱼、海产品和 n-3 多不饱和脂肪酸的摄入可以降低 2 型糖尿病风险，RR 值分别为 0.89(95%CI：0.81～0.98) 和 0.87(95%CI：0.79～0.96)，而西方人的 RR 值分别为 1.20(95%CI：1.01～1.44) 和 1.16(95%CI：1.04～1.28)[36]。针对亚洲人群有不少类似的报道，例如对 64 193 例中年中国女性进行的队列研究显示，鱼、贝、长链 n-3 脂肪酸与 2 型糖尿病的发病呈显著负相关，而男性只有贝类的摄入与 2 型糖尿病的发病呈显著负相关[37]。在新加坡进行的类似研究显示，n-3 脂肪酸和 2 型糖尿病的发病率呈负相关[38]，与在日本进行的研究结果类似[39]。当然，也有与此研究结果相矛盾的报道。2012 年的一项荟萃分析显示，鱼摄入增加 1 次(约 105 g)/周和 n-3 脂肪酸摄入增加 0.1 g/d 的混合 RR 值分别为 1.042(95%CI：1.026～1.058) 和 1.057(95%CI：1.042～1.073)，进食鱼类和 n-3 脂肪酸可能和 2 型糖尿病的患病风险有很弱的正相关[40]。

茶叶中的多种成分具有有益的生物活性。绿茶多酚可以清除氧自由基，降低脂质的过氧化，并具有抗糖尿病的作用。饮茶量和 2 型糖尿病风险队列研究的荟萃分析显示，两者之间存在线性相关。每天饮茶 0、1、2、3、4、5、6 杯，糖尿病的风险分别是 1.00、0.97(95%CI：0.94～1.01)、0.95(95%CI：0.92～0.98)、0.93(95%CI：0.88～0.98)、0.90(95%CI：0.85～0.96)、0.88(95%CI：0.83～0.93) 和 0.85(95%CI：0.80～0.91)。在 4 808 例无心血管疾病、高血压、癌症和胰腺、肝脏、肾脏或妊娠期疾病的中国人群中，探究了绿茶、红茶的饮用与 IFG 和 IGT 的关系，发现饮用绿茶可降低

IFG 发病,饮用红茶可降低 IGT 发病,并发现每周饮茶 16～30 杯对中国人的糖尿病发生具有保护作用[41]。茶的消耗量与糖尿病的发生呈负相关($P=0.02$),随着饮茶量的增加,糖尿病发生的 RR 值逐渐降低[42]。在日本人群研究中也有类似的结论,认为绿茶饮用量增多可降低 2 型糖尿病的发病率[43]。但是也有队列研究的结果并未显示饮茶和降低 2 型糖尿病发病风险相关($RR=0.96$;$95\%CI$:$0.92～1.01$)。分层分析显示,每天饮茶≥4 杯只是有可能降低 2 型糖尿病的发生率($RR=0.8$;$95\%CI$:$0.7～0.93$)[44]。

也有研究探讨了饮用咖啡与糖尿病发病的关系。最早在欧洲和北美的前瞻性队列研究中发现,咖啡能降低 2 型糖尿病发生,推测可能与矿物质、抗氧化剂和植物营养复合物对血糖的影响有关。一项日本 5 897 例男性和 7 643 例女性的队列研究显示,咖啡因(caffeine)摄入与糖尿病发生风险无显著相关性[45]。一项稍早 2 年的 36 908 例新加坡人群队列研究显示,与非每天饮用咖啡的人比较,每天饮用咖啡≥4 杯可能降低 30%的糖尿病发生($RR=0.7$,$95\%CI$:$0.53～0.93$,$P=0.02$),但是校正镁摄入后无变化;每天饮用≥1 杯黑茶有降低 14%的 2 型糖尿病发生的趋势($RR=0.86$;$95\%CI$:$0.74～1.00$,$P=0.05$)[46]。咖啡降低 2 型糖尿病发病率的可能机制是,咖啡中含镁,镁摄入量增高可以降低 2 型糖尿病发病率,改善胰岛素敏感性和血糖控制情况。镁是人体多种酶的激活剂,是糖代谢的必需辅助因子。流行病学证据表明,摄取充足的镁可能减少 2 型糖尿病的发病风险。有研究显示,每天多摄取 100 mg 的镁可降低 14%的 2 型糖尿病发病风险。亚组分析还发现,在 BMI≥25 kg/m^2 的人群中,镁与 2 型糖尿病的负相关更为明显[47]。

一项关于饮酒与糖尿病发病关系的荟萃分析显示,与啤酒和酒精相比,葡萄酒更能显著降低 2 型糖尿病的风险[48]。而 20 个队列研究汇总后的分析显示,饮酒与 2 型糖尿病发病存在"U"形关系。与不饮酒者比较,男性每天饮酒 22 g 的 RR 值为 0.87($95\%CI$:$0.76～1.00$),超过 60 g 时 RR 值为 1.01($95\%CI$:$0.71～1.44$);同样,女性每天饮酒 24 g 时发生 2 型糖尿病的 RR 值为 0.60($95\%CI$:$0.52～0.69$),超过 50 g 时 RR 值为 1.02($95\%CI$:$0.83～1.26$)。上述结果肯定了适量饮酒对 2 型糖尿病产生的保护作用[49]。

4.2.3　运动不足和肥胖

在一个世纪前,Joslin 教授就提出通过改变生活方式,尤其是降低体重和增加体力活动来预防糖尿病。在一项队列研究中,对南京地区 35 岁以上的 3 031 例城镇人口随访 3 年,结果显示,与体力活动不足且家族史阳性的人群比较,无家族史且体力活动不足者发生高血糖的 RR 值为 0.55($95\%CI$:$0.31～0.97$),无家族史且体力活动足够者 RR 值为 0.36($0.19～0.70$);无家族史且体力活动不足者发生 2 型糖尿病的 RR 值为 0.28($95\%CI$:$0.14～0.54$),无家族史且体力活动足够者 RR 值为 0.33($95\%CI$:

$0.1 \sim 0.56)^{[50]}$。与久坐组相比，低活动、活动、非常活跃组发生 2 型糖尿病的 *HR* 值分别为 $0.82(95\%CI：0.62 \sim 1.09)$、$0.63(95\%CI：0.47 \sim 0.83)$、$0.47(95\%CI：0.36 \sim 0.61)^{[51]}$。而体力活动和非高血压均可降低 2 型糖尿病发病率[52]。美国医师健康研究(Physicians' Health Study)和女性健康研究(Women's Health Study)人群随访近 20 年的结果也显示，健康的生活方式和糖尿病发生风险成反比，呈剂量相关性，健康的生活方式包括不吸烟、正常体重(BMI<25 kg/m²)、经常锻炼(每周 2 次及以上)[53]。

肥胖是一个多因素导致的非健康状态，上述的运动不足也有可能会导致肥胖的产生。肥胖和家族史在 2 型糖尿病发病中有交互作用。具有家族史的人群，如果 BMI<30 kg/m²，患糖尿病的概率减少 38%。而久坐的职业更易患糖尿病，家族史与职业体力活动情况有协同作用[27]。

《中国居民营养与慢性病状况报告(2015)》显示，全国 18 岁及以上成人超重率为 30.1%，肥胖率为 11.9%。国内研究人员利用反向传播神经网络的方法，对 59 839 例年龄为 20 ~ 84 岁的健康、非糖尿病国人体检人群进行分析，结果显示，体重是影响血糖的最重要因素，其次是胆固醇、年龄和甘油三酯。这 4 个因素所占比例占筛选的 9 个危险因素的 77%[54]。众多研究均表明，控制体重能降低糖尿病发病风险[55]。例如，在 7 735 名 40 ~ 59 岁英国男性中进行的队列研究显示，健康的 BMI 应该在 22 kg/m² 左右，否则糖尿病的发病风险就会增加[56]。一项 1997—2002 年在瑞典开展的前瞻性、双盲、随机、安慰剂对照队列研究中，受试者为 BMI≥30 kg/m²，30 ~ 60 岁的非糖尿病人群以及 IGT 者，随访 4 年。所有参加者均摄入低热量饮食，每天能量摄入量 6 个月调整 1 次；鼓励参与者运动，如步行至少 1 km。治疗组给予奥利司他 120 mg，3 次/d。生活方式干预与奥利司他联合组的糖尿病发病率低于单纯生活方式干预组[57]。在芬兰的研究中，观察 2 017 例男性和 2 352 例女性，年龄 45 ~ 64 岁，校正混杂因素，如年龄、研究时间、收缩压、吸烟和受教育程度后，体力活动与 2 型糖尿病发病风险呈负相关。糖耐量正常、无体力活动的肥胖受访者患 2 型糖尿病的风险比 IGT、体力活动活跃、BMI 正常的受访者高。在糖耐量正常或异常的人群中，增加体力活动和控制体重是预防糖尿病的关键因素。经多因素分析校正 BMI 后，低、中、高体力活动者糖尿病发生风险的 *HR* 分别为 1、0.85 和 0.43。低 BMI 者(<25 kg/m²)、中 BMI 者(25 ~ 29.9 kg/m²)、高 BMI 者(≥30 kg/m²)糖尿病发病风险的 *HR* 分别为 1.0、1.79 和 6.25。校正体力活动后，这种趋势依然有统计学意义($P<0.001$)。按 BMI 或血糖水平分亚组，体力活动与糖尿病发生风险均呈负相关；在不同血糖水平的亚组中，BMI 与糖尿病风险呈正相关[58]。

研究者选取 DPP 研究中随访 1 年后干预组发生糖尿病的患者 758 例，记录基线指标，1 年后测定身高、体重、腰围，CT 测定 $L_2 \sim L_3$、$L_4 \sim L_5$ 的皮下和内脏脂肪。结果显示,1 年后,强化生活方式干预组和二甲双胍干预组的人群体重、腰围、BMI、内脏和皮下脂肪均减少。利用 Cox 比例风险模型进行分析,校正年龄和种族,发现生活方式干预降低糖尿病发病风险与体重、BMI 和身体脂肪部分的降低有关。在男性中,所有脂肪分布的差异均是糖尿病风险降低的预测因素;在女性中,体重、腰围、BMI 降低是糖尿病风险降低的预测因素,内脏脂肪的减少虽未达到统计学差异,但是有一定的趋势[59]。

减重本身也要遵循一定的规律,急于求成反而达不到理想的效果。弗雷明汉心脏研究曾选取 30～50 岁的肥胖者(BMI≥27 kg/m²)618 例,连续观察 16 年,每 2 年随访 1 次,8 年为一个周期,分为减重/反弹、减重/维持、减重/减重 3 组。统计的其他指标包括年龄、性别、受教育程度、基线 BMI、身高、平均体力活动评分、每天吸烟数、每天饮酒量。以体重维持(每年相差低于 1 磅)者为对照人群,体重维持者糖尿病的年平均发病率为 8.1‰,而体重持续降低者发生糖尿病的风险降低 37%($RR = 0.63$,95% CI:0.34～1.2),体重更重的人(BMI≥29 kg/m²)效果更好($RR = 0.38$,95% CI:0.18～0.81);减重后反弹的人群,其糖尿病风险未降低。可见适度持续降低体重能够显著降低超重者发生糖尿病的风险[60]。

4.3 代谢性疾病的早诊早治与精准预防

《中国 2 型糖尿病防治指南(2013 年版)》中指出,中国目前采用 WHO 糖尿病诊断、糖代谢状态分类标准(1999 年)(见表 4-1)。WHO 将糖尿病的自然病程分为 3 个临床阶段,即正常糖耐量(NGT)、血糖稳定机制损害(IGH)和糖尿病阶段,其中 IGH 包括 IFG 和 IGT,也称糖尿病前期。这种划分反映了所有类型糖尿病都要经过一个糖尿病前期,是一个渐进的过程。1 型糖尿病的 NGT 和 IGT/IFG 期可能并不短,但很少获得诊断。不论是 1 型糖尿病还是 2 型糖尿病,糖尿病前期都是可被逆转或延缓的,因此,糖尿病的早期诊断和治疗显得尤为重要,是糖尿病预防过程中最重要的一环。同时,新的分子标志物的发现及应用,也是糖尿病精准预防中不可或缺的重要环节。

表 4-1　WHO 糖尿病诊断、糖代谢状态分类标准(1999 年)

糖代谢分类	静脉血浆葡萄糖(mmol/L)	
	空 腹 血 糖	糖负荷后 2 h 血糖
正常血糖	<6.1	<7.8
空腹血糖受损	6.1～7.0	<7.8
糖耐量减低	<7.0	7.9～11.1
糖尿病	≥7.0	≥11.1

4.3.1 糖尿病的早期诊断现状

2007—2008 年杨文英教授等在全国进行的糖尿病流行病学调查显示,糖尿病患者中仅 40% 获得诊断[2];2013 年中国疾病预防控制中心进行的调查显示,2 型糖尿病患者的诊断率为 36.5%[61],可见中国 2 型糖尿病的诊断率仍较低。由于中国人口众多,并且全民普查需耗费大量的人力物力,高危人群的发现主要依靠机会性筛查,在条件允许时,可在高危人群中进行糖尿病筛查。《中国 2 型糖尿病防治指南》建议的糖尿病筛查年龄和频率为:对于成年的糖尿病高危人群,不论年龄大小,宜及早开始进行糖尿病筛查;对于除年龄外无其他糖尿病危险因素的人群,宜在年龄≥40 岁时开始筛查;对于儿童和青少年的糖尿病高危人群,宜从 10 岁开始筛查,但对于青春期提前的个体则推荐从青春期开始筛查。首次筛查结果正常者,宜每 3 年至少重复筛查 1 次。糖尿病筛查的方法:FPG 检查是简单易行的糖尿病筛查方法,宜作为常规的筛查方法,但有漏诊的可能性。条件允许时,应尽可能行 OGTT(FPG 和糖负荷后 2 h 血糖)。暂不推荐将糖化血红蛋白(HbA1c)检测作为常规的筛查方法。

4.3.2 预测性分子标志物的研究

4.3.2.1 微 RNA

微 RNA(microRNA,miRNA)是一种小的内源性非编码 RNA,由 21～25 个核苷酸组成。这些小的 miRNA 通常靶向 1 个或者多个 mRNA,通过抑制翻译或断裂靶标 mRNA 调节基因的表达。miRNA 几乎存在于机体所有的生理、病理过程中,因此在糖尿病的发生、发展过程中也存在一些特定的 miRNA。某些特定 miRNA 水平的变化与胰岛自身免疫及 β 细胞的功能相关,可作为糖尿病新的分子标志物及预测指标。国内学者比较了 12 例新诊断的 1 型糖尿病患者和 10 例正常对照者的外周血单个核细胞,发现了 26 个差异表达的 miRNA,其中 miR-146 是下调幅度最大的分子,与高滴度的 GAD 抗体显著相关($P<0.05$),与 1 型糖尿病患者胰岛自身免疫的进程相关[62]。miR-375 是胰岛中高表达的一种 miRNA,在 NOD 小鼠出现高血糖前 2 周,血浆中 miR-375 显著升高。Marchand 等[63]研究发现,新诊断的儿童 1 型糖尿病患者血浆中 miR-375 水平显著低于健康对照者,同时 2 型糖尿病患者血浆中 miR-375 水平也低于健康对照者。Nielsen 等[64]比较了新诊断的 1 型糖尿病患者与健康对照者血浆中 miRNA 的含量,发现 miR-25 在 1 型糖尿病患者血浆中显著升高,且 miR-25 的变化与 HbAlc 呈负相关,与胰岛功能残留呈正相关。

miRNA 通过调节靶基因的表达,也参与了 2 型糖尿病的病理过程,包括胰岛素生成调节、胰岛素敏感性、血糖稳态或脂类代谢等。这些 miRNA 同样也是 2 型糖尿病分子标志物的候选。与 2 型糖尿病基因易感性相似,miRNA 的变化同样存在种族特异性[65]。在中国新诊断的 2 型糖尿病患者血浆中发现了多种 miRNA 水平变化,如 miR-146a、miR-126、miR-23a、let-7i、miR-486 等[66-67]。其中,miR-23a 在糖尿病前期和 2 型糖尿病患者血清中均显著降低,并且与糖尿病前期相比,2 型糖尿病患者血清中的 miR-23a 也显著降低。利用 miR-23a 区分血糖正常者和 2 型糖尿病患者,受试者操作特征曲线(receiver operating characteristic,*ROC*)的曲线下面积(area under curve,*AUC*)为 0.835;以 1.645 为切点,特异性为 75%,敏感性为 79.2%[68]。

4.3.2.2　代谢指标

1)胰高血糖素

最新研究证实,2 型糖尿病不仅存在胰岛 β 细胞功能紊乱,α 细胞功能紊乱也是其重要的发病机制。Wagner 等[69]的研究发现,在 OGTT 试验中,胰高血糖素未抑制者(胰高血糖素 120 时点值/0 时点值的比值≥1)发生 IGT 的风险较低,且这部分人胰岛素敏感性更好。在生活方式干预的人群中发现,胰高血糖素 120 时点值/0 时点值的比值增高与胰岛素敏感性的改善显著相关。比较 NGT 和糖尿病前期的胰高血糖素,发现糖尿病前期的胰高血糖素 120 时点值/0 时点值的比值显著低于 NGT(*P*=0.01)。

2)胰高血糖素样肽-1

以胰高血糖素样肽-1(GLP-1)为靶点的降糖药物已广泛应用于临床并取得了非常好的疗效。血浆中 GLP-1 水平的变化是否能够预测糖尿病的发病一直是研究者所关注的。诸多的研究结果存在争议,可能与 GLP-1 的不同形式、检测方法不能标准化等因素密切相关,期待新的前瞻性研究来确定 GLP-1 水平对预测糖尿病发生的作用[70]。

3)胰岛素敏感相关指标

胰岛素抵抗是 2 型糖尿病的重要病理机制,出现在糖尿病病程的早期。准确反映体内胰岛素抵抗情况的指标是糖尿病早期诊断的理想指标。脂肪因子、肌因子和肝因子均是胰岛素敏感相关指标。目前研究较多的有脂连蛋白、趋化素、视黄醇结合蛋白 4、脂肪细胞脂肪酸结合蛋白、成纤维细胞生长因子 21、胎球蛋白 A、肌肉抑制素、白细胞介素-6 和鸢尾素(irisin)[71]。

4.3.2.3　免疫相关分子

1 型糖尿病属于自身免疫病,自身抗体在疾病的发生、发展中发挥重要作用。在 1 型糖尿病病理过程中,活化的免疫细胞浸润胰岛产生大量活性氧,主要包括超氧化物自由基、过氧化氢、羟自由基等。大量的活性氧会导致胰岛细胞自身蛋白的氧化翻译后修饰,产生未被免疫系统识别的新表位,发生自身免疫反应。质谱分析确定的氧化翻译后修饰胰岛素(oxPTM-INS)的氧化位点包括 16 位和 26 位酪氨酸的氯化,5 位组氨酸、7 位半胱氨酸、24 位苯丙氨酸的氧化,29 位赖氨酸和 B 链 1 位苯丙氨酸的糖基化。Strollo 及其团队在 69 例 1 型糖尿病患者血清中检测 oxPTM-INS 抗体,发现该抗体阳性率显著高于人胰岛素自身抗体(human insulin autoantibodies,IAA)(83% 比 30%),

且与代谢指标如 FPG、HbAlc 等无相关。1 型糖尿病患者与健康儿童相比,oxPTM-INS 抗体的敏感性和特异性高达 84% 和 99%;与 2 型糖尿病患者相比,敏感性和特异性分别为 66% 和 99%。1 型糖尿病患者接受胰岛素治疗后,oxPTM-INS 抗体阳性率仍显著高于 IAA[72]。一项瑞典研究观察了 oxPTM-INS 抗体在 1 型糖尿病发展过程中的作用,在该项研究中瑞典儿童自出生起平均随访 10.2 年,23 例进展为 1 型糖尿病(progr-T1DM),32 例有 1 种或多种糖尿病相关抗体阳性但未进展为糖尿病(NP-AAB+)。progr-T1DM 组中 91.3% 的儿童至少有 1 种 oxPTM-INS 抗体阳性,OH-INS-Ab 在 progr-T1DM 组的阳性率显著高于 NP-AAB+组。用该指标区分 progr-T1DM 和 NP-AAB+,其敏感性为 74%,特异性为 91%。oxPTM-INS 抗体随着疾病的发生也较稳定,不易转阴。从抗体出现时间来看,oxPTM-INS 抗体在疾病发生前即可出现阳性,平均时间为 6 年,最早可在疾病发生前 11 年转阳。oxPTM-INS 抗体出现在 1 型糖尿病的临床症状出现之前,可以用来鉴定儿童 1 型糖尿病的进展[73]。

4.3.3　糖尿病前期的干预措施

1) 生活方式干预

生活方式干预包括体力活动和饮食干预。糖尿病前期患者应改变久坐的生活方式,每天完成中等强度的运动,肥胖和超重的患者应尽量增加体力活动并降低体重。2 型糖尿病患者的饮食指导原则为每日摄入总脂肪量占总能量比不超过 30%;对于超重或肥胖者,总脂肪不超过 7%。饱和脂肪酸占每日总能量比不超过 7%,反式脂肪酸不超过 1%。适当提高多不饱和脂肪酸摄入量,但占总能量比不宜超过 10%。不饱和脂肪酸每日摄入量占能量的 10%～20% 为宜。蛋白质和糖类摄入分别占总能量的 10%～15% 和 50%～60%。

2) 药物干预

(1) 美国 DPP 研究、芬兰 DPS 研究等均证实,对糖尿病前期人群使用降糖药物能延缓 2 型糖尿病的发生,这些药物包括二甲双胍、阿卡波糖等。国内学者也进行了药物干预糖尿病前期的相关尝试。杨文英教授等研究者筛选了 321 例 IGT 患者,按区域分为对照组、饮食运动组、阿卡波糖组和二甲双胍组。对照组除进行一般糖尿病防治知识宣教外,不进行强化教育;饮食加运动组按个体情况安排饮食及运动方案,每年重复宣教饮食加运动的治疗意义;药物干预组每月定期发放口服药物阿卡波糖(50 mg,3 次/d)或二甲双胍(0.25 g,3 次/d)。结果显示,3 年后 IGT 人群每年糖尿病自然发病率为 11.6%,一般饮食加运动干预治疗组每年糖尿病发病率为 8.2%,阿卡波糖组和二甲双胍组每年糖尿病发病率分别下降至 2.0% 和 4.1%,两组糖尿病发病危险性分别下降 87.8% 和 76.8%。上述结果表明在 IGT 干预治疗中,小剂量药物干预治疗可显著减少糖尿病的发生[74]。

（2）研究者在 1 型糖尿病高危人群中也进行了药物干预的尝试。欧洲烟酰胺糖尿病干预研究（ENDIT）招募了 4 万例 1 型糖尿病患者 5～40 岁的一级亲属，测定胰岛细胞抗体（ICA）滴度，筛选出 422 例 ICA 阳性（>20 JDF 单位）者，随机分为烟酰胺干预组和对照组。结果显示，在 1 型糖尿病高风险的 ICA 阳性受试者中，烟酰胺能延缓 1 型糖尿病的发生[75]。同样有研究观察了在 1 型糖尿病高风险人群中提前给予胰岛素对 1 型糖尿病的预防作用。糖尿病预防试验-1 型（DPT-1）研究筛选标准为：1 型糖尿病一级亲属，3～45 岁；二级亲属，3～20 岁。在 84 228 例 1 型糖尿病患者的一级和二级亲属中筛查胰岛细胞抗体，检测到 3 152 例阳性，对其中 2 013 例进一步测定基因、免疫和代谢指标，量化 1 型糖尿病发病风险。高风险组（5 年内患病风险高于 50%）标准：ICA 抗体阳性，静脉注射胰岛素后第一时相反应 2 次低于阈值和（或）口服葡萄糖耐量不正常；中等风险组（5 年内患病风险在 25%～50%）标准：ICA 抗体和胰岛素抗体阳性，静脉注射胰岛素后第一时相反应高于阈值，OGTT 正常。高风险组共 372 例，随机分为干预组和对照组，干预组给予每天 2 次皮下注射胰岛素，每年 4 次静脉注射胰岛素，每 6 个月随访 1 次，每次进行 OGTT。结果显示，两组 1 型糖尿病临床发病相似[76]。第二次 DPT-1 试验选取中等风险组人群，干预组给予口服重组人胰岛素，每 6 个月随访 1 次，每次进行 OGTT。结果同样未减少 1 型糖尿病的发病率。但其亚组分析发现，口服胰岛素可以使胰岛素自身抗体高滴度（IAA>80 Nu/ml）的人群延缓 1 型糖尿病发病，与对照组差异有统计学意义[77]。

4.3.4　糖尿病的早期治疗

Cerasi 等[78]在 1997 年提出了胰岛素的新型治疗方案，即所谓短期胰岛素强化治疗（intensive insulin therapy，IIT）。近年来的研究发现，对于新诊断的 2 型糖尿病患者，通过每天多次注射或胰岛素泵的方式进行胰岛素治疗 2～5 周，部分患者可达到"血糖缓解"，即在停用胰岛素后，不需任何降糖药物可维持血糖在正常水平[79]。此外，约 40% 的患者在不服药的情况能够维持血糖稳定 1 年，部分报道甚至可维持正常血糖 2 年或更长[80]。张波等分析了 IIT 治疗对另一种血糖调控激素——胰高血糖素的影响，发现 IIT 治疗后缓解 1 年以上的患者，治疗前各点胰高血糖素水平均高于空腹时，而治疗后各点胰高血糖素水平均显著下降，且低于空腹时；未缓解组各点胰高血糖素水平无显著变化。Spearman 相关分析显示，长期缓解与治疗前后急性胰高血糖素反应（acute glucagon response，AGR，即 10 分钟胰高血糖素曲线下面积）的下降呈显著正相关，提示 IIT 不仅能够改善 β 细胞功能，还能调节 α 细胞分泌胰高血糖素的功能[81]。最新研究也发现，IIT 后的患者进行葡萄糖耐量试验，血清中胰高血糖素曲线下面积显著低于治疗前，提示 IIT 治疗能改善 α 细胞胰高血糖素的分泌。较短的病程、治疗后升高、更低的 FPG 和血清中 TNF-α 大幅度下降是预测 IIT 后长期缓解的有效指标[82-84]。研究显示,IIT 后 1 个月,以 1,5 脱水葡萄糖醇 8.9 mg/L 为界值,区分治疗后缓解与非缓解患者,ROC 的曲线下面积为 0.85,敏感性为 78.6%,特异性为 83.3%[85]。

4.4 代谢性疾病队列在精准预防中的成果

4.4.1 高风险人群的筛查

大型随机对照临床试验及荟萃分析均发现,在广泛的人群中开展糖尿病筛查时,筛查发现的患者通过强化管理后不能改善糖尿病患病风险及 10 年随访的病死率,因此不支持糖尿病的全面筛查,仅应在高风险人群中进行筛查[86]。《中国 2 型糖尿病防治指南(2013 年版)》将成年人的糖尿病高危人群定义为在成年人(>18 岁)中,具有下列任何一个及以上的糖尿病危险因素者:① 年龄≥40 岁;② 有糖调节受损史;③ 超重(BMI≥24 kg/m²)或肥胖(BMI≥28 kg/m²)和(或)中心型肥胖(男性腰围≥90 cm,女性腰围≥85 cm);④ 静坐生活方式;⑤ 一级亲属中有 2 型糖尿病家族史;⑥ 有巨大儿(出生体重≥4 kg)生产史或 GDM 史的妇女;⑦ 高血压[收缩压≥140 mmHg 和(或)舒张压≥90 mmHg],或正在接受降压治疗;⑧ 血脂异常[高密度脂蛋白胆固醇(HDL-C)≤0.9 mmol/L、甘油三酯≥2.22 mmol/L],或正在接受调脂治疗;⑨ 动脉粥样硬化性心脑血管疾病患者;⑩ 有一过性类固醇糖尿病病史者;⑪ 多囊卵巢综合征(polycystic ovarian syndrome, PCOS)患者;⑫ 长期接受抗精神病药物和(或)抗抑郁药物治疗的患者。儿童和青少年中糖尿病高危人群的定义为在儿童和青少年(≤18 岁)中,超重(BMI>相应年龄、性别 BMI 的第 85 百分位值)或肥胖(BMI>相应年龄、性别 BMI 的第 95 百分位值)且合并下列任何一个危险因素者:① 一级或二级亲属中有 2 型糖尿病病史;② 存在与胰岛素抵抗相关的临床状态(如黑棘皮病、高血压、血脂异常、PCOS);③ 母亲怀孕时有糖尿病病史或被诊断为 GDM[87]。

4.4.2 强化生活方式干预糖尿病前期患者及糖尿病患者

研究者对 1 型糖尿病的饮食预防也进行了一些尝试。TRIGR 试验是一项关于 1 型糖尿病饮食预防的双盲、随机临床试验。2002—2007 年 15 个国家的 78 个研究中心招募了 2 159 例 1 型糖尿病高危婴儿,即基因检测发现具有 1 型糖尿病易感的 *HLA* 基因位点和 1 型糖尿病患者的一级亲属。所有婴儿在 2 个月左右断奶。随机分配后,1 078 例服用酪蛋白水解的配方奶粉,1 081 例服用传统配方奶粉,奶粉服用 11 周左右。最早的采血时间是 3 个月,最晚的在 9 岁。主要终点是出现至少两种胰岛素相关自身抗体。中位随访期 7 年,结果显示酪蛋白水解奶粉在 1 型糖尿病高危人群中并不减少达到终点的人数(13.4% 比 11.4%)[88]。BABYDIET 是一项验证高危婴儿延迟接触谷蛋白是否能减少 1 型糖尿病相关自身抗体的风险的临床试验。150 例 1 型糖尿病一级

亲属及高危 *HLA* 基因型的婴儿,随机分两组,食用谷蛋白的时间分别在 6 个月和 12 个月。每 3 个月随访 1 次,直至 3 岁。每年评估安全性和胰岛相关自身抗体情况。结果显示,推迟食用谷蛋白至 12 个月是安全的,但不能降低胰岛相关抗体的产生风险[89]。

芬兰 DPS 的生活方式干预组每天至少进行 30 min 有氧运动和阻力锻炼,目标是体重减少 5%,脂肪摄入量<总热量的 30%;这种干预方式可使 2 型糖尿病发生风险下降43%[12]。美国 DPP 研究的生活方式干预组中,50% 的患者体重减轻了 7%,74% 的患者可坚持每周至少 150 min 中等强度的运动;生活方式干预 3 年可使 IGT 进展为 2 型糖尿病的风险下降 58%。随访累计达 10 年后,生活方式干预组体重虽然有所回升,但其预防 2 型糖尿病的益处仍然存在[10,11]。国内糖尿病指南也推荐强化生活方式干预来预防糖尿病。糖尿病前期患者应通过饮食控制和运动以降低糖尿病的发生风险,并定期随访,给予社会心理支持,以确保患者的良好生活方式能够长期坚持;定期检查血糖;同时密切关注其他心血管疾病危险因素(如吸烟、高血压、血脂紊乱等),并给予适当的干预措施。具体目标是:① 使超重或肥胖者 BMI 达到或接近 24 kg/m²,或体重减少5%~10%;② 每天饮食总热量减少 400~500 kcal(1 kal=4.184 kJ);③ 饱和脂肪酸摄入占总脂肪酸摄入的 30% 以下;④ 中等强度体力活动,至少保持在 150 min/周[87]。

2 型糖尿病患者的生活方式干预对心血管及其他相关并发症均有影响。英国的Look AHEAD 研究在 2 型糖尿病患者中比较强化的生活方式干预对心血管并发症及心因性死亡的作用。本研究在 16 个研究中心招募了 5 145 例 2 型糖尿病患者,年龄在45~75 岁,HbA1c<11%,BMI≥25 kg/m²,胰岛素使用率低于 30%,随机分为强化生活方式干预(IDL)组和糖尿病治疗和教育组。生活方式干预包括降低热量摄入(每天能量摄入 1 200~1 800 kcal,脂肪低于 30% 且蛋白质高于 15%)和增加体力活动(每周的中度体力活动时间不低于 175 min)。主要研究终点包括心因性死亡、非致死性心肌梗死、非致死性卒中或心绞痛导致的住院。平均随访时间为 9.6 年。结果显示,强化生活方式干预组体重下降更多,HbA1c 更低,所有心血管危险因素,如 LDL 等均降低。但两组间的主要研究终点事件无显著差别(403 例比 418 例)。在肥胖的患者中,IDL 组体重降低显著高于对照组,其中 50% 的 IDL 组体重降低≥5%[90,91]。

4.4.3 糖尿病诊断和治疗的新类型和新方法

队列研究发现,与 FPG 比较,HbA1c 水平与糖尿病视网膜病变的相关性更高,并且这种相关性在 1 型糖尿病和 2 型糖尿病中一致[92]。近年来,HbA1c 的标准化日趋成熟,已建立了完整的检测体系。因此,2010 年美国糖尿病学会(American Diabetes Association, ADA)指南将 HbA1c≥6.5% 作为糖尿病的诊断标准之一。研究者系统性回顾分析了 16 个研究队列 44 203 例受试者的资料,平均随访时间为 5.6 年(2.8~12年),发现 HbA1c 水平在 5.5%~6.0% 的人 5 年内糖尿病发病风险显著增高(自 9% 增至 25%），HbA1c 水平在 6.0%～6.5%的人 5 年内糖尿病发病风险为 25%～50%。另外分析发现 HbA1c>5.7%时，其糖尿病发病风险与 DPP 研究中高风险人群类似。DPP 研究及其后的随访显示，基线时的 HbA1c 水平是糖尿病发生的较强预测因子。因此，ADA 指南将 HbA1c 水平 5.7%～6.4%作为糖尿病前期的标准之一。上海交通大学医学院附属瑞金医院宁光教授等检测了中国西北部 3 354 例 40 岁以上人群的 HbA1c，提出 HbA1c 诊断糖尿病和糖尿病前期的界值分别为 6.4%和 6.1%[93]。

4.4.4 个体糖尿病风险预测

1 型糖尿病的病理过程往往在血糖达到诊断标准前即可出现，并且与 2 型糖尿病不同，IGT 对 1 型糖尿病发生的预测价值不足，我们必须考虑是否可以利用其他指标在更早期诊断 1 型糖尿病[94]。DPT-1 的研究者一直在寻找 1 型糖尿病的预测指标，在胰岛细胞相关自身抗体阳性的人群中，利用 OGTT 中不同时间点的血糖、胰岛素和 C 肽，建立了 DPT 风险评分（DPTRS），该评分公式包含了年龄、log BMI 和 OGTT 指标[95]。在 DPT-1 和 TNNHS 研究人群中进行验证，发现当 DPTRS>9 时，2 年内进展为 1 型糖尿病的可能性极高，当 DPTRS>7.0 时，血糖正常或异常的人群发生 1 型糖尿病的风险均增高[96,97]。PTP 研究招募了 2 种及以上胰岛细胞相关自身抗体阳性的 1 型糖尿病亲属，研究者希望在这些人群中利用 OGTT 的检测结果，预测 1 型糖尿病的发生。研究者通过 OGTT 的胰岛素和 C 肽的检测结果，构建了一个新的指标——INDEX60，计算方式为：INDEX60=（0.369 5×log 空腹 C 肽+0.016 5×60 分钟血糖−0.364 4×60 分钟 C 肽）[98]。在 DPT-1 和 TNNHS 的研究人群中，发现 INDEX60≥1.0 是诊断 1 型糖尿病前期的合适指标[99]。

2 型糖尿病风险评估模型将 2 型糖尿病危险因素作为预测变量建立评估模型，主要包括风险评分模型和发病风险预测模型。根据是否引入实验室检测指标，评估模型可分为非侵袭性模型和侵袭性模型。非侵袭性模型纳入一些普遍存在的因素和人体测量指标等危险因素，包括性别、年龄、饮水习惯、饮酒、家族史、BMI、腰围、血压水平等。经典的非侵袭性模型有芬兰 FINDRISC 模型、丹麦 Danish 模型、印度 IDRS 模型等。其中，芬兰的 FINDRISC 模型是应用最广泛的风险评分模型，各国的糖尿病防治指南也推荐使用该模型[100]。张红艳（Zhang H Y）等[101]基于中国农村人群建立了一个非侵袭性风险预测模型，以年龄、睡眠时间、BMI、腰围和高血压为预测变量，模型的 ROC 曲线下面积为 0.7，以 25 分为界值，其敏感度和特异度分别为 65.96%和 66.47%。

侵袭性模型在非侵袭模型变量的基础上添加了实验室检测指标，如血脂、血糖等。美国的弗雷明汉模型、芬兰的 STOP-INDDM 模型、英国的 ASCOT 模型等均属于侵袭性模型，其中应用最多的是弗雷明汉模型。在弗雷明汉后代人群中，研究者利用年龄、性别、家族史、BMI、FPG、舒张压、高密度脂蛋白-胆固醇、甘油三酯水平建立了糖尿病预测模型，其 ROC 的曲线下面积高达 0.9[102]。台湾学者 Chien 等[103]在随访 10 年的队列研究中，选取 2 960 例 35 岁以上的研究对象，参考弗雷明汉模型的方程，建立了适合中国人群的 2 型糖尿病风险评分模型，该模型纳入的危险因素有年龄、BMI、甘油三酯、高密度脂蛋白-胆固醇、FPG 和血白细胞水平，其 ROC 曲线下面积达 0.7。

中国糖尿病患者单纯餐后高血糖比例较西方高，鉴于这种病理特点，国内研究者建立了一种基于常规临床检查数据作为中国人中替代糖耐量试验识别餐后高血糖的风险评分模型：全风险评分＝3×年龄（岁）/10−4×身高（cm）/10＋收缩压（mmHg）/10＋脉搏（次/min）/10＋3×高血压＋3×糖尿病家族史＋14×FPG（mmol/L）＋2×总胆固醇/高密度脂蛋白。该模型的 ROC 曲线下面积为 0.799，以 80 为切点，其敏感性和特异性分别为 75.97％和 67.56％[104]。

4.4.5 药物基因组学研究对个体用药的指导

研究者们对常用的降糖药物进行了药物基因组学的研究，以发现某些基因不同基因型对药物疗效的影响。药物干预预防糖尿病最常用的药物当属二甲双胍。美国 DPP 研究组在二甲双胍干预组的人群中检测了 1 445 个单核苷酸多态性，发现 *SLC47A1* 基因 rs8065082、rs2289669、rs12451696 位点的多态性与二甲双胍的疗效相关。rs8065082 基因型为 TT 者、rs2289669 基因型为 AA 者及 rs12451696 基因型为 GG 者的糖尿病高危人群服用二甲双胍后 2 型糖尿病的发病率较低[105]。鹿特丹研究纳入 152 例初次使用二甲双胍的 2 型糖尿病患者，研究发现 *SLC22A1* 多态性位点 rs622342（A＞C）随着 C 等位基因的增加，HbA1c 水平降低 0.28％（95％ *CI*：0.09～0.47，*P* = 0.005）[106]。一项针对 112 例香港人的研究发现，*OCT2* 基因 808G＞T（rs316019）变异影响药物排泄，基因型为 TT 与 GT 两组受试者的二甲双胍排泄明显低于 GG 组，此项研究首次证明了中国人 *OCT2* 基因多态性对二甲双胍药代动力学的影响[107]。Zhou 等[2]的一项荟萃分析表明，编码 AMP 依赖的蛋白激酶（AMPK）上游分子的 *ATM* 基因附近的 rs11212617 位点与二甲双胍的降糖效果显著相关。当其等位基因为 C 型时，服用二甲双胍后 HbA1c 下降更显著。白种人中，基因型为 CC 的人群约占 19％，他们较其他基因型受试者 HbA1c 达标率（≤7％）高 3.3 倍[108]。

4.5　小结与展望

诸多研究均证实，糖尿病的遗传因素及疾病表型在不同人种中表现出明显的异质性。与欧洲人种比较，中国汉族人群发生糖尿病的风险更高，而且发生糖尿病的患者 BMI 更低。在同样的 BMI 条件下，中国人有更多的内脏脂肪，并且更早出现 β 细胞功能衰竭。同时，中国汉族人群对 2 型糖尿病的基因易感性更高[109]。因此，在糖尿病的预防方面,更需要糖尿病队列研究提供中国人群的数据,实现糖尿病的精准预防。

同时,随着大数据时代的来临,代谢组学与脂质组学等新技术给研究者提供了海量的数据。研究者发现,不同病程的糖尿病患者血浆中代谢小分子,如多肽或氨基酸的种类及水平均存在差异[110]。也有研究利用脂质组学的数据分析糖尿病前期和糖尿病患者血浆中脂类分子的差异,这些方法均可用于寻找更好的分子标记物,利于糖尿病的早期预测及诊断[111]。同时,外泌小体和微泡也被认为有希望作为早期预测糖尿病的新型标志物。

饮食控制对预防和治疗糖尿病均有显著的效果,不同个体进食某种食物后引起的血糖变化是不相同的。Zeevi 等[112]建立了一个 800 名健康人的研究队列,记录了46 898 次餐后血糖水平,并对进食种类和血糖升高的关系进行了详尽的分析,发现个体化差异极大。造成这种差异的因素是多样的,包括遗传因素、肠道菌群等。因此,对于饮食控制也应实现个体化,这方面还需要进一步的研究。

综上所述,随着精准医学研究的进一步深化,糖尿病预防的方式可能更加多样化和个体化。发现更好的糖尿病预测指标,将更加深入和有效地推动糖尿病的预防工作。

参考文献

[1] Wild S H, Roglic G, Green A, et al. Global prevalence of diabetes: estimates for the year 2000 and projections for 2030 [J]. Diabetes Care, 2004, 27(5): 1047-1053.

[2] Yang W, Lu J, Weng J, et al. Prevalence of diabetes among men and women in China [J]. N Engl J Med, 2010, 362(12): 1090-1101.

[3] Ogurtsova K, da Rocha Fernandes J D, Huang Y, et al. IDF diabetes atlas: global estimates for the prevalence of diabetes for 2015 and 2040 [J]. Diabetes Res Clin Pract, 2017, 128: 40-50.

[4] Bragg F, Holmes M V, Iona A, et al. Association between diabetes and cause-specific mortality in rural and urban areas of China [J]. JAMA, 2017, 317(3): 280-289.

[5] Yang W, Zhao W, Xiao J, et al. Medical care and payment for diabetes in China: enormous threat and great opportunity [J]. PLoS One, 2012, 7(9): e39513.

[6] Pan X R, Li G W, Hu Y H, et al. Effects of diet and exercise in preventing NIDDM in people with impaired glucose tolerance. The Da Qing IGT and diabetes study [J]. Diabetes Care, 1997, 20(4): 537-544.

[7] Li G, Zhang P, Wang J, et al. The long-term effect of lifestyle interventions to prevent diabetes in the China Da Qing diabetes prevention study: A 20-year follow-up study [J]. Lancet, 2008, 371(9626): 1783-1789.

[8] Li G, Zhang P, Wang J, et al. Cardiovascular mortality, all-cause mortality, and diabetes incidence after lifestyle intervention for people with impaired glucose tolerance in the Da Qing diabetes prevention study: a 23-year follow-up study [J]. Lancet Diabetes Endocrinol, 2014, 2(6): 474-480.

[9] Holman R R, Coleman R L, Chan J C N, et al. Effects of acarbose on cardiovascular and diabetes

outcomes in patients with coronary heart disease and impaired glucose tolerance (ACE): a randomised, double-blind, placebo-controlled trial [J]. Lancet Diabetes Endocrinol, 2017, 5(11): 877-886.

[10] Knowler W C, Barrett-Connor E, Fowler S E, et al. Reduction in the incidence of type 2 diabetes with lifestyle intervention or metformin [J]. N Engl J Med, 2002, 346(6): 393-403.

[11] Diabetes Prevention Program Research G, Hamman R F, Horton E, et al. Factors affecting the decline in incidence of diabetes in the diabetes prevention program outcomes study (DPPOS) [J]. Diabetes, 2015, 64(3): 989-998.

[12] Tuomilehto J, Lindstrom J, Eriksson J G, et al. Prevention of type 2 diabetes mellitus by changes in lifestyle among subjects with impaired glucose tolerance [J]. Diabetes, 2001, 344(18): 1343-1350.

[13] Lindstrom J, Louheranta A, Mannelin M, et al. The finnish diabetes prevention study (DPS): Lifestyle intervention and 3-year results on diet and physical activity [J]. Diabetes Care, 2003, 26(12): 3230-3236.

[14] Lindstrom J, Peltonen M, Eriksson J G, et al. Improved lifestyle and decreased diabetes risk over 13 years: Long-term follow-up of the randomised finnish diabetes prevention study (DPS) [J]. Diabetologia, 2013, 56(2): 284-293.

[15] Lindstrom J, Peltonen M, Eriksson J G, et al. Determinants for the effectiveness of lifestyle intervention in the finnish diabetes prevention study [J]. Diabetes Care, 2008, 31(5): 857-862.

[16] Chiasson J L, Josse R G, Gomis R, et al. Acarbose treatment and the risk of cardiovascular disease and hypertension in patients with impaired glucose tolerance: The stop-NIDDM trial [J]. JAMA, 2003, 290(4): 486-494.

[17] Group N S, McMurray J J, Holman R R, et al. Effect of valsartan on the incidence of diabetes and cardiovascular events [J]. N Engl J Med, 2010, 362(16): 1477-1490.

[18] Luan F L. Effect of valsartan on the incidence of diabetes [J]. N Engl J Med, 2010, 363(8): 792.

[19] Fletcher B, Gulanick M, Lamendola C. Risk factors for type 2 diabetes mellitus [J]. J Cardiovasc Nurs, 2002, 16(2): 17-23.

[20] Chuang L M, Wu H P, Chang C C, et al. HLA DRB1/DQA1/DQB1 haplotype determines thyroid autoimmunity in patients with insulin-dependent diabetes mellitus [J]. Clin Endocrinol (Oxf), 1996, 45(5): 631-636.

[21] She J X. Susceptibility to type I diabetes: HLA-DQ and DR revisited [J]. Immunol Today, 1996, 17(7): 323-329.

[22] Price P, Cheong K Y, Boodhoo A, et al. Can MHC class II genes mediate resistance to type 1 diabetes [J]. Immunol Cell Biol, 2001, 79(6): 602-606.

[23] Zhou Z, Xiang Y, Ji L, et al. Frequency, immunogenetics, and clinical characteristics of latent autoimmune diabetes in China (LADA China study): a nationwide, multicenter, clinic-based cross-sectional study [J]. Diabetes, 2013, 62(2): 543-550.

[24] Yu W, Hu C, Jia W. Genetic advances of type 2 diabetes in Chinese populations [J]. J Diabetes, 2012, 4(3): 213-220.

[25] Cho Y S, Chen C H, Hu C, et al. Meta-analysis of genome-wide association studies identifies eight new loci for type 2 diabetes in east Asians [J]. Nat Genet, 2011, 44(1): 67-72.

[26] Li Y Y, Wang X M, Lu X Z. KCNQ1 rs2237892 C→T gene polymorphism and type 2 diabetes mellitus in the Asian population: a meta-analysis of 15 736 patients [J]. J Cell Mol Med, 2014, 18

(2)：274-282.

[27] Sargeant L A, Wareham N J, Khaw K T. Family history of diabetes identifies a group at increased risk for the metabolic consequences of obesity and physical inactivity in EPIC-Norfolk: a population-based study. The European prospective investigation into cancer [J]. Int J Obes Relat Metab Disord, 2000, 24(10)：1333-1339.

[28] Wada K, Tamakoshi K, Yatsuya H, et al. Association between parental histories of hypertension, diabetes and dyslipidemia and the clustering of these disorders in offspring [J]. Prev Med, 2006, 42(5)：358-363.

[29] Weng J, Soegondo S, Schnell O, et al. Efficacy of acarbose in different geographical regions of the world: Analysis of a real-life database [J]. Diabetes Metab Res Rev, 2015, 31(2)：155-167.

[30] Brathwaite N, Fraser H S, Modeste N, et al. Obesity, diabetes, hypertension, and vegetarian status among seventh-day adventists in Barbados: preliminary results [J]. Ethn Dis, 2003, 13(1)：34-39.

[31] Jensen M K, Koh-Banerjee P, Franz M, et al. Whole grains, bran, and germ in relation to homocysteine and markers of glycemic control, lipids, and inflammation 1 [J]. Am J Clin Nutr, 2006, 83(2)：275-283.

[32] de Munter J S, Hu F B, Spiegelman D, et al. Whole grain, bran, and germ intake and risk of type 2 diabetes: a prospective cohort study and systematic review [J]. PLoS Med, 2007, 4(8)：e261.

[33] Hu E A, Pan A, Malik V, et al. White rice consumption and risk of type 2 diabetes: meta-analysis and systematic review [J]. BMJ, 2012, 344：e1454.

[34] Nagata C, Nakamura K, Wada K, et al. Branched-chain amino acid intake and the risk of diabetes in a Japanese community: the Takayama study [J]. Am J Epidemiol, 2013, 178(8)：1226-1232.

[35] Tong X, Dong J Y, Wu Z W, et al. Dairy consumption and risk of type 2 diabetes mellitus: a meta-analysis of cohort studies [J]. Eur J Clin Nutr, 2011, 65(9)：1027-1031.

[36] Zheng J S, Huang T, Yang J, et al. Marine n-3 polyunsaturated fatty acids are inversely associated with risk of type 2 diabetes in Asians: a systematic review and meta-analysis [J]. PLoS One, 2012, 7(9)：e44525.

[37] Villegas R, Xiang Y B, Elasy T, et al. Fish, shellfish, and long-chain n-3 fatty acid consumption and risk of incident type 2 diabetes in middle-aged Chinese men and women [J]. Am J Clin Nutr, 2011, 94(2)：543-551.

[38] Wu J H, Micha R, Imamura F, et al. Omega-3 fatty acids and incident type 2 diabetes: a systematic review and meta-analysis [J]. Br J Nutr, 2012, 107(Suppl 2)：S214-227.

[39] Nanri A, Mizoue T, Noda M, et al. Fish intake and type 2 diabetes in Japanese men and women: the Japan public health center-based prospective study [J]. Am J Clin Nutr, 2011, 94(3)：884-891.

[40] Zhou Y, Tian C, Jia C. Association of fish and n-3 fatty acid intake with the risk of type 2 diabetes: a meta-analysis of prospective studies [J]. Br J Nutr, 2012, 108(3)：408-417.

[41] Huang H, Guo Q, Qiu C, et al. Associations of green tea and rock tea consumption with risk of impaired fasting glucose and impaired glucose tolerance in Chinese men and women [J]. PLoS One, 2013, 8(11)：e79214.

[42] Yang W S, Wang W Y, Fan W Y, et al. Tea consumption and risk of type 2 diabetes: a dose-response meta-analysis of cohort studies [J]. Br J Nutr, 2014, 111(8)：1329-1339.

[43] Iso H, Date C, Wakai K, et al. The relationship between green tea and total caffeine intake and

risk for self-reported type 2 diabetes among Japanese adults [J]. Ann Intern Med, 2006, 144(8): 554-562.

[44] Jing Y, Han G, Hu Y, et al. Tea consumption and risk of type 2 diabetes: a meta-analysis of cohort studies [J]. J Gen Intern Med, 2009, 24(5): 557-562.

[45] Oba S, Nagata C, Nakamura K, et al. Consumption of coffee, green tea, oolong tea, black tea, chocolate snacks and the caffeine content in relation to risk of diabetes in Japanese men and women [J]. Br J Nutr, 2010, 103(3): 453-459.

[46] Odegaard A O, Pereira M A, Koh W P, et al. Coffee, tea, and incident type 2 diabetes: the Singapore Chinese health study [J]. Am J Clin Nutr, 2008, 88(4): 979-985.

[47] Dong J Y, Xun P, He K, et al. Magnesium intake and risk of type 2 diabetes: meta-analysis of prospective cohort studies [J]. Diabetes Care, 2011, 34(9): 2116-2122.

[48] Huang J, Wang X, Zhang Y. Specific types of alcoholic beverage consumption and risk of type 2 diabetes: a systematic review and meta-analysis [J]. J Diabetes Investig, 2017, 8(1): 56-68.

[49] Baliunas D O, Taylor B J, Irving H, et al. Alcohol as a risk factor for type 2 diabetes: a systematic review and meta-analysis [J]. Diabetes Care, 2009, 32(11): 2123-2132.

[50] Xu F, Wang Y, Ware R S, et al. Physical activity, family history of diabetes and risk of developing hyperglycaemia and diabetes among adults in mainland China [J]. Diabet Med, 2012, 29(5): 593-599.

[51] Fan S, Chen J, Huang J, et al. Physical activity level and incident type 2 diabetes among Chinese adults [J]. Med Sci Sports Exerc, 2015, 47(4): 751-756.

[52] Xu F, Ware R S, Tse L A, et al. Joint associations of physical activity and hypertension with the development of type 2 diabetes among urban men and women in mainland China [J]. PLoS One, 2014, 9(2): e88719.

[53] Djousse L, Driver J A, Gaziano J M, et al. Association between modifiable lifestyle factors and residual lifetime risk of diabetes [J]. Nutr Metab Cardiovasc Dis, 2013, 23(1): 17-22.

[54] Chen S, Luo S, Pan L, et al. Quantitative influence of risk factors on blood glucose level [J]. Biomed Mater Eng, 2014, 24(1): 1359-1366.

[55] Steyn N P, Mann J, Bennett P H, et al. Diet, nutrition and the prevention of type 2 diabetes [J]. Public Health Nutr, 2004, 7(1A): 147-165.

[56] Shaper A G, Wannamethee S G, Walker M. Body weight: Implications for the prevention of coronary heart disease, stroke, and diabetes mellitus in a cohort study of middle aged men [J]. BMJ, 1997, 314(7090): 1311-1317.

[57] Torgerson J S, Hauptman J, Boldrin M N, et al. Xenical in the prevention of diabetes in obese subjects (XENDOS) study: a randomized study of orlistat as an adjunct to lifestyle changes for the prevention of type 2 diabetes in obese patients [J]. Diabetes Care, 2004, 27(1): 155-161.

[58] Hu G, Lindstrom J, Valle T T, et al. Physical activity, body mass index, and risk of type 2 diabetes in patients with normal or impaired glucose regulation [J]. Arch Intern Med, 2004, 164(8): 892-896.

[59] Fujimoto W Y, Jablonski K A, Bray G A, et al. Body size and shape changes and the risk of diabetes in the diabetes prevention program [J]. Diabetes, 2007, 56(6): 1680-1685.

[60] Moore L L, Visioni A J, Wilson P W, et al. Can sustained weight loss in overweight individuals reduce the risk of diabetes mellitus? [J]. Epidemiology, 2000, 11(3): 269-273.

[61] Wang L, Gao P, Zhang M, et al. Prevalence and ethnic pattern of diabetes and prediabetes in

China in 2013 [J]. JAMA, 2017, 317(24): 2515-2523.

[62] Yang M, Ye L, Wang B, et al. Decreased miR-146 expression in peripheral blood mononuclear cells is correlated with ongoing islet autoimmunity in type 1 diabetes patients 1miR-146 [J]. J Diabetes, 2015, 7(2): 158-165.

[63] Marchand L, Jalabert A, Meugnier E, et al. MiRNA-375 a sensor of glucotoxicity is altered in the serum of children with newly diagnosed type 1 diabetes [J]. J Diabetes, 2016, 2016: 1869082.

[64] Nielsen L B, Wang C, Sorensen K, et al. Circulating levels of microrna from children with newly diagnosed type 1 diabetes and healthy controls: evidence that miR-25 associates to residual beta-cell function and glycaemic control during disease progression [J]. Exp Diabetes Res, 2012, 2012: 896362.

[65] Wang X, Sundquist J, Zoller B, et al. Determination of 14 circulating micrornas in Swedes and Iraqis with and without diabetes mellitus type 2 [J]. PLoS One, 2014, 9(1): e86792.

[66] Chien H Y, Lee T P, Chen C Y, et al. Circulating microRNA as a diagnostic marker in populations with type 2 diabetes mellitus and diabetic complications [J]. J Chin Med Assoc, 2015, 78(4): 204-211.

[67] Rong Y, Bao W, Shan Z, et al. Increased microRNA-146a levels in plasma of patients with newly diagnosed type 2 diabetes mellitus [J]. PLoS One, 2013, 8(9): e73272.

[68] Yang Z, Chen H, Si H, et al. Serum miR-23a, a potential biomarker for diagnosis of pre-diabetes and type 2 diabetes [J]. Acta Diabetol, 2014, 51(5): 823-831.

[69] Wagner R, Hakaste L H, Ahlqvist E, et al. Nonsuppressed glucagon after glucose challenge as a potential predictor for glucose tolerance [J]. Diabetes, 2017, 66(5): 1373-1379.

[70] Larsen M P, Torekov S S. Glucagon-like peptide 1: A predictor of type 2 diabetes? [J]. J Diabetes Res, 2017, 2017: 7583506.

[71] Park S E, Park C Y, Sweeney G. Biomarkers of insulin sensitivity and insulin resistance: Past, present and future [J]. Crit Rev Clin Lab Sci, 2015, 52(4): 180-190.

[72] Strollo R, Vinci C, Napoli N, et al. Antibodies to post-translationally modified insulin as a novel biomarker for prediction of type 1 diabetes in children [J]. Diabetologia, 2017, 60(8): 1467-1474.

[73] Strollo R, Vinci C, Arshad M H, et al. Antibodies to post-translationally modified insulin in type 1 diabetes [J]. Diabetologia, 2015, 58(12): 2851-2860.

[74] 杨文英, 林丽香, 齐今吾, 等. 阿卡波糖和二甲双胍对IGT人群糖尿病预防的效果——多中心3年前瞻性观察[J]. 中华内分泌代谢杂志, 2001, 17(3): 131-134.

[75] Bingley P J, Gale E A. European Nicotinamide Diabetes Intervention Trial Group. Progression to type 1 diabetes in islet cell antibody-positive relatives in the European nicotinamide diabetes intervention trial: The role of additional immune, genetic and metabolic markers of risk [J]. Diabetologia, 2006, 49(5): 881-890.

[76] Diabetes Prevention Trial — Type 1 Diabetes Study Group. Effects of insulin in relatives of patients with type 1 diabetes mellitus [J]. N Engl J Med, 2002, 346(22): 1685-1691.

[77] Skyler J S, Krischer J P, Wolfsdorf J, et al. Effects of oral insulin in relatives of patients with type 1 diabetes: the diabetes prevention trial — type 1 [J]. Diabetes Care, 2005, 28(5): 1068-1076.

[78] Ilkova H, Glaser B, Tunckale A, et al. Induction of long-term glycemic control in newly diagnosed type 2 diabetic patients by transient intensive insulin treatment [J]. Diabetes Care, 1997, 20(9): 1353-1356.

[79] Weng J，Li Y，Xu W，et al. Effect of intensive insulin therapy on beta-cell function and glycaemic control in patients with newly diagnosed type 2 diabetes：a multicentre randomised parallel-group trial [J]. Lancet，2008，371(9626)：1753-1760.

[80] Xu W，Li Y B，Deng W P，et al. Remission of hyperglycemia following intensive insulin therapy in newly diagnosed type 2 diabetic patients：a long-term follow-up study [J]. Chin Med J（Engl），2009，122(21)：2554-2559.

[81] 陈燕燕，张波，杨兆军，等. 急性胰升糖素反应与新诊断2型糖尿病长期缓解的关联[J]. 中华内分泌代谢杂志，2011，27(12)：992-995.

[82] 张波，安雅莉，巩秋红，等. 短期胰岛素强化治疗诱导2型糖尿病患者长期缓解的预测因素[J]. 中华内分泌代谢杂志，2007，23(2)：134-138.

[83] 张波，王亚非，刘雪丽，等. TNF-α对短期胰岛素强化治疗诱导短病程2型糖尿病长期缓解的预测作用[J]. 中国康复医学杂志，2009，24(6)：547-549.

[84] Liu J，Liu J，Fang D，et al. Fasting plasma glucose after intensive insulin therapy predicted long-term glycemic control in newly diagnosed type 2 diabetic patients [J]. Endocr J，2013，60(6)：725-732.

[85] Liu L，Wan X，Liu J，et al. Increased 1,5-anhydroglucitol predicts glycemic remission in patients with newly diagnosed type 2 diabetes treated with short-term intensive insulin therapy [J]. Diabetes Technol Ther，2012，14(9)：756-761.

[86] Simmons R K，Echouffo-Tcheugui J B，Sharp S J，et al. Screening for type 2 diabetes and population mortality over 10 years（ADDITION-Cambridge）：a cluster-randomised controlled trial [J]. Lancet，2012，380(9855)：1741-1748.

[87] 中华医学会糖尿病学分会. 中国2型糖尿病防治指南（2013年版）[J]. 中华糖尿病杂志，2014，7(3)：447-498.

[88] Knip M，Akerblom H K，Becker D，et al. Hydrolyzed infant formula and early beta-cell autoimmunity：a randomized clinical trial [J]. JAMA，2014，311(22)：2279-2287.

[89] Hummel S，Pfluger M，Hummel M，et al. Primary dietary intervention study to reduce the risk of islet autoimmunity in children at increased risk for type 1 diabetes：the babydiet study [J]. Diabetes Care，2011，34(6)：1301-1305.

[90] Look AHEAD Research Group. Eight-year weight losses with an intensive lifestyle intervention：The look ahead study [J]. Obesity (Silver Spring)，2014，22(1)：5-13.

[91] Look AHEAD Research Group，Wing R R，Bolin P，et al. Cardiovascular effects of intensive lifestyle intervention in type 2 diabetes [J]. N Engl J Med，2013，369(2)：145-154.

[92] International Expert Committee. International Expert Committee report on the role of the A1c assay in the diagnosis of diabetes [J]. Diabetes Care，2009，32(7)：1327-1334.

[93] Wu S，Yi F，Zhou C，et al. HbA1c and the diagnosis of diabetes and prediabetes in a middle-aged and elderly Han population from northwest China（HbA1c）[J]. J Diabetes，2013，5(3)：282-290.

[94] Beer S F，Heaton D A，Alberti K G，et al. Impaired glucose tolerance precedes but does not predict insulin-dependent diabetes mellitus：a study of identical twins [J]. Diabetologia，1990，33(8)：497-502.

[95] Sosenko J M，Krischer J P，Palmer J P，et al. A risk score for type 1 diabetes derived from autoantibody-positive participants in the diabetes prevention trial-type 1 [J]. Diabetes Care，2008，31(3)：528-533.

[96] Sosenko J M, Skyler J S, Mahon J, et al. The application of the diabetes prevention trial-type 1 risk score for identifying a preclinical state of type 1 diabetes [J]. Diabetes Care, 2012, 35(7): 1552-1555.

[97] Sosenko J M, Skyler J S, Mahon J, et al. Use of the diabetes prevention trial-type 1 risk score (DPTRS) for improving the accuracy of the risk classification of type 1 diabetes [J]. Diabetes Care, 2014, 37(4): 979-984.

[98] Sosenko J M, Skyler J S, DiMeglio L A, et al. A new approach for diagnosing type 1 diabetes in autoantibody-positive individuals based on prediction and natural history [J]. Diabetes Care, 2015, 38(2): 271-276.

[99] Nathan B M, Boulware D, Geyer S, et al. Dysglycemia and index60 as prediagnostic end points for type 1 diabetes prevention trials [J]. Diabetes Care, 2017, 40(11): 1494-1499.

[100] Lindstrom J, Tuomilehto J. The diabetes risk score: a practical tool to predict type 2 diabetes risk [J]. Diabetes Care, 2003, 26(3): 725-731.

[101] Zhang H Y, Shi W H, Zhang M, et al. [establishing a noninvasive prediction model for type 2 diabetes mellitus based on a rural Chinese population] [J]. Zhonghua Yu Fang Yi Xue Za Zhi, 2016, 50(5): 397-403.

[102] Meigs J B, Shrader P, Sullivan L M, et al. Genotype score in addition to common risk factors for prediction of type 2 diabetes [J]. N Engl J Med, 2008, 359(21): 2208-2219.

[103] Chien K, Cai T, Hsu H, et al. A prediction model for type 2 diabetes risk among Chinese people [J]. Diabetologia, 2009, 52(3): 443-450.

[104] Fu Q, Sun M, Tang W, et al. A Chinese risk score model for identifying postprandial hyperglycemia without oral glucose tolerance test [J]. Diabetes Metab Res Rev, 2014, 30(4): 284-290.

[105] Jablonski K A, McAteer J B, de Bakker P I, et al. Common variants in 40 genes assessed for diabetes incidence and response to metformin and lifestyle intervention in the diabetes prevention program [J]. Diabetes, 2010, 59(10): 2672-2681.

[106] Becker M L, Visser L E, van Schaik R H, et al. Genetic variation in the organic cation transporter 1 is associated with metformin response in patients with diabetes mellitus [J]. Pharmacogenomics J, 2009, 9(4): 242-247.

[107] Wang Z J, Yin O Q, Tomlinson B, et al. OCT2 polymorphisms and in-vivo renal functional consequence: studies with metformin and cimetidine [J]. Pharmacogenet Genomics, 2008, 18(7): 637-645.

[108] GoDARTS and UKPDS Diabetes Pharmacogenetics Study Group, Wellcome Trust Case Control Consortium, Zhou K, et al. Common variants near atm are associated with glycemic response to metformin in type 2 diabetes [J]. Nat Genet, 2011, 43(2): 117-120.

[109] Chan J C N, Malik V S, Jia W, et al. Diabetes in Asia: epidemiology, risk factors, and pathophysiology [J]. JAMA, 2009, 301(20): 2129-2140.

[110] Herder C, Kowall B, Tabak A G, et al. The potential of novel biomarkers to improve risk prediction of type 2 diabetes [J]. Diabetologia, 2014, 57(1): 16-29.

[111] Suvitaival T, Bondia-Pons I, Yetukuri L, et al. Lipidome as a predictive tool in progression to type 2 diabetes in Finnish men [J]. Metabolism, 2017, 78: 1-12.

[112] Zeevi D, Korem T, Zmora N, et al. Personalized nutrition by prediction of glycemic responses [J]. Cell, 2015, 163(5): 1079-1094.

5 肺癌队列与精准预防

据 GLOBOCAN 2012 的估计，全球肺癌新发病例为 182 万，占全部恶性肿瘤发病的 12.9%；死亡病例 159 万，占全部恶性肿瘤死亡的 19.4%[1]。2008 年全世界约有 160 万肺癌新发病例，2012 年与 2008 年相比，估计新发例数增加了 13.75%，年龄标化后发病率增加了 0.43%，由此可见肺癌发病有增长的趋势且形势严峻[2]。在中国，肺癌也是发病率和病死率最高的恶性肿瘤，2015 年肺癌发病例数达 73 万，死亡例数达 61 万[3]。

肺癌患者的预后与临床分期密切相关，局限期、区域累及和远处转移患者的 5 年生存率分别为 49%、16% 和 2%。由于早期症状隐匿，多数患者就诊时已经进展至中晚期，病死率高、预后差[4]。因此，探索潜在的肺癌危险因素以及进行肺癌筛查和早诊早治，并及早采取干预措施，对于降低肺癌的发病率和病死率以及肺癌带来的经济和社会负担具有重要的公共卫生意义。

国内外既往研究经验表明，肺癌是可以有效预防和控制的疾病。但肺癌属于人类复杂性疾病，即不是单纯基于环境暴露或遗传变异而发生的，而更可能是基因与环境的交互作用所致的疾病，具有潜伏期长，共享一定的危险因素（如吸烟、职业暴露等）等特点。因此，肺癌不能通过个案病例或者较小规模的研究得到明确结论，而必须借助大规模的人群队列研究，才能为病因机理及有效防控手段的探索提供可靠的科学依据。

自 20 世纪后叶，传统的肿瘤流行病学，在探讨肿瘤的病因、危险因素以及肿瘤的筛查和早诊早治等方面都发挥了十分重要的作用，尤其是针对肺癌的防控需求而开展的一些队列研究，如美国的 NHS、英国的百万女性研究（Million Women Study，MWS）、日本的 JACC、中国上海的男性和女性健康队列以及欧洲的 EPIC 研究等。队列研究不仅能提供经典流行病学研究需要的大规模人群并从中获得可信的证据，而且还将为精准医学的研究提供人群基线、样本资源和技术评估的平台。

本章内容将系统介绍国内外开展的肺癌队列相关研究，详述队列的来源、现状与发展；荟萃分析既往队列研究成果，揭示肺癌的主要宏观危险因素及其危险等级。同时，结合当前针对肺癌防治开展的系列精准预防研究，如肺癌生物标志物研究等分子流行病学研究等,发现肺癌发病精准预测预警的关键因素,探讨肺癌高危人群精细化管理手段与措施。

5.1 肺癌队列研究的发展与现状

5.1.1 肺癌早期的队列研究

20世纪40—50年代,慢性非传染性疾病的研究方法逐渐出现,具有代表性的经典实例当属英国的 Richard Doll 和 Austin Bradford Hill 关于吸烟与肺癌关系的研究。1948年,Doll 与 Hill 为明确英国因肺癌死亡的人数显著上升的可能危险因素,分别对伦敦多家医院的650名患者进行简短的问卷调查,发现患肺癌的风险与吸烟量呈正比,每天吸烟25根及以上的人患肺癌的风险可能是不吸烟者的50倍以上,并且将研究结果于1950年发表在 *BMJ* 上。1951年,为了评估长期吸烟的危害,Doll 与 Hill 选择34 439名男医生作为研究对象,填写调查表,根据吸烟情况将该人群分为不同暴露组,分别在1957年、1966年、1971年、1978年和1991年进行定期通信随访来获取吸烟及相关疾病的信息。通过该队列,Doll 与 Hill 在1954年发现了吸烟与肺癌的关系,验证了他们在1950年提出的关于吸烟与肺癌相关性的假说。随后,继续进行50年长期随访,最后一次随访于2001年结束,这就是著名的英国医生研究。该研究发现:吸烟医生的肺癌年死亡专率远远高于不吸烟医生;在出生于1900—1930年间的人群中,一生吸烟的人比一生中不吸烟的人平均寿命减少10年;在出生于1920年左右的人群中,吸烟年龄较早者,其年龄特异性病死率会增加3倍,而在50岁戒烟会降低一半的死亡风险,在30岁戒烟会很大程度地降低死亡风险;在60、50、40或30岁戒烟的人,其期望寿命分别增加3、6、9和10岁[5]。他们的研究打响了英国乃至世界"反吸烟战争的第一枪"。

然而,Doll 与 Hill 于1950年发表在 *BMJ* 的有关吸烟与肺癌的研究结果早期并未得到英国政府和公众的重视。当时吸烟被当作一种正常的、对健康无害的嗜好,80%的英国男子吸烟。1957年英国医学研究委员会宣布:20世纪初肺癌激增的始作俑者是吸烟,从而使"吸烟有害健康"写上了烟盒。此后世界各地进行了多项前瞻性或回顾性队列研究,均证实了肺癌与吸烟的关联性。1962年,英国皇家内科学院向公众报告吸烟与死亡之间也有关联。自此以后,英国掀起了戒烟运动,医生吸烟率下降带动了公众吸烟率的下降。

Richard Doll 与他的学生 Richard Peto 在中国吸烟危害健康的流行病学研究方面亦做出了巨大的贡献。1998年,中国医学科学院刘伯齐教授及中国预防医学科学院钮式如教授、杨功焕教授分别与 Richard Peto 合作,在中国分别组织了100万死亡人群的回顾性调查[6]和25万人群的追踪性调查[7]。两项调查均显示,吸烟导致的死亡中慢性阻塞性肺疾病(chronic obstructive pulmonary disease, COPD)占45%,肺癌占15%,食管癌、胃癌、肝癌、脑卒中、冠心病和肺结核各占 5%～8%。根据本系列研究数据进行的死亡趋势预测显示,如果烟草流行状况不加改变,未来 20～30 年吸烟所导致的死亡将显著上升。至 2030 年,估计吸烟相关疾病年死亡人数达 200 万;至 2050 年,年死亡人数将增至 300 万;2000 年时,30 岁以下的男性中,至少 2 亿人将成为吸烟者,其中半数将死于吸烟相关疾病。

Doll 与 Hill 关于吸烟与肺癌的研究开创了生活方式领域的研究,其不仅证实了吸烟是肺癌的主要危险因素,同时,通过队列研究开启了慢性病病因学研究的新天地。

5.1.2 肺癌队列研究的意义

5.1.2.1 研究暴露因素与疾病(结局)的关系

队列研究设计,可以通过扩大研究对象的人群规模,延长观察的时间,使人群中发病率较低或者潜伏期较长、出现明显临床症状较慢(数年甚至数十年)的疾病及时被发现,还能使某些与疾病有较弱联系的危险因素及时被发现。队列研究规模足够大,是相对于所研究疾病的发生率,或者所比较研究暴露因素的强弱对疾病的影响程度而言的。换言之,需要根据统计学上对所研究的因素是否增加(或降低)疾病的危险性的确认能够达到多大的把握度而定。由于癌症的发病率通常以 10 万人口中的发生率来评估,所以癌症的队列研究通常以数万人口的规模开展,当然也会考虑今后随访的时间长短而有所变化。通常在单位时间内要获得理想的结果,所研究的癌症发病率越低,需要的队列人口规模越大;观察的时间越长,队列人口规模则可适当减少。大型前瞻性队列研究(large prospective cohort)是随着对慢性病发病机制研究的不断深入而逐渐兴起的现代病因学研究,适用于潜伏期较长或者人群中发生率极低的疾病。目前,公认的大型队列研究的样本量多在 5 万～50 万,以 10 万以上居多。例如开滦的两项大型队列研究,规模分别为 13 万多人和 10 万多人,经过 3～5 年的随访,可获得研究结论;而宣威的前瞻性研究在 4 万多人的队列中实施,18 年的随访研究也完全能够获得预定的结果。而有些队列研究中,由于因素的暴露率高,或者疾病的发病率相对较高,或者实验检测的费用比较高昂,观察队列的人数也许只有几千人甚或只有几百人。例如美国开展的一项测定 454 名重度吸烟者线粒体 DNA(mitochondrial DNA,mtDNA)拷贝量的研究,对 9 千多名云南锡矿矿工开展的氡、砷暴露与肺癌发病风险之间关系的前瞻性队列研究,上海的一项探讨 DNA 跨损伤合成(translesion synthesis,TLS)基因多态性与男性肺癌发病风险关系的嵌式病例对照研究。

5.1.2.2 发现可能的暴露因素或提示有趣的联系

有时通过已建立的队列,通过随访及病例积累,可以发现或提示有趣的联系与问题。例如美国妇女健康行动(Women's Health Initiative,WHI)研究探讨了体育活动水平与肺癌发病率的关系[8]。该研究纳入了 161 808 名中老年妇女,采用 Cox 比例风险模型计算多变量调整危险比（hazard ratio，HR）。结果表明，与无体育活动者相比，低、中、高等水平者肺癌发病的 HR 分别为 0.86（$95\%\ CI$：$0.76\sim0.96$）、0.82（$95\%\ CI$：$0.73\sim0.93$）和 0.90（$95\%\ CI$：$0.79\sim1.03$），$P_{趋势}=0.009$，提示体育活动可降低绝经后女性患肺癌的风险。从不同角度探讨维生素 B 与肺癌发病关系的前瞻性研究的结果存在较大的差异。在意大利等 10 个国家进行的一项研究显示，血清维生素 B_6 水平与肺癌发病危险呈负相关。墨尔本协作队列研究（Melbourne Collaborative Cohort Study）未发现二者之间的联系。新近在美国进行的一项研究显示，长期维生素 B 过量摄入和癌症发病率有关。该研究者以美国 77 118 名志愿者为队列人群，观察补充剂中 B 族维生素摄入量与肺癌发病率的关系，采用 Cox 比例风险模型计算多变量调整 HR。结果显示，在男性中，与未摄入者相比，维生素 B_6 摄入量最高者（10 年平均每日 >20 mg）肺癌发病 HR 为 1.82（$95\%\ CI$：$1.25\sim2.65$），维生素 B_{12} 摄入量最高者（10 年平均每日 $>55\ \mu g$）肺癌发病 HR 为 1.98（$95\%\ CI$：$1.32\sim2.97$）。研究者表示，高剂量补充维生素 B_6 和 B_{12} 不应该用于预防肺癌，反而还可能增加男性患肺癌的危险。这是一个非常有趣的结果，为我们提示了一个新的病因线索，即长期维生素 B 过量摄入和肺癌较高的发病率有关，值得开展进一步的研究。

5.1.3　肺癌队列研究的作用

5.1.3.1　确认因素（暴露）与疾病的因果关系

队列研究不仅能够研究已知的病因因素在疾病发生、发展过程中的作用，而且还能提示其他暴露因素与所研究疾病的联系或因果关系。这反映出队列研究非常适用于如今面临的慢性病与肿瘤等复杂性疾病问题。由于复杂性疾病之间可能具有共同的病因因素，而多种病因因素也有可能同时作用于某种复杂性疾病，所以病例对照研究及实验性研究已不能满足此类问题研究的需要。例如，若采用队列研究设计探索吸烟与肺癌之间的关系，可以收集参与者的吸烟情况及吸烟量等信息，然后通过多年的随访观察，最终比较吸烟者与非吸烟者之间肺癌发病率的差别。但在设计之初，如果考虑其他已知的暴露因素，例如膳食、肿瘤家族史及肥胖等指标，而且通过长期的随访，还观察到了除肺癌之外的如食管癌、胃癌、结直肠癌等其他疾病结局。这样既可以同时研究多种暴露因素与肺癌之间的关系，又可以研究吸烟与多种疾病结局的关系。若队列规模足够大，吸烟有关信息足够具体，还可同时探索吸烟量及吸烟频率与相应发病率之间关系的变化趋势。事实上，前瞻性队列研究的一个显著特点就是可以同时研究多种暴露因素与多种结局的关系。因此，许多探究多疾病与多因素之间关联的研究大多基于队列研究设计，如欧洲的 EPIC 项目和英国慢性病前瞻队列均是研究膳食模式、生活方式、遗传特征与肿瘤等慢性病关系的多中心大型队列研究。与此同时，随着基因工程的不断发展和进步，队列研究在病因学研究中更是具有不可替代的地位和作用。

5.1.3.2 开展汇总分析或荟萃分析

多个同一研究方向的队列研究,可以合并开展汇总分析(pooled analysis,PA)或荟萃分析(meta-analysis,MA),这是肿瘤流行病学中常用的两类综合分析方法。PA 与 MA 的区别在于 MA 是相互独立的不同研究者已发表分析结果的再综合,而 PA 以直接获得的各个研究者的原始数据进行综合分析,因此 PA 检验效能也更高,可获得暴露与疾病关系更为有效和正确的结论。例如一项汇总了 5 项研究的 MA 显示,牙周病可能增加肺癌的发病风险;国内有人报道了一项关于血脂水平与肺癌关系的 MA;一项蔬菜水果摄入量与肺癌关系的 MA 汇总了 20 项前瞻性研究,结果显示两者之间的联系有统计学意义;另一项包括了欧美 19 个队列数据的 MA[9] 分析了戒烟与肺癌发病率之间的关系,结果表明,戒烟≥20 年者与未戒烟者相比肺癌 HR 为 0.15(95% CI:0.12~0.19,$P_{趋势}$<0.000 1)。一项白细胞 DNA 端粒长度与肺癌关系的 PA 包括了 3 个队列的数据,证明端粒长度或可作为肺癌的危险预测因子;一项关于膳食脂肪摄入与肺癌发病的 PA 汇总了 10 项前瞻性研究,结果显示,膳食多不饱和脂肪替代饱和脂肪或可降低肺癌的发生风险;一项探讨饮酒是否影响肺癌发病的 PA[10] 则汇总分析了 7 个队列的数据,结果显示,在男性不吸烟人群中,每天饮酒量≥30 g 者与不饮酒者相比,肺癌发病的 RR 为 6.38(95% CI:2.74~14.9,$P_{趋势}$<0.001),支持饮酒增加肺癌发病风险的假说。

5.1.3.3 开展嵌式病例对照研究

通过建立前瞻性研究队列,经一定时期的随访,当有足够数量所研究的病例出现后,再在这个队列内提取病例,根据流行病学原则配以对照(1:n),更容易证明所研究的暴露因素对于所研究疾病的发病风险。例如,在德国的一项嵌式病例对照研究(nested case-control study)[11]中,用焦磷酸测序法比较肺癌病例组和对照组中的 3 种与吸烟有关的 DNA 甲基化标志物(AHRR、6p21.33 和 F2RL3)水平,结果显示,最低与最高四分位数标志物的 DNA 甲基化水平相比,3 种标志物的比值比(odds ratio,OR)分别为 15.86(95% CI:4.18~60.17)、8.12(95% CI:2.69~4.48)和 10.55(95% CI:3.44~32.31),证明甲基化水平降低与肺癌风险增加之间有关联,提出其 DNA 甲基化水平或可用于识别 CT 筛检的高危人群。日本的一项研究评估了血清异黄酮类化合物(isoflavones)水平与肺癌发病风险之间的关系。异黄酮类化合物包括染料木黄酮(genistein)、大豆苷元(daidzein)和大豆黄素(glycitein)等,在结构和功能上与 17-β-雌二醇(17-beta estradiol)相似,可作为雌激素的兴奋剂和拮抗剂[12],因此研究假设其可以阻止性激素相关肿瘤的进展。1990—2006 年,此队列诊断为肺癌的女性共 126 例,匹配 252 名对照,用条件 Logistic 回归模型计算多变量 OR。结果显示,血清染料木黄酮水平与肺癌发病风险呈负相关(最高与最低五分位数相比,OR=0.31,95% CI:0.12~0.86,$P_{趋势}$=0.085),未发现其他异黄酮类化合物与肺癌的联系。

5.1.4 肺癌队列研究的发展

5.1.4.1 中国队列研究发展

目前,在肺癌病因学研究中,除了吸烟、大气污染、室内燃煤、职业性氡、高浓度砷及石棉暴露是比较确定能增加肺癌风险的病因外,其他因素尚未得到明确的结论。半个多世纪以来,中国云南锡矿矿工职业暴露和筛查队列、云南宣威肺癌高发现场、上海女性健康队列等在吸烟、室内燃煤污染、职业性氡暴露、非吸烟女性雌激素与肺癌发病关系的研究上做出了很大贡献。

1) 中国烟草危害大型队列研究

为评估在中国由烟草所致的死亡增长早期阶段的危害状况,在 1989—1991 年,对 1986—1988 年中国 98 个地区的 100 万死者(死亡年龄 35 岁以上)的家属进行家访调查,通过存活的家庭成员(在农村有时是其他知情人),确定死者在 1980 年前是否吸烟。结果发现,吸烟可增加中国居民肺癌、缺血性心脏病和脑卒中等死亡风险,其中对肺的危害最大[6]。为监测烟草相关死亡及其发展趋势,1990—1991 年在全国"疾病监测点"中选择了 45 个,每个点选择 2 个或 3 个单位,在这些单位中,所有≥40 岁的男性作为研究对象,对其进行吸烟、饮酒情况及病史的调查询问,此项具有全国代表性的前瞻性研究显示,在中国的男性中,吸烟已经是引起肿瘤以及呼吸道、血管疾病死亡的重要原因[7]。

2) 上海

为探讨吸烟与肺癌等其他恶性肿瘤死亡的关系,1986 年 1 月上海男性队列研究启动,调查对象为上海市区 5 个区内居住的 18 224 名年龄在 45～64 岁以往没有患过恶性肿瘤的男性居民,调查内容包括一般情况,吸烟、饮酒、饮食及疾病情况等。每年进行 1 次随访,内容包括生存状况、死亡原因、患病情况、吸烟饮酒情况变化等,并对已死亡队列成员另外组织人员到医院调查,明确其死因及疾病病理类型。前瞻性随访 15 年显示,45～64 岁每日吸香烟 1～19 支者和≥20 支者与非吸烟者相比较的相对危险度(relative risk, RR)分别为 4.27 和 8.61,74% 的肺癌死亡归因于吸烟;持续每日吸烟 1～19 根和≥20 支者与从不吸烟者相比较,肺癌死亡 RR 分别为 6.14 和 10.73[13]。

为探讨女性暴露因素与肺癌、乳腺癌等肿瘤以及其他慢性病的关系,1997 年 3 月上海女性健康队列研究[14]启动,调查对象为上海一个市区的 7 个街道内居住的 74 942 名年龄在 40～70 岁的女性居民。基线调查方式包括一次面访和一张自填问卷,内容包括人口学详细资料、本人及丈夫吸烟状况、饮酒史、疾病史、生育史、家族史和饮食状况等,至 2000 年 5 月完成。每隔 2 年通过面访对队列成员进行随访,并且每年年底还从上海肿瘤登记机构和上海生命统计部门获得资料,作为获取恶性肿瘤和死亡结果的另一种途径。结果显示,经常食用新鲜水果、蔬菜可以降低肺癌的发病风险,厨房通风环境差、丈夫吸烟的女性同时患有哮喘能够增加其肺癌的发病风险。

3) 云南宣威

为了全面系统地研究引起宣威肺癌高发的主要危险因素,探索暴露与疾病的关联强度及方向,对 1979—2003 年间云南省宣威市人群的流行病学等资料进行调查研究,结果显示,烧烟煤人群肺癌病死率是非烧烟煤人群肺癌病死率的 25.6 倍($RR=25.6$),归因百分比为 96%[15]。

4) 云南云锡

为探讨生产环境中的氡、砷等职业暴露因素与云锡矿工肺癌病死率的关系,1992 年该研究启动,调查对象为位于个旧市云锡公司所有厂矿和冶炼厂内年龄≥40 岁、有 10 年以上矿坑和(或)冶炼史的全部高危矿工,1992—1999 年共有 9 143 人进入队列。结果显示,进入研究时的年龄、吸烟量、累积氡砷暴露、既往慢性支气管炎为云锡矿工肺癌的独立危险因素;吸烟和氡暴露对肺癌危险有显著的相加交互作用[16]。

5) 开滦

开滦队列是一个动态前瞻性队列,以开滦集团全体在职及离退休职工为调查对象,自 2006 年 5 月开始,按照统一标准,每 2 年对其进行健康检查,内容包括问卷调查和健康体检。截止到 2015 年 12 月,已完成 5 轮健康检查。从前 4 次健康检查的数据看,开滦集团在职及离退休职工总人数为 14.6 万,纳入队列人数 13.7 万(总人群覆盖率为 93.8%),其中男性 11.0 万,女性 2.7 万。已有的队列人群资料包括流行病学问卷调查信息(人口学信息、生活方式信息、肿瘤主要危险因素暴露信息)、恶性肿瘤发病信息等。该研究显示,腰围可能与男性肺癌的发生有负相关关系[17]。

5.1.4.2 欧美队列研究发展

1) 欧洲

为探讨营养状况与慢性疾病,特别是癌症之间的关系。1992 年,欧洲的 EPIC 项目启动,涵盖 10 个欧洲国家的 23 个合作中心,调查对象为 50 万名年龄在 35～70 岁的欧洲人。调查问卷涉及饮食习惯、营养状况、每日能量摄入情况、身体测量指标、体育锻炼、生育史、烟草和酒精的使用情况、既往疾病史和现在的用药情况。该研究探索了身体测量指标、吸烟等与肺癌的关系[18]。还有来自丹麦的一项队列研究,探讨肺癌与维生素 C、维生素 E、叶酸以及 β-胡萝卜素等微量元素的关系。该研究在 1993—1997 年间调查了 57 053 名年龄在 50～64 岁的丹麦人,调查问卷包括食物摄入量和摄入频率、生活方式、职业接触史、吸烟和被动吸烟史等。结果显示,膳食维生素 C 对肺癌的发生起保护作用($IRR=0.55$,$95\% CI$:$0.38～0.80$),膳食叶酸和补充 β-胡萝卜素是肺癌发生的危险因素($IRR=1.15$,$95\% CI$:$1.03～1.28$;$IRR=1.64$,$95\% CI$:$1.20～2.23$)[19]。

2) 美国

1976 年,美国护士健康研究启动,该队列研究避孕药、激素暴露对女性健康的影响,调查对象为美国 11 个洲 121 700 名 30~55 岁的美国已婚注册女性护士,以邮寄的方式进行问卷调查。问卷涉及生活方式、生育史、激素使用情况、吸烟史以及既往疾病史等情况。自队列建立以后,每 2 年进行 1 次随访,每次随访的应答率都在 90% 以上。研究显示,激素使用可能与肺癌发生相关[20]。1995—1996 年,美国国立卫生研究院(NIH)和美国退休人员协会(AARP)合作启动了 NIH-AARP 膳食与健康研究,该队列调查对象为来自美国 6 个洲及 2 个市的 567 169 名 50~69 岁的美国退休人员,以邮寄问卷(350 万份)的方式进行食物频率问卷调查。研究显示,吸烟可增加肺癌发病风险,但在过去吸烟人群中,饮食因素可能会起到减少肺癌发病风险的作用。

5.1.4.3 亚洲队列研究发展

1) 日本

1998 年,日本的 JACC 启动,调查对象为来自日本 45 个地区的 110 585 人,其中男性 46 395 人,女性 64 190 人,年龄为 40~79 岁。调查内容包括人口学资料、前一年的身体状况、体育锻炼、食物摄入量、高盐高脂食物摄入量、吸烟史、饮酒史、健康检查史、生育史、既往史、家族史以及职业行为等。该队列研究显示,每天看电视 4 h 以上的男性肺癌发病风险是每天看电视少于 2 h 男性的 1.36 倍(95%CI:1.04~1.80);在现在吸烟的人群中,成年期 BMI 降低会显著增加肺癌病死率[21]。

2) 韩国

1990 年,韩国医疗保险研究(KMIC 研究)启动,调查对象共 4 603 361 人,包括 1 177 961 名有保险的工人和 3 414 500 名他们的家属。要求这些工人每年进行 1 次医疗体检,家属自主选择是否检查。调查内容主要包括吸烟习惯(包括每天吸烟量和一年中吸烟时间)、蔬菜摄入量、饮酒状况等。该研究显示,丈夫吸烟的不吸烟女性的肺癌发生率较高;丈夫烟龄>30 年的女性肺癌发病风险是丈夫不吸烟女性的 3.1 倍(95%CI:1.4~6.6)[22]。

5.1.4.4 不同学科内容的队列研究发展

1) 病因研究队列

这是指直接研究流行病学危险因素和因果关系的队列,也是最传统的流行病学研究队列。例如研究吸烟与肺癌的因果关系,研究大气污染、室内燃煤、职业性氡、高浓度砷、BMI 和微量元素与肺癌发病风险或保护作用。这也是队列研究最常用的研究方法和研究内容。例如 1951 年 Doll 教授[23]开展的研究,将研究对象按吸烟与否分为暴露组(吸烟组)和非暴露组(非吸烟组),共计 40 710 人加入了这项为期 5 年的吸烟和非吸烟人群肺癌发病率的前瞻性队列研究。1957 年英国医生研究委员会宣布:20 世纪初肺癌激增的始作俑者是吸烟,从而使吸烟有害健康写上了烟盒。上海男性队列是研究吸烟与恶性肿瘤关系的前瞻性队列,随访 15 年后显示,45~64 岁每日吸香烟 1~19 支者和≥20 支者与非吸烟者相比较的 RR 分别为 4.27 和 8.61[13]。云南云锡矿工队列探究生产环境中的氡、砷等职业暴露因素与云锡矿工肺癌病死率的关系。结果显示，进入研究时的年龄、吸烟量、累积氡砷暴露、既往慢性支气管炎为云锡矿工肺癌的独立危险因素[16]。美国护士健康研究探究避孕药、激素暴露对女性健康的影响；结果显示，激素使用可能与肺癌发生相关[20]。另外，许多肺癌相关危险因素，如石棉、职业粉尘等，通过队列研究的设计方法得以验证。

2) 预防研究队列

针对已知的病因因素，采取预防干预措施，以评价干预后效果的研究队列。例如中国云南省宣威市改炉改灶预防肺癌的回顾性队列研究，改灶措施Ⅰ及措施Ⅱ均与肺癌发病率下降有较强的联系，其降低的程度大致与改灶时的年龄成反比。一生烧烟煤，在≤30岁、31～50岁以及≥51岁开始改灶与一生中未改灶的人群比较，男性患肺癌的 RR 值分别为0.42、0.66及0.75，女性分别为0.42、0.66及0.66，男、女性在改灶后患肺癌危险性下降的程度相似[24]。这些结果不仅支持了烧烟煤造成的室内空气污染与宣威地区肺癌之间具有因果关系的论点，同时也表明，在中国农村地区实行改灶措施对降低肺癌发病率有重要意义。一项探讨长期口服非甾体抗炎药（NSAIDs）与肺癌关系的研究采用了前瞻性队列研究设计，共有77 125名研究对象参加该研究。结果显示，长期使用 NSAIDs 能降低患肺癌风险，尤其是对于男性、有吸烟史者。通过队列研究设计证实，抗氧化食物及绿茶具有预防肺癌发生的作用。多项关于摄入水果、蔬菜与肺癌关系的研究中运用了队列研究设计，但摄入大量的水果、蔬菜能否预防肺癌的发生仍存在争议。

3) 临床研究队列

队列研究的设计方法还应用于化疗药物不良反应、干预措施的评价和预后因素等临床问题的研究上。国外一项关于化疗药物不良作用的前瞻性队列研究分析了老年（年龄≥75岁）与非老年（年龄≤55岁）肺癌群体间化疗不良反应的差异，结果显示，老年肺癌患者在接受化疗过程中更易出现不良反应。一项研究关于干预措施评价的回顾性队列研究分析了402例Ⅲa期（N2）非小细胞肺癌（non-small cell lung cancer，NSCLC）患者接受两种治疗措施的疗效差异。一组（147例）接受了新辅助化疗加手术切除，另一组（253例）仅接受化疗。结果显示，两组患者5年生存率分别为47%和8%（$P<0.05$）[25]。一项关于预后因素评价的前瞻性队列研究以 NSCLC 患者为研究对象，所有患者均因各种原因无法手术而接受根治性放疗，按治疗前接受 PET 检查与否分为PET 组与非 PET 组，PET 组80例，非 PET 组77例。结果显示，PET 组与非 PET 组中位生存期分别为31和16个月，差异有统计学意义（$P<0.05$）。结果认为，早期 NSCLC 患者在根治性放疗前接受 PET 检查较常规影像检查能延长生存时间[26]。中国一项中西医结合疗法提高晚期 NSCLC 生存期的前瞻性队列研究将包括中药汤剂、中成药、中药注射液等在内的中医综合治疗看作暴露因素，按接受中医综合治疗与否分为中

西医结合队列和西医队列。共纳入Ⅲ～Ⅳ期 NSCLC 患者 223 例,中西医结合队列 115 例,西医队列 108 例。研究结果显示,中西医结合治疗较西医治疗可以提高中位生存期及 1、2 年生存率,身体状况较好的患者更能从中西医结合治疗中获得生存益处。中西医结合治疗可以改善患者的体力状况,提高生活质量,在缓解症状及减轻消化道反应方面具有明显优势。

5.2　肺癌的危险因素与精准预防

　　了解肺癌的危险因素至关重要。吸烟是肺癌发生的一个重要危险因素,中国 75.04%的男性肺癌归因于吸烟,18.35%的女性肺癌归因于吸烟[27]。随着研究的不断深入,越来越多的证据提示,被动吸烟、职业暴露、室内环境污染、大气污染、饮食营养因素、慢性呼吸系统疾病、肺癌家族史等是肺癌的危险因素。本章将结合世界卫生组织国际癌症研究署(International Agency for Research on Cancer,IARC)有关人类致癌物评估的结果与既往流行病学研究结果,就肺癌危险因素的相关研究进展及相应精准预防措施进行概述。

5.2.1　已经确定的肺癌危险因素

1) 吸烟

　　烟草的种植和使用历史可以追溯到 4 000 年以前,最初被美洲土著人作为麻醉物质来使用,1493 年哥伦布将其带到欧洲后最早开始在西班牙种植,16～17 世纪在欧洲大陆迅速蔓延。进展到 1997 年的时候,全世界 1/3 的成年人(约 13 亿人)是吸烟者,其中成年男性吸烟率为 50%,成年女性吸烟率为 25%[28]。

　　20 世纪初期,随着肺癌的发病率和病死率大幅上升,人们逐渐认识到吸烟与肺癌发生的内在关系。1912 年 Adler 最早提出吸烟与肺癌有关。1950 年美国学者 Wynder 和 Graham 与英国学者 Doll 和 Hill 的病例对照研究,通过对癌症患者吸烟史的调查和谨慎的分析,最终宣布吸烟者更易患肺癌[29]。在此基础上,Doll 和 Hill 于 1951 年开始调查 59 600 名英国注册医师的吸烟史和健康情况,到 1954 年共随访了 29 个月。这个经典的前瞻性队列研究结果显示,不吸烟医师的肺癌病死率为 0,而每天吸 1 g、15 g 和 25 g 烟丝的医师其肺癌病死率分别为 0.48‰、0.67‰和 1.14‰[30]。该研究持续了 50 余年,观察期间分别于 1954 年、1956 年、1964 年和 1976 年进行了阶段小结,2004 年发表了最终报道,以确凿的数据证实吸烟者比不吸烟者更易发生肺癌。吸烟量愈大、吸入肺部愈深,患肺癌的危险性愈大。另外,吸纸烟比吸烟斗或雪茄患肺癌的风险更大。戒烟后随着时间的延长,患肺癌的危险性逐渐降低。Doll 和 Hill 在 20 世纪中期,应用流行病学的前瞻性队列研究方法阐明了吸烟和肺癌的关系,为研究多种癌症和原因未明疾病的病因提供了一个典范。

1985年，WHO/IARC工作组专家证实吸烟是肺癌的病因。2005年，哈佛大学学者综合WHO/IARC及前期危险因素研究的结果发现，在全球人群中，约70%的肺癌死亡归因于吸烟[31]。近年来的研究多集中在深入的数据挖掘。Winkler等[32]利用吸烟率趋势建立线性回归模型，估计了南非男性肺癌病死率将从2010年的17.1/10万降低到2025年的14.1/10万。Jürgens等[33]运用贝叶斯回归模型将肺癌的病死率作为吸烟率的替代指标，从而估计吸烟的空间分布，并分析指出，85%男性和69%女性肺癌死亡归因于吸烟。

中国的云锡矿工职业暴露和筛查队列是国内较早开展肺癌病因探索的研究队列，乔友林教授在1985年开展的病例对照研究提示了吸水烟与患肺癌的剂量反应关系，(7.3～15.5)包/年组和(15.6～61.0)包/年组与非吸烟者相比，OR值分别为1.4和1.6[34]。根据中国一项前瞻性队列研究结果，男性吸烟者患肺癌的RR达2.51，尤其是非腺癌患者的RR增加到了5.83[35]。

2) 被动吸烟

中国是世界上最大的烟草消费国家，不仅吸烟率居高不下，被动吸烟暴露形势同样十分严峻。据统计，中国有7.4亿非吸烟者暴露于被动吸烟，因此导致的死亡超过10万人[36]。

被动吸烟与主动吸烟有很大不同，但是被动吸烟在很大程度上会增加室内空气污染、颗粒物的含量，会形成类似于主动吸烟的状态。自1981年出现对被动吸烟的报道以来，后续出现了很多关于被动吸烟的研究。在一项非吸烟人群肺癌个人风险评估的研究中发现，发生肺癌者中有47%来自非吸烟人群，而在非吸烟的肺癌患者中有75%是非吸烟女性，她们中大部分都有被动吸烟接触史。被动吸烟来自父亲、兄弟或者配偶，因此在她们生命的早期阶段，被动吸烟的接触率可达到75%。有研究显示，暴露于被动吸烟对女性非吸烟人群肺癌的发生有影响（$OR=1.39,95\%CI:1.17\sim1.67$），按被动吸烟的来源进行分组后发现，暴露于家庭和工作单位的被动吸烟对女性肺癌的发生都有影响，OR值分别为1.30（$95\%CI:1.09\sim1.54$）和1.47（$95\%CI:1.18\sim1.83$），人群归因危险百分比（$PAR\%$）分别为13.90%和6.58%，其中家庭中来源于配偶的被动吸烟对女性影响较大。而对于非吸烟男性患者，被动吸烟也是一个重要的危险因素（$OR=2.288,95\%CI:1.508\sim3.471$），其中工作环境被动吸烟的$OR$值为2.221（$95\%CI:1.361\sim3.625$）。总之，有26.51%非吸烟者肺癌的发生可归因于被动吸烟，所以减少被动吸烟的暴露对非吸烟人群肺癌的防治大有裨益[37]。

3) 室内环境污染

长期暴露于室内空气污染是一个重大的公共卫生问题，尤其是在低收入国家的儿童和妇女，关于室内环境污染的研究主要集中在室内燃煤、厨房油烟、氡污染等对非吸烟女性的影响上。

20 世纪 80—90 年代在非洲和欧美人群中的部分研究结果并不完全支持室内燃煤增加肺癌发生风险的结论。但在亚洲,尤其中国和台湾地区,有很大比例的人群暴露于室内燃煤,这是不同于其他地区的人群分布特点。按照人群和地域关系来分层以后,MA 分析的一致性结果证明了室内燃煤与肺癌的因果关系。2010 年,IARC 正式将室内燃煤归为 1 类致癌物,将室内木材等有机物质的燃烧释放归为 2A 类致癌物。国内室内燃煤污染最广泛的研究来自云南宣威肺癌高发现场。研究认为,烟煤燃烧排放物中多环芳烃类化合物与宣威肺癌高发之间具有明显的因果关系。燃用烟煤的肺癌风险增加了 7.7 倍(95%CI:4.5～13.3),最高地区达到了 24.8 倍[38]。

4) 职业暴露

职业氡、砷及石棉的暴露被认为与肺癌存在关联。国际癌症研究所分别于 1987 年和 2001 年将砷及其化合物、石棉、氡-222 及其衰变物列为确定致癌物。

氡-222 是一种天然放射性气体,被吸入后会对人的呼吸系统造成辐射损伤。在众多与肺癌相关的环境和职业危险因素中,放射性氡及其子体被认为是继吸烟之后的第二大致肺癌危险因素。中国云锡矿工肺癌病因学研究显示,随累计氡暴露量的增加,肺癌发病的危险性递增,队列中氡暴露水平最高的 1/4 人群(577WLM)肺癌发病风险大概是暴露水平最低 1/4 人群的 4 倍[39]。

砷暴露是肺癌发生的另一个高危因素。砷是一种在自然界广泛存在,并且有类金属特性的元素。它可在肺组织内蓄积,进而促进肺癌的发生、发展。除了高浓度的砷暴露与肺癌的发生有关外,最新的 MA 分析发现,低浓度的饮水砷暴露(100～150 μg/L)与肺癌风险无关。但由于不同地区砷暴露的环境、浓度均存在差异,对砷暴露地区个体健康效应差异较大,这是流行病学研究目前需要完善的方向。

石棉粉尘暴露对人体的伤害很大,长期吸入能引起石棉肺、肺癌、胸膜间皮瘤等疾病。有关石棉致癌强度的研究认为,石棉暴露水平每增加 1 f-y/ml,患肺癌的 RR 增加 1%～4%,而 25～100 f-y/ml 将使风险加倍[40]。中国有关职业石棉暴露与肺癌的研究较多,而接触石棉原料的队列主要为温石棉暴露。研究认为,温石棉粉尘累积接触剂量和肺癌累计发病率之间具有明显的剂量反应关系。

5.2.2 很有可能的肺癌危险因素

柴油机尾气: 柴油机尾气主要成分包括一氧化碳、碳氢化合物、氮氧化物、二氧化硫、烟尘微粒(某些重金属化合物、铅化合物、黑烟及油雾)和臭气(甲醛)等。2012 年6 月,WHO/IARC 正式将柴油机尾气列为 I 类致癌物。

碳酸钾矿工柴油机尾气暴露水平高,工作环境相对密闭,而且暴露于砷、氡等其他致癌物的水平可以忽略不计,因此是研究柴油机尾气暴露和肺癌发生风险的理想对象。

Vermeulen 等[41]根据 3 项大型职业队列研究(包括两项有关货运行业工人的研究和一项有关矿工的研究)的数据,通过荟萃分析显示,累积元素碳(EC)每年增加 $1\ \mu g/m^3$,肺癌病死率的 $\ln RR$ 值为 $0.000\ 98$($95\% CI$:$0.000\ 55 \sim 0.001\ 4$)。终生暴露于 $0.8\ \mu g/m^3$ EC 环境中,每 $10\ 000$ 人的额外肺癌死亡数估值为 21 例。基于对过去的职业和环境暴露的假设,估计每年约有 6% 的肺癌患者死亡可能归因于柴油机尾气暴露。因此工作场所和室外空气中常见水平的柴油机尾气,可能造成大量额外的肺癌发生风险。这一结果高于美国和欧洲通常可接受的限值(基于职业人群和普通人群的终身暴露,限值通常分别设为 $1/1\ 000$ 和 $1/100\ 000$)。

5.2.3 有可能的肺癌危险因素

1) 空气污染

2013 年 IARC 将来自汽车、发电、工农业排放、热力和烹饪的室外空气污染物列入致癌物名单。大气污染物主要包括 $PM_{2.5}$(平均直径$<2.5\ \mu m$ 的细颗粒物)等气溶胶状污染物和气体状污染物两大类,主要通过呼吸道进入人体。其中 PM 主要分 $PM_{2.5}$ 和 PM_{10},是中国区域性空气污染的主要污染物。气态物质主要有氮氧化物(NOX)、SO_2 和 O_3 等,与交通性空气污染密切相关。

大气颗粒物污染位居 2016 年全球十大疾病危险因素第六位。在 17 个欧洲国家开展的人群队列研究中,通过 Cox 回归模型分析发现,每 $10\ \mu g/m^3$ PM_{10}($HR=1.22$,$95\% CI$:$1.03 \sim 1.4$)和 $1\ \mu g/m^3$ $PM_{2.5}$($HR=1.18$,$95\% CI$:$0.96 \sim 1.46$)的增加可致肺癌发病增加,其致肺腺癌的 HR 分别为 1.51($95\% CI$:$1.10 \sim 2.08$)和 1.10($95\% CI$:$1.05 \sim 2.29$)[42]。Gharibvand 等[43]对 $96\ 000$ 名美国人随访 7.5 年的研究结果提示,在非吸烟人群中,$PM_{2.5}$ 的浓度每增加 $10\ \mu g/m^3$,肺癌发生的 HR 为 1.43($95\% CI$:$1.11 \sim 1.84$),在户外活动超过 $1\ h/d$ 或在空气污染的地区生活超过 5 年者,HR 分别为 1.68($95\% CI$:$1.28 \sim 2.22$)和 1.54($95\% CI$:$1.17 \sim 2.04$)。在前瞻性护士队列研究中,72 个月平均 PM 浓度与肺癌发病呈弱相关(PM_{10}:$HR=1.04$,$95\% CI$:$0.95 \sim 1.14$;$PM_{2.5}$:$HR=1.06$,$95\% CI$:$0.91 \sim 1.25$;$PM_{2.5 \sim 10}$:$HR=1.05$,$95\% CI$:$0.92 \sim 1.20$),对于不抽烟者和已经戒烟至少 10 年的吸烟者,关联强度增加且 $PM_{2.5}$ 最强(PM_{10}:$HR=1.15$,$95\% CI$:$1.00 \sim 1.32$;$PM_{2.5}$:$HR=1.37$,$95\% CI$:$1.06 \sim 1.77$;$PM_{2.5 \sim 10}$:$HR=1.11$,$95\% CI$:$0.90 \sim 1.37$)[44]。在美国人群进行的一项队列研究中,NO_2 和 O_3 浓度每增加 1 个标准差致早期肺癌的 HR 分别为 1.26($95\% CI$:$1.25 \sim 1.28$)和 1.38($95\% CI$:$1.35 \sim 1.41$),且在早期非小细胞癌患者中 NO_2 的作用最显著[45]。

研究提示,全球 8% 的肺癌死亡归因于 PM2.5,尤其是对肺腺癌的影响更大。据估计,大气颗粒物污染引起过早死的风险在中国等发展中国家更高。中国 2010 年归因于室外空气污染疾病负担的数据也表明,2010 年室外空气污染导致肺癌的死亡为 14.0 万例[46],因此空气污染已经成为中国一个重要的公共卫生问题。由于肺癌进展到出现临床症状需很长时间,且对于空气污染物、混杂因素等测量存在困难,对个体的影响较难估计,还需一定的时间开展国内空气污染物与肺癌的队列研究以得出准确结论。

2) 肺部疾病史

肺部疾病如 COPD(包括肺气肿、慢性支气管炎)等被认为在肺部组织炎性反应当中扮演了很重要的角色。2012 年,国际肺癌协作组通过合并分析明确结论,认为肺气肿使肺癌发病的 RR 提高 2.44 倍,慢性支气管炎为 1.47 倍,肺结核为 1.48 倍。而对于非吸烟者,肺气肿和肺结核也显著提高了肺癌发生的 RR[47]。

关于 COPD 与肺癌发病风险关联探索的队列研究开展较早。2004 年,Littman 等[48]通过对 17 695 名美国人进行 9.1 年的随访发现,有 COPD 病史者肺癌发病风险更高($HR=1.29,95\%CI$:$1.09\sim1.53$)。中国云南省宣威地区一直是 COPD 和肺癌的高发地区,在 1992—2001 年间,在 9 295 例研究对象中随访到 502 例肺癌患者。研究结果证实,慢性支气管炎病史导致肺癌风险增加($HR=1.50,95\%CI$:$1.24\sim1.81$)[49]。根据 18 个队列研究结果进行的一项 MA 分析证实,COPD 病史与增高的肺癌发病风险间存在关联($HR=2.06,95\%CI$:$1.50\sim2.85$)[50]。

3) 家族史

肺癌的发生发展受多种因素的联合作用。1963 年 Tokuhata 和 Lilienfeld 发现,肺癌患者亲属中肺癌致死的人数高于对照组亲属,家族聚集现象是肺癌危险性的一个家族性成分。之后的多项病例对照研究结果提示,肺癌发病具有家族聚集性,肿瘤家族史是非吸烟人群肺癌发生的一个重要危险因素。

日本前瞻性大规模队列研究(Japan Public Health Center-based Prospective, JPHC)在 13 年的随访中调查了 102 255 例中老年日本受试者,发现肺癌家系一级亲属肺癌发病风险显著增加($HR=1.95,95\%CI$:$1.31\sim2.88$)。关联在女性中强于男性($HR=2.65,95\%CI$:$1.40\sim5.01$;$HR=1.69,95\%CI$:$1.03\sim2.78$),从不吸烟者强于目前吸烟者($HR=2.48,95\%CI$:$1.27\sim4.84$;$HR=1.73,95\%CI$:$0.99\sim3.00$)。而且与其他组织学类型相比,鳞癌发病风险与肺癌家族史的关联更强($HR=2.79,95\%CI$:$1.37=5.68$)。瑞典的一项研究使用了全国范围的家庭癌症数据来证明肺癌的遗传易感性,纳入 1932 年及之后出生的瑞典人和他们的父母(共计约 1 020 万人)以及从瑞典癌症登记处检索到的癌症病例。结果证实,家族性肺癌患者的第二原发肺癌的发病率要比普通人高 9 倍[51]。一项荟萃分析系统整合了既往多项队列研究结果,证实了肺癌家族史与增高的肺癌发病风险间存在的正向关联($HR=2.01,95\%CI$:$1.68\sim2.50$)[52]。

4) 体育锻炼

有规律的锻炼可以减少肺癌发病风险和癌症复发。Wang 等[53]研究女性肺癌和运动的关系后指出,与不运动的人相比,高运动水平和低肺癌发病有关($P=0.009$),不同运动水平的 HR 值分别为:低水平 $HR=0.86$(95%CI:0.76~0.96),中等水平 $HR=0.82$(95%CI:0.73~0.93),高水平 $HR=0.90$(95%CI:0.79~1.03)。结论为,体育活动可以降低绝经妇女肺癌发病率和病死率,尤其是在非肥胖女性中。

5) 雌激素

女性肺癌的发生被认为与雌激素有关。有证据表明,雌激素可能直接通过促进细胞增殖而导致肺癌的发生。最早有关雌激素与肺癌关系的发现来自上海女性的一项病例对照研究,该研究发现肺癌高发,尤其是非吸烟女性肺腺癌高发,与延迟绝经及更短的月经周期有关。然而,其后上海女性健康问题研究(Shanghai Women' Health Study)、NHS 和 NIH 的膳食与健康研究(NIH-AARP Diet and Health Study)这 3 个前瞻性人群队列研究长期随访的结果均揭示,内源性雌激素可能通过推迟绝经和延长生育周期来降低肺癌的发病。另一方面,新加坡 20 000 余人的女性队列研究并未发现生育周期长短与肺癌发病有关。与生育周期≤30 年的女性相比,>30 年的女性 HR 为 0.96~1.14,无统计学意义[54]。生殖和激素对肺癌的病因学作用研究仍存在较多争议,对于肺癌在性别和病理类型上出现的巨大差异,比如终身不吸烟的女性患肺腺癌居多,除了受吸烟和环境暴露因素等影响外,性激素扮演了重要的角色。

6) 身体测量指标

流行病学研究常通过身体测量指标来定义体脂分布,最常用的指标为 BMI,为国际统一使用的全身性肥胖分型标准参数。其他还有体重、腰围、腹围、臀围、腰臀比等指标。

BMI 与肺癌发病风险关联探索的队列研究较为成熟。1994 年,美国国家健康与营养检查调查结果提示,在吸烟者中肺癌发病与 BMI 存在负向的剂量反应关系,与正常 BMI 组相比,BMI 值为 25~29.9 kg/m^2 组、30~32.4 kg/m^2 组、≥32.5 kg/m^2 组的 OR 值分别为 0.9(95%CI:0.7~1.1)、0.8(95%CI:0.6~1.1)和 0.8(95%CI:0.6~1.0)。其机制可能与吸烟引发的 DNA 损伤有关。针对世界人群的一项 MA 分析表明,BMI 与肺癌发病风险呈负相关。同时,基于中国人群的一项最新 MA 分析支持 BMI 较高是肺癌发病保护性因素的观点,BMI 每增加 5 kg/m^2,肺癌发病风险降低 21%[55]。但上海一项纳入 74 942 人的女性队列研究认为,40 岁以上非吸烟女性的 BMI 与肺癌发生没有关联,基线 BMI 最高四分位组与最低组比较,$RR=0.95$(95%CI:0.67~1.34)[56]。

7) 营养饮食因素

维生素与微量元素的摄入,如豆制品、蔬菜、水果的摄入等,都曾被提出可能与肺癌的发生有关,但大量的病例对照和前瞻性队列研究结果却不尽一致。最近有关微量元素摄入与肺癌发病风险的队列研究，并不支持膳食中增加微量元素的摄入（如锰、锌和铜）能降低肺癌发生的结论。上海女性健康队列研究提示，膳食摄入钙可能降低非吸烟女性肺癌的发生（$HR=0.66$，$95\%CI$：$0.48\sim0.91$）[57]。然而，对乳制品和钙摄入与肺癌关系进行 MA 分析的阴性结果，仍然提示肺癌与营养饮食的关系仍待进一步研究。

5.3 肺癌的早诊早治与精准预防

5.3.1 肺癌的早诊早治与筛查的动态

5.3.1.1 肺癌筛查的方法

中国肿瘤防治办公室的数据显示，中国 2015 年肺癌新发病例约 73 万，死亡病例约 61 万，发病率及病死率均居恶性肿瘤首位[3]。尽管近年来肺癌治疗手段有较快发展，然而总体预后并无明显改善，目前 5 年总生存率仅为 $16\%\sim18\%$。研究发现，Ⅰ期肺癌 5 年存活率达 $60\%\sim70\%$，而Ⅳ期肺癌存活率不到 5%，因此若能通过合理有效的筛查手段实现肺癌早期有效识别，可有效降低肺癌病死率，延长肺癌患者寿命。

1) 胸部 X 线与痰细胞学检查

早在 20 世纪 70 年代，已有大量随机对照试验针对胸部 X 线和痰细胞检查作为肺癌筛查手段进行了系列评价，由美国国家癌症研究所牵头开展了 3 项随机对照试验研究。结果提示，对肺癌高危人群采用胸部 X 线和痰细胞学检查等手段进行肺癌筛查，可提高肺癌的检出率。虽然 X 线胸片具有能够观察胸部结构的全貌、经济、方便、辐射剂量小、相对禁忌证少等优势，但是由于胸片上解剖结构重叠多，病灶检出率低，尤其是肺尖、心膈角区、纵隔重叠区、肋骨重叠区等区域的病灶容易漏诊，对肺内小结节，尤其是直径<1 cm 的微结节容易漏诊，较难判断良恶性。而痰液细胞学检查敏感性较低，因此对早期肺癌的识别存在明显局限性。更重要的是，多项随机对照试验研究结果均不能直接证明采用胸部 X 线和痰细胞学检查进行肺癌筛查，可有效提高早期肺癌检出率，降低肺癌病死率。采用 X 线胸片联合痰细胞学检查这一筛查手段逐渐退出历史舞台。

2) 胸部低剂量 CT(low-dose computed tomography，LDCT)检查

自 20 世纪 90 年代起，随着 LDCT 技术的发展，肺癌筛查研究进入 LDCT 时代，并成为近 20 年来肺癌筛查研究的热点。1993 年，国际"早期肺癌行动计划（early lung cancer action program，ELCAP）"开启了 LDCT 筛查肺癌的先河。2011 年，《新英格兰医学杂志》发表了美国肺癌筛查试验(national lung screening trail，NLST)随访 6.5 年的研究结果，与 X 线胸片相比，对高危人群进行每年 1 次连续 3 年的 LDCT 筛查可使肺癌病死率下降 20%，且所检出的肺癌大部分为 T0～2 期，印证了 LDCT 在肺癌筛查中的巨大价值。荷兰－比利时随机对照肺癌筛查试验(Dutch-Belgian Randomized Lung Cancer Screening Trail，NELSON)调整阳性结果定义后，显著降低了 LDCT 的假阳性

率。随着 LDCT 肺癌筛查项目在日本、美国及欧洲的陆续启动,标志着肺癌筛查研究进入了 LDCT 时代。LDCT 肺癌筛查的益处是显而易见的,主要包括:① 检出更多、更早的肺癌;② 降低肺癌病死率,提高生活质量;③ 同时检出其他需要治疗的疾病,如慢性阻塞性肺疾病、冠状动脉钙化、肺间质性病变、甲状腺病变、乳腺病变等。LDCT 肺癌筛查也存在一定的潜在风险,主要包括:① 假阳性率可能导致不必要的检测、不必要的有创性操作(包括手术)、经济负担及心理压力等。有效而准确地定义阳性结节的阈值可以降低假阳性率。② 过度诊断。惰性生长的结节在筛查中约占 18%～25%[58]。合理的随诊、应用损伤较小的介入性诊疗方法(如胸腔镜等)或非手术治疗方法等,可有效降低其可能产生的风险。③ 放射暴露。放射线的风险依然是 LDCT 肺癌筛查时需要重点关注的内容之一。目前,LDCT 单次检查平均辐射剂量在 1.50 mSv 以下,美国医学物理师协会(the American Association of Physicists in Medicine,AAPM)研究表明,单次剂量在 50 mSv 以下、短期内多次累积剂量在 100 mSv 以下时是安全的。尽管目前 LDCT 肺癌筛查依然存在一些问题,但是国际上已经认同其在肺癌高危人群筛查中的作用。

3) 血液分子标志物检测

由于血液分子标志物检测是通过检查人体肿瘤分子生物层面的改变来发现肿瘤,同时具备无创、简单、便捷的特点,因此近年来,如何将分子标志物应用于肺癌的早期诊断、提高早期肺癌的检出率成为研究热点。传统的肿瘤标志物如癌胚抗原(carcinoembryonic antigen, CEA)、血清鳞状细胞抗原(serum squamous cell carcinoma antigen, SCC-Ag)、癌抗原 125(cancer antigen 125, CA125)、cyfra21-1 等对早期肺癌的灵敏度低于 50%[59],并且区分肺癌与良性肺病的特异性低,较少单独用于肺癌筛查,常常与其他筛查手段联合达到提高灵敏度、特异度的目的。近年来发现,系列新型肿瘤标志物,如核内不均一核糖核蛋白(heterogenous nuclear ribonucleoprotein, hnRNP)、FHIT 基因微卫星缺失、代谢遗传多态性(肺癌易感基因)异常等,是肺癌筛检的几个重要标志物。此外,很多证据表明,肿瘤患者体内存在肿瘤相关抗原(tumor-associated antigen, TAA),包括 p53、NY-ESO-1、CAGE、GBU4-5、HER-2 等。自身抗体的检测在Ⅰ期和Ⅱ期肺癌患者中有较好的敏感性,有效弥补了临床上传统血清类标志物Ⅰ期和Ⅱ期敏感性不足的缺陷,能辅助 LDCT 提高阳性预测值。

5.3.1.2　肺癌筛查的共识

LDCT 已经越来越多地用于肺癌筛查,国际早期肺癌行动计划(International Early Lung Cancer Program,I-ELCAP)、美国国家综合癌症网络(National Comprehensive Cancer Network,NCCN)、美国胸外科协会(American Association for Thoracic Surgery,AATS)、美国胸科医师学院(American College of Chest Physicians,ACCP)、美国癌症协会(American Cancer Society,ACS)、美国预防服务工作组(United States

Preventive Services Task Force，USPSTF)等机构制定的 LDCT 肺癌筛查指南,在高危人群界定、阳性界值确定、随诊方案等方面均存在一定差异。

1) 高危人群的界定

对于高危人群的界定,不同机构推荐的界值不尽相同,但通常以年龄、吸烟包年、其他危险因素暴露等确定高危人群。NCCN 指南建议高危人群(年龄范围为 55~74 岁,吸烟≥30 包/年且戒烟<15 年;或者年龄≥50 岁,吸烟≥20 包/年且合并其他肺癌危险因素)进行 LDCT 筛查,并年度复查直至 74 岁[60]。而 AATS 则根据北美地区的预期寿命,建议筛查年龄延长至 79 岁,并推荐在长期存活(治疗后 4~5 年)的肺癌患者中进行 LDCT 筛查,以便检出新的原发肺癌[61]。I-ELCAP 同样选择高危人群作为筛查对象,并将高危人群定义为:年龄≥40 岁,吸烟史≥10 包/年,戒烟不超过 15 年,或有被动吸烟史、职业暴露史(石棉、铍、铀或氡)[62]。中国 LDCT 肺癌筛查专家共识推荐在高危人群中进行 LDCT 肺癌筛查,建议将高危人群定义为:① 年龄 50~75 岁;② 至少合并以下一项危险因素:吸烟≥20 包/年,其中也包括曾经吸烟,但戒烟时间不足 15 年者;被动吸烟者;有职业暴露史(石棉、铍、铀、氡等接触者);有恶性肿瘤病史或肺癌家族史;有 COPD 或弥漫性肺纤维化病史[63]。

2) LDCT 检出肺内结节的处理策略

虽然国内外各医疗机构或研究项目推荐的肺结节处理方案不尽一致,但通常都是根据结节的大小、密度(实性、部分实性或非实性)、检出时间(基线/随诊)等方面提出处理意见。NCCN 指南推荐基线 CT 检出结节按照阴性、6~8 mm 实性和部分实性结节、>8 mm 实性和部分实性结节、5~10 mm 非实性结节、>10 mm 非实性结节、支气管腔内实性结节分别随诊[60]。I-ELCAP 提出基线非实性结节、径线<6 mm 的非钙化实性结节及部分实性结节,或随诊 CT 发现的非实性结节、径线<3 mm 非钙化实性结节及部分实性结节为半阳性(semi-positive)结节,其随诊策略与筛查阴性者相似,从而有效降低了复查的频度。此外,I-ELCAP 推荐按基线 LDCT 阴性(无非钙化结节)、半阳性结节、6~14 mm 实性及部分实性结节、≥15 mm 实性及部分实性结节分别进行随诊;年度 LDCT 按阴性(无新结节)、半阳性结节、3~6 mm 新实性或部分实性结节、≥6 mm 新实性或部分实性结节或者任何呈恶性趋势增长的上年度结节分别随诊[64]。

中国《肺亚实性结节影像处理专家共识》[65]对 LDCT 检出的肺结节的处理方案为:① 孤立的、直径≤5 mm 的非实性结节,2 年后 LDCT 随访,无变化则 4 年后随访。② 孤立的、直径>5 mm 的非实性结节,发现病变后 3 个月进行 LDCT 复查,以确定病变是否持续存在。③ 孤立的部分实性结节,病变无变化或增大则考虑恶性可能,建议手术切除。对于直径 10 mm 以上,实性部分>5 mm 的部分实性结节,可考虑 PET-CT 进一步检查。④ 多发的、直径<5 mm、边界清楚的非实性结节,应采取比较保守的方案。⑤ 多发非实性结节,至少 1 个病变直径>5 mm,但没有特别突出的病灶,推荐首次检查后 3 个月 LDCT 随访，如无变化，之后每年 1 次 LDCT 检查，至少 3 年。⑥ 有突出病灶的多发非实性或部分实性结节，在首次检查后 3 个月进行 LDCT 随访，如病灶持续存在，建议对较大的突出病灶给予更积极的诊断和治疗。

5.3.1.3　肺癌筛查的实践

1）国际肺癌筛查进展

20 世纪 90 年代以后，随着肺癌发病率的逐年升高，肺癌的早期筛查也备受重视。1993 年，国际早期肺癌行动计划开启了 LDCT 肺癌筛查先河。该研究在 10 年间对 31 567 例肺癌高危人群进行年度 LDCT 筛查，最终确诊肺癌 484 例，10 年生存率达 80%，其中 Ⅰ 期肺癌占比为 85%，10 年生存率达 88%[64]，初步证实了 LDCT 筛查的有效性，为后续 LDCT 肺癌筛查研究提供了思路和方向。2009 年，意大利采用新型成像技术和分子试验进行早期肺癌筛查的试验（detection and screening of early lung cancer by novel imaging technology and molecular essays，DANTE）发表了 3 年的筛查数据结果，筛查组（$n = 1\ 276$）与未筛查组（$n = 1\ 196$）的病死率并无差异[66]，可能与样本量较少、随访时间较短（3 年）有关。2011 年，美国 NLST 研究发布了随访 6.5 年的结果，与 X 线胸片相比，对高危人群进行每年 1 次连续 3 年的 LDCT 筛查可使肺癌病死率下降 20%，且所检出的肺癌大部分为 T0～T2 期[67]，印证了 LDCT 在肺癌筛查中的巨大价值。继 NLST 之后，荷兰-比利时 NELSON 试验改变了传统单纯使用最大径测量结节大小的手段，将结节体积 > 500 mm^3 或体积倍增时间 < 400 d 作为阳性定义后，阳性预测值较 NLST 试验有明显提高（40.0% 和 3.8%）[68]，为各国制订阳性结节标准提供了科学依据。此外，该研究还发现，LDCT 筛查过程中漏查的原因主要有检测误差、读片误差和人为误差，减少间期癌的发生、防止 LDCT 的误读是未来筛查工作中需要重视的问题。LDCT 作为肺癌筛查手段，已被公认为是当前肺癌防控最有效的途径。近年来，许多国家先后开展 LDCT 肺癌筛查的卫生经济学评价研究。2014 年 NLST 筛查试验数据初步证实，每年 1 次、连续 3 年的 LDCT 检查作为肺癌筛查手段经济有效［$81\ 000$/QALY（质量调整生命年）］，但受实际筛查实施影响[69]。2015 年，加拿大肺癌 LDCT 筛查项目的卫生经济学评价研究显示，肺癌筛查可挽救 $51\ 000$/QALY，增量成本效果比为 CaD $52\ 000$/QALY；如果采取有效的手段将人群戒烟率提高到 22.5%，则增量成本效果比将降低为 CaD $24\ 000$/QALY，提示筛查项目结合人群戒烟计划可能会更好地提高人群筛查效益[70]。

2）国内肺癌筛查进展

随着近几年来中国政府对肺癌防控投入的增多，中国的 LDCT 肺癌筛查工作正在加速推进，目前在国家层面上已有多个大型 LDCT 肺癌筛查研究项目或惠民项目正在进行。

（1）农村癌症早诊早治项目：2010 年，中国农村癌症早诊早治项目在肺癌高发地区开展试点筛查。为最大限度地减少对无癌人群的干预和不必要的有创检查，农村癌症早诊早治筛查项目根据肺癌高发地区肺癌发病年龄分布、个体吸烟史(≥20 包年)以及当地其他重要危险因素来确定高危人群,针对高危人群采用 LDCT 进行筛查。随着项目在全国范围内不断推进,截至 2016 年,农村城市癌症早诊早治项目肺癌筛查项目共计覆盖 11 个项目点,包括云南省宣威市、辽宁省东港市、四川省成都市等肺癌高发地区,预计最终肺癌筛查人数超过 8 万。

(2) 城市癌症早诊早治项目:2012 年,国家重大公共卫生专项-城市癌症早诊早治项目启动,该项目针对中国城市高发的五大类癌症(肺癌、上消化道癌、大肠癌、乳腺癌和肝癌)进行筛查[71]。在国际肺癌筛查项目及中国农村肺癌筛查项目经验的基础上,为进一步合理、准确地选择筛查对象,提高筛查的敏感度和特异度,提高肺癌筛查的卫生经济学效益,城市癌症早诊早治筛查项目对筛查人群进行了进一步优化。针对项目覆盖的城市 40~74 岁一般人群进行流行病学问卷调查,根据吸烟指数、近 10 年新鲜蔬菜摄入量、近 10 年生活环境空气污染、体育锻炼、慢性呼吸系统疾病史、肺癌家族史等危险因素暴露情况,采用哈弗模型进行肺癌发病风险评估,筛选肺癌高危人群,进而开展有针对性的肺癌筛查。目前该项目已覆盖全国 18 个省份 30 个城市,预计最终肺癌筛查人数超过 20 万,这将是迄今为止全球最大规模的 LDCT 肺癌筛查项目。

3) 其他肺癌筛查试验

2007 年,唐威等[72]率先在北京地区无症状体检人群中开展肺癌 LDCT 筛查试验研究,4 659 例 40 岁以上人群的肺癌筛查数据显示,采用 LDCT 进行肺癌筛查,肺癌早诊率可达 76.0%。此外该研究还发现,被动吸烟暴露女性人群肺癌检出率远高于 NCCN 肺癌筛查指南定义的高危人群(1.4% 和 0.9%),提示肺癌筛查也应重视被动吸烟暴露女性人群。2013 年,罗晓阳等[73]在上海地区开展基于社区的早期肺癌 LDCT 筛查实践探索,对 11 332 例社区人群的肺癌筛查结果表明,采用 LDCT 筛查手段结合以微创手术治疗为主的多学科综合治疗模式,构建涵盖肺癌预防、诊断、治疗、康复及随访等医疗服务措施的综合治疗立体网络,可提高肺癌早期诊断率至 81.48%,具有可行性及有效性,为中国肺癌筛查的社区推广模式提供了科学依据。

虽然越来越多的筛查试验均表明 LDCT 肺癌筛查可检出更多早期肺癌并降低肺癌病死率,但费用问题仍然是 LDCT 能否用于人群筛查的一个重要因素。中国的国情与西方发达国家不同,对于筛查所产生的费用,如 LDCT 检查费用、随诊费用、治疗费用等在中国还需进行严格的分析,如何有效降低筛查费用也是今后需要继续研究的课题。

5.3.2 肺癌的筛查与精准预防

5.3.2.1 基于预警标志物的精准预防

筛查是恶性肿瘤二级预防的重要策略,其主要通过适当的检查方法检出易发生肿瘤或者已发生无症状肿瘤的个体,从而达到早期发现、早期诊断和早期治疗的目的,最终实现降低肿瘤病死率的目标。传统的筛查方法,如 X 线片和痰细胞学检查,在肺癌高危人群筛检中发挥了重要的作用,但良性肿块的干扰往往会造成假阳性结果,而且早期筛检也存在诸多挑战。近年来,随着人类基因组计划的完成,生命科学研究进入了基因组时代,在人群基因组研究中发现的与疾病发生、发展相关的一系列生物标志物,也开始被应用于疾病的预防和治疗,并逐渐成为恶性肿瘤精准预防领域的研究热点。其中,包括遗传变异在内的遗传因素在个体出生时就已经确定,其作为预警标志物可用于肿瘤高危人群筛检,对于指导个体恶性肿瘤的精准预防具有重要意义。遗传变异可呈现为高外显性的基因突变(人群分布频率<1%)和低外显性的基因多态性(人群分布频率>1%)。前者多属肿瘤高发家族种系突变,突变基因携带者具有较高的患癌危险性,但在人群中通常较罕见,频率一般<1%,对总体人群发病的归因危险度也比较低;而后者单独对疾病的贡献往往较小,外显率较低,主要通过多个变异或者与环境因素的协同作用增加个体对疾病的易感性,但人群频率较高,一般>1%,故人群归因危险度较高。随着检测技术的发展,遗传变异的研究策略从最初的单基因单位点、多基因多位点的候选基因策略,发展到如今的 GWAS,在肿瘤预警标志物的探索方面发挥了巨大作用。例如,国内首个肺癌 GWAS[74] 通过运用 Affymetrix 6.0 高密度芯片对 2 383 例肺癌患者和 3 160 例正常对照进行分析,并在 6 313 例肺癌患者及 6 409 例正常对照中进行验证,最终发现了 6 个与肺癌易感性相关的遗传位点。通过类似的方法,该课题组其后又发现了 4 个与吸烟有显著交互作用的肺癌易感性位点,以及 1 个仅与肺鳞癌易感性相关的 SNP 位点[75]。基于 GWAS 发现的上述肺癌易感位点,该课题组进一步联合应用遗传因素和吸烟信息构建了中国汉族人群的肺癌风险预测模型,发现遗传因素与吸烟信息联合模型的风险预测效能显著高于单独的吸烟模型或遗传模型($P<0.001$),ROC 曲线下面积(area under the curve,AUC)为 0.69,灵敏度和特异度分别为 64.70% 和 64.93%,表明 GWAS 发现的遗传位点可作为预警标志物,其联合吸烟信息构建的肺癌风险预测模型可用于肺癌发病高危人群的预警[76]。此外,以循环 miRNA、循环肿瘤细胞以及循环游离 DNA 等为代表的新型血液生物标志物,具有早期、稳定、微创、可重复等优点,也被逐渐应用于肺癌等肿瘤的精准预防,展现了良好的应用前景。例如,循环 miRNA 作为一种含量丰富且性质稳定的生物标志物,已被广泛研究用于肺癌等肿瘤的早期诊断。Chen 等[77] 探讨了循环 miRNA 在 NSCLC 早期诊断中的应用价值,在 NSCLC 患者血清中鉴定出 10 个差异表达的血清 miRNA,其联合后对早期 NSCLC 的诊断具有较高的灵敏度和特异度,ROC 曲线 AUC 可达 97% 左右。人群队列结果进一步显示,10 个血清 miRNAs 组成的标志物可以用作肺癌的早期诊断,其诊断时间比临床平均提前了 14.8 个月,提示循环 miRNA 在肺癌中存在特异表达,并可作为预警生物标志物应用于肺癌的精准预防。

5.3.2.2 基于预后标志物的精准预防

肺癌的临床进展及预后监测是个体化治疗的关键,目前主要依赖于影像学检查,但影像学检查存在不敏感及具有滞后效应等不足,可能延误肿瘤治疗的最佳时机。因此,基于血液样本的微创生物标志物检测已成为肺癌等肿瘤预后标志物研究的新方向,其中遗传/表观遗传标志物以及循环标志物(如循环肿瘤细胞、游离 DNA 和 RNA)的研究备受关注。GWAS 除了发现与肺癌易感性相关的预警标志物以外,还可用于肺癌放化疗敏感性、预后等相关遗传标志物的研究。2009 年,Huang 等[78] 在 *Journal of Clinicul Oncology* 上首次报道了 NSCLC 预后的 *GWAS*,该研究在 100 例早期手术后的美国 NSCLC 患者中进行了全基因组芯片扫描。进一步验证后发现,*STK39*、*PCDH7*、*A2BP1* 及 *EYA2* 基因变异与高加索 NSCLC 患者早期术后的生存存在显著关联。Tang 等[79]通过两阶段的临床队列研究设计(合计 692 例病例),结合临床患者的随访信息,分析了全基因组遗传变异与中国早期手术肺癌患者死亡风险的关系,首次发现位于 *CAMK2D* 上的 rs10023113 多态性与早期手术肺癌患者的预后不良显著相关,具有成为预测早期肺癌预后标志物的潜能。同时,Hu 等[80] 还开展了三阶段的 GWAS(合计 875 例中国肺癌病例和 409 例美国肺癌病例),分析了全基因组遗传变异与铂类化疗的晚期 NSCLC 患者预后的关系,发现位于 3p22.1、5p14.1、7q31.31、9p21.3 和 14q24.3 区域的遗传变异与中国人群肺癌死亡风险显著相关,同时染色体 3p22.1 和 14q24.3 两个区域还与欧美人群肺癌死亡风险有关。随后,上述课题组还结合患者的临床治疗信息,开展了 NSCLC 患者铂类化疗后致毒副反应的 GWAS 研究,发现染色体 2q24.3 和 17p12 区域是铂类化疗后骨髓抑制发生相关的特异性易感区域,而染色体 21q22.3 则可能是铂类化疗后肝脏毒性发生的特异性易感区域。此外,Newman 等[81] 连续监测接受根治性手术、化疗、放疗等的 NSCLC 患者的循环肿瘤 DNA(circulating tumor DNA,ctDNA),发现其浓度水平可真实反映经不同手段治疗的早期或晚期 NSCLC 的肿瘤负荷变化。Hu 等[82] 开展了循环 miRNA 预测肺癌患者死亡风险的研究,通过 Solexa 测序技术初筛和多阶段验证,发现由 4 个血清 miRNAs 组成的表达谱能够预测肺癌患者的死亡风险。可见,外周血生物标志物可以有效评价临床不同治疗措施的效果,并预警复发转移及死亡等结局的发生,是应用预后标志物实现精准预防的新方向。

5.3.2.3 癌基因的研究

癌基因是指能引起细胞转化,诱导恶性肿瘤发生的基因。恶性肿瘤通常是由于癌基因发生"功能性获得"突变或抑癌基因发生"功能性缺失"突变所导致。肿瘤组织中存在着数千个致癌相关基因突变,但只有少部分能够产生致瘤作用,这部分发生突变的基因被称为驱动基因。*KRAS* 突变在 NSCLC,尤其是肺腺癌患者中,通常被视为不良的预后因子。Yagishita 等[83]的研究发现,*KRAS* 突变预示着较差的化疗效果和更短的生存期。*EGFR* 基因编码一种跨膜蛋白受体,其突变率在不同人种中存在显著差异,在亚洲人群中其整体突变率为 51.4%,女性以及不吸烟者突变率更高;在南美人群中约为 26.0%;而在北美和西欧人群中则为 15.0% 左右。其突变热点主要为 19 号外显子的缺失突变(Exon19del)和 21 号外显子的 L858R 点突变。突变的 *EGFR* 导致下游 PI3K/AKT 信号通路持续性激活,从而维持肿瘤细胞的增殖。*HER2* 与 *EGFR* 同属人表皮受体(human epidermal growth factor receptor,HER)家族,主要通过激活下游的 PI3K/AKT/mTOR 和 MEK/ERK 通路参与细胞增殖、分化和迁移。2%~3% 的 NSCLC 携带 *HER2* 扩增,导致 HER2 蛋白的高表达。*BRAF* 编码丝-苏氨酸蛋白激酶,是 *RAF* 家族成员之一,参与 RAS-RAF-MEK-ERK 信号通路。NSCLC 患者中 *BRAF* 突变率约为 1%~3%,与吸烟史密切相关。肺腺癌中 *BRAF* 最常见的突变为 V600E,约占 50%,其次为 G469A 和 D594G。NSCLC 中 *PIK3CA* 的突变率为 2%~5%,且 *PIK3CA* 突变可与其他致癌突变同时存在,提示 *PIK3CA* 可能是肺癌的一种继发性突变。2007 年,Soda 等[84]首次发现肺癌中由于染色体倒位形成棘皮动物微管相关类蛋白 4(echinoderm like4,EML4)基因与 *ALK* 基因的重排(*EML4-ALK*),促使肺癌发生和进展。肺腺癌中 *ALK* 重排的发生率为 3%~5%,且多发生于年轻并且无吸烟史的患者。*ROS1* 融合突变 *SLC34A2-ROS1* 和 *CD74-ROS1* 于 2007 年首次在肺腺癌中被发现,目前已经发现了 10 多种 *ROS1* 的融合伴侣。NSCLC 患者中 *ROS1* 重排的发生率为 1%~2%,也主要发生在不吸烟或吸烟少的年轻患者。*RET* 基因在肺癌中的重排最早发现于 2012 年,与 *ALK* 重排促进肿瘤生长的机制类似,其也是因伴侣蛋白的螺旋-螺旋结构域使融合蛋白形成二聚体,导致 *RET* 激酶结构域的持续激活。*MET* 基因编码肝细胞生长因子受体(hepatocyte growth factor receptor,HGFR),肺癌中 *MET* 的过度激活有多种方式,包括基因扩增、14 号外显子缺失等。上述研究表明,驱动基因突变的检测能够提示肺癌发生的主要原因和发展方向,从而为肺癌的精准预防和治疗提供线索。

5.3.2.4 个体监测与社区筛查

精准医学的目标是利用个体的生物标志物、表型、生活方式、心理社会学特征、所处环境等信息更准确地预测未来的疾病风险,以便确定和实施有针对性的防治措施。而实现该目标的基础是全面收集各种宏观和个体暴露以及多组学生物标志物等数据,并系统分析其对疾病发生、发展的影响。随着分子生物学技术的迅速发展,全基因组关联研究、全基因组测序研究等在系统阐述肿瘤遗传因素中取得了重要进展,使得将个体化基因组信息整合到肿瘤精准医学实践中成为可能。2015 年,冰岛 deCODE 公司在 *Nature Genetics* 上展示了在冰岛人群中进行的大规模全基因组测序研究成果,向人们揭示了测序对于认识疾病的发生、生物多样性以及进化的深刻影响。研究人员分析了 2 636 名冰岛人的全基因组测序数据,发现了 2 000 万个 SNPs 和 150 万个 Indels,并利用冰岛居民较近的亲缘关系和详细的族谱信息,以 104 220 名冰岛人的基因芯片分型数据为基础,完成了全基因组范围内最小等位基因频率(minor allele frequency,MAF)≥0.1%位点遗传信息的填补,得到了一份大型的冰岛人群基因图谱数据库。这些群体基因组信息不仅有助于了解人群之间的多样性、研究基因突变与疾病之间的关系,更有助于预测健康风险、提高疾病诊断准确率。例如,可以利用已有的基因图谱数据库,鉴定出携带某种高风险肺癌易感基因突变的人群,预测其发生肺癌的风险,从而提早预防和干预,以达到精准预防的目的。同年,日本东北 1 070 人全基因组测序和英国万人全基因组测序计划也相继报告了其研究结果,为大范围人群疾病的监测和筛查提供了更多支持。随着精准医学概念的提出,世界各国相继启动了大型研究计划,这些研究计划的启动和实施,将有助于推动建立多层次的精准医学证据体系,从而指导疾病的防治决策和实践。

5.4 肺癌队列在精准预防中的成果

5.4.1 确认危险因素及病因

由于队列研究中,危险因素暴露在前,疾病发生在后,因果现象发生的时间顺序是合理的,并且队列研究中资料收集偏倚较少,因此队列研究检验病因假说的能力较强,提供因果关系的证据质量也较高。自 19 世纪 50 年代始,队列研究逐渐兴起,其数量、规模、覆盖研究领域也逐步扩大。肺癌相关队列研究陆续在各国开展,如在肺癌危险因素探索研究中,继 Doll 和 Hill 首次提出吸烟者更易患肺癌后,日本的 JACC 队列和 JPHC 队列研究进一步证实,吸烟将导致肺癌发病风险增加 4 倍左右。欧洲的 EPIC 队列 7 年的随访数据表明,长期烟雾环境暴露人群的肺癌发生风险为 1.76(95%CI:0.96～3.23),提示对于非吸烟人群而言,被动吸烟可能是肺癌发生的另一重要危险因素。美国女性健康队列 8 年的随访数据显示,被动吸烟暴露时间≥30 年的女性人群肺癌发病风险增加 60%(95%CI:1.00～2.58)[85]。除吸烟和被动吸烟外,上海女性队列研究提示,厨房使用煤燃料且通风不良造成的长期室内油烟、煤烟暴露,将使肺癌的发病风险增加 103%(95%CI:1.35～3.05)[10],提示室内环境污染与肺癌发生的关联应引起重视。在中国云南宣威开展的锡矿工人职业暴露与肺癌发病关系的研究显示,累积氡暴露($HR=4.95$,95%CI:2.83～8.67)、砷暴露($HR=6.53$,95%CI:3.43～12.37)为锡矿工人肺癌的独立危险因素,该研究还发现,吸烟和氡暴露对肺癌危险有显著的相加交互作用[86]。基于系列的队列研究证据,国际上对于吸烟、被动吸烟、室内环境污染、氡和砷职业暴露可增加肺癌发生风险已达成共识。IARC 也将上述危险因素列为肺癌发生的确定危险因素,为进一步开展针对性病因的肺癌预防提供了理论依据。

肺癌的发病过程是一个多病因、多阶段的复杂过程,因此对于其他肺癌发生可能危险因素的探讨从未间断。美国 NIH-AARP 队列研究还发现,饮用咖啡导致肺癌发病风险增加 4.56 倍($95\%CI$:4.08~5.10),调整吸烟变量之后,该关联依然存在($HR=1.27,95\%CI$:1.14~1.42)[87]。然而,目前类似的研究报道相对较少,未来仍需更多的大型队列研究提供强有力的证据。欧洲 EPIC 队列进一步探讨了空气污染、肥胖、酒精摄入增加、肉质食用过多、体育锻炼水平低下等因素与肺癌的关联,其结果与我们既往对于肿瘤危险因素的认识不同:以上因素与肺癌发生并无明显关联,可能与对吸烟这一混杂因素的调整不足或过度有关。目前,IARC 也将室外空气污染、肺部疾病史、营养饮食因素、肥胖等列为肺癌发生的可能危险因素。一方面,大量的队列研究帮助人们更加深入地认识肺癌发生的自然史和危险因素;另一方面,系统的队列研究证据可以指导肺癌防控策略和措施的制订,尽可能地提高卫生干预的成本效益比值。

5.4.2　探索保护性因素

肺癌保护因素指研究对象接触某种物质或者具有某种特征或行为时,其发生肺癌的风险降低。一项探讨长期口服 NSAIDs 与肺癌关系的研究采用了前瞻性队列研究设计,共有 77 125 名研究对象参加该研究。结果显示,长期使用 NSAIDs 能降低患肺癌风险,尤其是对于男性($HR=0.66,95\%CI$:0.47~0.92)和有吸烟史者($HR=0.65$,$95\%CI$:0.44~0.96)[88]。Johansson 等[89]发现,血清中维生素 B 含量($HR=0.44$,$95\%CI$:0.33~0.60)、蛋氨酸水平($HR=0.52,95\%CI$:0.39~0.69)和叶酸水平($HR=0.68,95\%CI$:0.51~0.90)与肺癌发病风险呈负相关,提示维生素 B、蛋氨酸和叶酸为肺癌发生的保护因素。肺癌在当前甚至未来很长一段时间内将位居癌症发病和死亡首位,虽然肺癌归因于吸烟的比例远高于其他因素,但是对于非吸烟人群,尤其是女性而言,补充维生素 B 可能是有效的预防措施。2013 年,在中国上海女性人群中开展的一项队列研究首次提出,女性膳食钙、镁等微量元素的摄入也可能为女性肺癌发病的保护因素,其对应的发病 HR 分别为 0.66($95\%CI$:0.48~0.91)和 0.55($95\%CI$:0.36~0.85),提示在不吸烟的女性人群中,尤其是在钙摄入量相对较低的人群中,增加膳食钙摄入量在预防肺癌方面可能会发挥作用[90]。在日本开展的一项队列研究提示,十字花科(cruciferae)蔬菜摄入量可能与肺癌发生呈负相关,尤其是在非吸烟人群($HR=0.49,95\%CI$:0.27~0.87,$P_{趋势}=0.04$)和已戒烟人群($HR=0.59,95\%CI$:0.35~0.99,$P_{趋势}=0.10$)中。十字花科蔬菜的保护效应可能主要来自异硫氰酸酯。异硫氰酸酯通过抑制 I 相酶的活性和诱导 II 相酶(如 QR、GsT)的产生,从而抑制致癌物诱导的肿瘤的形成,因此异硫氰酸酯的利用可能是未来研究的热点。De Stavola 等[91]的研究提示,肺癌的发病率与水果摄入量呈负相关,且肺癌发生与水果摄入量的关系仅限于吸烟人群中,提示吸烟者增加水果摄入量收益更大,这可能与水果中的抗氧化剂可能在一定程度上减少吸烟引起的氧化应激有关。另一项来自捷克的研究也证实了饮食因素对肺癌发病的影响：对于吸烟女性，食物中摄入牛奶/奶制品、蔬菜和进行锻炼可减少患肺癌的风险；对于不吸烟的妇女，多饮红茶具有显著保护作用[92]。针对肺癌保护因素的探索意义重大，对于营养元素摄入、膳食与肺癌的关联研究，可以更加科学地指导居民健康膳食，针对生活方式与肺癌的关联研究则为健康生活方式的宣传提供了科学的依据。

5.4.3 提供分子水平证据

肺癌发生是个体对环境危险因素的易感性与环境致癌因素相互作用的结果。近年来，随着肺癌发生机制的分子生物学研究越来越深入，已发现许多肺癌发生、发展过程中分子水平的证据，极大地丰富了对肺癌发生过程的认识。2014 年，中国一项包括5 125 例肺癌患者的临床队列研究显示，在该队列中 *EGFR*、*KRAS*、*BRAF* 和 *PIK3CA* 突变率分别为 36.2%、8.4%、0.5% 和 3.3%。此外，该研究还发现了 153 例双重突变和 7 例三重突变。进一步按照性别、吸烟状态进行分层分析，发现 *EGFR* 外显子 19、20和 21 与 *BRAF* 突变更易在女性和非吸烟者肺癌患者中发生，而 *KRAS* 突变则更常见于男性和吸烟肺癌患者。2015 年，Fasanelli 等[93]在挪威女性队列、墨尔本协作队列、瑞典北部的健康和疾病队列以及欧洲癌症与营养调查队列数据的基础上证实，*AHRR* 基因 cg05575921 位点和 *F2RL3* 基因 cg03636183 位点的低甲基化和肺癌风险增加相关。Scoccianti 等[94]基于欧洲早期肺癌队列，探讨了 *TP53*、*KRAS* 和 *EGFR* 基因突变对于NSCLC 的预后价值，结果显示，肺癌患者中 *TP53* 突变率为 48.8%，并且肺鳞癌患者比腺癌患者更易发生 *TP53* 突变（$P < 0.0001$），但 *TP53* 突变与患者预后无关；*EGFR* 突变几乎全部发生在从不吸烟的女性肺癌患者中（$P = 0.0067$）。此外，该研究在 18.5%的患者中发现 *KRAS* 突变，突变主要发生于肺腺癌患者（$P < 0.0001$），*KRAS* 突变与肺癌预后转归存在关联。本研究结果表明，除了 *KRAS* 突变可能对肺鳞癌预后有一定的预测价值外，*TP53* 和 *EGFR* 基因突变是判断肺癌不同病因和病理形态的标志物，但没有预后价值。

5.4.4 评估预防效果

5.4.4.1 一级预防：评价控烟措施对肺癌预防的效果

大量队列研究已经证明，吸烟为肺癌的首位危险因素，90% 肺癌患者的发病与吸烟有关，吸烟者的肺癌病死率明显高于不吸烟者。美国出生队列 1964—2012 年的监测数据显示，过去 50 年间，约有 1 770 万人死于吸烟。由于采取控烟措施，有效避免了15 700 万早死人年。男性整体期望寿命平均延长 7.8 年，其中 2.3 年归因于控烟；女性整体期望寿命平均延长 5.4 年，其中 1.6 年可归因于控烟措施。2003 年 5 月 21 日，世界卫生大会批准《世界卫生组织烟草控制框架公约》（World Health Organization

Framework Convention on Tobacco Control，WHO FCTC，以下简称"公约"）。该公约是世界卫生组织首次根据其《组织法》第十九条规定的权利制定的一份国际性法律文书，其宗旨是呼吁所有国家开展尽可能广泛的国际合作，限制烟草在全世界的蔓延，尤其是在发展中国家的蔓延，控制烟草的广泛流行。这是世界卫生组织主持制订的第一个限制烟草的全球性公约，是人类公共卫生领域和控烟史上的一座里程碑。它标志着烟草控制已经由国内立法控制扩大到国际法上的共识。《公约》规定烟草制品的外部包装和标签上应带有说明烟草使用有害后果的健康警语。国际烟草控制政策评估项目于2002年开始对澳大利亚、加拿大、英国和美国的吸烟人群进行了随访监测。经过7年的随访发现，与认为"香烟外包装警告标识无作用"的人群相比，认为"作用很大"的人群1年后复吸的 HR 为 0.65（95%CI：0.49～0.86），首次证明了显示香烟外包装健康警告标识可帮助既往吸烟者保持戒烟状态[95]。各国联合制定创新有效、便于推广的控烟策略，降低吸烟率，进而降低肺癌发病率和病死率将是未来肺癌防控的重点工作之一。

5.4.4.2 二级预防：评估筛查人群生存率（病死率）

当前，国际上许多大型肺癌筛查试验除了开展周期性的 LDCT 筛查之外，还对研究人群进行长期随访，通过筛查人群病死率、筛查阳性人群术后生存率等指标评价 LDCT 筛查的远期效益，从而为筛查目标人群界定、阳性结节定义、随访方案、筛查时间间隔等筛查方案的确定提供科学依据。2009 年，意大利 DANTE 试验发表了 3 年的筛查数据结果，筛查组与未筛查组病死率并无差异，可能与研究样本量较少（筛查组 1 276 人，对照组 1 196 人）、随访时间较短（3 年）有关[66]。2011 年，美国大型筛查试验 NLST 对53 454 人 6.5 年的随访结果显示，与 X 线胸片筛查组相比，LDCT 筛查组肺癌病死率可以降低 20%，首次提出了 LDCT 作为有效的肺癌筛查手段的直接证据[67]。在 NLST 研究的基础上，Ma 等基于美国 2010 年的人口基数，对肺癌 LDCT 筛查的收益进行了估算。据估计，2010 年全美约有 860 万人符合 NLST 制订的高危人群标准。对所有高危人群进行 LDCT 筛查，则可有效避免 12 250 万人死于肺癌[96]。近来，Tanner 等基于 NLST 筛查和随访数据以及 SEER-Medicare 队列数据，对 NLST 中的早期肺癌患者、SEER-Medicare 队列中符合 NLST 筛查标准的早期肺癌患者、SEER-Medicare 队列中不符合 NLST 筛查标准的早期肺癌患者 3 组人群进行比较，发现第一组早期肺癌患者与第二组早期肺癌患者术后 30、60、90 天生存率无明显差异，约为第三组早期肺癌患者的 2 倍。长期随访数据显示，前两组肺癌患者的 5 年生存率也明显高于第三组（分别为73.6%、63.8% 和 47.1%，$P<0.001$），进一步证实了对符合 NLST 入选标准的人群开展针对性的筛查，带来的公共卫生收益更大。此外，该研究还发现，对于有明显并发症但不符合 NLST 纳入标准的人群或筛查阳性但未行手术治疗的人群，由于存在竞争死亡风险，大大降低了筛查带来的效应，为筛查方案的制订以及人群推广提供了理论基础。此外，Kondo 等[97]对日本 1 309 例参与筛查的肺癌患者进行回顾性队列研究，结果

显示,LDCT 筛查组中肺癌患者 5 年生存率为 82.4%,明显高于 X 线胸片筛查组(38.0%),进一步按照肺癌病理类型进行分层分析,发现 LDCT 筛查可以降低肺鳞癌($HR=0.20,95\%CI:0.08\sim0.53$)、肺腺癌($HR=0.21,95\%CI:0.12\sim0.40$)患者 80% 的死亡风险,在亚洲人群中证实了 LDCT 筛查的有效性,为 LDCT 筛查手段在亚洲人群的推广提供了一定的证据。

5.4.4.3 三级预防:疗效的确认与评估

肺癌的三级预防采用多学科综合诊断和治疗,正确选择最佳诊疗方案,以提高生存率和生存质量,减少复发、转移和并发症。随着对肺癌认识的加深以及临床流行病学的发展,队列研究在肺癌临床研究领域的应用价值日益突显,并且应用的范围逐渐扩大。当前,临床队列研究也常常用于治疗方案的效果评价。Atagi 等[98]在日本开展了联合放化疗的评价研究。对于经临床确诊、>70 岁、不能手术切除的Ⅲ期肺癌患者,联合放化疗的中位生存时间为 22.4 个月($95\%CI:16.5\sim33.6$),明显高于单纯放疗组的 16.9 个月($95\%CI:13.4\sim20.3$),提示联合放化疗能改善老年Ⅲ期 NSCLC 患者的预后。近年来,对于肺癌的靶向药物研究日益增多,Yang 等[99]总分析了 LuX-Lung 3 和 Lux-Lung 6 两项研究中阿法替尼对比化疗一线治疗 EGFR 突变晚期 NSCLC 患者的总生存数据,结果提示,对于 EGFR 突变患者,阿法替尼组均明显优于化疗组(中位总生存时间分别为 31.7 和 20.7 个月,$HR=0.59,P=0.0001$)。分别对 LuX-Lung 3 和 Lux-Lung 6 的数据单独进行分析,仍可得出类似结果。此外,针对肺癌的免疫治疗研究也越来越成为热点。KEYNOTE-001 研究探索了程序性死亡蛋白 1(programmed death-1,PD-1)单抗 pembrolizumab 应用于晚期 NSCLC 患者的疗效及安全性,结果显示,治疗相关不良反应主要为疲劳、瘙痒、食欲减退,大多可耐受。随访发现,在所有纳入的 495 例患者中,客观反应率为 19.4%,中位无进展生存时间为 3.7 个月,中位总生存时间为 12.0 个月,证实 pembrolizumab 用于晚期 NSCLC 患者具有较好的抗肿瘤活性,且不良反应可耐受[100]。自此,关于 PD-1(nivolumab、pembrolizumab)、程序性死亡配体 1(programmed death-ligand 1,PD-L1,atezolizumab、durvalumab)、细胞毒性 T 淋巴细胞相关抗原 4(cytotoxic T lymphocyte-associated antigen-4,CTLA-4,ipilimumab、tremelimumab)等单抗用于 NSCLC 一线、二线、联合治疗的临床研究陆续开展。

5.5 小结与展望

5.5.1 基于前瞻性人群队列研究成果开展一级预防

国内外专家学者在肺癌一级预防方面做了大量工作,并在确认危险因素及病因、探索保护性因素及提供分子水平证据方面都取得了颇多成果。近些年来,移动互联网、可穿戴健康设备等的大战为医学研究的信息收集提供了新的契机,可以提高队列研究中数据采集效率和准确性并降低成本。未来的人群队列研究方向将聚焦于在传统流行病学宏观危险因素暴露组学的基础上，系统整合基因组学、表观组学、代谢组学、蛋白质组学等多水平的生物标志物，来更好的理解肺癌发生发展的生物学机制，从而提供更准确的危险因素及病因学证据。

就中国肺癌队列研究与精准预防现状而言，前瞻性人群队列研究起步较晚、数量不多、规模较小，而且现阶段的随访时间仍然较短，可产出的高质量人群病因学证据依旧十分有限。如中国慢性病前瞻性研究（51.3万人）、开滦队列研究（13.8万人）、上海男性健康研究（6.2万人）和上海女性健康研究（7.5万人）等人群队列随访时间均在10年左右。未来，肺癌一级预防高质量证据的获得，仍需依赖于持续支持并稳步推进的现有的前瞻性队列研究。

5.5.2　基于高风险人群高发癌种筛查开展二级预防

肺癌筛查和早期诊断对降低肺癌的病死率、延长患者的生存期具有重要的意义。欧洲、北美洲及日本、韩国、中国等亚洲国家均开展了多项LDCT筛查项目。中国于2012年开始的重大公共卫生服务项目——城市癌症早诊早治项目，在15个省市近50家三甲医院率先进行，开展了LDCT为手段的肺癌筛查，拉开了中国国家级肺癌筛查工作序幕。虽然各国在肺癌筛查研究方面的进展不尽一致，但均面临相似的问题，包括假阳性率过高、过度诊断、高危人群定义精准度不足、项目间筛查阳性结果定义不一致、成本控制等。联合其他无创、重复性好、敏感度与特异度较高的辅助诊断进行肺癌筛查将成为肿瘤早期诊断的新焦点。

此外，大型队列研究获得的高质量证据的人群应用转化，将成为肺癌防治研究的另一热点。近年来肺癌风险预测模型的出现为高危人群的选择与分流提供了新的研究思路，但其是否可提高肺癌的检出率、减少病死率仍需要大样本的随机实验来验证，是未来研究的需求与方向。总而言之，评价LDCT在降低肺癌病死率方面的效力、制订高危人群标准、确定筛查实施具体技术和控制现实成本等是中国未来系列观察及试验研究的发展方向。

5.5.3　整合防诊治信息，基于大数据开展精准预防

中国政府已将"精准医学研究"作为专项列入国家重点研发计划。大型人群队列研究在肺癌精准医学研究中扮演不可或缺的重要角色，如危险因素、病因、发病机制及自然史探索，新型生物标志物和治疗靶点的有效识别，肺癌个性化精准预防和治疗效果评价等研究领域。开展长期随访、大规模的人群队列研究可以为精准医学研究提供最佳平台及循证医学最佳证据。未来，针对各个独立的密集型肺癌防控队列进行综合管理，构建基于信息网络的肺癌防控资源平台建设势在必行。

参考文献

[1] Ferlay J, Soerjomataram I, Dikshit R, et al. Cancer incidence and mortality worldwide: Sources, methods and major patterns in globocan 2012 [J]. Int J Cancer, 2015, 136(5): E359-386.

[2] Jenks S. Is lung cancer incidence increasing in never-smokers? [J]. J Natl Cancer Inst, 2016, 108 (1). pii: djv418.

[3] Chen W, Zheng R, Baade P D, et al. Cancer statistics in China, 2015 [J]. CA Cancer J Clin, 2016, 66(2): 115-132.

[4] 钱桂生,余时沧. 肺癌流行病学最新资料与启示[J]. 中华结核和呼吸杂志,2012,35(2): 3-6.

[5] Doll R, Peto R, Boreham J, et al. Mortality in relation to smoking: 50 years' observations on male British doctors [J]. BMJ, 2004, 328(7455): 1519.

[6] Liu B Q, Peto R, Chen Z M, et al. Emerging tobacco hazards in China: 1. Retrospective proportional mortality study of one million deaths [J]. BMJ, 1998, 317(7170): 1411-1422.

[7] Niu S R, Yang G H, Chen Z M, et al. Emerging tobacco hazards in China: 2. Early mortality results from a prospective study [J]. BMJ, 1998, 317(7170): 1423-1424.

[8] Wang A, Qin F, Hedlin H, et al. Physical activity and sedentary behavior in relation to lung cancer incidence and mortality in older women: The women's health initiative [J]. Int J Cancer, 2016, 139(10): 2178-2192.

[9] Ordonez-Mena J M, Schottker B, Mons U, et al. Quantification of the smoking-associated cancer risk with rate advancement periods: Meta-analysis of individual participant data from cohorts of the chances consortium [J]. BMC Med, 2016, 14: 62.

[10] Freudenheim J L, Ritz J, Smith-Warner S A, et al. Alcohol consumption and risk of lung cancer: A pooled analysis of cohort studies [J]. Am J Clin Nutr, 2005, 82(3): 657-667.

[11] Zhang Y, Elgizouli M, Schottker B, et al. Smoking-associated DNA methylation markers predict lung cancer incidence [J]. Clinical epigenetics, 2016, 8: 127.

[12] Kuiper G G, Lemmen J G, Carlsson B, et al. Interaction of estrogenic chemicals and phytoestrogens with estrogen receptor beta [J]. Endocrinology, 1998, 139(10): 4252-4263.

[13] 王俊,高玉堂,王学励,等. 上海市区男性吸烟与恶性肿瘤死亡的前瞻性研究[J]. 中华流行病学杂志,2004,25(10): 837-840.

[14] Zheng W, Chow W H, Yang G, et al. The Shanghai women's health study: Rationale, study design, and baseline characteristics [J]. Am J Epidemiol, 2005, 162(11): 1123-1131.

[15] 何兴舟. 中国宣威室内燃煤空气污染与肺癌研究概述(1979—2003). 2005"环境污染与健康"国际研讨会,2005.

[16] 姚树祥,张颖,倪宗瓒,等. 云锡矿工肺癌危险因素的队列研究[J]. 现代预防医学,2000,27(1): 18-19.

[17] 谢双华,王刚,郭兰伟,等. 腰围与男性肺癌发病关系的前瞻性队列研究[J]. 中华流行病学杂志,2017,38(2): 137-141.

[18] Riboli E, Kaaks R. The EPIC Project: Rationale and study design. European prospective investigation into cancer and nutrition [J]. Int J Epidemiol, 1997, 26(Suppl 1): S6-14.

[19] Roswall N, Olsen A, Christensen J, et al. Source-specific effects of micronutrients in lung cancer prevention [J]. Lung Cancer, 2010, 67(3): 275-281.

[20] Baik C S, Strauss G M, Speizer F E, et al. Reproductive factors, hormone use, and risk for lung

cancer in postmenopausal women, the nurses' health study [J]. Cancer Epidemiol Biomarkers Prev, 2010, 19(10): 2525-2533.

[21] Kondo T, Hori Y, Yatsuya H, et al. Lung cancer mortality and body mass index in a Japanese cohort: Findings from the Japan collaborative cohort study (JACC study) [J]. Cancer Causes Control, 2007, 18(2): 229-234.

[22] Jee S H, Ohrr H, Kim I S. Effects of husbands' smoking on the incidence of lung cancer in Korean women [J]. Int J Epidemiol, 1999, 28(5): 824-828.

[23] Doll R, Hill A B. Lung cancer and other causes of death in relation to smoking: a second report on the mortality of British doctors [J]. Br Med J, 1956, 2(5001): 1071-1081.

[24] 蓝青, 田琳玮, 何兴舟, 等. 宣威地区改炉改灶干预措施预防肺癌效果评价[J]. 中国公共卫生, 1999, 15(2): 116-119.

[25] Cerfolio R J, Maniscalco L, Bryant A S. The treatment of patients with stage Ⅲa non-small cell lung cancer from N2 disease: Who returns to the surgical arena and who survives [J]. Ann Thorac Surg, 2008, 86(3): 912-920; discussion 912-920.

[26] Mac Manus M P, Wong K, Hicks R J, et al. Early mortality after radical radiotherapy for non-small-cell lung cancer: Comparison of PET-staged and conventionally staged cohorts treated at a large tertiary referral center [J]. Int J Radiat Oncol Biol Phys, 2002, 52(2): 351-361.

[27] Wang J B, Jiang Y, Wei W Q, et al. Estimation of cancer incidence and mortality attributable to smoking in China [J]. Cancer Causes Control, 2010, 21(6): 959-965.

[28] Schultz H. Tobacco or health: A global status report [J]. Ann Saudi Med, 1998, 18(2): 195.

[29] Proctor R N. The history of the discovery of the cigarette-lung cancer link: Evidentiary traditions, corporate denial, global toll [J]. Tob Control, 2012, 21(2): 87-91.

[30] Hammond E C, Horn D. The relationship between human smoking habits and death rates: A follow-up study of 187 766 men [J]. J Am Med Assoc, 1954, 155(15): 1316-1328.

[31] Danaei G, Vander H S, Lopez A D, et al. Causes of cancer in the world: Comparative risk assessment of nine behavioural and environmental risk factors [J]. Lancet, 2005, 366(9499): 1784-1793.

[32] Winkler V, Mangolo N J, Becher H. Lung cancer in south Africa: A forecast to 2025 based on smoking prevalence data [J]. BMJ Open, 2015, 5(3): e006993.

[33] Verena J, Silvia E, Matthias S, et al. Using lung cancer mortality to indirectly approximate smoking patterns in space [J]. Spat Spatiotemporal Epidemiol. 2015, 14-15: 23-31.

[34] Qiao Y L, Taylor P R, Yao S X, et al. Relation of radon exposure and tobacco use to lung cancer among tin miners in Yunnan province, China [J]. Am J Ind Med, 1989, 16(5): 511-521.

[35] Chen Z M, Peto R, Iona A, et al. Emerging tobacco-related cancer risks in China: A nationwide, prospective study of 0.5 million adults [J]. Cancer, 2015, 121(S17): 3097-3106.

[36] 南奕, 王立立, 陈心悦, 等. 中国女性对吸烟和二手烟危害认知及二手烟暴露情况分析[J]. 中国慢性病预防与控制, 2015, 23(6): 443-445.

[37] Lo Y L, Hsiao C F, Chang G C, et al. Risk factors for primary lung cancer among never smokers by gender in a matched case-control study [J]. Cancer Causes Control, 2013, 24(3): 567-576.

[38] 李继华, 何俊, 唐锐, 等. 宣威肺癌分子流行病学研究: 煤种、基因型与肺癌风险[J]. 中国肺癌杂志, 2015, (1): 16-22.

[39] 刘晓美, 范亚光, 姜勇, 等. 云锡矿工肺癌危险因素的队列研究[J]. 中国肺癌杂志, 2013, 16(4): 184-190.

[40] Nielsen L S, Bælum J, Rasmussen J, et al. Occupational asbestos exposure and lung cancer — a systematic review of the literature [J]. Arch Environ Occup Health, 2014, 69(4): 191-206.

[41] Vermeulen R, Silverman D T, Garshick E, et al. Exposure-response estimates for diesel engine exhaust and lung cancer mortality based on data from three occupational cohorts [J]. Environ Health Perspect, 2014, 122(2): 172-177.

[42] Raaschou-Nielsen O, Andersen Z J, Beelen R, et al. Air pollution and lung cancer incidence in 17 European cohorts: Prospective analyses from the European study of cohorts for air pollution effects (ESCAPE) [J]. Lancet Oncol, 2013, 14(9): 813-822.

[43] Gharibvand L, Shavlik D, Ghamsary M, et al. The association between ambient fine particulate air pollution and lung cancer incidence: Results from the AHSMOG-2 study [J]. Environ Health Perspect, 2017, 125(3): 378-384.

[44] Puett R C, Hart J E, Yanosky J D, et al. Particulate matter air pollution exposure, distance to road, and incident lung cancer in the nurses' health study cohort [J]. Environ Health Perspect, 2014, 122(9): 926-932.

[45] Beelen R, Hoek G, van den Brandt P A, et al. Long-term exposure to traffic-related air pollution and lung cancer risk [J]. Epidemiology, 2008, 19(5): 702-710.

[46] 刘世炜,周脉耕,王黎君,等. 1990 年与 2010 年中国归因于室外空气污染的疾病负担分析[J]. 中华预防医学杂志,2015,4: 327-333.

[47] Brenner D R, Boffetta P, Duell E J, et al. Previous lung diseases and lung cancer risk: A pooled analysis from the international lung cancer consortium [J]. Am J Epidemiol, 2012, 176(7): 573-585.

[48] Littman A J, Thornquist M D, White E, et al. Prior lung disease and risk of lung cancer in a large prospective study [J]. Cancer Causes Control, 2004, 15(8): 819-827.

[49] Fan Y G, Jiang Y, Chang R S, et al. Prior lung disease and lung cancer risk in an occupational-based cohort in Yunnan, China [J]. Lung cancer, 2011, 72(2): 258-263.

[50] Zhang X, Jiang N, Wang L, et al. Chronic obstructive pulmonary disease and risk of lung cancer: A meta-analysis of prospective cohort studies [J]. Oncotarget, 2017, 8(44): 78044-78056.

[51] Li X, Hemminki K. Familial multiple primary lung cancers: A population-based analysis from Sweden [J]. Lung cancer, 2005, 47(3): 301-307.

[52] Matakidou A, Eisen T, Houlston R S. Systematic review of the relationship between family history and lung cancer risk [J]. Br J Cancer, 2005, 93(7): 825-833.

[53] Wang A, Qin F, Hedlin H, et al. Physical activity and sedentary behavior in relation to lung cancer incidence and mortality in older women: The women's health initiative [J]. Int J Cancer, 2016, 139(10): 2178-2192.

[54] Tan H S, Tan M H, Chow K Y, et al. Reproductive factors and lung cancer risk among women in the Singapore breast cancer screening project [J]. Lung cancer, 2015, 90(3): 499-508.

[55] Guo L, Liu S, Zhang S, et al. [a meta-analysis of body mass index and the risk of lung cancer in the Chinese population] [J]. Zhonghua Yu Fang Yi Xue Za Zhi, 2015, 49(7): 649-653.

[56] Chen W, Gao Y T, Wongho C, et al. Body mass index and risk of lung cancer in no-smoking women: A prospective cohort study in urban Shanghai [J]. Tumor, 2009, 29(5): 448-452.

[57] Takata Y, Shu X O, Yang G, et al. Calcium intake and lung cancer risk among female nonsmokers: A report from the Shanghai women's health study [J]. Cancer Epidemiol Biomarkers Prev, 2013, 22(1): 50-57.

[58] Patz E F Jr，Pinsky P，Gatsonis C，et al. Overdiagnosis in low-dose computed tomography screening for lung cancer [J]. JAMA Intern Med，2014，174(2)：269-274.

[59] Sun N，Chen Z，Tan F，et al. Isocitrate dehydrogenase 1 is a novel plasma biomarker for the diagnosis of non-small cell lung cancer [J]. Clin Cancer Res，2013，19(18)：5136-5145.

[60] Wood D E，Kazerooni E，Baum S L，et al. Lung cancer screening，version 1. 2015：Featured updates to the NCCN guidelines [J]. J Natl Compr Canc Netw，2015，13(1)：23-34；quiz 34.

[61] Jacobson F L，Austin J H，Field J K，et al. Development of the American Association for Thoracic Surgery guidelines for low-dose computed tomography scans to screen for lung cancer in North America：Recommendations of the American Association for Thoracic Surgery task force for lung cancer screening and surveillance [J]. J Thorac Cardiovasc Surg，2012，144(1)：25-32.

[62] Henschke C I，McCauley D I，Yankelevitz D F，et al. Early lung cancer action project：Overall design and findings from baseline screening [J]. Lancet，1999，354(9173)：99-105.

[63] 中华医学会放射学分会心胸学组. 低剂量螺旋CT肺癌筛查专家共识[J]. 中华放射学杂志，2015，5：328-335.

[64] Henschke C I，Yankelevitz D F，Libby D M，et al. Survival of patients with stage Ⅰ lung cancer detected on CT screening [J]. N Engl J Med，2006，355(17)：1763-1771.

[65] 中华医学会放射学分会心胸学组. 肺亚实性结节影像处理专家共识[J]. 中华放射学杂志，2015，49(4)：254-258.

[66] Infante M，Cavuto S，Lutman F R，et al. A randomized study of lung cancer screening with spiral computed tomography：Three-year results from the DANTE trial [J]. Am J Respir Crit Care Med，2009，180(5)：445-453.

[67] Aberle D R，Adams A M，Berg C D，et al. Reduced lung-cancer mortality with low-dose computed tomographic screening [J]. N Engl J Med，2011，365(5)：395-409.

[68] Horeweg N，Scholten E T，de Jong P A，et al. Detection of lung cancer through low-dose CT screening (NELSON)：A prespecified analysis of screening test performance and interval cancers [J]. Lancet Oncol，2014，15(12)：1342-1350.

[69] Black W C，Gareen I F，Soneji S S，et al. Cost-effectiveness of CT screening in the national lung screening trial [J]. N Engl J Med，2014，371(19)：1793-1802.

[70] Goffin J R，Flanagan W M，Miller A B，et al. Cost-effectiveness of lung cancer screening in canada [J]. JAMA Oncol，2015，1(6)：807-813.

[71] 代敏，石菊芳，李霓. 中国城市癌症早诊早治项目设计及预期目标[J]. 中华预防医学杂志，2013，47(2)：179-182.

[72] 唐威，吴宁，黄遥，等. 4 690 例无症状健康体检者低剂量CT早期肺癌筛查研究[J]. 中华肿瘤杂志，2014，36(7)：549-554.

[73] 罗晓阳，刘权，王升平，等. 基于社区的早期肺癌低剂量螺旋CT扫描筛查上海实践初探[J]. 中国癌症杂志，2016，26(12)：996-1003.

[74] Hu Z，Wu C，Shi Y，et al. A genome-wide association study identifies two new lung cancer susceptibility loci at 13q12. 12 and 22q12. 2 in Han Chinese [J]. Nat Genet，2011，43(8)：792-796.

[75] Dong J，Jin G，Wu C，et al. Genome-wide association study identifies a novel susceptibility locus at 12q23. 1 for lung squamous cell carcinoma in Han Chinese [J]. PLoS Genet，2013，9(1)：e1003190.

[76] Zhu M，Cheng Y，Dai J，et al. [genome-wide association study based risk prediction model in

predicting lung cancer risk in Chinese] [J]. Zhonghua Liu Xing Bing Xue Za Zhi, 2015, 36(10): 1047-1052.

[77] Chen X, Hu Z, Wang W, et al. Identification of ten serum microRNAs from a genome-wide serum microRNA expression profile as novel noninvasive biomarkers for nonsmall cell lung cancer diagnosis [J]. Int J Cancer, 2012, 130(7): 1620-1628.

[78] Huang Y T, Heist R S, Chirieac L R, et al. Genome-wide analysis of survival in early-stage non-small-cell lung cancer [J]. J Clin Oncol, 2009, 27(16): 2660-2667.

[79] Tang S, Pan Y, Wang Y, et al. Genome-wide association study of survival in early-stage non-small cell lung cancer [J]. Ann Surg Oncol, 2015, 22(2): 630-635.

[80] Hu L, Wu C, Zhao X, et al. Genome-wide association study of prognosis in advanced non-small cell lung cancer patients receiving platinum-based chemotherapy [J]. Clin Cancer Res, 2012, 18 (19): 5507-5514.

[81] Newman A M, Bratman S V, To J, et al. An ultrasensitive method for quantitating circulating tumor DNA with broad patient coverage [J]. Nat Med, 2014, 20(5): 548-554.

[82] Hu Z, Chen X, Zhao Y, et al. Serum microRNA signatures identified in a genome-wide serum microRNA expression profiling predict survival of non-small-cell lung cancer [J]. J Clin Oncol, 2010, 28(10): 1721-1726.

[83] Yagishita S, Horinouchi H, Sunami K S, et al. Impact of KRAS mutation on response and outcome of patients with stage Ⅲ non-squamous non-small cell lung cancer [J]. Cancer Sci, 2015, 106(10): 1402-1407.

[84] Soda M, Choi Y L, Enomoto M, et al. Identification of the transforming EML4-ALK fusion gene in non-small-cell lung cancer [J]. Nature, 2007, 448(7153): 561-566.

[85] Ng Y K, Wang A, Kubo J, et al. Active and passive smoking in relation to lung cancer incidence in the women's health initiative observational study prospective cohort [J]. Clin Respir J, 2015, 26 (1): 221-230.

[86] Liu X, Fan Y, Jiang Y, et al. [A cohort study on risk factors of lung cancer in Yunnan tin miners] [J]. Zhongguo Fei Ai Za Zhi, 2013, 16(4): 184-190.

[87] Guertin K A, Freedman N D, Loftfield E, et al. Coffee consumption and incidence of lung cancer in the NIH-AARP diet and health study [J]. Int J Epidemiol, 2016, 45(3): 929-939.

[88] Slatore C G, Au D H, Littman A J, et al. Association of nonsteroidal anti-inflammatory drugs with lung cancer: Results from a large cohort study [J]. Cancer Epidemiol Biomarkers Prev, 2009, 18(4): 1203-1207.

[89] Johansson M, Relton C, Ueland P M, et al. Serum B vitamin levels and risk of lung cancer [J]. JAMA, 2010, 303(23): 2377-2385.

[90] Takata Y, Shu X O, Yang G, et al. Calcium intake and lung cancer risk among female nonsmokers: A report from the Shanghai women's health study [J]. Cancer Epidemiol Biomarkers Prev, 2013, 22(1): 50-57.

[91] Bradbury K E, Appleby P N, Key T J. Fruit, vegetable, and fiber intake in relation to cancer risk: Findings from the European prospective investigation into cancer and nutrition (EPIC) [J]. Am J Clin Nutr. 2014, 100(Suppl 1): 394S-398S.

[92] Schabath M B, Hernandez L M, Wu X, et al. Dietary phytoestrogens and lung cancer risk [J]. JAMA, 2005, 294(12): 1493-1504.

[93] Fasanelli F, Baglietto L, Ponzi E, et al. Hypomethylation of smoking-related genes is associated

with future lung cancer in four prospective cohorts [J]. Nat Commun, 2015, 6: 10192.

[94] Scoccianti C, Vesin A, Martel G, et al. Prognostic value of TP53, KRAS and EGFR mutations in nonsmall cell lung cancer: The EUELC cohort [J]. Eur Respir J, 2012, 40(1): 177-184.

[95] Partos T R, Borland R, Yong H H, et al. Cigarette packet warning labels can prevent relapse: Findings from the international tobacco control 4-country policy evaluation cohort study [J]. Tob Control, 2013, 22(e1): e43-50.

[96] Ma J, Ward E M, Smith R, et al. Annual number of lung cancer deaths potentially avertable by screening in the United States [J]. Cancer, 2013, 119(7): 1381-1385.

[97] Kondo R, Yoshida K, Kawakami S, et al. Different efficacy of ct screening for lung cancer according to histological type: Analysis of Japanese-smoker cases detected using a low-dose CT screen [J]. Lung cancer, 2011, 74(3): 433-440.

[98] Atagi S, Kawahara M, Yokoyama A, et al. Thoracic radiotherapy with or without daily low-dose carboplatin in elderly patients with non-small-cell lung cancer: A randomised, controlled, phase 3 trial by the Japan clinical oncology group (jcog0301) [J]. Lancet Oncol, 2012, 13(7): 671-678.

[99] Yang J C, Wu Y L, Schuler M, et al. Afatinib versus cisplatin-based chemotherapy for EGFR mutation-positive lung adenocarcinoma (LUX-Lung 3 and LUX-Lung 6): Analysis of overall survival data from two randomised, phase 3 trials [J]. Lancet Oncol, 2015, 16(2): 141-151.

[100] Garon E B, Rizvi N A, Hui R, et al. Pembrolizumab for the treatment of non-small-cell lung cancer [J]. N Engl J Med, 2015, 372(21): 2018-2028.

6 肝癌队列与精准预防

随着人类对疾病认识的提高，特别是对"基因、环境、基因-基因、环境-环境、基因-环境交互作用"认识的深化，人们对疾病的认知已由单纯从对临床症状、特征的探知、认知，逐步演变到对病因机制、基因与环境相互影响和发展的复杂性的认知上。这也就能解释为什么随着科学技术、医疗技术的进步，我们对疾病、特别是越来越多的慢性病的认知，有时反而更迷茫了。

人类复杂性疾病主要以慢性非传染性疾病和心理、精神性疾病为主。这些疾病往往不能从个案病例甚至较小规模的研究中得到明确的结论，必须借助大规模的人群队列研究，才能提示病因机制或获得预防的效果。而肝癌等恶性肿瘤又是目前威胁人类健康的主要疾病，已经引起全社会的广泛关注。

据 GLOBALCAN 2012 估计，目前全球肝癌每年的发病数为 78.2 万例，死亡数为 74.5 万例，分别占全球恶性肿瘤发病和死亡的 5.6％和 9.1％，世界人口标准化发病率和病死率分别为 10.1/10 万和 9.5/10 万。其中中国的发病数为 39.5 万例，死亡 38.3 万例，分别占全球总发病数和死亡数的 50％以上[1]。而且，未来 15 年，全球肝癌的发病率和病死率还将继续上升，特别是在 65 岁的老年人中，其中尤以中国老年人口的迅速增加对全球肝癌发病（死亡）的影响最大。

过去数十年中，针对肝癌等恶性肿瘤设计并开展的队列研究，早已是肿瘤研究领域常用的研究设计和方法。由于中国是全球的肝癌高发地区，因此中国的肝癌研究，特别是大样本的队列研究已经为全球的肿瘤研究做出了较大的贡献。它不仅能提供经典流行病学研究需要的人群并从中获得可信的证据，而且还将为精准医学的研究、精准医学的预防提供人群基准、样本资源和评估的平台。

本章主要介绍国内外开展的肝癌主要队列研究的现状与发展；介绍肝癌的主要危险因素及来源，并围绕去除危险因素、预警前移、化学预防等方面开展精准预防；介绍国内外各地开展的肝癌筛查研究、共识及基于生物标志物或基于社区的筛查与精准预防；强调肝癌精准预防需做到抓大抓早、循证探索、绿色预防及综合预防。

6.1　肝癌队列研究的发展与现状

6.1.1　肝癌早期的队列研究

有关肝癌的早期队列研究,主要见于针对临床结局的队列研究。例如自 1959 年开始,在美国 25 个州进行的 100 多万男性和女性人群的队列研究,收集居民的死亡医学证明书,以居民是否死于肝癌、肺癌及子宫癌作为研究结局,研究的出发点是探讨这些报告的恶性肿瘤患者最终死于原发肿瘤还是继发肿瘤。该研究所得到的结论是,在 199 例由临床医生签署的死亡医学证明为"肝癌"的病例中,有 122 例明确为原发性肝癌,而 77 例未明确是原发性还是继发性肝癌[2]。该研究显示,在当时的疾病分类和临床实践中,死亡医学证明书并不能提供可靠的"原发性"肝癌的信息证据。而另一项研究则观察了 1956—1970 年肝癌肝叶切除病例术后的临床过程,包括肝功能的变化、并发症、死亡情况等,并且提出了早期手术的建议。可见,早期的肝癌队列研究主要研究临床问题,或者说关心、研究队列人群或病例的临床结局。早期也有一些研究是关于肝癌病因的前瞻性研究,例如日本学者 1980 年报道了持续乙型肝炎病毒(hepatitis B virus,HBV)感染性肝硬化发展为肝细胞肝癌(hepatocellular carcinoma,HCC)的前瞻性研究,但这些研究的观察对象甚少,虽然是研究病因问题,但本质上还是临床病例性质的随访研究。

1981 年,Beasley 等[3]在中国台湾地区观察了 22 077 例男性乙肝表面抗原(hepatitis B surface antigen,HBsAg)携带者中原发性肝癌的发生情况。经 75 000 人年的随访,显示 HBsAg 携带者肝癌的发生率(1 158/10 万)为非携带者(5/10 万)的 223 倍,首次从因果关系上证实了 HBV 在原发性肝癌中的病因学作用;这也成为肝癌病因研究中较早的经典队列研究的例子。后来不少学者先后采用同样的前瞻性队列研究方法,证实了 HBV 与肝癌的因果关系。中国江苏启东在 1983 年同样通过 1976 年建立的 1.4 万人群的 HBsAg 携带者与非携带者队列,证实 HBV 感染者发生肝癌的相对危险度(RR)为 12;后续通过 30 多年的长期随访,得出了同样的结论,即 HBV 感染者发生肝癌的 RR 为 11.7[4]。

6.1.2　肝癌队列研究的意义

6.1.2.1　研究暴露因素与疾病(结局)的关系

队列研究的设计,可以通过扩大参与者的人群规模,同时延长观察的时间,从而使人群中较低发病率的疾病能够及时被发现。扩大队列规模并延长观察时间,还能使某些与疾病有弱联系的危险因素能够及时被发现。队列研究规模"足够大",是相对于所研究疾病的发生率,或者所比较研究的暴露因素对疾病的影响程度而言。换言之,是需要根据统计学上确认所研究因素增加(或降低)疾病危险性能够达到多大的把握度而定。由于肿瘤的发病率通常以 10 万人口中的发生率进行评估,所以,肿瘤研究的队列通常以数万人口的规模开展,当然也考虑其今后随访时间的长短而有所变化。通常在单位时间内欲获得基本理想的结果,所研究肿瘤的发病率越低,需要的队列人口规模越大;观察的时间越长,队列规模则可适当减少。例如前述台湾的前瞻性研究,规模为 2 万多人,经过 3~5 年的随访,可获得研究结论[3];而中国江苏启东的研究在 1 万多人的队列中实施,通过 30 年的研究,完全能够获得预定的结果[4]。在有些队列研究中,由于因素的暴露率高,实验检测的费用比较昂贵,或者疾病的发病率相对较高,队列规模也会相对小一些。肝癌的高风险人群观察队列,人数也许只有几千人甚或只有几百人。例如美国的一项对肝硬化、慢性肝炎患者开展临床超声检测的前瞻性研究,启东对肝癌和慢性肝炎患者开展的 DNA 序列测定,中国广西的一项黄曲霉(aspergillus flavus,AF)毒素暴露与肝癌发病风险之间关系的研究[5],等等。

6.1.2.2　发现可能的暴露因素或提示有趣的联系

有时,通过对已建立的队列进行随访及病例积累,可以发现或提示有趣的联系与问题。例如最近文献报道了在芬兰的一项研究结果,发现成年人牙齿脱落与肿瘤发病率有联系[6]。该研究者以 29 096 名男性吸烟者为队列人群,观察牙齿脱落与肝癌发病率的关系,采用 Cox 比例风险模型计算多变量调整 HR 和 95%CI。结果显示,相对于脱落 0~11 颗牙齿者,脱落 11~31 颗牙齿者患有肝癌的 HR 为 1.42(95%CI:1.01~1.98),脱落所有 32 颗牙齿者患有肝癌的 HR 为 1.45(95%CI:1.00~2.10)。研究者表示,在评估时,排除了 HBV、丙型肝炎病毒(hepatitis C virus,HCV)以及血清幽门螺杆菌(helicobacter pylori,HP)阳性的混杂,认为牙周病是成年人牙齿脱落的主要原因,并且与某些肿瘤的较高的发病率有联系。这是一个非常有趣的结果,为我们提示了一个新的病因线索,即牙齿脱落与肝癌的发病率有关,表明牙周感染与肝癌的关系值得进一步研究。有关咖啡与肿瘤关系的研究也颇具戏剧性。21 世纪初以前的报道显示,喝咖啡可能与多种肿瘤发生的危险性增加有关,例如膀胱癌、胰腺癌及结直肠癌。大部分的研究显示,喝咖啡者的肿瘤发病风险高于不喝咖啡者。但之前也有研究提示,喝咖啡与肿瘤的发生有负相关,例如在挪威的一项对 13 664 男性和 2 891 女性中的研究显示,咖啡消费与总的癌发病率呈负向弱相关;而与肾癌和非黑色素瘤皮肤癌有强的负相关(保护作用)[7]。2005 年,日本学者报道了一项以人群为基础的大规模队列研究(包括 43 109 名男性和 47 343 名女性)[8]。按咖啡摄入量分组,按肝炎病毒感染、性别、年龄、饮食、生活方式因素和既往肝病史等分层,采用 Cox 比例风险模型计算肝癌的多变量校正 HR 和 95%CI。经 10 年随访,结果显示,与从不饮用咖啡者相比,每天或基本上每天饮用咖啡者发生肝癌的风险较低($HR = 0.49$,95%CI:0.36~0.66),每天喝咖啡 1~2 杯、3~4 杯及 5 杯以上者 HR 分别为 0.52(95%CI:0.38~0.73)、0.48(95%CI:

0.28~0.83)及 0.24(95％CI：0.08~0.77)，差异有统计学意义。

6.1.3 肝癌队列研究的作用

6.1.3.1 可以确认因素(暴露)与疾病的因果关系

队列研究不仅能够研究已知的病因因素在疾病发生发展中的作用，而且还能提示某些未知因素与所研究疾病的联系或因果关系。例如，怀疑饮酒与肝癌有关，可以设立一个队列，调查观察对象的饮酒情况及饮酒量，然后通过多年的随访，比较饮酒者与非饮酒者之间肝癌发病率的差别。在设计初期，如果考虑其他已知的因素，例如膳食、HBV 感染、肥胖等指标，则可以研究这类因素最终的病因作用或对参与者某一方面的影响程度。如果队列足够大，饮酒的信息足够具体，可比较重度、中度、偶然饮酒者之间发病率的差别；通过长期的随访，还可以研究饮酒与食管癌、胃癌、膀胱癌的关系。事实上，前瞻性队列研究的一个显著的特点是，一个队列可以观察多个因素，也可以研究多个疾病。因此，最近多年的肝癌队列研究，大多是多疾病、多因素的研究。基于近年来基因工程的发展和进步，队列研究更成为多基因、多因素研究的平台。

6.1.3.2 可以开展汇总分析或荟萃分析

多个同一研究方向的队列研究，可以合并开展汇总分析或荟萃分析。在肿瘤流行病学研究中，某些危险因素的暴露率很低，而研究的规模要求较大，一个地区或国家的资料也往往不足以说明问题。在这种情况下，可收集不同地区(国家)、不同作者基于同一研究目的的各项研究的原始资料，综合起来进行汇总分析。汇总分析与荟萃分析的区别在于，荟萃分析不考虑分析资料原来的假设，而汇总分析可获得有关特殊暴露与疾病关系更为有效和正确的结论[9]。例如，一项饮酒与肝癌关系的荟萃分析，汇总了 19项队列研究，以证明饮酒发生肝癌的超额风险[10]；国内有人报道一项有关鱼类摄入与肝癌关系的荟萃分析，显示两者之间的联系[11]。全球各地开展的肝癌队列研究，往往采用汇总分析的方法，使得在一个假设前提下的实验设计，得到最大的效能，例如欧洲的EPIC[12]。关于喝咖啡与肝癌发病的汇总分析，包括了两个队列的数据，观察人群分别为 38 703 人和 22 404 人。结果显示，不喝咖啡、偶然喝、每天喝 1 杯以上人群中发生肝癌的 RR 分别为 1、0.71(95％CI：0.46~1.09)和 0.58(95％CI：0.36~0.96)，支持咖啡消费降低肝癌风险的假说和结论[13]。

6.1.3.3 开展嵌式病例对照研究

已有的前瞻性研究队列，经一定时期的随访，当其中有足够数量所研究的病例出现后，再在这个队列内提取病例，根据流行病学原则配以对照(1：n)，更容易证明所研究的暴露因素对于肝癌等疾病的发病风险。例如，有人认为肠道屏障的细菌产物渗漏可能在肝癌发生之前的肝脏疾病中起作用，因此在一个大型前瞻性队列中设计了一个嵌式病例对照研究[14]，评估循环抗内脂多糖（lipopolysaccharides，LPS）水平抗鞭毛蛋白的免疫球蛋白 A（IgA）和免疫球蛋白 G（IgG）与肝癌发病风险之间的关系。1992—2010年，此队列中诊断肝癌共 139 例，匹配 139 名对照，用条件 Logistic 回归计算多变量 RR。结果发现，LPS 和鞭毛蛋白的抗体反应与 HCC 的发病风险相关（最高与最低四分位数相比，$RR = 11.76$，95%CI：$1.70 \sim 81.40$，$P_{趋势} = 0.021$），这一发现支持肠源性细菌产物在 HCC 发展中的作用。在启东的一个筛检研究队列中，采用嵌式病例对照研究，通过实时聚合酶链反应（polymerase chain reaction，PCR）检测，比较肝癌病例组和对照组中的 $1762^{T}/1764^{A}$ 的双突变，结果显示病例组血浆 DNA 中的 HBV 平均变异水平比对照组高出 15 倍（$P < 0.001$），肝癌患者具有 HBV $1762^{T}/1764^{A}$ 双突变的 OR 为 6.72（95%CI：$4.66 \sim 9.68$），证明双突变是肝癌发生的易感标志物[15]。

6.1.4 肝癌不同病因的队列研究

6.1.4.1 饮茶与肝癌

有关饮茶与肝癌关系的队列研究报道见于 1986 年。该研究调查了居住在夏威夷的 7 833 名日本裔男性，记录其 1965—1968 年的红茶消费习惯，将饮茶习惯分为从不饮茶、每周少于 2 次、每周 2 次以上者。结果显示，不同饮茶习惯人群中肝癌发生的 RR 分别为 1、0.8 及 0.6，但差异无统计学意义（$P = 0.134$）。不过该研究却发现，习惯性饮用红茶者，直肠癌发生的 RR 为 4.2（$P = 0.000\ 7$），而前列腺癌的发生率降低。多年后一项更大规模的绿茶与肿瘤关系的前瞻性研究纳入 38 540 人（男性 14 873 人，女性 23 667人），观察其 1979—1981 年的肿瘤发病率，结果未见肝癌等肿瘤发病率与饮用绿茶的关系，即未显示经常性绿茶消费与降低肿瘤的风险有关。在上海的一个 74 941 名年龄在 40 ~ 70 岁女性参加的队列研究（SWHS）中，也没有发现饮茶与女性肝癌发生的关系。但有一项荟萃分析汇总了 1979—2009 年间 6 个病例对照及 7 个队列研究，结果显示，茶消费与原发性肝癌的负向关系为临界显著（$RR = 0.77$，95%CI：$0.57 \sim 1.03$）；汇总分析显示 RR 为 0.79（95%CI：$0.61 \sim 1.01$）。但其中涉及绿茶的 8 项研究则显示，绿茶能降低肝癌的发病风险（$RR = 0.79$，95%CI：$0.68 \sim 0.93$）。

6.1.4.2 咖啡与肝癌

自 2005 年报道了咖啡与肝癌关系阳性结论的大规模队列研究后，相继有数个队列研究肯定了咖啡与肝癌的负相关关系。在日本的报道中，对年龄在 40 ~ 79 岁的110 792 人，从 1988—1990 年随访至 1999 年，观察了饮用咖啡与肝癌病死率的关系。在调节年龄、性别、教育程度、糖尿病（DM）和肝病史、吸烟和饮酒习惯后，与不喝咖啡者相比，每天饮用 1 杯以上咖啡者死于肝癌的 RR 为 0.50（95%CI：$0.31 \sim 0.79$）。新加坡的一项包括 63 257 名中年华人的前瞻性研究，从 1993—1996 年开始随访到 2006 年，在调整了可能的混杂因素及饮茶消费后，发现每天喝咖啡 3 杯以上者，肝癌的发病风险下降了 44%（$HR=0.56,95\%CI:0.31\sim1.00$），表明咖啡消费能降低新加坡华人中肝癌的发病风险。荟萃分析显示，在 7 个队列研究中，喝咖啡者与不喝咖啡者相比，合计的 OR 为 0.48（$0.38\sim0.62$）[17]。除了亚洲的研究，新近一项在欧洲的研究纳入 486 799 人，经平均 11 年的随访，结果显示，饮咖啡、饮茶与肝癌发病的低风险有关；咖啡最高消费者与最低消费者相比，肝癌发病率风险下降了 72%（$HR=0.28,95\%CI:0.16\sim0.50$）。来自美国夏威夷和加利福尼亚的 21.5 万多人群的队列研究，从 1993—1996 年开始，经过 18 年的随访，结果显示，与非咖啡饮用者相比，每天饮用 $2\sim3$ 杯咖啡者减少了 38% 的肝癌发病风险（$RR=0.62,95\%CI:0.46\sim0.84$），而每天饮用 4 杯以上咖啡者减少了 41% 的肝癌发病风险（$RR=0.59,95\%CI:0.35\sim0.99$）。该研究同时还发现饮用咖啡可以降低肝病的死亡风险。

6.1.4.3 饮酒、吸烟与肝癌

在早期的一项对日本 8 646 例 HBsAg 阳性者的研究中，经平均 6.2 年的随访，观察到重度吸烟者有较高的肝癌发病风险，但未见剂量-反应关系；而饮酒与肝癌可见强烈的剂量-反应关系。在另一项队列研究中，5 130 名医生于 1965 年进入队列并被随访了 19 年，吸烟习惯分为 3 个等级：不吸或曾吸烟、每天吸烟 $1\sim19$ 支、每天吸烟 20 支及以上；饮酒分为 4 个等级：不饮或曾饮酒、偶尔饮酒、每天低于 2 份、每天 2 份以上。Cox 比例风险模型分析结果显示，吸烟与肝癌患者的死亡无关，而饮酒与肝癌患者的死亡有关。日本的另一项队列研究显示，36 133 人经平均 8.61 年的随访，相对于非吸烟者，吸烟者患肝癌的 RR 为 2.23（$95\%CI:1.53\sim3.23$），但是饮酒与肝癌发病的联系较弱。不过最近一项汇总了 19 项队列研究的荟萃分析显示，与非饮酒者相比，中度饮酒者（每天<3 次）患肝癌的 RR 为 0.91（$95\%CI:0.81\sim1.02$），重度饮酒者（每天≥3 次）的 RR 为 1.16（$95\%CI:1.01\sim1.34$），每天饮用 50 g、100 g 酒精者患肝癌的风险分别增加 46% 和 66%[10]。在中国 10 个地区开展的一项前瞻性队列研究中，年龄在 $30\sim79$ 岁的 210 259 名男性和 302 632 名女性，自 2004—2008 年进入研究队列。结果发现男性吸烟者发生肝癌的 RR 为 1.32（$95\%CI:1.12\sim1.54$），但在女性中未见此联系[18]。同样，在中国 45 个地区开展的前瞻性队列研究中，220 000 名年龄在 $40\sim79$ 岁的男性，自 1990—1991 年开始经过 15 年的随访，结果显示，饮酒与肝癌的病死率关系并不显著，HR 为 1.12（$95\%CI:0.98\sim1.28$）。

6.1.4.4 糖尿病与肝癌

很早就有文献报道糖尿病与肿瘤有关，后来的病例对照研究发现糖尿病与肝癌有关。瑞典学者在 20 世纪末报道，1965—1983 年出院诊断为糖尿病的患者 153 852 例，随访至 1989 年，肝癌的标化发病比为 4.1（$95\%CI:3.8\sim4.5$），其中男性为 4.7（$95\%CI:4.2\sim5.2$），女性为 3.4（$95\%CI:2.9\sim3.9$）[19]。在一项巴黎的前瞻性队列研究中，调查了 6 237 名 $44\sim55$ 岁无糖尿病的法国男性在进入队列时的葡萄糖耐受试验的

基准结果。经 23.8 年的随访，结果在死亡的 1 739 例中，778 例(45%)死于恶性肿瘤。基准调查时的高胰岛素血症、快速和 2 小时 OGTT 结果与肝癌发病强相关，其年龄调整 HR 分别为 2.72(95%CI：1.87～3.94)和 3.41(95%CI：2.23～5.21)。该研究还发现，高胰岛素血症与唇癌、口腔癌、喉癌呈负相关；2 小时 OGTT 浓度与胃癌、喉癌有负相关，HR 分别为 0.62(95%CI：0.43～0.90)和 0.66(95%CI：0.50～0.89)[20]。同期日本对来自福冈的 15 417 名 30～79 岁的自然人群在 1986—1989 年开展基线调查，年龄在 40～79 岁的 7 308 人纳入分析。Cox 比例风险模式分析显示，糖尿病增加发生肝癌的风险($RR=2.06$，95%CI：1.01～4.19)。在伴有肝炎和肝硬化的糖尿病患者群中，RR 为 2.90(95%CI：1.13～7.41)；而无肝炎和肝硬化的糖尿病患者群中，RR 为 1.35(95%CI：0.41～4.43)[21]。美国的一个 1982 年建立的包括 467 922 名男性和 588 321 名女性的研究队列，经 16 年的随访，发现男性糖尿病与肝癌和膀胱癌病死率有显著的联系，RR 分别为 2.19(95%CI：1.76～2.72)及 1.43(95%CI：1.14～1.80)。

6.1.5　肝癌队列研究的发展

6.1.5.1　中国的研究队列

中国从 20 世纪 70 年代开始开展了系统的肝癌研究，目前队列研究有代表性的地区包括启东、上海、台湾等地。

1) 启东

20 世纪 70 年代初，纳入启东市人民医院 1964—1972 年期间出院的 1 523 例急性肝炎、慢性肝炎及肝硬化等肝病患者和同期出院的 2 331 例呼吸系统患者建立队列，开展回顾性队列研究及配对调查，这是较早的肝癌队列研究的实例。该研究显示，上述 3 种肝病患者相对于呼吸系统患者，发生肝癌的 RR 分别为 4.2、12.2 及 32.3。1976 年，启东在 16 岁以上自然人群中开展了 HBV 感染大普查，由此建立了 14 694 人规模的队列(其中 HBsAg 阳性者 2 560 人)。随访至 1982 年，发现 HBsAg 阳性者肝癌的发生率是阴性者的 12 倍；以后多次随访均显示 HBsAg 携带者相对于非携带者，RR 约为 12[8]。90 年代初，在启东的另一个队列研究纳入 HBsAg 阳性者 744 人、阴性者 895 人。多次随访结果显示，HBsAg 阳性者发生肝癌的 RR 在 8～17 之间。启东在 80 年代初还建立了一个特殊的研究队列，即新生儿出生免疫队列，旨在评估乙肝疫苗接种对肝癌发病率的影响。该研究队列包括了约 4 万名乙肝疫苗接种新生儿及 4 万名未接种者。启东还有一组较大规模的研究队列是肝癌高风险人群队列，即分别于 1989 年及 2007 年建立的肝癌早诊早治筛查队列[22]。受益于筛查者样本库的建立，随后还开展了分子标志物等的研究[15,23]。

2) 上海

上海于 1986—1989 年间建立了一个包括 18 244 名上海男性居民的队列，同时收集参加者血样与尿样,以研究 AF 暴露、HBV 感染与肝癌的关系[49]。同时通过问询调查获得的基线资料,研究吸烟、饮酒、膳食因素等与肝癌的关系。此后在 1996—2000 年,上海又建立了一个包括 74 942 名成年女性的队列(SWHS),且有约 88% 的参加者提供了尿样($n=65\ 755$)、血样($n=56\ 832$)或口腔脱落细胞($n=8\ 934$),基线调查获得了她们的饮酒、吸烟、膳食摄入以及肥胖程度的数据信息。对这个队列开展了每 2 年 1 次的随访接触,以备后续的环境暴露和生物标志物与肿瘤和其他慢性病危险性的研究[16,25]。在上海的队列中,还研究了胆石症与肝癌的发病风险。134 546 名男性和女性分别经 859 882 人年和 391 093 人年的随访,显示胆石症或胆囊切除术病史与男性和女性肝癌发病风险的 HR 分别为 1.46(95%CI:1.02~2.07)和 1.55(95%CI:1.06~2.26)。对这两个队列开展的肝癌家族史与肝癌发病风险的研究显示,有肝癌家族史者更易发生肝癌,HR 为 2.60(95%CI:1.77~3.80),且与肝癌家族史评分有"剂量-反应"的风险[26]。

3)台湾

台湾自 1981 年报道 HBV 与肝癌关系的前瞻性研究[3]以来,相继发表了一些肝癌队列研究的结果。例如,1982—1986 年间建立的 40 岁以上成年男、女性 14 397 人的队列,用 Cox 回归模型分析吸烟与肝癌等肿瘤病死率的关系,结果认为吸烟对于肝癌等疾病的死亡有非常显著的影响。另一项研究 HBV DNA 水平与肝癌发病风险关系的队列,在 1991—1992 年纳入了基于社区筛检的台湾 30~65 岁人群 3 653 人,同时测定 HBV 与 HCV 标志物水平。在调整了性别、年龄、吸烟、饮酒、HBeAg、丙氨酸转氨酶(ALT)等因素后,显示 HBV DNA 水平与肝癌的发病风险呈正相关,即 HBV DNA 载量越大,发病风险越高。在这个队列基础上,后续的基于队列的嵌式病例对照研究表明,高 HBV 载量是引起肝癌的危险因素[27]。另一项更大规模的队列是研究用二甲双胍治疗糖尿病以降低肝癌等发病风险,该队列自 2000 年 1 月 1 日起纳入 480 984 名 20 岁以上的参加者,观察至 2007 年,结果显示二甲双胍治疗糖尿病可以降低肝癌的发病风险。而新近的一项队列研究则从 1998 年起,对 51 164 名参加者(44~94 岁)随访至 2008 年,观察分析了糖尿病病史与肝癌死亡的结局,显示调整的 HR 为 2.97(95%CI:2.08~4.23),同时发现糖尿病与吸烟状况对肝癌的死亡风险有交互作用。台湾基隆自 1999—2002 年筛查了 54 979 名研究对象,经调整年龄、性别、HBV、HCV、吸烟和饮酒等因素,发现 2 型糖尿病和肝癌的发病率有关,并受 HCV 状态和胆固醇水平的修饰影响,在 HCV 阴性者及高胆固醇血症者中,调整的 HR 分别为 2.08(95%CI:1.03~4.18)和 2.81(95%CI:1.20~6.55)[28]。

6.1.5.2 亚洲其他地区的研究队列

1)日本

日本一项较早的肝癌队列研究,也是研究 HBV 感染状态与肝癌的关系。该研究的纳入对象来自日本铁路系统强制性医疗体检者,包括两组人群,其中一个队列人群中包括 40～55 岁的 25 547 名男性受检者,经平均 7.3 年的随访,HBsAg 携带且 HBeAg 阳性者,相对于 HBsAg 非携带者,死于肝癌的 RR 为 50.25。一项对日本 1 927 例 HCV 阳性者的 8 年随访研究显示,HCV 阳性者发展为肝癌的累积风险,在男性为 21.6%,在女性为 8.7%,表明无症状 HCV 阳性者的肝癌发病风险增大[29]。在日本的肿瘤风险评估协作队列研究中,37 838 人(男性 14 531 人,女性 23 307 人)完成了 33 项内容的食物摄入频率调查表。该研究衍生出许多研究报告,其中与肝癌有关的诸如血清脂连蛋白多聚体复合物与肝癌发病风险的前瞻性研究,采用多变量调整的 Logistic 回归分析。结果显示,与较低百分比组相比,低分子量脂连蛋白较高百分比组肝癌发病风险降低,调整性别、年龄和地区后,OR 为 0.54(95% CI:0.26～1.11),调整性别、年龄、地区、BMI、吸烟、饮酒、饮咖啡、糖尿病史和 HCV 抗体后,OR 为 0.50(95% CI:0.22～1.15)。日本的一项糖尿病与肝癌的队列研究开始于 1992 年。14 173 名男性和 16 547 名女性纳入队列时的年龄在 35 岁,其中有糖尿病史者分别占 6.3% 和 2.9%,随访至 2008 年。经 Cox 比例风险模型分析显示,糖尿病会增加肝癌(HR=2.18,95% CI:1.27～3.74)和胆管癌(HR=2.17,95% CI:1.01～4.66)的发病风险[30]。

2) 韩国

一项 HBV 与肝癌的队列研究[31]开始于 1985 年,370 285 名男性入列时年龄≥30 岁,HBsAg 阳性率约为 5%(n=18 914),接种乙肝疫苗后抗-HBs 阳性者 78 094 人,两者均阴性者 273 277 人。平均随访 3 年 10 个月,与未接种及未感染者相比,HBsAg 阳性者发生肝癌的 RR 为 18.1(95% CI:14.2～22.9),抗-HBs 阳性者发生肝癌的 RR 为 0.34(95% CI:0.19～0.60)。其结论认为,HBsAg 阳性者是肝癌的高发人群,乙肝疫苗接种可以降低肝癌的发病风险。一项研究韩国服务行业人员社会经济状况(socioeconomic status,SES)与肝癌的前瞻性研究[32]开始于 1998 年,由韩国国家健康保险系统实施健康检查,并问询获得生活方式和人口学特征信息。采用 Cox 比例风险模型估计 RR 和 95% CI,并调整年龄、BMI、空腹血糖、饮酒、吸烟及 HBsAg 状况。结果显示,肝癌死亡的超额风险随 SES 水平的下降而增高,中上层、中低层和低层 SES 者的 RR 分别为 1.35(95% CI:1.13～1.61)、1.54(95% CI:1.28～1.86)及 1.72(95% CI:1.45～2.04),表明 SES 是肝癌病死率的一个独立影响因子。在韩国的一项更大规模的队列研究[33]包含了 1 283 112 名研究对象,从 1993 年随访至 2002 年,采用比例风险模型,调整了年龄、饮酒、糖尿病及 HBsAg 状态的统计分析。结果显示,在男性中,吸烟与肝癌患者死亡风险的增加有关,RR 为 1.4(95% CI:1.3～1.6),但在女性中未见此联系;而饮酒增加肝癌患者的死亡风险仅见于 HBsAg 阳性的男性人群,RR 为 1.5(95% CI:1.2～2.0)。该研究未发现吸烟、饮酒及 HBsAg 状态的交互作用。

3) 亚洲其他国家

一项评估 2 型糖尿病(T2DM)和肿瘤死亡风险的汇总分析[34],纳入了东亚和南亚的 19 个队列研究,包括 658 611 名东亚人和 112 686 名南亚人。经平均 12.7 年的随访,结果显示,T2DM 患者死于所有恶性肿瘤的 *HR* 为 1.26(95%*CI*:1.21~1.31),其中死于肝癌的 *HR* 为 2.05(95%*CI*:1.77~2.38),死于胆管癌的 *HR* 为 1.41(95%*CI*:1.04~1.92),表明 T2DM 增加肝癌等恶性肿瘤的死亡风险。新加坡的一项在华人中的队列研究[35],于 1993—1998 年纳入了 63 257 名中年男性和女性。除问询调查外,还检测了 HBV 和 HCV 血清标志物。经平均 14 年的随访,结果显示基线 T2DM 病史对肝癌发病的 *HR* 为 2.14(95%*CI*:1.69~2.71),证实了 T2DM 在非病毒性相关肝癌中的病因作用。在一项荟萃分析[36]中,来自中国、日本、新加坡等国家的 9 个前瞻性队列共包括 465 274 名研究对象。结果显示,饮用绿茶可以降低肝癌的发病风险,总的 *RR* 为 0.88(95%*CI*:0.81~0.97);但性别分层分析显示,绿茶的保护作用仅见于女性,总的 *RR* 为 0.78(95%*CI*:0.64~0.96),而男性总的 *RR* 为 0.89(95%*CI*:0.79~1.00),未显示出统计学意义。

6.1.5.3 欧美的研究队列

1) 欧洲

为研究腹部肥胖症或成年期体重的增加与肝癌的关系,1992—2000 年,欧洲开展了一项肿瘤与营养关系的前瞻性研究(即 EPIC)[37]。纳入研究对象 359 525 人,研究其体重、BMI、腰臀围、腰臀比、腰围身高比(waist-to-height ratio,WHtR)以及成年期的体重变化等与 HCC、肝内胆管癌(intrahepatic biliary duct cancer,IBDC)及肝外胆管癌[extrahepatic bile duct carcinoma,EBDC,包括胆囊癌(gallbladder carcinoma,GBC)]的发病风险。该研究的研究对象来自欧洲多个国家的 23 个中心,经平均 8.6 年的随访,发现体重、BMI、腰臀围、腰臀比、WHtR 和成年期的体重变化都与 HCC、GBC 有关。其中 WHtR 与 HCC、GBC 的 *RR* 分别为 3.51(95%*CI*:2.09~5.87)和 1.56(95%*CI*:1.12~2.16);成年期体重的增加也与 HCC 的发病率呈正相关,*RR* 为 2.48(95%*CI*:1.49~4.13);但肥胖症与 IBDC 及 EBDSC 的发病无关。该研究表明,在欧洲地区,降低肥胖及控制成年期的体重增加,对于 HCC 和 GBC 的预防具有公共卫生学的意义。在此队列人群的基础上,还研究了饮用咖啡与肝癌的关系,并采用多变量调整的条件 Logistic 回归模型评估了肝癌的风险[38]。调整吸烟、饮酒、肝炎及其他已知的肝癌危险因素后,每天饮用 4 杯咖啡者,与每天饮用少于 2 杯咖啡者相比,*RR* 为 0.25(95%*CI*:0.11~0.62)。在此队列中,还开展了肝癌和膳食脂肪病因学关系的研究,用 Cox 比例风险模型估计危险比(HR)和 95%*CI*[12]。在多变量校准模型中,总脂摄入与 HCC 之间有显著的负向关系(*HR*=0.80,95%*CI*:0.65~0.99),其中主要摄入单一不饱和脂肪酸发生 HCC 的 *HR* 为 0.71(95%*CI*:0.55~0.92),摄入非多元不饱和脂肪酸发生 HCC 的 *HR* 为 0.92(95%*CI*:0.68~1.25),饱和脂肪酸与 HCC 的发生风险无关(*HR*=1.08,95%*CI*:0.88~1.34)。因此研究认为,摄入较高的单一不饱和脂肪酸可降低肝癌的发病风险。EPIC 研究还发现，总纤维的摄入与肝癌的发病风险呈负向关系；每周饮用超过 6 次软饮料与 HCC 的发病有正向关系，HR 为 1.83(95%CI：1.11～3.02)。

2) 美国

美国的一项关于肥胖与肝癌关系的队列研究还考虑了性别和种族的因素[39]。来自夏威夷与加利福尼亚的 215 000 名研究对象于 1993—1996 年期间入列，经平均 16.6 年的随访，最终有 168 476 人纳入分析，其中 BMI 等危险因素信息来自基线调查。采用 Cox 回归模型计算 BMI 与 HCC 的 HR，结果显示，在男性中，BMI 每增加 5 kg/m^2，发生 HCC 的 HR 为 1.26(95%CI：1.12～1.42)；但在女性中，HR 为 1.06(95%CI：0.90～1.25)；在日本人、白种人、拉美人中，BMI 与 HCC 的关系比较密切，但在黑种人中未见此联系。BMI 还与总脂量(双能量 X 线吸收测定法)呈正相关($r \geqslant 0.9$)，在男性、女性及所有种族分组中均如此。但 BMI 与内脏脂与肝脏脂肪的相关度较低，在黑种人男性中 $r < 0.5$，在所有女性中 $r < 0.8$。在美国的一项研究砷暴露和癌症病死率的前瞻性研究中，3 932 名 45～74 岁的美国印第安人自 1989—1991 年入列观察，随访至 2008 年，结果显示，基线无机加甲基砷尿液浓度中位数(四分位数间距)为 9.7(5.8～15.6)微克/克肌酐，第 80 百分位数与第 20 百分位数的砷浓度相比，死于肝癌的调整 RR 为 1.34(95%CI：0.66～2.72)，无统计学意义；但肺癌、前列腺癌、胰腺癌等的相关死亡与砷暴露有显著的联系。早在 1988—1994 年，美国就实施了第三次全国健康和营养调查(NHANES Ⅲ)，研究有关非酒精性脂肪性肝病和病死率的关系。该研究包括了年龄在 20～74 岁的 11 371 名成年人，测定了他们的肝脂肪变性。经 18 年随访，评估他们的全死因、心脏病、癌症及肝病的病死率。结果显示，与无肝脂肪变性者相比，有非酒精性脂肪性肝病但肝酶学指标正常者死于所有疾病的 HR 为 0.92(95%CI：0.78～1.09)，死于肝病的 HR 为 0.64(95%CI：0.12～3.59)；有非酒精性脂肪性肝病但肝酶学指标不正常者死于所有疾病的 HR 为 0.80(95%CI：0.52～1.22)，死于肝病的 HR 为 1.17(95%CI：0.15～8.93)。该研究的结论是，非酒精性脂肪性肝病并不增加全因、癌症及肝病的死亡风险。

6.2 肝癌的危险因素与精准预防

6.2.1 针对危险因素的研究队列

6.2.1.1 单因素研究队列

单因素研究队列为发现和观察某一因素与疾病的关系而设计的专门的观察队列，具有非常强的研究目的性。例如，最早怀疑 HBV 可能是肝癌发病的危险因素，在台湾就开展了专门针对 HBsAg 携带状态与肝癌关系的前瞻性调查[3]。在启东也开展了类似的前瞻性研究[4]。当然单因素研究队列也可以研究与多种肿瘤的关系。例如欧洲的一项前瞻性研究的荟萃分析研究了肥胖与多种肿瘤的关系。另一项前瞻性研究的荟萃分析也显示,饮用咖啡可以降低口腔癌、咽癌、肝癌、结肠癌、前列腺癌、子宫内膜癌及黑色素瘤的发病风险,但可能增加肺癌的发病风险。在临床前瞻性研究中,考虑单一因素的研究也比较多,例如针对索拉非尼靶向性毒性是否能预测 HCC 的生存率而开展的一项多中心临床前瞻性研究[40]。接受索拉非尼治疗的 634 例晚期 HCC 患者来自 5 个国际专科中心,随访时间为 6 692.3 人月。观察的人口统计学和临床信息包括治疗过程中索拉非尼的毒副反应和分级、索拉非尼的放射反应以及患者的生存时间。94% 的患者至少出现一项索拉非尼相关毒性,其中 34% 的患者出现腹泻($HR=0.76,95\%CI$：$0.61\sim0.95$)、6% 的患者出现高血压($HR=0.531,95\%CI$：$0.37\sim0.76$),37% 的患者出现手足综合征($HR=0.65,95\%CI$：$0.51\sim0.81$)。21% 的患者因毒副反应而停止使用索拉非尼,59% 的患者因病情恶化或死亡而停止治疗。该研究的结论为：索拉非尼相关的不良反应包括腹泻、高血压和手足综合征,这些毒性表现与延长索拉非尼晚期肝癌患者的总生存期有关。当然单一因素并不等同于只研究一个指标,反映这个因素的指标可以有多个。例如研究空气污染与肝癌发病的关系,代表"空气污染"的指标有许多。欧洲一个专门研究大气污染效应的项目——欧洲空气污染效应队列研究(European Study of Cohorts for Air Pollution Effects,ESCAPE)[41],开展了空气污染与原发性肝癌的前瞻性研究。该研究在 1985—2005 年建立了来自丹麦、奥地利和意大利的 4 个队列,纳入了 174 770 名研究对象,采用土地利用回归模型(land-use regression model)来估计基线氮氧化物、直径<10 μm 的可吸入颗粒物(PM_{10})、直径<2.5 μm 的可吸入颗粒物($PM_{2.5}$)、直径为 2.5~10 μm 的可吸入颗粒物($PM_{2.5\sim10}$)和 $PM_{2.5}$ 吸收率(烟尘),同时也调查了最近道路上的交通密度。采用 Cox 比例风险模型调整潜在的各队列分析及随机效应荟萃分析中的混杂因素,估计总的 HR 及 $95\%CI$。结果显示,在每个队列中,除 $PM_{2.5}$ 吸收率和交通密度外,均显示 $HR>1$。在荟萃分析中,所有的暴露都与 HR 的升高有关,但尚未观察到这种联系具有统计学意义。

6.2.1.2 多因素研究队列

为观察多个因素与疾病的关系而建立的一个队列,可以达到一举多得的研究目的,这个队列即为多因素研究队列。多因素研究队列可以从队列建立的开始就有这样的设计,也可以在单因素研究队列的基础上扩大观察因素而成为多因素研究队列。例如,研究吸烟、饮酒、饮食习惯等的前瞻性队列,通常涉及的因素较多。在韩国服务行业人员社会经济状况(SES)与肝癌的前瞻性研究[32]中,就包括了生活经济状况、年龄、BMI、空腹血糖、饮酒、吸烟及 HBsAg 状况等多项因素。而日本在一项研究 HBV 感染状态与肝癌关系的队列研究的基础上,又开展了血清脂连蛋白多聚体复合物与肝癌发病风险的前瞻性研究,研究的因素包括性别、年龄、地区、BMI、吸烟、饮酒、饮咖啡、糖尿病史和

HCV 抗体等。多因素研究的一个显著优点是，不仅可以观察多个因素的病因作用或风险的大小，而且可以针对一个研究的主要因素，调整其他因素而反映主因素的作用。通过多因素研究，还可以研究因素间的协同作用。例如台湾关于糖尿病和吸烟状况与肝癌病死率关系的队列研究，结果显示糖尿病和吸烟状况对肝癌病死率的影响有显著的协同作用。

6.2.1.3　多因素多疾病的研究队列

由于队列研究的花费较多，因此目前全球许多大规模的队列研究，都设计用来研究多种因素与多种疾病的因果关系。例如上海的 18 244 名男性居民队列[24]以及 74 942 名成年女性队列[16,25]。这些队列不仅研究 AF 暴露、HBV 感染、吸烟、饮酒、饮茶、膳食习惯等多种因素，而且还针对不同的肿瘤开展危险因素的评估。例如通过研究女性中 BMI、腰臀比等因素与总体肿瘤及肝癌、乳腺癌、子宫内膜癌、卵巢癌等恶性肿瘤之间的关系，显示肥胖可能与 2 型糖尿病和心血管疾病的不同机制有关，并支持维持健康体重以降低女性风险的措施。在泰州建立的一个包括 10 万人群的大规模纵向研究队列，旨在研究环境因素（社会经济状况、个人行为、环境职业暴露、膳食等）、遗传因素（家族史、标志物）与心血管疾病、脑血管疾病及肿瘤之间的关系。而欧洲的 EPIC 队列研究[72]，在数十万规模的人群中，研究病毒感染、生活方式、营养、膳食、蔬菜水果等多种因素与多种肿瘤的关系。

6.2.2　不同学科内容的研究队列

虽然队列研究属于流行病学的范畴，但根据其研究的具体内容和目的，可以分为不同学科的研究队列。

6.2.2.1　病因研究队列

病因研究队列是指直接研究流行病学危险因素和因果关系的队列，也是最传统的流行病学研究队列。例如研究 HBV 与肝癌的因果关系，研究吸烟、饮酒、饮用咖啡、食用蔬菜水果与肝癌发病风险的关系等，这是队列研究最早、最常见的研究方法和研究内容。中国此类研究队列包括：启东 1.4 万自然人群中 30 多年的 HBsAg 携带状态与肝癌关系的前瞻性研究队列[4]、台湾 22 077 男性 HBsAg 携带状态与肝癌关系的前瞻性研究队列[3]。而基于中国江苏海门的队列[43]，在研究乙型肝炎慢性感染病因的同时，也评估了肝癌发病风险的性别差异。结果显示男性 HBV 感染人群患严重肝病的风险增加，这种性别效应与所研究的生活方式和环境暴露无关，而被认为是由男性和女性之间的内在差异所致。

6.2.2.2　预防研究队列

预防研究队列是针对已知的病因因素，采取预防干预措施，以评价干预后效果的研究队列，但这方面的研究队列并不多见。例如日本曾开展采用中草药组分 TJ-9 来预防肝硬化患者发展为肝癌的研究[44]。受试者被随机分为实验组和对照组(年龄、性别、HBsAg、肝损害严重程度相匹配),前瞻性监测 60 个月,比较两组患者的肝癌累积发病率和生存率。结果显示,实验组 5 年累积发病率低于对照组($P=0.071$);试验组 5 年生存率明显高于对照组($P=0.053$),表明 TJ-9 能预防肝癌肝硬化的发展。在台湾,利用乙肝疫苗接种前队列和接种后队列,采用 Poisson 回归分析评估了乙肝疫苗接种后肝癌的发病风险[45]。接种疫苗组与未接种组相比,发生肝癌的 RR 在 6~9 岁、10~14 岁、15~19 岁和 20~26 岁人群中分别为 0.26(95%CI:0.17~0.40)、0.34(95%CI:0.25~0.48)、0.37(95%CI:0.25~0.51)和 0.42(95%CI:0.32~0.56)。结论认为,中国台湾地区乙肝疫苗免疫接种降低了儿童和年轻人患肝癌的风险。不过在启东的乙肝疫苗接种队列研究中,目前还看不出儿童肝癌发病率的下降;而青年人群中肝癌发病率的下降,不排除 AF 下降起到了主要预防作用[46]。

6.2.2.3 临床队列研究

临床队列研究往往针对高风险人群或患者开展。日本报道,对 90 例慢性活动性丙型肝炎、肝硬化患者随访 2~7 年,观察接受 α-干扰素治疗组和对症治疗组的效果,以评估 α-干扰素对预防肝癌的作用。结果显示,α-干扰素对 ALT 降低无统计学意义,但对甲胎蛋白(alpha fetoprotein,AFP)的降低有统计学意义;α-干扰素治疗组与对症治疗组相比,HCV RNA 消失的差异有统计学意义。Cox 比例风险模型分析显示,发生肝癌的 HR 为 0.067(95%CI:0.009~0.530),认为 α-干扰素可改善慢性活动性丙型肝炎、肝硬化患者的肝功能,其应用与 HCC 发病率下降有关。上海长海医院与启东肝癌防治研究所合作开展了启东地区 HBV 感染者中医证候分布情况的前瞻性观察[47]。HBV 感染者(HBsAg 阳性)研究队列分为 HBV 携带、慢性乙型肝炎、肝硬化和原发性肝癌 4 组,根据证候判定标准进行乙型肝炎基本证候和复合证候判定,再对基本证候进行量化评分。结果显示,该队列中乙型肝炎病毒感染者证型呈现出明显的虚实夹杂特点,疾病进展在病机演变上可能主要体现在气滞证、气虚证、实热证及水湿证上。日本开展了一项肝癌患者 TNM 分期的前瞻性研究,以比较对原发性肝癌分期系统的辨别能力和预测能力,简化分期。日本肝癌研究组在 1995—2001 年,收集了 63 736 例原发性肝癌的临床病理资料,开展前瞻性观察研究。结果显示,肝癌独立的预后因素为血管或胆管浸润($HR=1.36$,95%CI:1.29~1.43)、肝硬化($HR=1.26$,95%CI:1.20~1.32)、肿块直径($HR=1.21$,95%CI:1.14~1.28)、AFP($HR=1.20$,95%CI:1.15~1.25)、单/多结节($HR=1.18$,95%CI:1.12~1.23)、肝损伤($HR=1.15$,95%CI:1.10~1.20)、肝脏受累($HR=1.14$,95%CI:1.09~1.19)、组织学分化($HR=1.14$,95%CI:1.08~1.20)、大体分类($HR=1.13$,95%CI:1.08~1.18)及食管静脉曲张($HR=1.07$,95%CI:1.02~1.13)[48]。

6.2.3　针对危险因素的精准预防

6.2.3.1　按照危险因素的证据

目前，按照病因学研究确认的证据，肝癌的危险因素可以分为已经确定的因素、很有可能的因素、有可能的因素[49-50]。

1）已经确定的危险因素

包括 HBV、HCV、酒精性肝硬化、膳食中的 AF 以及吸烟等。但这并不表示这些因素在所有地区都是已经确定的危险因素，而是指这些因素可能都程度不同地获得确认，而且这些因素也可能受到其他因素的影响。例如，1980—1990 年中国台湾地区对门诊治疗的 1 506 例无症状 HBV 携带者开展前瞻性研究，平均随访 7.1 年。结果显示，HBsAg 阳性肝硬化患者的年龄、HBeAg 携带状态、血清转氨酶水平＞6 个月持续升高的慢性肝炎、吸烟、非 A 血型和低教育水平可能是肝癌的高危险因素。在吸烟者（≥20支/天）中，饮酒者比不饮酒者发生肝硬化的风险更高，饮酒者 RR 为 9.3（95％CI：1.1～78.8），不饮酒者 RR 为 1.85（95％CI：0.98～3.51），这表明饮酒可能对吸烟相关的肝硬化风险有修饰作用；另外还观察到吸烟与携带 HBeAg 和慢性肝炎在肝硬化的发展中有协同作用。在启东，采用以人群为基础的肝癌死亡监测资料，比较了 20 世纪 80年代以后队列中历次采集的血样中的 AF 生物标志物[46]。结果发现，出生于 20 世纪60—80 年代的启东居民，肝癌病死率下降超过 50％；而 AF 生物标志物水平已从 1989年的 19.3 pg/mg，下降到 2009 年的不可检出（＜0.5 pg/mg）的水平。启东地区居民因主粮由玉米改为大米后，从很大程度上去除了 AF 的暴露这一确定的危险因素，因而使人群中的肝癌病死率下降了 65％。

2）很有可能的因素

包括糖尿病、遗传代谢性 α_1-抗胰蛋白酶疾病、血色素沉着、各种原因的肝硬化、卟啉病或迟发性皮肤卟啉病等。糖尿病与肝癌的关系近年来研究较多，在欧美、亚洲各国大多得出正向联系的结论。例如，1990—1994 年，前瞻性研究了日本公共卫生中心参加者中糖尿病病史与肿瘤发病风险之间的关系，共有 97 771 名 40～69 岁的日本自然人（46 548 名男性，51 223 名女性）得到了随访，随访截止于 2003 年。结果发现，在男性，有糖尿病病史者总的肿瘤发病风险增加了 27％（$HR=1.27$，95％CI：1.14～1.42），而HCC 的发病风险特别高（$HR=2.24$，95％CI：1.64～3.04）。在女性，有糖尿病病史者总的肿瘤发病风险显著增加（$HR=1.21$，95％CI：0.99～1.47），其中发生 HCC 的 HR为 1.94（95％CI：1.00～3.73）。遗传性血色素沉着症（hereditary hemochromatosis，HH）与 HCC 的发病风险增加相关，其风险估计高达 200 倍[51]。但在肝脏疾病中，非遗传性血色病轻度或中度铁超负荷是否增加 HCC 的发病风险，目前还不清楚。有学者对5 224 例肝移植患者中肝铁负荷和 HCC 分布进行了分析，结果显示铁过载和 HCC 最常见于胆汁性肝硬化(分别为1.8和2.8%)。HCC最常见于乙型肝炎(16.7%),其次是丙型肝炎(15.1%)和HH(14.9%)。队列总体结果显示,任何铁过载均与HCC显著相关,因此结论认为:铁过载与终末期肝病患者的HCC发病相关,提示慢性肝病患者中铁可能具有致癌或协同致癌作用。瑞士的一项15年的研究发现,卟啉病与肝癌的发生有关。罕见的单基因型,如α_1-抗胰蛋白酶缺乏、Ⅰ型血色素沉着症型糖原贮积病、急性间歇性和迟发性皮肤卟啉病以及遗传性酪氨酸血症Ⅰ型与肝癌的发病风险较高相关。

3) 有可能的因素

包括蔬菜摄入不足、某些微量元素的不足(或过高)、口服避孕药、多胎次、离子辐射以及三氯乙烯溶剂等。例如,很久就有关于口服避孕药(oral contraceptive,OC)与肝癌关系的报告,但至今仍未获得确认。一项纳入12个病例对照研究的荟萃分析显示,使用OC的妇女,在5年内未观察到肝癌发病危险性的增加。但其中有几项研究显示,持续较长时间使用OC者的HCC风险增加2~20倍,因此以人群为基础的这些证据尚不能确定OC与肝癌患病风险之间的联系。在某些地区认为是"确定的""很可能"的因素,在另外一些地区可能只是"有可能"甚至是"不太可能"的因素。例如,肝蛭(肝吸虫)感染是东南亚以及中国两广地区胆管细胞癌发生的一个很可能的危险因素;但它不可能是启东、海门地区肝癌的主要危险因素。再例如,HCV是日本和欧美地区确定的危险因素,但它很可能不是中国广西、江苏等肝癌高发区肝癌的主要危险因素。

6.2.3.2 按照危险因素的来源

1) 生物源危险因素

肝癌的生物源危险因素主要来自感染因素,例如HBV、HCV、肝蛭(肝吸虫)等。而AF本质上也是生物源危险因素,但因其主要是通过饮食摄入,因此可归入环境源暴露因素。HBV与肝癌的关系,可以从基因水平上找到证据。为探讨HBV基因突变与高发区HCC的关系,对58例肝癌患者和71例慢性肝炎患者进行了HBV核心基本启动子(basic core promoter,BCP)和重叠X基因的DNA序列测定。结果发现,启东HCC患者中的*T1762/A1764*双突变比较常见,且相邻*T1766/A1768*突变可显著增加肝癌的发病风险;肝癌患者肝组织中三重突变的发生率明显高于慢性肝炎。纵向研究表明,*BCP*突变在肝癌的发生发展过程中是逐渐积累形成的。台湾的一项在12 008名男性中开展的前瞻性研究发现,抗-HCV阳性者相对于阴性者,HCC的发病风险增加20倍;HCV与HBV在HCC的发病机制中各自起着独立的作用。日本研究了HCV传播与肝癌高发区人群中肝癌发生的关系[21],调查了1986—1991年间年龄在30~79岁的15 597人的输血史,应用Cox比例风险模型估计输血后发生肝癌的*RR*。结果显示,接受输血的男性发生肝癌的*RR*为1.86(95%*CI*:1.05~3.29),女性发生肝癌的*RR*为4.20(95%*CI*:1.83~9.61)。

2) 环境源危险因素

AF 在肝癌发生中的作用是比较肯定的[46]。AF 是自然产生的真菌产品,但主要污染人类的食物,如谷物、牛奶和奶制品。这在对饲料加工工人、仓库工人和榨油厂工人的研究中得到了职业暴露的证据。广西的一项病例对照研究[5]发现 AF 的空气暴露与肝癌发病风险之间有关联。从甘蔗渣仓库、压榨机和造纸车间收集粉尘样品,对 181 名车间员工和 203 名在车间外工作的对照人员的血样,采用 ELISA 法检测 AFB_1-Alb。结果显示,暴露于 AF 污染的灰尘者发生肝癌的风险升高,OR 为 5.24(95%CI:2.77～9.88)。环境中的砷及砷的化合物、多氯联苯与肝癌的关系也曾引起关注,但证据有限。欧洲最新的 4 个队列研究探讨了居民接触空气污染与原发性肝癌发病率之间的关系,其结果也提供了室外空气及居住环境污染可能增加肝癌发病风险的证据[53]。

3) 机体或易感危险因素

研究者早已注意到,不同的种族可能有不同的肝癌发病率或发病风险,这表明肝癌可能存在易感危险因素。美国的一项研究显示,在 50～64 岁的人群中,西班牙人相对于亚洲人和非西班牙裔白种人,有更高的肝癌发病率和病死率。美国的一项前瞻性研究[54]用 Cox 回归模型分析 2 型糖尿病与肝癌的发病风险,显示 HR 为 2.61(95%CI:2.34～2.91);BMI 每增加 5 kg/m^2,患肝癌的风险就增加 26%,男性的 HR 为 1.38(95%CI:1.30～1.46),女性的 HR 为 1.25(95%CI:1.17～1.35);而腰围每增加 5 cm,HR 为 1.08(95%CI:1.04～1.13),男、女性之间的差别不大。2003—2011 年对美国退伍军人管理局数据的分析显示,在 9 784 541 名研究对象中,有 1 330 600 名(13.6%)患有非酒精性脂肪肝(nonalcoholic fatty liver disease, NAFLD),发病率从 2003 年的 6.3% 增加到 2011 年的 17.6%,增加了 2.8 倍[55]。由于 NAFLD 与超重和糖尿病高度相关,肝脏内的脂肪堆积会引起炎症反应和细胞的受损,因此会增加肝癌的发病风险。针对肝癌的易感基因,美国开展了一项识别与 HCC 和肝硬化相关的遗传因素的全基因组变异研究[56],鉴定了 3 个易感位点,包括了主要组织相容性复合体 II 类(MHC II)、其蛋白产物提呈 T 细胞受体抗原及介导免疫监视;确认了在"抗原提呈和加工"通路中的变异与 HCC 的联系非常显著。拷贝数变异(copy number variation,CNV)、单核苷酸多态性和通路的联合分析表明,HCC 的易感性是由影响免疫反应的生殖细胞因子以及 T 细胞受体处理的差异所介导的。而在广西的一项研究中,对扶绥的715 例 HBV 携带者(包括肝癌与对照)分型了 440 794 个 SNP 位点,对有显著相关性的45 个 SNP,分别在广东、上海、江苏和北京等 4 地的人群(肝癌与对照)和 1 个核心家系(广西,共 159 例)中进行了重复验证。结果显示,1p36.22 区域的 1 个 SNP 位点rs17401966 在上述人群中均得到验证,该区域包含了 UBE4B、KIF1B 和 PGD 等 3 个基因。因此认为,1p36.22 的 KIF1B、UBE4B 或 PGD 相关通路区域可能是一个新的肝癌易感基因区域。一项病例对照研究[57]对 1 300 例 HBV 阳性的 HCC 患者、1 344 例

HBV 持续携带者及 1 344 例 HBV 自然清除者进行高上调肝癌基因（*HULC*）的 rs619586 及肺腺癌转移相关转录本 1（*MALAT1*）的 rs7763881 两个 SNP 的基因分型，测试两 SNP 与肝癌、HBV 慢性感染易感性的关系。结果显示，rs7763881 的变异基因型与显性遗传模型中 HCC 风险的降低显著相关（AC/CC vs. AA，*OR*＝0.81，95％*CI*：0.68～0.97），rs619586 变异基因型与 HCC 风险的降低具有临界意义的相关（AG/GG 比 AA，*OR*＝0.81，95％*CI*：0.65～1.01）。

6.2.3.3 危险因素的精准预防

根据危险因素与肝癌联系的强度、作用的证据程度和主要病因的来源，可制订相应的防制措施。

1）去除危险因素

AF 已被证明为病因明确、关联度最强的致肝癌因子，因此控制 AF 的摄入、去除 AF 这个危险因素是重要的预防措施。由于 AF 主要污染玉米、花生等作物，因此防止粮食霉变、减少污染食物的摄入量甚至改变饮食习惯是最好的预防方法。去除这个危险因素应当包括社区水平和个体水平两个方面的干预。社区水平的干预方法涉及粮食收获前及收获后（加工、储存）的措施，而个体水平的干预包括改变膳食，以避免污染食物的摄入，或化学预防以降低 AF 一旦摄入后的毒性。以启东为例：启东居民历史上主粮以玉米为主，而当地气候潮湿，玉米霉变率高。据 1973—1982 年的检测结果，AFB_1 污染率为 35％～98％，而大米中均未检出，说明食用大米可以大大减少 AFB_1 的摄入。从 20 世纪 80 年代中后期起，启东居民的膳食结构发生了很大的变化。抽样调查结果显示，1986 年启东居民以大米为主食者已占 97.4％，1997 年高达 99.2％。1998 年对某乡居民做主粮比例调查，全年口粮中玉米仅占 0.5％，每年食用玉米 5 kg 以上的户数占 5.2％，而食用 200 kg 以上的户数仅为 0.35％。针对已知的环境危险因素，加强职业暴露的控制，也是去除危险因素的措施之一。例如砷的防护、水污染的治理、HBV 与 HCV 的血制品的防控及切断传播途径，都可以降低人群中的暴露率从而达到预防的效果；而个人的预防包括改变生活习惯，例如控制饮酒、不吸烟、不摄入霉变食物、多食蔬菜水果等，可有效地去除已知的危险因素。

2）预警前移

根据现有的流行病学研究结果，儿童期接种乙肝疫苗预防肝炎、控制体重，可有效地预防肝炎肝硬化和因超重而引起的糖尿病的发生。由于 HBV 感染是肝癌的主要病因，且世界各肝癌高发区大多是乙型肝炎的高发区，因此人们期望新生儿乙肝疫苗的普遍接种最终能降低肝癌发病率。冈比亚的干预研究设计并实施了一项随机的疫苗接种试验，4 年中 124 577 名儿童进入了队列，一半接受常规的扩大免疫规划（expanded programme on immunization，EPI）疫苗，另一半增加接种乙肝疫苗。与此同时，他们还建立了一个全国性的肿瘤登记处以发现研究队列中的肝癌，并计划通过肿瘤登记处进行 30～35 年的长期随访。在启东肝癌高发现场,有随机对照的新生儿乙肝疫苗免疫接种试验,经过 1983 年的预试验,于 1985 年正式启动。1985—1990 年,免疫队列及对照队列规模各达到 4 万多。根据启东肝癌的年龄分布特点,30 岁以后的发病率迅速上升,因此对这些免疫接种对象开展长期的随访监测,才有可能看到其发病率的显著下降。HBsAg 阳性和(或)HBeAg 阳性母亲所生的新生儿被认为是 HBV 感染的最危险人群。中国台湾地区于 1984 年 7 月开展了一项全岛性的 HBV 疫苗接种计划,首先是从志愿者母亲的围生期 HBsAg 筛检着手,HBsAg 阳性母亲的新生儿接受 4 剂的乙肝疫苗接种,高度感染母亲的新生儿在出生后 24 h 内也接受了一剂乙肝免疫球蛋白(hepatitis B immunoglobulin, HBIG),结果观察到 40%～90% 的垂直传播的改善。新加坡自 1986 年开始实施分阶段的全国的儿童乙肝疫苗接种计划。由 1985 年 10 月首先从出生于 HBV 携带者母亲的新生儿开始,到 1987 年 9 月扩展到所有的新生儿。有学者认为,高发区的所有人群均是 HBV 感染的高风险人群,因此也必须接种乙肝疫苗。亚洲和非洲为 HBV 高度感染的地区,中东地区也是 HBV 流行区,因此许多中东国家都进行了大量的人群乙肝免疫接种。波兰也自 1989—1996 年将乙肝疫苗接种作为 EPI 的一部分,除新生儿外,对 HBV 感染高风险者亦实行乙肝疫苗免费接种,目前约 10% 的人口已接种乙肝疫苗。

基于现有流行病学研究成果的预警前移,还体现在通过控制肥胖、防治糖尿病从而预防肝癌的发生。鉴于糖尿病患者患肝癌的风险增加,二甲双胍作为一种化疗预防药物越来越受到人们的关注。一项包括 19 项研究、涉及 550 882 例糖尿病患者的荟萃分析显示,与未使用二甲双胍者相比,使用二甲双胍可降低肝癌发生率 48%($OR=0.52$,$95\%CI$:0.40～0.68)[58]。因此通过预防或治疗糖尿病而实现对肝癌的预防是有可能实现的。

3)化学预防

所谓化学预防,就是采用天然的植物或合成的化学药物,给予合适的个体或人群,从而对已知的某疾病(因素)实行干预或阻断,从而达到预防的效果。化学预防要通过化学预防实验来确认效果后,才能推广使用,这就要求实验必须采用随机的方法、设定有效的预防剂量(梯度)、观察足够长的时间。中美科学家在启东数十年的预防研究中,曾尝试了多种化学预防方法。

(1)奥替普拉(oltipraz):动物实验证明,奥替普拉可改变终致癌物 AFB_1-8,9-环氧化物形成的通路,直接调节与 DNA 共价结合的能力。奥替普拉可以诱导 AF II 相解毒反应酶谷胱甘肽-S-转移酶的活性,促进谷胱甘肽与 AFB_1-8,9-环氧化物的结合,增加硫醇尿酸形式的排出,从而减少 DNA 加和物的形成;它也可影响 AF I 相反应酶类,尤其是细胞色素 P_{450} 类的活性,可减少 AFB_1-8,9-环氧化物和羟化产物 $AF\ M_1$ 的形成。在启东,用奥替普拉对高风险人群进行干预,已显示出一定的效果。

（2）叶绿酸（cholrophyllin）：叶绿酸可以抑制致癌物亲电子中间代谢物的活性，并使其降解，可对抗一些具遗传毒性物质的致突变作用。叶绿酸与 AF 可形成共价结合的复合物，在体外与肝微粒体共同培养可减少 AF Ⅰ 相代谢产物的形成。在启东进行的一项随机、双盲、有安慰剂对照的化学预防试验[61]将 180 名健康成人随机分入叶绿酸组和安慰剂组中，服用剂量为 100 mg，3 次/d，连服 4 个月。收集 3 个月的尿样，观察 AF-N^7-鸟嘌呤的改变。用 AF-DNA 加合物排泄水平作为 AF 生物有效剂量的生物标记。结果在 169 例尿样中检测到 105 例有 AF-N^7-鸟嘌呤。服用叶绿酸者与服用安慰剂者相比，尿中 AF-N^7-鸟嘌呤水平可下降 55%（$P=0.036$）。

（3）西兰花（broccoli）：大量摄入黄绿色蔬菜，特别是十字花科、芥菜（mustards）以及芸苔属（genus brassica）蔬菜（包括西兰花），可降低多种部位肿瘤的易感性。芸苔类蔬菜富含保护性诱导活性，含高水平的硫代葡萄糖甙（glucosinolate）。硫代葡萄糖甙可以通过黑芥子硫苷酸酶（myrosinase，一种共存但独立的植物酶）水解，或者由人类的肠道菌群水解，成为异硫氰酸盐（isothiocyanates）。异硫氰酸盐是潜在的诱导剂和抗癌物。已经确认，某些西兰花植物中含有高水平的硫代葡萄糖甙/萝卜甙，其水解后可形成异硫氰酸盐莱菔硫烷（isothiocyanate sulforaphane），即萝卜硫素。在启东的初步研究显示，饮用含硫代葡萄糖甙的西兰花饮料者，尿中二硫代氨基甲酸盐（莱菔硫烷的代谢物）和 AF 加合物的排泄水平呈负相关[62]，证明了西兰花饮料的预防作用。国内一项包括男性队列和女性队列的前瞻性研究评估了维生素摄入量与肝癌患病风险的关系[63]，从效果上考虑，这也属于化学预防的范畴。该研究纳入了 132 837 名男性（1997—2000年）和女性（2002—2006 年），饮食习惯的数据来自食物频率问卷；采用 Cox 比例风险模型估计 HR 和 95%CI，比较高维生素摄入量和低维生素摄入量的肝癌风险。结果显示，膳食维生素 E 摄入量与肝癌风险呈负相关（$HR=0.52$，95%CI：$0.30\sim0.90$）。

6.3 肝癌的早诊早治与精准预防

肝癌的早诊早治是肝癌防治研究中的重要任务，也是肝癌精准预防的主要内容。根据中国学者提出的"中国精准医学发展的战略需求和重点任务"[64]，分子标志物的发现并应用于筛查、早诊和临床精准治疗，应当也是肝癌精准防控中的重要内容。

6.3.1 中国肝癌的早诊与筛查

6.3.1.1 中国肝癌筛查与早诊的历史

1）高发区先行

在全国的高发区肝癌筛查中，启东的工作历程最具有代表性。20 世纪 70 年代初至 80 年代初，启东采用灵敏的 AFP 检测方法，在自然人群中检测 AFP 200 多万人次，其中普查近 180 万人次，检出肝癌 1 000 多例，其中早期（Ⅰ期）病例达到 35％。当时的研究成果曾在第十一、十二届国际癌症会议上报告，得到了国际上的认可与赞扬。这一时期的研究首先解决了肝癌早期诊断的问题，即把 AFP 应用于现场的普查，证实其简便易行、敏感、特异。由于发现了大量的早期肝癌患者，因而大大提高了现场肝癌患者的总体生存率。

2）提出高风险人群筛查概念

由于全民普查需要花费大量的人力财力，因此到 20 世纪 80 年代，国内高发区的肝癌普查几乎全部停止。但在这个时期，启东出于早诊早治的战略考虑，重新估价了 AFP 普查的作用，认为 AFP 普查是肝癌筛查的一种方法，其经济效益的大小，关键取决于普查对象、范围的择优选择。从 1984 年起，对肝癌特定的好发年龄、性别及危险因子的暴露等进行了理论探讨与总结，首先提出了选择特定的高危人群进行肝癌筛检的概念，并在这个时期明确提出 HBsAg 阳性的 30～59 岁男性为启东现场的肝癌高风险人群[65]。

3）高风险人群的筛查实践

20 世纪 80 年代，启东在选定的 40 万人群中，对上述定义的肝癌高风险人群进行了周期性的筛查实践，确立了国内肝癌高发现场高风险人群筛检模式和可行方案，对于指导肝癌的早诊早治具有重要意义。与此同时，上海也在以医院为基础的社区高危人群中开展了肝癌普查的实践。到"八五"期间，启东与上海协作承担了肝癌早诊早治的筛查项目，进一步对肝癌高风险人群模式、现场实施方案以及周期性筛检的一些早期指标，包括亚临床平均滞留时间、灵敏度和预测值、普查的超前时间及最佳筛检间隔等进行了评价分析[66]。

6.3.1.2　中国肝癌筛查与早诊的现状

1）全国启动癌症早诊早治项目

2004 年中国癌症基金会启动了癌症早诊早治项目，以中央财政转移支付的形式，支持癌症的早诊早治，促进了癌症早诊早治示范基地的建设。肝癌早诊早治项目于 2005 年正式启动。江苏启东、广西扶绥两个点率先成为肝癌早诊早治的示范基地，开展了肝癌高风险人群的筛查。2007 年肝癌早诊早治专家组制定并发布了肝癌早诊早治的技术规范，并且成立了在癌症早诊早治委员会领导下的肝癌早诊早治专家组。

2）全国肝癌早诊早治项目的推广

为适应扩大肝癌筛查规模的要求，2010 年增加了江苏海门和福建同安两个筛查点；2011 年增加了湖北公安和宜都；2012 年增加了湖北英山、广西崇左及福建柘荣，撤销了福建同安；2013 年增加了湖北的当阳、洪湖、黄州区、嘉鱼，广西的贵港、岑溪，广东的中山。至此，全国肝癌早诊早治项目点增加至 15 个。2014 年撤销了湖北英山和广西崇左；2015 年增加了广西武鸣，增加了甘肃华池；2016 年撤销了湖北黄州和嘉鱼、甘肃华池,增加了甘肃山丹,肝癌项目点为 13 个。自 2007 年 1 月—2016 年 6 月,全国共计筛查高风险个体 108 419 人,发现肝癌患者 723 人,肝癌检出率为 0.69%,早诊率为 61.41%,治疗率为 89.07%。其中 2015 年 7 月—2016 年 6 月间,全国 13 个项目点完成高风险个体筛查 22 460 人,发现肝癌患者 119 例,肝癌检出率为 0.53%,早诊率为 65.55%,治疗率为 90.76%。此外,2008 年中国卫生部疾病控制局(全国肿瘤防办牵头)还在淮河流域的江苏射阳、安徽阜阳颍东区、宿州市埇桥区、山东汶上、河南西平及沈丘等 6 个县区开展了淮河流域癌症早诊早治项目,其中也包括肝癌的早诊早治工作内容。2012 年制定了淮河流域癌症早诊早治项目技术方案。目前淮河流域癌症早诊早治项目点增加至 26 个,年筛查人数达 5.34 万人。2012 年,国家新增重大医改专项、国家重大公共卫生专项城市癌症早诊早治项目。该项目包括肺癌、大肠癌、上消化道癌(食管癌和胃癌)及肝癌的筛查,全国共 14 个省市区各有 1~2 个中型以上城市参加了该项目。

6.3.2 全球肝癌早诊与筛查的动态

6.3.2.1 肝癌筛查的方法

20 世纪 50 年代中期,苏联学者发现了 AFP。到 60 年代,人们发现 AFP 与肝病和肝癌可能有联系。1971 年苏联学者 Abelev 报道了 AFP 对肝癌临床诊断的价值。中国上海、江苏、北京的医务科技工作者迅速将此方法引入,通力协作,应用 AFP 检测技术,在肝癌高发区(例如江苏启东与广西扶绥等)开展大规模人群普查,拉开了肝癌筛查的序幕,取得了一系列突破性的进展。从 70 年代初开始,通过自然人群的 AFP 普查,基本掌握了 AFP 的临床规律,并发现了一大批无明显症状和体征的早期肝癌患者,诊断正确率提高到了 95% 以上,证实了 AFP 对肝癌诊断的正确性和早期价值,奠定了开展肝癌筛查和早期发现的良好基础,也成为迄今为止肝癌筛查最经典、最常用的方法。此外,由于 AFP 可能在临床症状出现前的 2 年就有所表现,因此特别适合用来开展普查筛检。80 年代,B 型超声检查开始广泛应用于中国的肝病临床检查。肝癌筛查的 B 超检查主要为肝、胆、脾的检查。超声检查的优点为非侵入性、无放射性损害、易于重复应用、灵敏度高、检查费用相对较低等,故为肝癌定位检查首选的检查方法。美国 1985 年报道的一项前瞻性研究对 528 例患者进行了实时超声检查,其中肝硬化 236 例,慢性肝炎 81 例,无症状 HBsAg 携带者 168 例,有肝癌家族史者 43 例。常规随访间隔为 3~6 个月,平均随访期为 1.4 年。在最初的筛查中,共发现 17 例肝癌患者,其中来自肝硬化组 13 例,有肝癌家族史组 3 例,无症状 HBsAg 携带者 1 例;肝癌<3 cm 7 例,3~5 cm 6 例,>5 cm 4 例。在肿瘤<5 cm 的病例中,AFP 水平正常者占 46.2%,20~400 $\mu g/L$ 者也占 46.2%,>400 $\mu g/L$ 者只占 7.6%。研究认为,在 HCC 的早期检测中,超声的实时性甚至比 AFP 检测更为敏感,高危人群应定期接受超声检查。

6.3.2.2　肝癌筛查的共识

肝癌是否适合筛查,或者说筛查是否有显著的效果,曾经引起较大的争论。作为癌症控制的方法之一,人群筛查在价值上所存在的争议源于在目标、效益、成本以及筛查潜在的不利影响的认识上有分歧,而且对评估筛查效果的看法也不一致,但均强调所筛查的癌症必须有可检出的临床前期,或者说能够早期检出、有较好的检测方法并具特异性;对筛查的效果能够做出恰当的评估,并能降低病死率。总体而言,世界各地对肝癌的治疗管理、监测都制定了指南,例如美国、欧洲和亚洲都有关于肝癌监测的指南。但目前肝癌筛查尚没有在较大的范围内广泛开展,这是因为还没有取得一致的最佳策略。但另一方面,研究又认为迫切需要改进肝癌的筛查和监测的策略,以早期发现肝癌并改善患者的生存率。目前的问题是,与其他癌症相比,由于肝癌的肿瘤生物学和资源的地域差异的存在,制定全球通用的指南似乎不太切合实际。但对于肝癌筛查的对象、采取的筛查方法及时间间隔,近年来的研究和实践趋于一致并达成共识。例如慢性肝炎是肝癌的高风险人群,筛查人群中应有 0.2% 的肝癌患病风险,超过 40 岁以上的亚洲男性或超过 50 岁以上的亚洲女性。所采用的筛查方法包括 AFP 和超声,推荐时间间隔为 6 个月等。

6.3.2.3　肝癌筛查的实践

20 世纪 70 年代,启东在自然人群中开展了肝癌的筛查,到 80～90 年代开展高风险人群的肝癌筛查。21 世纪初,全国逐步推广肝癌高风险人群的筛查,取得了较好的成绩。除了中国的肝癌筛查研究,世界各地特别是肝癌的高发地区也相继开展了肝癌的筛查实践。例如,加拿大的一项筛查研究前瞻性地评估了肝癌筛查的诊断准确性[68],建立了一个包括 1 069 例慢性 HBV 携带者的前瞻性队列,每 6 个月单用 AFP 或结合超声检查。在首次筛查中,有 4% 的受试者血清 AFP≥20 μg/L。首次接受超声检查时,有 9% 的受试者被发现有病灶,其中 3 例为 HCC,发病率为 281/10 万。血清 AFP≥20 μg/L 的敏感度和特异度分别为 64.3% 和 91.4%;超声检查的灵敏度为 78.8%,特异度为 93.8%。该研究表明北美地区也是肝癌的高流行区,同时指出肝癌筛查也存在假阳性和假阴性。在美国阿拉斯加进行的一项 16 年的前瞻性队列研究中[69],对 1 487 例 HBsAg 阳性者每隔 6 个月进行 1 次 AFP 筛查;对于 AFP 升高者,再作超声检查。在 1982 年 10 月—1998 年 12 月间,对 HBsAg 携带者进行了 26 752 次 AFP 测定,确诊 HCC 32 例。其中 23 例 HCC 病灶<6 cm,其中 22 例手术切除,1 例拒绝切除。结果显示,筛查组 32 例患者的 5 年和 10 年生存率分别为 42% 和 30%,与 1969—1982 年间阿拉斯加土著人群中的 HBV 相关肝癌作为对照组相比,生存率差异有统计学意义。因此认为,对 HBsAg 阳性人群每隔半年开展筛查可以发现早期患者并延长生存率。在印度两个肝脏诊所开展的回顾性研究中,对 3 258 例肝硬化患者进行了 1 年 2 次的 AFP 和超声检查,结果显示,这样的检测更有可能发现能治愈或治疗的

巴塞罗那分期（Barcelona clinic liver cancer，BCLC）为 0/B/C 期的患者,常规监测可以发现更多的早期病例。泰国的一项筛查计划[70]招募了 2 293 例慢性乙型肝炎患者(年龄 20～65 岁),每 6 个月进行 1 次超声和 AFP 检查。结果显示,首次筛查发现 7 例 HCC,患病率为 305/10 万。经 42 个月的随访,又发现 10 例 HCC,发病率为 143/10 万人年。筛查发现的病例大多数处于早期,17 例中有 14 例接受了手术切除或射频消融治疗,3 年生存率高达 90%。超声检查的敏感度和特异度分别为94% 和 82%,而 AFP≥20 μg/L 的敏感性和特异性分别为 41% 和 98%。研究认为筛查有利于肝癌的早期发现。

6.3.3 肝癌的筛查与精准预防

6.3.3.1 预警标志物的研发

随着分子技术的进步、人类基因组计划的完成,个人基因组学、肿瘤基因组学、环境基因组学、基因测序技术的发展,基因组学的概念逐步明朗,建立在了解个体基因、环境以及生活方式基础上的新兴疾病治疗和预防方法也逐步被接受。人们已经不能满足通过筛查来发现具有流行病学意义的高风险人群和临床意义的肝癌患者,而是期待通过基因测序来发现高易感人群,甚至是有转化倾向的"正常人群"。在一些西方国家发表的 HCC 指南中,AFP 甚至被排除在监视和(或)诊断标准之外。因此,预警标志物的研发和应用,已成为预防研究中的重要课题。由于肿瘤细胞的发展,导致特定的生物反应,表观遗传调控、microRNA(miRNA)和基因组测序分析提出了分子表达特征的新的标志物,帮助我们实现把生物标志物应用于临床实践的主要目标。一些研究[71]认为,*Ptpn11* 是原癌基因,其编码一种称为 Shp2 的非受体酪氨酸磷酸酶;Shp2 可在细胞因子、生长因子及激素等激活的下游通路中参与活化 Ras-Erk 信号。Shp2 在肝脏中发挥重要的抑癌因子效应。在肝细胞中选择性敲除 *Ptpn11/Shp2* 可引起肝脏炎症及坏死,导致肝脏出现结节再生性增生。当小鼠敲除 *Shp2* 后,所引发的炎症信号可促进肝癌的发生,导致小鼠自发性肿瘤及二乙基亚硝胺诱导的肝癌风险显著增高。上海学者测定了血清中 Dickkopf-1(DKK1)以评估能否提高肝癌诊断的准确性[72]。831 例参加者中包括 424 例 HCC 患者、98 例慢性 HBV 感染者、96 例肝硬化患者、213 例健康对照者。结果显示,HCC 患者的血清 DKK1 水平显著高于对照者。ROC 曲线显示,最佳诊断阈值为 2.153 μg/L。在测试队列的曲线下面积为 0.848(95%*CI*：0.820～0.875),敏感度为 69.1%、特异度 90.6%。验证队列的 AUC 为 0.862,敏感度为 71.3%,特异度为87.2%。而在测试队列的早期 HCC 病例中,AUC、敏感度、特异度分别为 0.865、70.9%、90.5%;验证队列的早期 HCC 病例中,AUC、敏感度、特异度分别为 0.896、73.8%、87.2%。对于 AFP 阴性的 HCC 病例,DKK1 保持诊断的准确性,测试队列的AUC、敏感度、特异度分别为 0.841、70.4%、90.0%,验证队列则分别为 0.869、66.7%、

87.2%。DKK1 与 AFP 共同测定,可以提高 HCC 的诊断准确性,并可识别和区分肝癌与非恶性的慢性肝脏疾病。国内的另一项研究表明[73],AFP、AFP-L3、GP73、ALT 血清水平可对 HCC 发生进行早期预警,而检测 GP73、AFP、AFP-L3、Pt(s)、Pt(a)血清水平可对 HCC 术后复发进行预测;同时建立了基于血清标志物的肝癌早期诊断模型和蛋白指纹图谱肝癌鉴别模型,并通过串联质谱鉴定发现,FIBA、FIBB、ITIH4 三个血清肽可能成为新的肝癌标志物。在亚洲国家,除了 AFP(AFP-L3)、脱-γ-羧基凝血酶原(des-gamma-carboxy prothrombin, DCP)、GPC3、GP73、a-L-岩藻糖苷酶(α-L-fucosidase, AFU)、血清 γ 谷氨酰转肽酶(γ-glutamyl transpeptadase, GGT)仍推荐作为监测和诊断 HCC 的标志物外,DKK1、MDK 和 miRNA 也在作为新的标志物进行研究[71,74]。欧洲的一项研究发现,骨桥蛋白(osteopontin,OPN)是一种很有希望的早期检测 HCC 的标志物[75]。该研究将 100 例 HCC 患者按照 1:2 配以对照,采用条件 Logistic 回归模型计算 OPN 水平与肝癌发病的多变量 OR 和 $95\%CI$,建立了 ROC 曲线,以确定 OPN 单独或与其他肝脏标志物联合应用在肝癌预测中的判别准确性。结果显示,OPN 水平与 HCC 发病风险呈正相关,OPN 水平每增加 10%,多变量 OR 为 1.30($95\%CI$:1.14~1.48)。在 2 年的随访中,OPN 和 AFP 联合预测 HCC 发生的效果最好,这表明 OPN 和 AFP 的检测可以独立地识别肝病中的高危人群。

6.3.3.2 预后标志物的研发

研究发现,某些基因表达可能反映或影响肝癌的预后。越来越多的证据支持 miRNA 通过直接调控各自的靶点在癌症进展中发挥重要的作用。上海市中山医院研究了男女性肝癌患者 miRNA 表达模式、生存率和对 α-干扰素的反应[76]。在 1999—2003 年间接受根治性切除的 455 例 HCC 患者中,有 241 例进行了 miRNA 表达谱分析,以确定与肿瘤相关的 miRNA,并确定它们与肝癌患者生存率之间的关系。结果显示,HCC 患者癌旁肝组织表达 miR-26a 和 miR-26b 女性均高于男性。miR-26 的表达水平与 HCC 有关,与癌旁组织相比,肝癌组织中 miR-26 的表达水平降低。miR-26 表达的不足有不同的肿瘤转录模式,核因子 κB 信号通路的激活和白细胞介素(IL)-6 在肿瘤的发生、发展中可能发挥作用。第二军医大学利用 RT-PCR 检测 24 种 miRNA 在肝癌组织与非癌组织中的表达情况,证实了 10 种上调表达的 miRNA 和 10 种下调表达的 miRNA[77]。成都的一项基于 WGCNA 测序数据的研究显示,一些基因网络和 miRNA 网络可能是 HCC 重要的临床预后因素[78]。hsa-miR-363-5p 低表达与 HCC 患者总体生存率的改善密切相关,可能是肝癌的潜在预后标志物。有研究表明,与正常肝组织相比,肝癌组织具有较低的 miR-105-1 表达,这些患者总体生存率和无进展生存期较短。*NCOA1* 是一个直接的 miR-105-1 靶基因,*NCOA1*、miR-105-1 可能具有潜在的预后价值。新近西安的一项研究表明,胰岛素样生长因子结合蛋白-3(insulin-like growth factor binding protein 3, IGFBP-3)低表达水平与 HCC 患者的预后不良相关。生存分析显示,IGFBP-3 的表达水平与患者的生存时间显著相关;多因素分析显示,IGFBP-3 表达是影响患者生存的一个独立因素。因此,低水平的 IGFBP-3 表达与推进临床病理分类有关,可预测 HCC 患者的预后。此外,这些研究结果表明,IGFBP-3 可作为 HCC 预后的一个独立的分子标志物。CLDN14 基因也是一个 HCC 预后的新标志物。一项较大的队列研究显示,低表达的 CLDN14 与晚期肿瘤显著相关,是 HCC 的独立预后标志物。

6.3.3.3　抑癌基因的研究

根据在肝癌发生、发展中的作用,基因及基因突变的研究包括原癌基因和抑癌基因两个方面。抑癌基因可以阻滞突变癌基因向肿瘤方向发展,因此为机体的保护性基因。例如 Glypican-3(GPC3)是一种原癌基因,在 HCC 等肝脏肿瘤中上调,是肝癌治疗的一个潜在的分子靶点。最新的一项研究[79]使用功能筛选系统,确定了 10 个在肝癌细胞中控制表达的 miRNA,诸如 miR-4510、miR-203a-3p、miR-548aa、miR-548v 和 miR-376b-3p,来降低 GPC3 基因的表达。这些 miRNA 也诱导肝癌细胞凋亡和阻止肿瘤的生长,进一步的研究表明,miR-4510 的肿瘤抑制作用是通过 GPC3 mRNA 及 Wnt/β-β-蛋白转录活性和信号通路的直接靶向而介导的。作为表皮生长因子受体(epithelial growth factor receptor,EGFR)家族成员之一,ERBB4 可在细胞生理过程中发挥关键作用。研究发现,ERBB4 不仅在慢性 HBV 感染中起保护作用,而且 ERBB4 缺失会导致严重的肝损伤及肝肿瘤的形成,导致 HCC 的发展。ERBB4 缺失会抑制 p53 的表达,其机制是 ERBB4 抑制了肿瘤抑制基因 tp53inp1 的表达。而 HULC 中的 rs7763881 突变可能有助于降低 HBV 携带者发生肝癌的易感性[57]。一项探讨环氧化酶 2(COX-2)与 HCC 发病风险的荟萃分析显示,COX-2 A-1195G 基因多态性可能与降低 HCC 的发病风险相关。

6.3.3.4　个体监测与社区筛查

精准医疗中的基因筛查,本质上与中医的"治未病"非常相似。这是因为肿瘤本身是由基因突变引起的,而突变可能是由环境因素或者 DNA 复制错误引起的。如果已知某些环境危险因素的暴露,还能够发现与肝癌有关突变的改变或预警标志物,即可在个体水平上预示肝癌前期的变化,这样就可以开展个体监测和社区筛查。由于危险因素的暴露及基因的突变(改变)到肝癌的发生将有一个不间断的时间,这样就有可能开展社区干预并得到早期发现。例如,大多数长期感染 HCV 的患者多年无症状,有人估计从 HCV 感染到发病的平均发病时间约为 28 年,因此 HCV 感染与肝癌发展之间的潜伏期很长,这就为个体监测疾病进展和干预提供了一个重要的时间窗口。miRNA 和大于 200 个核苷酸的长链非编码 RNA(lncRNAs),可能在多种生物学过程(包括原发性肝癌的发生发展)中发挥重要作用。随着高分辨率芯片和下一代测序技术的应用发展,已发现大量的非编码 RNA(ncRNAs)的差异表达参与肝癌,特别是 HCV 相关 HCC 的发病机制。miRNA、lncRNAs 及其靶基因,可能代表着新的候选分子,用于 HCV 相关 HCC 患者的预防、诊断和治疗。为识别 HCV 相关 HCC 的 miRNA 特征,有学者用全基因组表达谱对 32 例 HCV 感染者、74 例 HCV 阳性者和 12 例对照者进行了 miRNA 表达谱分析。在高危 HCV 患者与对照中检测到 2 个独立 miRNAs 的差异表达,为可能与 HCC 发展和进展相关的靶基因。在 HCV 阳性者中,miR-618 检测肝癌的敏感度和特异度分别为 72% 和 58%,miR-650 的敏感度和特异性分别为 72% 和 58%;miR-618/650 串联的敏感度和特异度分别为 58% 和 75%。该研究发现的尿中 miRNAs 标志物,为 HCV 高风险人群 HCC 发病前的早期诊断提供了一种非侵入性的方法,可能在人群的筛检中具有潜在的应用前景。

6.3.3.5 基于生物标志物的精准预防

精准医学和免疫肿瘤学的进步,特别是在全基因组测序巨大进展的推动下对于肿瘤免疫微环境的深入理解,为癌前病变的生物学研究提供了前所未有的可能性。肿瘤精准预防可能涉及危险分层、早期检测和减少携带癌症易感基因(包括罕见的高外显率和更常见风险不太强的基因)的患者风险[81]。最近的研究表明,特定的 HBV 突变可以预测抗病毒药物的预防效果,使肝癌的精准预防成为可能。例如上海的一项研究[82]评估了 HBV 基本核心启动子区突变是否能改善慢性 HBV 感染者 HCC 的预测和特异性预防。1998 年 8 月—2007 年 12 月共登记了 2 114 例 HBV 感染者,随访 18 406 人年。其中,612 例用核苷类药物和(或)IFN-α 治疗≥48 周。通过测序证实 HBV 的基线突变。患者基线特征的多变量 Cox 回归分析结果显示,年龄、男性、肝硬化和 HBV 突变($C1653T$、$T1753V$ 和 $A1762T/G1764A$)可独立地增加肝癌的发病风险。在携带 $A1762T/G1764A$ 的对照者中,$C1653T$ 和(或)$T1753V$ 显著增加肝癌的发病风险(HR 为 1.57,$P=0.038$);$C1653T$、$T1753V$ 及 $A1762T/G1764A$ 的联合突变可提高根据年龄、男性和肝硬化预测 HCC 发病的有效性($P=0.002$)。因此为预防 HCC,携带 $A1762T/G1764A$ 或 $C1653T$ 的 HBV 感染者应当优先接受抗病毒治疗。1984 年开展的全岛 HBV 疫苗接种,使肝癌的发病率减少了 80%。来自广西的一项研究[83],对 108 例 HCC 样本,按照 HBV 与 AF 的暴露情况分为 4 个亚组:HBV(+)/AFB_1-DNA(+) 48 例(A 组),HBV(+)/AFB_1-DNA(−)27 例(B 组),HBV(−)/AFB_1-DNA(+)19 例(C 组),HBV(−)/AFB_1-DNA(−)14 例(D 组)。采用 PCR 联合基因直接测序法,检测肝癌组织中 $PTEN$ 基因第 4、5、8 外显子的突变情况,同时采用 RT-PCR 法检测其基因 miRNA 的表达状况。结果显示,$PTEN$ miRNA 在 A、B、C、D 4 个亚组中的表达灰度值分别为 0.54±0.13、0.59±0.16、0.97±0.16 及 0.92±0.13,其中 A、B 组分别与 C、D 组相比,差异均具有统计学意义。认为 $PTEN$ miRNA 表达下调可能主要与 HBV 感染有关;AFB_1 对 $PTEN$ miRNA 的表达下调可能有协同作用。

6.4　肝癌队列在精准预防中的成果

6.4.1　确认危险因素及病因

队列研究的一个显著的特征是通过队列随访,确认所研究的危险因素及为病因提供因果关系的证据。对于肝癌来讲,可以通过调查问询、病例对照、临床观察,提示可能的危险因素及提出初步的病因假设。但为弄清暴露因素与肝癌之间的联系,队列研究是不可缺少的研究手段。启东在 20 世纪 70 年代初,根据现场调查,认为启东肝癌可能与多种因素有关,研究了包括肝病史、肿瘤史、饮食史、农药接触及中毒史、饮用水源及水质、吸烟饮酒及饮食习惯、家属肝病及肿瘤史等因素。通过后续开展的一系列的研究,并最终采用队列研究的方法证实了 HBV、AF 在启东当地肝癌发病中的主要病因作用。上海的队列研究不仅证明了 HBV 和 AF 的独立病因作用,还证明了两者的交互作用[24]。在上海的另一个女性队列研究[25]中,前瞻性随访还获得了饮酒、吸烟、食用鱼类、豆制品、某些蔬菜以及肥胖程度等在肝癌病因联系中作用的信息。上述研究都为针对肝癌的主要病因并采取针对性的预防措施打下了扎实的基础。

6.4.2　提供分子水平的证据

近年来的队列研究,不仅提供了传统的流行病学证据,而且随着分子技术的进步,还提供了分子水平上的病因证据。例如生活方式的改变、食物的选择和接触化学物质因素的暴露,可以改变 DNA 甲基化并导致基因活性的变化。有两种具有药理活性成分的暴露是咖啡和茶的消耗;两者可以通过抑制肿瘤进展、减轻炎症和影响雌激素代谢来调节肝癌的发病风险。这些机制可能是通过改变 DNA 甲基化而介导。为研究血中 DNA 甲基化是否与咖啡和茶的消费有关,在欧洲 4 个队列中开展了有关饮用咖啡和茶的全基因组 DNA 甲基化研究。荟萃分析结果显示,两个 CpG 位点映射 DNA *JC16* 和 *TTC17*,在女性饮茶者中的甲基化上是有差异的,而在男性或合计的饮茶和咖啡方面,没有一个位点与甲基化有关。广东的一项队列研究针对的是 *KIF1B* 变异体 (rs17401966 和 rs3748578)和环境因素对 HCC 的发病风险[84],306 对病例和对照进行基因分型,采用实时荧光定量聚合酶链反应,测定了 *KIF1B* 两个单核苷酸多态性 (rs17401966 和 rs3748578)的水平,使用相乘和相加 Logistic 回归模型评估各种基因与环境的相互作用。结果没有发现 *KIF1B* 变异与肝癌风险之间存在联系,但观察到 rs17401966 和饮酒之间的存在加法效应($P_{加法交互作用} = 0.0382$)。与非饮酒者携带 rs17401966 AG 或 GG 基因型相比,携带 rs17401966 AA 基因型的饮酒者肝癌发病风险显著增加($OR = 2.36, 95\%CI:1.49 \sim 3.74$)。因此认为,*KIF1B* rs17401966 变异与饮酒之间的基因-环境的相互作用可能促进了 HCC 的发生。

6.4.3　确认与评估疗效

前瞻性研究或随访性研究还可用于评估疗效。例如,东方肝胆外科医院的一项研究,比较了肝门血流阻断(pringle maneuver,PM)和肝缺血再灌注(harmonic scalpel,HS)两种不同的肝切除术的效果[85]。在接受肝切除的 212 例患者中,有 160 例被随机分为 PM 组($n=80$)和 HS 组($n=80$)。术后 5 天,PM 组和 HS 组肝功能较差的患者分别为 30 例和 18 例($P<0.05$),PM 组术后并发症发生率明显高于 HS 组(41.3%与22.5%,$P<0.05$),HS 组失血量和输血量明显少于 PM 组($P<0.05$)。由此可见,HS切除术优于 PM 切除术,能更早地恢复肝功能、减少手术并发症。日本新近的一项前瞻性临床试验评价了 HCC 碳离子放射治疗(carbon-ion radiotherapy,CIRT)剂量逐步升级和分割照射的安全性和疗效[86]。研究结果显示,在 12、8、4 段 CIRT 的安全性和有效性得以确认,在 4 段的 52.8 Gy 推荐作为合格肝癌病例的治疗剂量。

6.4.4　评估生存率(病死率)

目前,一些大型的肝癌筛查队列,不仅开展周期性的肝癌筛查,还在随访一定的年限后,来评估筛查人群中肝癌患者的生存率。例如韩国的一项筛查研究,在 1990—2005年间收集了 10 307 例 HCC 高危者的临床资料,比较随访 6 个月及 6 个月以上的肝癌患者的临床特征,诸如分期、治疗方式及 5 年生存率[87]。结果共诊断肝癌 400 例,平均肿瘤体积 3.5 cm,年检出率为 2.4%。患者的监测间隔≤6 个月者($n=219$)与监测间隔>6 个月者($n=181$)相比,肝肿瘤瘤体显著缩小[(3 ± 1.7) cm 和(4 ± 2.6) cm,$P<0.001$]。2000—2004 年,肝癌患者的 5 年生存率(41%)显著高于 1990—1994 年(17%)与 1995—1999 年(19%)。因此认为,在 HBV 感染流行区,监测间隔≤6 个月,可以实现肝癌的早期发现并能提高患者的生存率。丹麦的一项研究[88]纳入了丹麦全国医院在1996—1998 年、1999—2001 年、2002—2004 年、2005—2007 年、2008—2010 年及 2011—2013 年诊断的酒精性肝硬化患者 22 734 例,用 Cox 回归检查经调整年龄、性别、食管静脉曲张破裂出血率、腹水、肝肾综合征、酒精性肝炎、感染、原发性 HCC、合并症、肝硬化诊断后的住院情况等混杂因素后的病死率。结果显示,与 1996—1998 年相比,1999—2001 年的调整 HR 为 0.99(95%CI:0.92~1.06),2002—2004 年的调整 HR 为 1.00(95%CI:0.94~1.08),2005—2007 年的调整 HR 为 0.97(95%CI:0.90~1.04),2008—2010 年的调整 HR 为 0.94(95%CI:0.88~1.01),2011—2013 年的调整 HR 为 0.84(95%CI:0.79~0.90),表明丹麦酒精性肝硬化患者的病死率近年来有所下降。在启东,自 2007 年以来,每年采用 AFP 联合超声检测的方法对筛查发现的 HBsAg 阳性者开展 2 次诊断性筛查,随访截至 2016 年 3 月 31 日,采用寿命表法计算生存率,并比较反复筛查组(A 组)及自动就诊组(B 组)的生存率。共随访 25 452 人年,肝癌年均发

生率为 1 052.96/10 万。队列中所有肝癌病例的 1、3、5 及 8 年生存率分别为 64.55%、40.50%、32.54%、19.65%。其中 A 组检出病例 186 例,检出率为 1.12%,早期病例 149 例,肝癌早诊率为 80.11%;早诊肝癌接受治疗 167 例,治疗率为 89.78%,经随访,1、3、5、8 年肝癌患者生存率分别为 77.16%、49.04%、38.53% 及 24.25%;B 组病例的 1、3、5、8 年生存率分别为 36.25%、21.21%、21.21% 及 0%,两组病例的生存率差异均有统计学意义($P<0.01$)[89]。启东肝癌筛查试验显示,采用 AFP 联合超声检测,对肝癌高风险人群开展每年 2 次的筛查,可以提高肝癌的检出率、早诊率,通过积极的治疗,可以提高患者的生存率,提高肝癌筛查的效果。

6.4.5 评估预防效果

目前证实,AFB_1-Alb 是一个很好的生物标志物,可用于估计全球许多国家 AF 的暴露水平。在西非(主食为花生,是 AF 暴露的主要来源)可检测到最高的暴露率和暴露水平;在玉米主要消费国家和地区(例如肯尼亚和中国南方)也观察到很高的暴露水平。相反,在欧美和加拿大,人血清中几乎检测不到 AF。20 世纪 90 年代,启东应用酶联免疫吸附试验(enzyme-linked immunosorbent assay,ELISA)的检测结果表明,玉米中 AFB_1 污染率仍较高,占 34.9%(37/106);用血标本检测 AFB_1-Alb,除 1 例外均可检出,水平为(1.51±0.21)pmol,显示启东人群中仍普遍存在 AFB_1 暴露后的低浓度残留。但在启东后续的一项队列嵌式病例对照研究中,已经发现病例和对照中的 AFB_1-Alb 水平有所下降,说明该队列人群中 AF 的摄入水平已大大降低[52]。进一步测定启东队列 1989 年后保存血样中的 AFB_1-Alb 水平,发现 1989—2012 年居民 AF 的暴露水平出现了巨大的下降,AFB_1-Alb 的中位水平从 1989 年的 19.3 pg/mg、1999 年的 2.3 pg/mg,2003 年的 1.4 pg/mg 降至 2009 年和 2012 年的不可检出水平[46]。一项纳入 18 244 名年龄在 45~54 岁上海市居民的队列研究对 HCC 病例和对照尿中 AFM_1 或 DNA 加合物进行了研究[24]。50 例 HCC 与 267 例对照显示,与 HBsAg 阴性或尿中 AF 标志物阴性者相比,单独 HBsAg 阳性者的 RR 为 7.3(95%CI:2.2~24),单独 AF 标志物阳性者的 RR 为 3.4(95%CI:1.1~10),HBsAg 与 AF 均阳性者的 RR 为 59(95%CI:17~212)。因此认为,降低 AF 暴露可以预防这些人群中的大部分 HCC 发生。

6.4.6 探索保护性因素

在暴露因素的研究中,某些因素的存在可以降低肝癌的发病风险,或者缺少某些因素导致肝癌发病风险的提高,则这些因素就是保护性因素。在队列研究中描述这些因素的暴露与肝癌发病风险的关系时,往往表现为负向联系,即暴露率越高、肝癌的发病风险越低,例如前面多次提及的饮咖啡、饮茶等因素。咖啡的饮用量越高、肝癌的发病风险越低,每天喝咖啡 1~2 杯者、3~4 杯者及 5 杯以上者与不喝者相比,HR 分别为

0.52、0.48 及 0.24,显示出明显的负向剂量-反应关系[8]。欧洲的 EPIC 研究显示,总脂摄入与 HCC 发病风险之间呈显著的负相关,HR 为 0.80(95%CI:0.65~0.99),摄入单一不饱和脂肪发生 HCC 的 HR 为 0.71,摄入非多元不饱和脂肪发生 HCC 的 HR 为 0.92[12],而且还发现总纤维的摄入与肝癌的发病风险呈负相关。日本的一项队列研究探讨了蔬菜消费与肝癌死亡风险之间的关系。6 049 名 40~79 岁的受试者参加,随访时期为 1986—1999 年。将蔬菜消费分为每周≤1 次组、每周 2~4 次组和每天摄入组,采用 Cox 比例风险模型估计 HR 及 95%CI。与每周≤1 次组相比,男性每周 2~4 次组和每天摄入组肝癌死亡的 HR 分别为 0.61(95%CI:0.33~1.14)和 0.25(95%CI:0.11~0.59),女性每周 2~4 次组和每天摄入组肝癌死亡的 HR 分别为 0.44(95%CI:0.13~1.51)和 0.51(95%CI:0.16~1.69)。研究揭示了蔬菜消费与肝癌死亡风险之间的负向联系,证明了蔬菜对肝癌的保护作用。咖啡摄入与肝癌风险的降低有关,为弄清这种关联是否可能由特定的生物学机制引起,欧洲开展了一项前瞻性嵌式病例对照研究[38],以评估炎症、代谢、肝损伤和铁代谢生物标志物在咖啡摄入与 HCC 之间的潜在调节作用。结果显示,每天饮用≥4 杯(600 ml)咖啡者与每天<2 杯咖啡者(300 ml)相比,多变量调整(吸烟、饮酒、肝炎感染以及其他危险因素)的 RR 为 0.25(95%CI:0.11~0.62)。咖啡降低 HCC 的风险可能被确定为是通过炎症标志物 IL-6 和肝细胞损伤的生物标志物谷氨酸脱氢酶、丙氨酸氨基转移酶、天门冬氨酸氨基转移酶、GGT 和总胆红素而调节的。因此认为,咖啡摄入量与 HCC 风险的负相关在一定程度上是由炎症和肝细胞损伤的生物标志物所决定的。有文献提示来源于鱼类的 n-3 脂肪酸可抑制肿瘤的发生和发展。一个纳入 5 项回顾性病例对照研究和 5 项前瞻性队列研究的荟萃分析[11]比较了鱼类食物高摄入量与低摄入量发生肝癌的风险,病例对照研究的 RR 为 0.79(95%CI:0.59~1.06),队列研究的 RR 为 0.82(95%CI:0.70~0.96),合并的 RR 为 0.82(95%CI:0.71~0.94)。分层和敏感性分析均证实了鱼类总摄入量对肝癌的保护作用。

6.5 小结与展望

6.5.1 抓大抓早,社区预防

目前,肝癌是由多病因、多步骤、多基因所引起的观点已越来越受到重视。例如,从遗传学的角度看,肿瘤的发生并不是单一基因引起的,而是一个伴有多病因的多基因疾病,其发生、发展是一个极其复杂的多步骤的过程,在某种程度上都涉及多个信号通路的改变。肝癌的发生、发展过程中,有主因在起主要作用,而且其发展是渐进式的,存在癌前病变的阶段。因此在肝癌的防治中,就需要抓住主因、抓住癌前病变,即所谓"抓大抓早"。此外,肝癌病因的地区特征,说明在一个共同生活(暴露)的环境中,必然有共同的主因，在肝癌发生、发展中有较大的归因危险。这就需要利用已知的流行病学知识和技术手段，开展社区预防，从而实现早防、早诊、早治。在上海开展的男性队列研究[24]显示肝癌患者可能比对照组有更高的 AF 代谢物的检出浓度，RR 为 2.4（95%CI：1.0～5.9），其中 RR 最高的是 AFP_1，RR 为 6.2（95%CI：1.8～21.5）。在调整 HBsAg、教育水平、吸烟、饮酒等影响因素后，AF 代谢产物的 RR 为 3.8（95%CI：1.2～12.2）。研究发现，慢性乙型肝炎血清学标志物与 AF 暴露在肝癌发病风险上有很强的交互作用，而减少 AF 暴露可能是预防肝癌的一个有用的中间目标，即在这个队列人群中，控制 AF 暴露可能是最主要的预防措施。有关膳食、体力活动与癌症的关系，世界癌症研究基金会（World Cancer Research Fund，WCRF）/美国癌症研究所（American Institute for Cancer Research，AICR）综合大量的人群研究成果，还提出了 8 项建议并在欧洲的 EPIC 研究中开展了评估。对来自 9 个欧洲国家的 386 355 名 EPIC 项目的参与者，收集其膳食、人体测量和生活方式的信息，根据 WCRF/AICR 有关体重管理、体力活动、食物饮料、植物学食物及动物性食物、酒精饮料等方面的建议打分。其中男性分值范围为 0～6 分，女性为 0～7 分，分值高代表与 WCRF/AICR 的建议相符。分值与癌症风险的联系采用多因素 Cox 回归模型进行估计，结果显示，与 WCRF/AICR 建议得分与癌症的发病风险显著负相关，每 1 分的增量可使癌症的发病风险降低 5%（3%～7%）；肝癌的结果与此相符。说明遵循 WCRF/AICR 的预防建议可降低患癌症的风险。

6.5.2　循证探索，精准预防

迄今为止提出的肝癌病因学观点，有些已经从病因学上得到证明，特别是从队列研究中得到因果联系或强烈的负向联系。不过大量的病因因素及致病机制尚未完全阐明，需要不断积累资料、循证探索，才能为精准预防服务。例如咖啡与肝癌发病的负向关系，很早从动物实验中得到了证实，但在人群中是通过世界各地不同规模的人群队列研究才逐步证明的[8,13]。在最早的报道中，有研究甚至得出喝咖啡与癌症的发病风险增加有关的结论。经过各地逐渐增加的后续相关研究，才形成饮用咖啡可以降低肝癌等恶性肿瘤发病风险的共识。新近的研究则进一步探索了咖啡对慢性肝病有益作用的活性成分和分子基础，并提出了实验证据[90]，认为咖啡饮料可能具有对抗肝硬化的作用，其中的咖啡因与绿原酸（chlorogenic acid）起关键作用。特别是在实验性纤维化模型中，咖啡因通过阻断腺苷受体来抑制肝星状细胞的活化。新的证据表明，咖啡因也能有力地影响血管生成和肝血流动力学。另一方面，绿原酸是强效的酚类抗氧化剂，通过减少氧化应激和抑制脂肪生成（调节肝脏中的葡萄糖和脂质代谢）来抑制肝纤维化和癌变。在肝癌的诊断方面，有较多文献报道，高尔基体蛋白 73（GP73）是诊断 HCC 的血清标志物。但近期有研究认为，GP73 诊断肝癌的价值仅限于伴有肝硬化的 HCC，因为在不伴有肝硬化的 HCC 患者，GP73 并未显示出诊断价值。此外，肝硬化肝癌患者血清

AFP 水平在患者的肿瘤组织切除后会大幅下降,但血清 GP73 则不受切除组织的影响而保持稳定。因此,GP73 的诊断价值仅适合肝硬化,而非 HCC 本身。这可能是一个很好的循证探索应用实例。

6.5.3　因地制宜,绿色预防

因为肝癌的发生与许多膳食因素有关,所以结合各地的危险因素,因地制宜,对症预防,可以起到事半功倍的效果。此外,由于蔬菜、水果可能与肝癌等恶性肿瘤发病风险呈负向联系,因此利用膳食果蔬、植物提取物甚或微量元素开展预防,是谓"绿色预防"。在上海男性健康队列(SMHS,2002—2013 年)[24] 和上海女性健康队列(SWHS,1997—2013 年)[16,25] 研究中,采用 Cox 比例风险模型估计 HR 和 95% CI,采用条件 Logistic 回归模型计算 OR 和 95% CI。SWHS 平均随访 15.2 年,SMHS 平均随访 9.3 年。结果显示,膳食中锰的摄入与肝癌的发病风险呈负向联系,HR 为 0.51(95% CI:0.35~0.73),调整 HBV 感染后的嵌式病例对照研究的结果相仿,OR 为 0.38(95% CI:0.21~0.69)。而膳食中的硒、铁、锌、铜与肝癌的发病风险无关。近年的报道显示,绿茶儿茶素(green tea catechins,GTCs)可能拥有对肝癌等多种恶性肿瘤有效的抗癌和化学预防特性。GTCS 能通过改善代谢紊乱而有效地预防肥胖相关和代谢综合征相关的致癌作用。代谢综合征是肥胖和糖尿病的常见危险因素,也是肝癌发生的重要危险因素。GTCS 在肝癌发生中的预防作用,可能与其抑制受体酪氨酸激酶和改善代谢异常的能力有关。启东最近 20 年来,一直与美国约翰霍普金斯金斯大学协作开展化学预防肝癌的实践,其中包括叶绿素(叶绿酸)和西兰花苗提取物的相关研究,结果显示出非常有效的清除 AF 的能力[61-62]。

6.5.4　利用成果,综合预防

6.5.4.1　一病防多因,一因防多病

已经确认,肝癌的病因是复杂的,肝癌是由多因素引起的。例如,在肝癌高发区,既要预防 AF,又要预防 HBV,甚或 HCV;另一方面,肝癌的某些病因因素,也并不是只对肝癌起作用,或者说,其不仅是肝癌的危险因素,同时也是其他恶性肿瘤的危险因素。例如,吸烟、饮酒是肝癌的可能危险因素,但同时也是其他多种恶性肿瘤的危险因素。而有些对肝癌具有保护作用的因子,对于其他恶性肿瘤的保护作用也显而易见。譬如过去数十年中显示的蔬菜、水果对于肝癌及各种恶性肿瘤的保护作用,又如在体外和体内各种研究中显示的咖啡保肝效果的分子机制:通过抑制肝纤维化和癌变形成来减少肝癌等恶性肿瘤的形成[90]。西兰花化学预防的研究显示西兰花中的有效组分不仅可以降低肝癌的患病风险,还可以降低乳腺癌、肺癌、口腔癌等恶性肿瘤的发病风险。因此,肝癌的预防要综合考虑各种危险因素;同时,控制肝癌的主要危险因素,也可能对其他

癌症危险因素的控制有所帮助。

6.5.4.2　强调在高风险人群中开展二级预防

虽然目前全球特别是西方国家对肝癌筛查的综合效果,特别是在对于筛查能否降低病死率上仍存在分歧,但是对进行每年 2 次的 AFP 联合超声的肝癌筛查,基本达成共识[69,92]。当然,肝癌筛查可能涉及超前诊断以及诊断的病程偏倚问题。在启东的研究中,从肝癌的检出率、发病率和生存率方面检验了在肝癌高风险人群中开展筛查的效果,并且注意到肝癌筛查所延长的生存率主要不是由于超前诊断,而是由于早诊后得到有效治疗的结果,证明了肝癌二级预防的效果[89]。在上海的研究中,也已经显示了肝癌筛查积极的临床效果和预防效果。因此,针对肝癌的高风险人群,应当积极地利用现有的医疗资源,加强旨在早期发现、早期诊断、早期治疗的肝癌二级预防工作。

6.5.4.3　利用大数据开展精准预防

随着生物医学技术的发展及医学大数据时代的到来,我们更能从宏观和微观上了解肝癌等恶性肿瘤的发病机制和循证医学证据。在肝癌病因的认识上,基于人群的大样本队列数据将使我们的思路进一步拓宽。在肝癌的预防和治疗上,基因组学、转录组学和蛋白组学等组学数据将使患者定位更个体化、人群预防更精准化[93]。通过分子标志物的研发和应用,实现针对肝癌发生的早期预测、肝癌诊断的早期预警以及肝癌治疗预后的早期评估,必将成为将来肝癌防治的重要任务和发展方向。此外,结合大数据的分析方法,鉴定出有效的肝癌发病驱动基因和分子,揭示肝癌发生、发展过程中的重要分子事件,筛选出潜在的治疗靶标,对具有家族史、HBV 感染、高发地区生活史等的易感人群进行筛查,从而及时地制定相关的干预措施,并开发出有效的预防药物,就能有效阻断 HCC 发生和发展的进程[94]。

参考文献

[1] Ferlay J, Soerjomataram I, Dikshit R, et al. Cancer incidence and mortality worldwide: sources, methods and major patterns in GLOBOCAN 2012 [J]. Int J Cancer, 2015, 136: E359-E386.

[2] Hammond E C, Johnson H, Percy C. Reporting of cancer of the lung, liver and uterus [J]. Cancer, 1967, 20(10): 1802-1806.

[3] Beasley R P, Hwang L Y, Lin C C, et al. Hepatocellular carcinoma and hepatitis B virus. A prospective study of 22 707 men in Taiwan [J]. Lancet, 1981, 2(8256): 1129-1133.

[4] 陈建国,陆建华,朱源荣,等.乙型肝炎病毒感染与肝癌发生的 31 年随访研究[J].中华流行病学杂志,2010,31(7): 721-726.

[5] Lai H, Mo X, Yang Y, et al. Association between aflatoxin B1 occupational airway exposure and risk of hepatocellular carcinoma: a case-control study [J]. Tumour Biol, 2014, 35 (10): 9577-9584.

[6] Yang B, Petrick J L, Abnet C C, et al. Tooth loss and liver cancer incidence in a Finnish cohort

［J］. Cancer Causes Control, 2017, 28(8): 899-904.

［7］ Jacobsen B K, Bjelke E, Kvåle G, et al. Coffee drinking, mortality, and cancer incidence: results from a Norwegian prospective study [J]. J Natl Cancer Inst, 1986, 76(5): 823-831.

［8］ Inoue M, Yoshimi I, Sobue T, et al. Influence of coffee drinking on subsequent risk of hepatocellular carcinoma: a prospective study in Japan [J]. J Natl Cancer Inst, 2005, 97(4): 293-300.

［9］ 陈建国. Pooled Analysis——流行病学研究中的一个新方法[J]. 中华流行病学杂志, 1994, 15(4): 229-231.

［10］ Turati F, Galeone C, Rota M, et al. Alcohol and liver cancer: a systematic review and meta-analysis of prospective studies [J]. Ann Oncol, 2014, 25(8): 1526-1535.

［11］ Huang R X, Duan Y Y, Hu J A. Fish intake and risk of liver cancer: a meta-analysis [J]. PLoS One, 2015, 10(1): e0096102.

［12］ Duarte-Salles T, Fedirko V, Stepien M, et al. Dietary fat, fat subtypes and hepatocellular carcinoma in a large European cohort [J]. Int J Cancer, 2015, 137(11): 2715-2728.

［13］ Shimazu T, Tsubono Y, Kuriyama S, et al. Coffee consumption and the risk of primary liver cancer: pooled analysis of two prospective studies in Japan [J]. Int J Cancer, 2005, 116(1): 150-154.

［14］ Fedirko V, Tran H Q, Gewirtz A T, et al. Exposure to bacterial products lipopolysaccharide and flagellin and hepatocellular carcinoma: a nested case-control study [J]. BMC Med, 2017, 15(1): 72.

［15］ Muñoz A, Chen J G, Egner P A, et al. Predictive power of hepatitis B 1762T/1764A mutations in plasma for hepatocellular carcinoma risk in Qidong, China [J]. Carcinogenesis, 2011, 32(6): 860-865.

［16］ Nechuta S, Shu X O, Li H L, et al. Prospective cohort study of tea consumption and risk of digestive system cancers: results from the Shanghai Women's Health Study [J]. Am J Clin Nutr, 2012, 96(5): 1056-1063.

［17］ Sang L X, Chang B, Li X H, et al. Consumption of coffee associated with reduced risk of liver cancer: a meta-analysis [J]. BMC Gastroenterol, 2013, 13: 34.

［18］ Chen Z M, Peto R, Iona A, et al. Emerging tobacco-related cancer risks in China: A nationwide, prospective study of 0.5 million adults. Cancer, 2015, 121(Suppl 17): 3097-3106.

［19］ Adami H O, Chow W H, Nyrén O, et al. Excess risk of primary liver cancer in patients with diabetes mellitus. J Natl Cancer Inst. 1996, 88(20): 1472-1477.

［20］ Balkau B, Kahn H S, Courbon D, et al. Hyperinsulinemia predicts fatal liver cancer but is inversely associated with fatal cancer at some other sites: the Paris Prospective Study [J]. Diabetes Care, 2001, 24(5): 843-849.

［21］ Fujino Y, Mizoue T, Tokui N, et al. A prospective study of blood transfusion history and liver cancer in a high-endemic area of Japan [J]. Transfus Med, 2002, 12(5): 297-302.

［22］ Chen J G, Parkin D M, Chen Q G, et al. Screening for liver cancer: results of a randomised controlled trial in Qidong, China [J]. J Med Screen, 2003, 10(4): 204-209.

［23］ Chen J G, Kuang S Y, Egner P A, et al. Acceleration to death from liver cancer in people with hepatitis B viral mutations detected in plasma by mass spectemetry [J]. Cancer Epidemiol Biomarkers Prev, 2007, 16(6): 1213-1218.

［24］ Ross R K, Yuan J M, Yu M C, et al. Urinary aflatoxin biomarkers and risk of hepatocellular carcinoma [J]. Lancet, 1992, 339(8799): 943-946.

[25] Zhang W, Xiang Y B, Li H L, et al. Vegetable-based dietary pattern and liver cancer risk: results from the Shanghai women's and men's health studies [J]. Cancer Sci, 2013, 104 (10): 1353-1361.

[26] Yang Y, Wu Q J, Xie L, et al. Prospective cohort studies of association between family history of liver cancer and risk of liver cancer [J]. Int J Cancer, 2014, 135(7): 1605-1614.

[27] Wu C F, Yu M W, Lin C L, et al. Long-term tracking of hepatitis B viral load and the relationship with risk for hepatocellular carcinoma in men [J]. Carcinogenesis, 2008, 29(1): 106-112.

[28] Lai M S, Hsieh M S, Chiu Y H, et al. Type 2 diabetes and hepatocellular carcinoma: A cohort study in high prevalence area of hepatitis virus infection [J]. Hepatology, 2006, 43 (6): 1295-1302.

[29] Tanaka H, Tsukuma H, Yamano H, et al. Prospective study on the risk of hepatocellular carcinoma among hepatitis C virus-positive blood donors focusing on demographic factors, alanine aminotransferase level at donation and interaction with hepatitis B virus [J]. Int J Cancer, 2004, 112(6): 1075-1080.

[30] Nakamura K, Wada K, Tamai Y, et al. Diabetes mellitus and risk of cancer in Takayama: a population-based prospective cohort study in Japan [J]. Cancer Sci, 2013, 104(10): 1362-1367.

[31] Lee M S, Kim D H, Kim H, et al. Hepatitis B vaccination and reduced risk of primary liver cancer among male adults: a cohort study in Korea. Int J Epidemiol, 1998, 27(2): 316-319.

[32] Joshi S, Song Y M, Kim T H, et al. Socio-economic status and the risk of liver cancer mortality: a prospective study in Korean men [J]. Public Health, 2008, 122(11): 1144-1151.

[33] Jee S H, Ohrr H, Sull J W, et al. Cigarette smoking, alcohol drinking, hepatitis B, and risk for hepatocellular carcinoma in Korea [J]. J Natl Cancer Inst, 2004, 96(24): 1851-1856.

[34] Chen Y, Wu F, Saito E, et al. Association between type 2 diabetes and risk of cancer mortality: a pooled analysis of over 771 000 individuals in the Asia Cohort Consortium [J]. Diabetologia, 2017, 60(6): 1022-1032.

[35] Koh W P, Wang R, Jin A, et al. Diabetes mellitus and risk of hepatocellular carcinoma: findings from the Singapore Chinese Health Study [J]. Br J Cancer, 2013, 108(5): 1182-1188.

[36] Huang Y Q, Lu X, Min H, et al. Green tea and liver cancer risk: A meta-analysis of prospective cohort studies in Asian populations [J]. Nutrition, 2016, 32(1): 3-8.

[37] Schlesinger S, Aleksandrova K, Pischon T, et al. Abdominal obesity, weight gain during adulthood and risk of liver and biliary tract cancer in a European cohort [J]. Int J Cancer, 2013, 132(3): 645-657.

[38] Aleksandrova K, Bamia C, Drogan D, et al. The association of coffee intake with liver cancer risk is mediated by biomarkers of inflammation and hepatocellular injury: data from the European Prospective Investigation into Cancer and Nutrition [J]. Am J Clin Nutr, 2015, 102 (6): 1498-1508.

[39] Setiawan V W, Lim U, Lipworth L, et al. Sex and ethnic differences in the association of obesity with risk of hepatocellular carcinoma [J]. Clin Gastroenterol Hepatol, 2016, 14(2): 309-316.

[40] Howell J, Pinato D J, Ramaswami R, et al. On-target sorafenib toxicity predicts improved survival in hepatocellular carcinoma: a multi-centre, prospective study [J]. Aliment Pharmacol Ther, 2017, 45(8): 1146-1155.

[41] Fuks K B, Weinmayr G, Basagaña X, et al. Long-term exposure to ambient air pollution and

traffic noise and incident hypertension in seven cohorts of the European study of cohorts for air pollution effects (ESCAPE) [J]. Eur Heart J, 2017, 38(13): 983-990.

[42] Wang X, Lu M, Qian J, et al. Rationales, design and recruitment of the Taizhou Longitudinal Study [J]. BMC Public Health, 2009, 9: 223.

[43] Sun J, Robinson L, Lee N L, et al. No contribution of lifestyle and environmental exposures to gender discrepancy of liver disease severity in chronic hepatitis B infection: Observations from the Haimen City cohort [J]. PLoS One, 2017, 12(4): e0175482.

[44] Oka H, Yamamoto S, Kuroki T, et al. Prospective study of chemoprevention of hepatocellular carcinoma with Sho-saiko-to (TJ-9) [J]. Cancer, 1995, 76(5): 743-749.

[45] Chang M H, You S L, Chen C J, et al. Long-term effects of hepatitis B immunization of infants in preventing liver cancer [J]. Gastroenterology, 2016, 151(3): 472-480.

[46] Chen J G, Egner P A, Ng D, et al. Reduced aflatoxin exposure presages decline in liver cancer mortality in an endemic region of China [J]. Cancer Prev Res, 2013, 6(10): 1038-1045.

[47] 秦丽萍,郎庆波,翟东霞,等. 2 958 例乙型肝炎病毒感染者证候分布初探[J]. 中医杂志,2011,52(17): 1469-1471.

[48] Minagawa M, Ikai I, Matsuyama Y, et al. Staging of hepatocellular carcinoma: assessment of the Japanese TNM and AJCC/UICC TNM systems in a cohort of 13 772 patients in Japan [J]. Ann Surg, 2007, 245(6): 909-922.

[49] Stuver S, Trichopoulos D, Adami H O, et al. Cancer of the Liver and Biliary Tract [M]. Textbook of Cancer Epidemiology. 2nd ed. New York: Oxford University Press, 2008: 308-332.

[50] Chen J G, Zhang S W. Liver cancer epidemic in China: Past, present and future [J]. Semin Cancer Biol, 2011, 21(1): 59-69.

[51] Kowdley K V. Iron, hemochromatosis, and hepatocellular carcinoma [J]. Gastroenterology, 2004, 127(5 Suppl 1): S79-86.

[52] Szymańska K, Chen J G, Cui Y, et al. TP53 R249S mutations, exposure to aflatoxin, and occurrence of hepatocellular carcinoma in a cohort of chronic hepatitis B virus carriers from Qidong, China [J]. Cancer Epidemiol Biomarkers Prev, 2009, 18(5): 1638-1643.

[53] Pedersen M, Andersen Z J, Stafoggia M, et al. Ambient air pollution and primary liver cancer incidence in four European cohorts within the ESCAPE project [J]. Environ Res, 2017, 154: 226-233.

[54] Campbell P T, Newton C C, Freedman N D, et al. Body mass index, waist circumference, diabetes, and risk of liver cancer for US adults [J]. Cancer Res, 2016, 76: 6076-6083.

[55] Kanwal F, Kramer J R, Duan Z, et al. Trends in the burden of nonalcoholic fatty liver disease in a United States cohort of veterans [J]. Clin Gastroenterol Hepatol, 2016, 14(2): 301-308.

[56] Clifford R J, Zhang J H, Meerzaman D M, et al. Genetic variations at loci involved in the immune response are risk factors for hepatocellular carcinoma [J]. Hepatol, 2010, 52(6): 2034-2043.

[57] Liu Y, Pan S, Liu L, et al. A genetic variant in long non-coding RNA HULC contributes to risk of HBV-related hepatocellular carcinoma in a Chinese population [J]. PLoS One, 2012, 7(4): e35145.

[58] Ma S, Zheng Y, Xiao Y, et al. Meta-analysis of studies using metformin as a reducer for liver cancer risk in diabetic patients [J]. Medicine (Baltimore), 2017, 96(19): e6888.

[59] Jacobson L P, Zhang B C, Zhu Y R, et al. Oltipraz chemoprevention trial in Qidong, People's Republic of China: Study design and clinical outcomes [J]. Cancer Epidemiol Biomarkers Prev,

1997，6：257-265.

［60］Kensler T W，Gange S J，Egner P A，et al. Predictive value of molecular dosimetry：individual versus group effects of oltipraz on aflatoxin-albumin adducts and risk of liver cancer［J］. Cancer Epidemiol Biomarkers Prev，1997，6(8)：603-610.

［61］Egner P A，Wang J B，Zhu Y R，et al. Chlorophyllin intervention reduces aflatoxin-DNA adducts in individuals at high risk for liver cancer［J］. Proc Natl Acad Sci U S A，2001，98(25)：14601-14606.

［62］Kensler T W，Chen J G，Egner P A，et al. Effects of glucosinolate-rich broccoli sprouts on urinary levels of aflatoxin-DNA adducts and phenanthrene tetraols in a randomized clinical trial in He Zuo township，Qidong，People's Republic of China［J］. Cancer Epidemiol Biomarkers Prev，2005，14 (11 Pt 1)：2605-2613.

［63］Zhang W，Shu X O，Li H，et al. Vitamin intake and liver cancer risk：a report from two cohort studies in China［J］. J Natl Cancer Inst，2012，104(15)：1173-1181.

［64］詹启敏.中国精准医学发展的战略需求和重点任务［J］.中华神经创伤外科电子杂志，2015，1(5)：1-3.

［65］陈建国.肝癌高危险人群的选择——AFP普查的可行性探讨［J］.中华预防医学杂志，1990，24 (1)：56-57.

［66］周小平，陈启光，恽振先，等.肝癌筛检间隔确定——嵌套病例对照研究［J］.南京铁道医学院学报，1996，15(4)：226-228.

［67］Fong Z V，Tanabe K K. The clinical management of hepatocellular carcinoma in the United States，Europe，and Asia：a comprehensive and evidence-based comparison and review［J］. Cancer，2014，120(18)：2824-2838.

［68］Sherman M，Peltekian K M，Lee C. Screening for hepatocellular carcinoma in chronic carriers of hepatitis B virus：incidence and prevalence of hepatocellular carcinoma in a North American urban population［J］. Hepatology，1995，22(2)：432-438.

［69］McMahon B J，Bulkow L，Harpster A，et al. Screening for hepatocellular carcinoma in Alaska natives infected with chronic hepatitis B：a 16-year population-based study［J］. Hepatology，2000，32(4 Pt 1)：842-846.

［70］Ungtrakul T，Mahidol C，Chun-On P，et al. Hepatocellular carcinoma screening and surveillance in 2293 chronic hepatitis B patients in an endemic area［J］. World J Gastroenterol，2016，22(34)：7806-7812.

［71］吕桂帅，陈磊，王红阳.中国肝癌研究的现状与前景［J］.生命科学，2015，27(3)：237-248.

［72］Shen Q，Fan J，Yang X R，et al. Serum DKK1 as a protein biomarker for the diagnosis of hepatocellular carcinoma：a large-scale，multicentre study［J］. Lancet Oncol，2012，13(8)：817-826.

［73］李波.新型血清肝脏肿瘤标志物研究及肝癌诊断模型建立［D］.解放军总医院；军医进修学院；中国人民解放军总医院；解放军医学院，2016.

［74］Waidely E，Al-Yuobi A R，Bashammakh A S，et al. Serum protein biomarkers relevant to hepatocellular carcinoma and their detection［J］. Analyst，2016，141(1)：36-44.

［75］Duarte-Salles T，Misra S，Stepien M，et al. Circulating osteopontin and prediction of hepatocellular carcinoma development in a large European population［J］. Cancer Prev Res (Phila)，2016，9(9)：758-765.

［76］Ji J，Shi J，Budhu A，et al. MicroRNA expression，survival，and response to interferon in liver cancer [J]. N Engl J Med, 2009, 361(15): 1437-1447.

[77] 王文. 1. 肝癌差异表达 miRNAs 阵列分析及 miR-138、miR-483-5p 与肝癌发生机理的研究 2. HBx 诱发 anti-URGs 用于肝硬化肝癌高危人群预警的实验研究[D]. 第二军医大学, 2012. DOI: 10.7666/d. y2110979.

[78] Zhang J, Fan J, Zhou C, et al. miR-363-5p as potential prognostic marker for hepatocellular carcinoma indicated by weighted co-expression network analysis of miRNAs and mRNA [J]. BMC Gastroenterol, 2017, 17(1): 81.

[79] Cartier F, Indersie E, Lesjean S, et al. New tumor suppressor microRNAs target glypican-3 in human liver cancer [J]. Oncotarget, 2017, 8(25): 41211-41226.

[80] Liu Y, Song L, Ni H, et al. ERBB4 acts as a suppressor in the development of hepatocellular carcinoma [J]. Carcinogenesis. 2017, 38(4): 465-473.

[81] Kensler T W, Spira A, Garber J E, et al. Transforming cancer prevention through precision medicine and immune-oncology [J]. Cancer Prev Res (Phila), 2016, 9(1): 2-10.

[82] Yin J, Wang J, Pu R, et al. Hepatitis B virus combo mutations improve the prediction and active prophylaxis of hepatocellular carcinoma: A clinic-based cohort study [J]. Cancer Prev Res (Phila), 2015, 8(10): 978-988.

[83] 朱海, 齐鲁楠, 苗志国, 等. 广西乙肝病毒/黄曲霉毒素 B1 双暴露人肝细胞癌中 PTENmRNA 表达及突变的初步研究[J]. 中国癌症防治杂志, 2012, 4(2): 110-114.

[84] Chen J H, Wang Y Y, Lv W B, et al. Effects of interactions between environmental factors and KIF1B genetic variants on the risk of hepatocellular carcinoma in a Chinese cohort [J]. World J Gastroenterol, 2016, 22(16): 4183-4190.

[85] Sun H, Lau W, Fu S, et al. A prospective randomized controlled trial: comparison of two different methods of hepatectomy [J]. Eur J Surg Oncol, 2015, 41(2): 243-248.

[86] Kasuya G, Kato H, Yasuda S, et al. Progressive hypofractionated carbon-ion radiotherapy for hepatocellular carcinoma: Combined analyses of 2 prospective trials [J]. Cancer. 2017, 123(20): 3955-3965.

[87] Han K H, Kim D Y, Park J Y, et al. Survival of hepatocellular carcinoma patients may be improved in surveillance interval not more than 6 months compared with more than 6 months: a 15-year prospective study [J]. J Clin Gastroenterol, 2013, 47(6): 538-544.

[88] Deleuran T, Vilstrup H, Jepsen P. Decreasing mortality among Danish alcoholic cirrhosis patients: A nationwide cohort study [J]. Am J Gastroenterol, 2016, 111(6): 817-822.

[89] 陈建国, 张永辉, 朱健, 等. 启东肝癌的早诊早治: 生存率与筛查效果评[J]. 中华肿瘤杂志, 2017, 39(12): 946-951.

[90] Salomone F, Galvano F, Li Volti G. Molecular bases underlying the hepatoprotective effects of coffee [J]. Nutrients, 2017, 9(1). pii: E85.

[91] Liu T, Yao M, Liu S, et al. Serum Golgi protein 73 is not a suitable diagnostic marker for hepatocellular carcinoma [J]. Oncotarget, 2017, 8(10): 16498-16506.

[92] Miller Z A, Lee K S. Screening for hepatocellular carcinoma in high-risk populations. Clin Imaging, 2016, 40(2): 311-314.

[93] Collins F S, Varmus H. A new initiative on precision medicine [J]. N Engl J Med, 2015, 372(9): 793-795.

[94] 沈锋, 程张军. 精准医学和大数据时代对肝癌临床研究的认识[J]. 中国实用外科杂志, 2016, 36(6): 599-602.

7

食管癌队列与精准预防

食管癌(esophageal cancer，EC)是常见恶性消化道肿瘤之一。在世界范围内，食管癌位于所有肿瘤发病的第八位和肿瘤死亡的第六位。食管癌的发病具有显著的地域差异，世界上大约 80% 的食管癌分布在发展中国家。在病理分型上，食管癌主要可分为食管鳞状细胞癌(esophageal squamous cell carcinoma，ESCC)和食管腺癌(esophageal adenocarcinoma，EAC)两种，其中腺癌是西方发达国家食管癌的主要类型，而鳞癌是发展中国家的食管癌主要类型，中国 90% 的食管癌病例为食管鳞癌。

人群队列研究在食管癌的精准预防中发挥着重要作用。基于队列人群可以开展各种系统流行病学和多组学研究，探索食管癌病因和危险因素，了解其发病机制，识别新的生物标志物，为一级预防的实施提供证据支持。利用适宜技术在队列人群中开展筛查，对食管癌高危人群进行针对性的预防和干预，是二级预防的主要措施。此外，通过对筛查队列进行长期随访，不仅有助于了解食管癌的自然史，还能评价干预效果，或者为精准诊断和精准治疗提供参考和基础。

本章介绍了食管癌的流行概况和相关队列的发展与现状，从危险因素、筛查与早诊早治、生物标志物等角度探讨了食管癌的精准预防，并通过营养干预研究、筛查效果评价、筛查方案完善等多个研究实例展示了食管癌队列在精准预防中已取得的成果。

7.1 食管癌队列研究的发展与现状

7.1.1 食管癌的流行概况

世界卫生组织数据显示，2012 年全球食管癌新发病例 45.6 万，占全部肿瘤发病 3.2%；死亡病例 40 万，占全部肿瘤死亡的 4.7%，分别位于恶性肿瘤发病第八位、死亡第六位，其中 80% 的食管癌分布在发展中国家[1]。中国是世界食管癌高发国家之一，根据国家癌症中心的最新数据(见表 7-1)[2]，2013 年全国食管癌新发病例数为 27.7 万，发病率为 20.35/10 万，居恶性肿瘤发病第 6 位；食管癌死亡例数为 20.6 万，病死率为

15.17/10 万,居恶性肿瘤死亡的第 4 位。与同期全球食管癌的发病率与病死率相比,中国食管癌发病率和病死率分别为全球的 2.34 倍和 2.00 倍。

表 7-1　2013 年中国食管癌的发病和死亡情况估计

地区	性别	发病人数/万	发病率/(1/10 万)			死亡人数/万	病死率/(1/10 万)		
			粗　率	中标率	世标率		粗　率	中标率	世标率
城市	男性	7.3	19.67	13.46	13.67	5.5	14.67	9.94	10.02
	女性	2.4	6.82	4.12	4.15	1.9	5.38	3.09	3.08
	合计	9.8	13.38	8.74	8.86	7.4	10.12	6.46	6.49
农村	男性	12.3	37.91	27.5	27.91	9.1	27.98	20.22	20.33
	女性	5.6	18.39	11.82	11.88	4.2	13.69	8.35	8.29
	合计	17.9	28.44	19.56	19.78	13.3	21.05	14.16	14.17
全国	男性	19.6	28.15	19.84	20.14	14.5	20.86	14.62	14.71
	女性	8.1	12.15	7.6	7.65	6.1	9.2	5.47	5.44
	合计	27.7	20.35	13.64	13.82	20.6	15.17	9.95	9.98

注:中标率,中国人口标准化率;世标率,世界人口标准化率

7.1.1.1　人群分布

食管癌发病率和病死率在不同的年龄组差异较大。中国 2013 年肿瘤登记的数据显示[2],食管癌发病率和病死率在 40 岁之前处于较低水平,40 岁后随年龄增加急剧上升,除城市男性外,发病率和病死率均在 80 岁年龄组达到最高,85 岁之后有所下降。40 岁以后,无论城市还是农村,男性各年龄别发病率均高于女性(见图 7-1)。

食管癌在不同人种的发病率也存在差异。中国绝大多数食管癌病例为食管鳞癌,而西方国家则以食管腺癌多发。移民流行病学研究显示,移居美国的中国人食管癌病死率虽然比美国白种人高,但其危险性一代比一代降低。此外,食管癌还呈现家族聚集的特征。这些都提示食管癌的发病可能与遗传和生活习惯有关。

7.1.1.2　地区分布

食管癌主要流行地区为发展中国家,发病有明显的地区差异,高发地区与低发地区的发病率差别超过 20 倍。食管癌发病率最高的地区是亚洲的"食管癌带",包括伊朗高发区贡巴达区,并由伊朗北部延伸,通过中亚诸国,一直到中国太行山区。根据 GLOBOCAN 的最新数据,五大洲中食管癌发病率最高的是亚洲,2012 年的发病率为 8.0/10 万,其中东亚地区食管癌新发病人数占整个亚洲发病人数的 73.4%;发病率较低的地区为非洲大部分地区,发病率为 2.6/10 万。食管癌病死率最高的地区是东亚和东非,分别为 13.6/10 万和 4.5/10 万;病死率最低的地区是西非,为 0.3/10 万。此外,不同病理分型的食管癌存在明显的地区分布差异(见图 7-2)。西方国家以腺癌为主,而

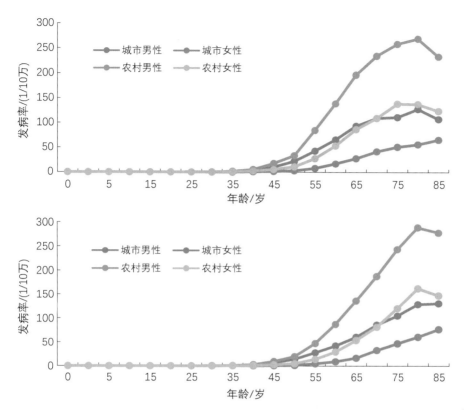

图7-1 2013年中国255个肿瘤登记处食管癌的年龄别发病趋势和死亡趋势

中国以鳞癌为主,全球53.0%的食管鳞癌均发生在中国[3]。

中国食管癌的发病率和病死率也存在明显的地区差异。农村地区明显高于城市地区。2013年中国255个肿瘤登记处的数据显示(见表7-1),城市食管癌发病率和病死率分别为13.38/10万和10.1/10万,是农村地区2.13和2.08倍。分区域看,中国东、中、西部地区的食管癌发病率分别为15.93/10万、16.94/10万和17.7/10万,中西部地区的食管癌发病水平略高于东部地区。此外,中国食管癌有明显的高发地区分布特点,主要分布于太行山系、秦岭山系及淮河水系的广大地区,其次还有广东、福建等沿海地区。

7.1.1.3 时间趋势

近十几年来,全球食管癌发病和死亡水平总体呈下降趋势。2002—2012年全球男性食管癌发病率下降约10%,世标率(世界人口标化死亡率)下降21.7%;女性发病率下降20.8%,世标率下降34.0%。中国食管癌发病率和病死率近10年也呈下降趋势。2000—2011年中国22个肿瘤登记地区食管癌发病率变化情况显示,全国食管癌发病率由2000年的19.81/10万下降至2011年的17.90/10万,其中男性由25.12/10万下降

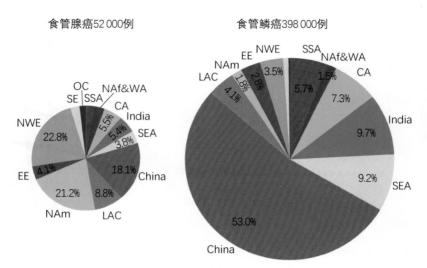

食管腺癌52 000例　　　食管鳞癌398 000例

图 7-2　2012 年食管癌不同病理分型的地区分布

注：CA，中亚；China，中国；EE，东欧；India，印度；LAC，中南美洲和加勒比海；NAm，北美；NAf & WA，北非/西亚；NWE，西北欧；OC，大洋洲；SE，南欧；SEA，东南亚；SSA，撒哈拉以南非洲(图片修改自 Global incidence of oesophageal cancer by histological subtype in 2012)

至 24.81/10 万，女性由 14.31/10 万下降至 10.92/10 万。食管癌病死率由 2000 年的 16.09/10 万下降至 2011 年的 14.26/10 万。其中，男性病死率 10 年间变化不大，2000—2012 年，女性病死率由 11.36/10 万下降至 8.23/10 万[4]（见图 7-3）。

食管癌发病率的时间变化趋势在不同地区及不同组织学类型上存在差异。许多西方国家的食管鳞癌发病率呈下降趋势，与此相反，食管腺癌的发病率则出现上升趋势，成为一些国家和地区增长最为快速的恶性肿瘤之一。例如，1992—2008 年，美国男性食管腺癌世界人口标化发病率每年增加 2.6%，女性每年增加 3.3%。在中国，虽然食管癌整体的发病率呈现下降趋势，但不同地区人群食管癌发病率的时间变化趋势在方向和变化强度上存在较大差别。大部分历史上的高发地区的发病率呈明显下降趋势，且下降幅度较大。而非高发地区食管癌发病率下降幅度相对较小，还有部分非高发区则呈上升趋势。

7.1.2　食管癌相关的主要队列

由于食管癌的发病率与心血管疾病等慢性病相比相对较低，以食管癌为主要观察结局的人群队列仅见于食管癌的高发地区。除了食管癌专病队列，许多国内外的大型健康人群队列也报告了食管癌相关结局。此外，一些基于国家或地区的肿瘤登记资料、死亡监测系统、医院信息、医疗保险数据等一种或多种数据来源的研究，通过对不同数据库的链接与整合，也可以构成特定的队列。

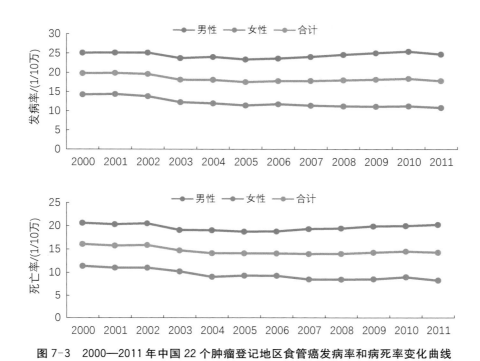

图 7-3　2000—2011 年中国 22 个肿瘤登记地区食管癌发病率和病死率变化曲线

7.1.2.1　国内外主要食管癌队列

目前全球主要的食管癌队列集中在"食管癌带"所覆盖的食管癌高发地区，如中国太行山区的河南、河北以及伊朗北部地区等。中国的食管癌队列研究起步于 20 世纪 50 年代的高发区肿瘤登记，之后围绕食管癌的病因学和防控技术进行了一系列的探索研究，在高发区已经建立了多个长期随访的食管癌队列（见表 7-2）。伊朗的 Golestan 食管癌队列于 2004 年启动，是中西亚地区第一个前瞻性的食管癌人群队列，共招募健康人群 5 万人，目前已经发表了基线信息，随访工作还在进行中。

表 7-2　中国主要的食管癌队列

队　　列	起始年份	年龄范围	样本量	随访时间
河南林县一般人群试验队列	1984	40～69 岁	29 584	20 年以上
河北磁县食管癌内镜筛查队列	2000	40～69 岁	21 653	15 年以上
河南林州、河北磁县、山东肥城食管癌前瞻性人群随访队列	2005	0～80 岁	99 060	10 年以上
河南安阳食管癌队列	2006	25～69 岁	8 112	10 年以上
河南滑县食管癌内镜筛查队列	2012	45～69 岁	32 337	5 年以上

1) 林县一般人群试验队列

指林县营养干预试验研究中的普通人群队列。在林县营养干预试验中,研究对象是林县北部 4 个乡中 40～69 岁除癌症、其他严重慢性病及食管重度不典型增生患者以外的普通人群,共 29 584 名。研究采用部分析因设计,将所有参与对象随机分八组,从 1986 年起补充复方维生素/矿物质药丸或安慰剂,干预时间持续 63 个月,以评价营养干预的效果。在林县营养干预试验完成后,对参加营养干预的对象进行继续跟踪,观察林县营养干预试验停药后癌症发病和死亡情况。

2) 河北磁县食管癌内镜筛查队列

该队列于 1999 年 11 月—2000 年 5 月在河北省磁县建立,研究以人群为基础,研究对象为 40～69 岁年龄组的当地居民,并以村为整群抽样单位,进行前瞻性随访。研究按照 1∶1 的比例将参与者分为筛查组和对照组,对筛查组进行一次内镜下碘染色辅以指示性活检筛查,并对发现的早期病变进行早期诊断和早期治疗。研究观察终点结局为食管癌发病或死亡。

3) 河南林州、河北磁县、山东肥城食管癌前瞻性人群随访队列

为 2005—2009 年,中国食管癌高发区河南林州、河北磁县、山东肥城的自然人群队列,覆盖人群 99 060 人,其中 40～69 岁人群 46 568 人,共有 21 955 人参与内镜筛查。

4) 安阳食管癌队列

2006—2009 年于河南安阳开展,基于自然人群,并展开前瞻性随访。研究旨在探索食管 HPV 感染与食管癌的病因关联。研究对象为安阳市 4 县 9 村的常驻居民,年龄 25～65 岁,无肿瘤、精神病、心脑血管疾病史及其他任何胃镜禁忌证,无 HBV、HCV 和 HIV 感染史且同意参与并完成包括胃镜在内的所有检查项目。安阳食管癌队列关注的主要暴露因素是食管 HPV 感染,队列每 2 年随访一次。

5) 河南滑县食管癌内镜筛查队列

该队列源自 2012 年 1 月在河南滑县启动的中国食管癌内镜筛查研究(Endoscopic Screening for Esophageal Cancer in China,ESECC)的随机对照试验,旨在评价筛查的效果和成本效益。研究选择了滑县 846 个自然村中的 668 个作为目标村落,采用区组随机化的原则按照 1∶1 的比例将其随机分为筛查组和对照组。研究对象为目标村落内 45～69 岁的常驻居民,5 年内无内镜检查史,无肿瘤、精神障碍和任何内镜禁忌证,无 HBV、HCV 和 HIV 感染史且同意参与并完成所有检查项目。研究共纳入 32 337 人,对筛查组进行标准内镜检查和碘染色活检以评估食管癌及癌前病变,对照组不进行筛查。研究主要观察结局为食管癌及癌前病变的发生。

6) 伊朗 Golestan 食管癌队列

Golestan 队列研究(Golestan Cohort Study,GCS)于 2004 年 1 月启动,到 2008 年 6 月完成招募 5 万健康人群的目标,该队列旨在探索食管癌的危险因素,建立生物样本

库,为决策部门提供基于人群研究的食管癌防治模式。研究对象年龄范围为 40～75 岁,性别男女各半,80％的研究对象来自农村,80％为土库曼民族。基线调查完成生活方式调查、食物频率问卷和体格检查,并由经过培训的技术人员采集血液、尿液、头发和指甲等样本。对所有研究对象每 12 个月进行一次主动随访,预计至少随访 10 年。主要结局包括死亡、任何肿瘤发生和上消化道肿瘤的发生。

7.1.2.2 全球大型健康人群队列

除了以食管癌为主要结局的队列,许多国内外的大型健康人群队列也报告了食管癌相关结局(见表 7-3),基于这些队列的研究主要探讨生活习惯(如吸烟饮酒、日程膳食和体力活动等)对食管癌发病的影响,是食管癌危险因素研究的重要组成部分。

表 7-3 全球 10 万人以上的大型健康人群队列的食管癌结局信息

名　　称	开始时间/年	现有样本量/例	年龄范围/岁	国家	食管癌新发病例数/年	探讨的食管癌影响因素
欧洲癌症与营养前瞻性调查(European Prospective Investigation into Cancer and Nutrition, EPIC)	1992	521 448	25～70	欧洲10国	124(2015)	水果、蔬菜、肉类、类黄酮摄入,体力活动,肥胖[5-10]
NIH-AARP 膳食与健康研究(NIH-AARP Diet and Health Study)	1995	566 407	50～71	美国	1 181(2011)	肉类、家禽和鱼类、维生素摄入,吸烟,饮酒,体力活动[11-15]
百万女性研究(Million Women Study, MWS)	1997	1 280 296	50～64	英国	773(2009)	饮酒[16]
荷兰队列研究(Netherlands Cohort Study, NLCS)	1986	120 852	55～69	荷兰	252(2012)	红肉和加工肉类、蔬菜和水果摄入[17,18]
日本癌症评估协作队列研究(Japan Collaborative Cohort Study for Evaluation of Cancer, JACC)	1988	125 760	40～79	日本	183(2007)	吸烟、饮酒[19-20]
日本基于公共卫生中心的前瞻性研究(Japan Public Health Center-based Prospective Study, JPHC)	1990	133 082	40～69	日本	254(2009)	吸烟、饮酒、蔬菜和水果摄入、体力活动[21-23]
韩国肿瘤预防研究(Korean Cancer Prevention Study)	1992	1 329 525	30～95	韩国	1 383(2006)	吸烟、饮酒和血清转氨酶[24]
中国慢性病前瞻性研究(China Kadoorie Biobank, CKB)	2004	497 639	35～74	中国	1 462(2017)	发病率[25]

7.1.2.3 其他食管癌相关队列

除了食管癌队列和大型健康人群队列,还有一些食管癌相关队列是通过整合肿瘤登记、死亡监测、医疗保险等数据库来构建的,这种队列具有样本量大和覆盖人群广泛的优势,可以了解食管癌的流行情况,而通过不同数据库的链接,也可以对部分危险因素或预后因素进行探讨。

美国国家癌症研究所(National Cancer Institute,NCI)的 SEER(Surveillance, Epidemiology, and End Results)数据库是北美最具代表性的大型肿瘤登记注册数据库之一,它收集了 1973 年以来美国各地各来源的肿瘤患者的相关信息,包括了上百万名已确诊患者的发病率、病死率和患病情况,并提供各种肿瘤的发病、死亡、生存等统计数据。截至 2013 年 11 月底,SEER 的数据库已包含肿瘤病例 900 余万,其中食管癌患者超过 8 万例。中国国家层面的肿瘤登记系统起步于 2008 年,截至 2015 年,全国肿瘤登记点已超过 400 个,覆盖人群超过 3.4 亿人,为了解中国食管癌的流行情况提供了大量信息。

7.2 食管癌的危险因素与精准预防

食管癌是环境和遗传因素共同作用的结果,探索食管癌发病的病因和危险因素,并针对危险因素采取相应的预防措施,是实现病因预防的根本措施。

7.2.1 食管癌的影响因素

7.2.1.1 环境因素

既往的流行病学研究从生活习惯、营养因素、化学因素、药物因素、生物因素和其他外环境暴露因素上对食管癌的病因学进行了大量探索,并发现了一系列危险或保护因素。基于这些研究的系统综述和荟萃分析又提供了更高等级的证据(见表 7-4)。目前,已有荟萃分析报告的食管癌危险因素包括吸烟、饮酒、过热食物和饮品、嚼槟榔、喝马黛(Mate)茶、摄入大量红肉和加工肉类、β-胡萝卜素和叶酸缺乏以及牙齿缺失,而体力活动、摄入水果蔬菜以及饮用绿茶则为食管癌的保护因素。肥胖对于食管鳞癌是保护因素,但对食管腺癌是危险因素。

1) 生活习惯

(1) 吸烟与饮酒:吸烟是食管癌较为明确的危险因素。荟萃分析的结果显示,相比非吸烟者,正在吸烟者发生食管鳞癌和食管腺癌的风险均显著升高(见表 7-4)。雪茄、烟斗与纸烟的危害相当,但像吸水烟等一些在中东地区流行的吸烟形式仍缺乏必要的证据。饮酒同样被认为是全世界范围内食管癌的主要危险因素,且存在剂量-反应关系。对于食管鳞癌,轻度饮酒(每天乙醇摄入≤12.5 g)即可显著增加疾病危险,而重度

表 7-4 荟萃分析报告的食管癌影响因素

危险/保护因素	分 类	队 列 研 究		病例对照研究	
		纳入研究(n)	RR (95%CI)	纳入研究(n)	OR (95%CI)
饮酒[26]	轻度(ESCC)	10	1.20(0.84~1.71)	24	1.29(1.07~1.55)
	中度(ESCC)	13	1.92(1.44~2.58)	40	2.34(1.87~2.92)
	重度(ESCC)	9	3.35(2.06~5.46)	32	5.43(4.04~7.32)
	轻度(EAC+贲门癌)	4	0.88(0.74~1.03)	17	0.88(0.74~1.04)
	中度(EAC+贲门癌)	4	0.82(0.62~1.07)	17	1.06(0.78~1.43)
	重度(EAC+贲门癌)	1	1.11(0.48~2.56)	17	1.16(0.95~1.41)
吸烟[27-45]	EAC	2	2.67(1.94~3.67)	13	1.71(1.50~1.95)
	ESCC	8	2.74(1.88~3.99)	21	3.30(2.62~4.16)
水烟[46]	—	—	—	3	4.14(0.93~18.46)
过热食物和饮品[47]	热食	—	—	29	1.77(1.39~2.25)
	热饮	—	—	11	2.09(1.71~2.56)
体力活动[48]		7	0.78(0.66~0.92)	8	0.55(0.28~1.10)
牙齿缺失[49]		3	1.02(0.71~1.46)	5	1.48(1.12~1.96)
BMI[50]	EAC	1	1.53(1.30~1.79)	6	1.54(1.39~1.71)
	ESCC	3	0.69(0.63~0.75)	7	0.49(0.44~0.55)
嚼槟榔[51]		—		12	3.05(2.41~3.87)
茶和咖啡[52-53]	绿茶	2	1.67(0.46~2.87)	14	0.70(0.51~0.96)
	马黛茶(ESCC)			9	2.57(1.66~3.98)
	咖啡			17	0.88(0.76~1.01)
水果和蔬菜摄入[54]	蔬菜(ESCC)	5	0.80(0.60~1.06)	19	0.52(0.41~0.65)
	水果(ESCC)	5	0.68(0.55~0.86)	24	0.51(0.41~0.63)
肉类和鱼类[55-56]	红肉	4	1.26(1.00~1.59)	18	1.44(1.16~1.80)
	加工肉类	3	1.25(0.83~1.86)	15	1.36(1.07~1.74)
	鱼肉(ESCC)	3	0.87(0.60~1.27)	14	0.79(0.62~1.02)
	鱼肉(EAC)	1	0.78(0.59~1.03)	5	0.86(0.53~1.41)
维生素和矿物质[57-61]	黄酮/类黄酮类	1	0.96(0.66~1.39)	7	0.76(0.55~1.04)
	β-胡萝卜素	1	0.85(0.38~1.90)	10	0.58(0.44~0.77)
	维生素 C	1	0.38(0.22~0.66)	19	0.60(0.50~0.71)
	叶酸(ESCC)	—	—	4	0.66(0.53~0.83)
	叶酸(EAC)	—	—	3	0.50(0.39~0.65)
	锌	—	—	6	0.72(0.44~1.17)

（续表）

危险/保护因素	分　类	队列研究		病例对照研究	
		纳入研究(n)	RR (95%CI)	纳入研究(n)	OR (95%CI)
幽门螺杆菌感染[62]	ESCC	—	—	16	0.83(0.63～1.03)
	EAC	—	—	15	0.59(0.51～0.68)
HPV 感染[63]	ESCC	—	—	61	2.69(2.05～3.54)
非甾体抗炎药[64]		—	—	6	0.58(0.47～0.72)

注：EAC, esophageal adenocarcinoma, 食管癌腺癌；ESCC, esophageal squamous cell carcinoma, 食管鳞癌；BMI, body mass index, 体重指数；HPV, human papillomavirus, 人乳头瘤病毒

饮酒者（每天乙醇摄入≥50 g）发生食管癌的风险是不饮酒者的 3.56～5.43 倍[26]。但对于食管腺癌和贲门癌，目前尚无充分证据证明饮酒与其存在关联。此外，吸烟和饮酒还可能存在协同效应，既吸烟又饮酒的人发生食管鳞癌的风险是只吸烟或只饮酒风险之和的 2 倍[65]。

吸烟和饮酒对食管癌的风险在不同种族的人群存在差异。与非吸烟者相比，亚洲人群中正在吸烟者发生食管鳞癌的风险显著低于欧洲人群（亚洲人群 $OR=2.31$, 95% CI：1.78～2.99；欧洲人群 $OR=4.21$, 95% CI：3.13～5.66）。对于饮酒来说，虽然轻度饮酒即可显著升高食管鳞癌的发生风险，但这种关联只能在亚洲人群中观察到（亚洲人群 $OR=1.63$, 95% CI：1.20～2.22；其他人群 $OR=1.17$, 95% CI：0.99～1.39），提示吸烟与饮酒对食管癌的作用可能存在遗传易感性[66]。

（2）过热食物和饮品：过热饮食导致反复的热损伤被认为是食管鳞癌的诱因之一。病例-对照研究发现，经常食用过热的食物和饮料、食用烧烤或者油炸食物以及饮食速度过快都是食管癌的危险因素。荟萃分析合并的结果显示，食用过热食物和饮品可以显著增加食管癌的发生风险（$OR=1.77$, 95% CI：1.39～2.25；$OR=2.09$, 95% CI：1.71～2.56）[47]。但由于生物学上的不确定性，如过热的饮食可以迅速通过上消化道而不会造成食管黏膜的损伤，导致其与食管癌的关联仍存在质疑。此外，如何避免回忆偏倚和调查者偏倚，如何区分食物和饮料中与肿瘤相关的化学物质的作用等，也是研究热饮热食与食管癌关联中必须考虑的问题。

（3）食用泡菜、酸菜：食用泡菜、酸菜曾经一度在中国的食管癌高发区流行，并被认为是高发地区食管癌的主要危险因素之一。相关病因学研究表明在食用较多泡菜、酸菜的地区，食管癌的发病风险也高。泡菜、酸菜中生长的真菌产生的潜在致癌物已经实验室内证明可以诱导动物致癌，但流行病学研究的结果却不尽一致。部分研究结果显示食用泡菜、酸菜与食管癌存在关联[67]，而其余研究结果并不支持该结论[68-69]。1993年，国际癌症研究组织将亚洲的传统泡菜、酸菜列为人类的可能致癌物。

（4）茶和咖啡：饮用绿茶是食管癌的保护因素（$OR=0.70,95\%CI：0.51\sim$ 0.96）[52]，可能与其抗氧化、抗炎、抗微生物和免疫刺激作用有关。咖啡与食管癌的关联尚有争议，荟萃分析显示，咖啡只在亚洲人群中具有保护作用（$OR=0.67,95\%CI：$ $0.55\sim0.83$）[52]，提示可能存在遗传效应。咖啡含有许多抗癌成分，其中咖啡因可以抑制细胞生长信号诱导的细胞周期蛋白依赖性激酶4（cyclin-dependent kinase 4，CDK4）的活化，而咖啡醇和咖啡豆醇可以抑制 DNA 损伤，但其具体机制有待进一步研究。马黛茶是一种冬青科大叶冬青近似的多年生木本植物泡制的茶，流行于阿根廷、巴西、巴拉圭和乌拉圭等南美地区。饮用马黛茶是食管癌发病的独立危险因素，其致癌的确切机制尚不清楚，可能与茶中含有致癌的多环芳烃（如苯并芘）等有关。

（5）嚼槟榔：槟榔是除烟草、酒精和咖啡因外最常见的成瘾物质，槟榔可以单独咀嚼，也可以作为其他产品如槟榔块和 Gutkha 烟的成分。咀嚼过程中槟榔可以在唾液里形成致癌的亚硝胺。嚼槟榔已被证实是口腔癌的重要危险因素，而基于病例-对照研究的荟萃分析也支持嚼槟榔是食管癌的危险因素（$OR=3.05,95\%CI：2.41\sim3.87$）[51]。

（6）体力活动：针对体力活动与食管癌的关联研究的荟萃分析结果显示，体力活动是食管癌的保护因素（$RR=0.78,95\%CI：0.66\sim0.92$）[48]，体力活动的抗癌机制可能由胰岛素或脂肪细胞因子介导，具体如：① 体力活动降低了胰岛素抵抗和空腹胰岛素水平，通过抑制细胞增殖和细胞转换降低肿瘤发生的风险；② 体力活动和锻炼降低了炎性脂肪细胞因子的浓度，但增加了抗炎脂肪细胞因子的浓度，后者与癌症发病率和病死率的降低有关。不过，关于体力活动对食管癌的保护机制仍未确定。

（7）肥胖：肥胖与食管癌的关联与食管癌类型有关，病例-对照研究的荟萃分析显示，BMI 显著增加食管腺癌的风险（$OR=1.54,95\%CI：1.39\sim1.71$），但却是食管鳞癌的保护因素（$OR=0.49,95\%CI：0.44\sim0.55$）[50]。肥胖可直接导致反流性食管炎，而反流性食管炎是食管癌和贲门癌的危险因素。另外，脂肪在代谢过程中产生大量与恶性肿瘤发生相关的代谢产物，如胰岛素样生长因子和瘦素，这些物质通过诱导细胞周期增长模式的改变，抑制细胞凋亡，导致细胞癌变。

（8）口腔卫生：既往研究发现牙齿缺失与食管癌之间具有关联（$OR=1.48,95\%$ $CI：1.12\sim1.96$）[49]，但这种关联可能受到吸烟、饮酒、低经济社会地位或者其他可能的混杂因素干扰。口腔菌群的研究则提示，牙齿缺失与食管癌的关联可能源自不良口腔卫生导致的口腔微生物失衡，其产生的乙醛和亚硝胺等致癌物进一步诱发了食管癌。

2）营养摄入

（1）水果和蔬菜摄入：水果和蔬菜摄入不足一直被认为是食管癌可能的危险因素。目前，基于大型健康人群的队列发表了数篇关于水果和蔬菜摄入与食管癌风险的研究，结果均表明水果和蔬菜摄入是食管癌特别是食管鳞癌的保护性因素[5,10,18,23]，足量的水果和蔬菜摄入可以降低 $20\%\sim30\%$ 的食管癌风险。

（2）红肉和加工肉类摄入：近年来，红肉和加工肉类摄入也被视为食管癌的危险因素。虽然队列研究的荟萃分析尚未发现具有统计学意义的关联，但病例-对照研究的荟萃分析显示，摄入红肉和加工肉类最多的人群与摄入最少的人群相比，食管癌的风险分别增加44%和36%[55]。红肉和加工肉类致癌机制可能涉及几个方面：首先，高温煮熟的肉类中可以形成诸如多环芳烃、杂环芬芳胺等诱变剂。杂环芬芳胺是啮齿类的诱变剂，而苯并芘是多环芳烃类中最强的致癌物之一，流行病学研究发现两者均与食管癌发病有关。此外，来源于红肉的血红素铁也被认为与食管癌的风险升高有关。红肉的血红素铁比非血红素铁具有更强的生物活性，它可以通过产生自由基和诱导氧化应激来促进肿瘤的发生。其他潜在机制还包括加工肉中包含由血红素摄入内源生成的N-亚硝基化合物，其也是已知的化学致癌物。

（3）维生素和矿物质缺乏：荟萃分析显示，维生素C、β-胡萝卜素和叶酸水平均与食管癌的发生呈负相关。林县营养干预研究发现，对人群补充维生素B_2、维生素E和硒可以使年龄≤55岁研究对象的食管癌病死率降低17%（$RR=0.83$，95%CI：0.71～0.98）[70]，并可降低人群总病死率和胃癌病死率。

大部分微量元素不会影响食管癌的发病风险，但硒和锌的缺乏可能在食管鳞癌的病因学中发挥作用。观察性研究发现，硒缺乏人群中补充足量的硒可以降低食管癌和胃癌的风险。而在锌缺乏与食管癌的研究中发现，组织锌是关于致癌作用的相关测量标志。在人群中进行的一项关于组织锌和食管癌关系的调查中发现，低水平组织锌与食管癌的风险之间存在明显的剂量-反应关系。

3）生物因素

（1）幽门螺杆菌：大量的流行病学研究证实，幽门螺杆菌是食管腺癌的保护性因素。荟萃分析结果显示，胃中存在幽门螺杆菌可以降低40%的食管腺癌发病风险[62]。其机制可能是通过减少胃酸产生进而减少胃酸反流，最终降低了食管腺癌的发病风险。相比较于幽门螺杆菌与食管腺癌的关系，其与食管鳞癌的关系尚未明确。

（2）人乳头瘤病毒：人乳头瘤病毒（human papillomavirus，HPV）的致癌型别主要是16型和18型，这两型HPV感染是发生宫颈癌的必要条件。尽管长达25年的研究和远远超过百余项的研究调查了HPV与食管癌在病因学上的联系，但结果仍然存在争议。一项合并了61个病例-对照研究的荟萃分析提示HPV与食管癌鳞癌的发生存在显著关联（$OR=2.69$，95%CI：2.05～3.54）[63]，但各研究间存在较大的异质性，研究设计、地理差异、阳性截断值差异、调整因素的差异等均可导致研究结果的不一致。由于这些争议性结果的存在，国际癌症研究机构IARC认为，尚缺乏有效证据证明HPV在食管癌中的致癌性。

4）化学致癌物

多环芳烃（polycyclic aromatic hydrocarbons，PAHs）和亚硝基化合物（NNCs）都是

强致癌物,前者是有机材料不完全燃烧时的产物,其主要的暴露来源为吸烟、食用碳烤的肉或其他食物、空气污染及职业暴露,后者主要来源于食物(如加工肉类)等。目前仅有间接证据显示它们与食管癌的关联,由于缺乏有效的暴露标志物,PAHs 和 NNCs 与食管癌的关联仍有待研究。

5) 药物因素

流行病学研究显示,阿司匹林或 NSAIDs 使用可以降低食管癌发生或死亡风险($OR=0.57,95\%CI:0.47\sim0.71$)[64]。目前,使用阿司匹林和 NSAIDs 已被美国 PDQ (Physician Data Query)数据库归为食管癌一级预防措施。其他与食管癌有关的药物还包括 H2 受体拮抗剂(H2 阻断剂)和松弛食管下端括约肌的药物,有研究表明它们会增加食管腺癌的风险,但目前的结论尚不完全一致。

6) 其他因素

(1) 社会经济状况:食管癌是一类与贫穷和社会地位息息相关的疾病。大量的流行病学研究采取不同的研究设计,选用不同的指示指标,立足于世界不同地区,确证了社会经济状况较低人群的食管癌风险相对较高。由于社会经济状况不是定义明确的实体,并且各种各样的指示指标在不同人群有着不同的意义,各类研究很难针对其给出精确的相对风险。但采用这些多方面的指示指标,研究报道社会经济状况不良可以使食管癌患病风险增加的范围为 2~4 倍。

(2) 胃食管反流:胃食管反流,尤其是长期且症状严重的胃食管反流,是食管腺癌的主要危险因素。一项合并 5 个病例-对照研究的荟萃分析纳入了 1 128 例食管腺癌患者,分析结果显示,复发性胃灼热($OR=4.64,95\%CI:3.28\sim6.57$),反流($OR=4.57,95\%CI:3.43\sim6.08$)或两者兼有($OR=4.81,95\%CI:3.39\sim6.82$)的患者发生腺癌的风险显著升高。每天胃灼热和反流会使腺癌的风险升高 8 倍($OR=7.96,95\%CI:4.51\sim14.04$)[71]。

7.2.1.2 遗传因素

除了环境因素外,遗传因素对食管癌的影响也不容忽视。目前基于 GWAS 和候选基因策略的研究已经报告了一系列食管癌的感基因位点(见表 7-5 和表 7-6),包括代谢酶基因、DNA 修复基因、免疫及炎性反应相关基因等,此外,DNA 甲基化、miRNA 以及蛋白表达水平等也可能与食管癌的发生有关。

1) GWAS

目前全球已发表十余篇关于食管疾病 GWAS 的文章,涵盖了食管癌及其不同病理分型(鳞癌和腺癌)以及其他食管疾病(如 Barrett 食管和胃食管反流),这些研究提示了一系列食管疾病的易感基因位点,为食管癌的精准预防提供了重要的遗传学证据。

2) 食管癌的易感基因

在 GWAS 的基础上,基于候选基因策略的研究也对食管癌的易感基因进行了探

表 7-5 食管相关疾病的全基因组研究结果

研究者	年份	研究人群	样本量(病例/对照)	验证样本(病例/对照)	疾病	易感基因或染色体区域	易感 SNP
Cui R 等[72]	2009	日本人	182/927	782/1 898	食管鳞癌	*ADH1B, ALDH2*	rs671, rs1229984
Wang L D 等[73]	2010	中国人	1 077/1 733 (汉族人)	7 673/11 013 (汉族人) 303/537 (维吾尔-哈萨克人)	食管癌	*PLCE1*	rs2274223
Abnet C C 等[74]	2010	中国人	1 898/2 100	无	食管癌和胃癌	*PLCE1*	rs3765524, rs3781264, rs738722, rs4072037
Wu C 等[75]	2011	中国人	2 031/2 044	3 986/4 157	食管癌	5q11、6p21、10q23、12q24、21q22	rs2074356, rs2014300, rs11066015, rs2274223, rs10052657, rs11066280, rs10484761, rs8030672, rs10058728, rs9868873, rs672209
Wu C 等[76]	2012	中国人	2 031/2 044	8 092/8 620	食管鳞癌	4q23、16q12.1、17q21、22q12、3q27、17p13、18p11	rs4822983, rs4785204, rs6503659, rs2239815, rs2239612, rs17761864, rs2847281, rs1042026, rs3805322
					食管癌(饮酒交互作用)	2q22、13q33	rs9288520, rs17450420
Jin G 等[77]	2012	中国人	2 031/4 006	3 006/11 436	食管鳞癌	7p15.3	rs2285947
Wu C 等[78]	2013	中国人	1 331	1 062	食管鳞癌(生存时间)	*SLC39A6*	rs1050631

研究者	年份	研究人群	样本量(病例/对照)	验证样本(病例/对照)	疾病	易感基因或染色体区域	易感 SNP
Levine D M 等[79]	2013	欧洲人	1 516/3 209	874/6 991	食管腺癌和Barrett食管	10q23.2, 15q21.3, 16q24.1; 18q11.2, 19p13.11, 19q13.32, 3p13, 3q26.2, 4q22.1, 5q11.1, 6q11.1, 7p14.1, 7q36.2, 9q22.32	rs2687201, rs4610302, rs2342002, rs17172185, rs11789015, rs6479527, rs278146, rs10419226, rs4800353, rs2687201, rs7632500, rs2342002, rs11771429, rs11789015, rs3784262, rs278146, rs10419226, rs2927438, rs2687201, rs6449586, rs11771429, rs11789015, rs7904985, rs3784262, rs10419226
Wu C 等[80]	2014	中国人	5 337/5 787	9 654/10 058	食管鳞癌	TMEM173	rs7447927, rs2274223, rs1642764, rs13016963, rs2014300, rs3597309, rs2239815, rs61271866, rs10052657, rs7822239
Gharahkhani P 等[81]	2016	欧洲人	4 112/17 159	无	食管腺癌和Barrett食管	7q31.2, 6q11.1, 3q27.1, 5p15.33, 2p24.1, 15q21.3, 8p23.1, 3p13, 12q24.21, 6p22.1, 9q22.33, 2q33.1, 16q24.1, 19p13.11	rs2188554, rs76014404, rs9823696, rs75783973, rs7255, rs2464469, rs17451754, rs17749155, rs10108511, rs2687202, rs1247942, rs62423175, rs9918259, rs9257809, rs7852462, rs139606545, rs1979654, rs199620551
Bonfiglio F 等[82]	2017	欧洲人	2 247/4 503	无	胃食管反流	6p25.1, 8p23.2, 9q33.3, 15q26.1, 15q26.3, 22q12.1	rs2326825, rs12546471, rs10987145, rs10852151, rs7175566, rs4965272, rs2213770

索,目前已有的荟萃分析显示代谢酶基因(*ADH1B*、*ALDH2*、*CYP1A1*、*GST*、*NAT2*和*MTHFR*)和 DNA 修复基因(*hOGG1*、*XPD*、*XRCC1*)等都与食管癌的发生有关(见表 7-6)。

表 7-6 荟萃分析报告的食管癌的易感基因

基 因	基 因 型	纳入研究(n)	OR(95%CI)
ADH1B[83]	ADH1B*1/*1 与 ADH1B*2/*2	12	2.91(2.04~4.14)
	ADH1B*1/*2 与 ADH1B*2/*2	12	1.32(1.17~1.49)
ALDH2[83]	ALDH2*1/*2 与 ALDH2*1/*1	18	2.52(1.76~3.61)
	ALDH2*2/*2 与 ALDH2*1/*1	18	0.76(0.42~1.40)
CYP1A1[84]	rs1048943-A	14	1.55(1.29~1.85)
	rs4646903-T	7	1.06(0.82~1.36)
CYP2E1[85]	Rsa I/Pst I c2 与 c1	11	0.71(0.48~1.05)
GSTM1[86]	null 与 present	37	1.33(1.12~1.57)
GSTT1[87]	null 与 present	15	1.26(1.05~1.52)
MTHFR[88]	TT 与 CC	19	1.69(1.49~1.91)
	CT 与 CC	19	1.47(1.32~1.63)
NAT2[89]	慢乙酰型	5	1.35(1.03~1.77)
hOGG1[90]	Cys/Cys 与 Cys/Ser+Ser/Ser	12	1.40(1.12~1.74)
PLCE1[91]	rs2274223 GG 与 AA	8	1.30(1.10~1.55)
	rs2274223 GA 与 AA	8	1.18(1.08~1.30)
TP53[92]	Arg72Pro 显性模型	10	1.23(1.09~1.40)
	Arg72Pro 隐性模型	11	1.34(1.00~1.78)
XPD[93]	Lys751Gln 显性模型	19	1.30(1.07~1.57)
	Lys751Gln 隐性模型	19	1.48(1.06~2.07)
XRCC1[94]	Arg194Trp 显性模型	11	0.99(0.88~1.10)
	Arg194Trp 隐性模型	10	1.33(1.09~1.62)
	Arg399Gln 显性模型	18	0.96(0.84~1.10)
	Arg399Gln 隐性模型	18	1.02(0.72~1.45)
	Arg280His 显性模型	4	0.84(0.70~1.01)
	Arg280His 隐性模型	4	0.98(0.49~1.94)
HLA-DRBl[95]	HLA-DRB1*0901	4	1.70(1.31~2.20)
	HLA-DRB1*1501	2	3.02(1.65~5.51)
IL-10[96]	GG 与 AA	3	0.87(0.56~1.36)
	GA 与 AA	3	1.11(0.85~1.46)

(1) DNA 修复基因：DNA 修复基因是一类新的肿瘤相关基因，它能消除 DNA 生物合成中的错误，增加 DNA 复制的可信度，并在防止自由突变方面起重要作用。人 8-羟基鸟嘌呤 DNA 糖苷酶基因（human8-oxoguanine DNA glycosylase，*hOGG1*）、X 射线交错互补修复基因 1（X-ray repair cross complementing 1，*XRCC1*）、着色性干皮病复合物 D 基因（Xeroderma pigmentosum group D，*XPD*）在碱基切除修复途径中发挥重要作用，既往多个研究表明其基因多态性与食管癌的发生风险有关。

XRCC1 编码的蛋白质直接参与 DNA 聚合酶 β、DNA 连接酶Ⅲ和多聚 ADP 核糖聚合酶复合物的形成。*XRCC1* 基因编码区有 3 个导致氨基酸改变的单核苷酸多态性位点，即 Arg194Trp、Arg280His 和 Arg399Gln，这些变异可能影响 *XRCC1* 蛋白质的活性。

8-羟基鸟嘌呤（8-oxoguanine，8-oxoG）是 DNA 氧化损伤的重要产物，而 *hOGG1* 编码的蛋白可特异性切除 8-oxoG，使损伤得以修复。*hOGG1* 基因的第 1245 位碱基突变可导致密码子 326 的氨基酸改变，引起酶活性降低。因此，*hOGG1-326Cys* 多态性造成的 oh^{8}Gua 修复能力低下可能导致 oh^{8}Gua 在细胞内存留，从而增加癌症风险。

XPD 基因主要参与核苷酸切除修复和基因转录，该基因第 751 密码子 G-A 多态性导致 Lys751-Gln751 氨基酸替代，此突变与 DNA 损伤修复能力密切相关。既往研究显示，与 Lys/Lys 基因型相比，携带 Lys/Gln 或 Gln/Gln 基因型可显著降低染色单体型畸变的修复能力，且这种损伤在吸烟合并饮酒的人群中显著增加。

(2) 代谢酶基因：绝大多数化学致癌物为前致癌物，需被Ⅰ相酶代谢激活后才有致癌性，活化的致癌物可被Ⅱ相代谢酶解毒。肿瘤的易感性可能与前致癌物的代谢有关。*CYP2E1* 和 *CYP1A1* 均是细胞色素 P450（Cytochrome P450，CYP450）家族的成员，前者编码二甲基亚硝胺 D-脱甲基酶，主要参与小分子量致癌剂，如亚硝胺及其前体物和卤代烃类化合物的体内代谢；后者编码芳烃羟化酶，主要参与致癌物多环芳烃类化合物的代谢。

GSTM1 和 *GSTT1* 都属谷胱甘肽 S 转移酶（glutathione S-transferase，GST）家族，当 *GSTM1* 和 *GSTT1* 的纯合体丢失时（null 型），可导致酶活性完全丢失，杂合体丢失时酶活性显著降低。*GSTM1* 主要参与致癌物如多环芳烃类化合物、乙烯环氧化物、苯乙烯等的中间产物的代谢。*GSTT1* 是参与甲基卤化物和乙烯环氧化物代谢的主要酶类，*GSTT1-null* 基因型对吸烟和饮酒所导致的肿瘤易感。

NAT 基因位于人类染色体 8p22，编码 290 个氨基酸，包括 *NAT1* 和 *NAT2* 两种Ⅱ相代谢酶。它们主要参与杂环胺、芳香胺等致癌物的代谢，通过 O 位或 N 位乙酰化使其失去致癌活性。*NAT2* 基因如发生 G191A、T341C、A434C、G590A、G857A 碱基的替换，则产生慢乙酰化基因型表达产物，催化活性较野生型降低，从而影响体内芳香胺及杂环胺的代谢，导致食管癌易感性增加。

亚甲基四氢叶酸还原酶(methylentetra hydrofolate reductase，MTHFR)是催化叶酸生物转化形成甲基供体的关键酶。叶酸的重要生物学功能是提供甲基基团，用于细胞DNA的甲基化和核苷酸从头合成。目前认为，叶酸缺乏可能通过扰乱正常DNA甲基化、DNA合成和DNA修复而致癌。由于叶酸需要代谢转化才能发挥其生物学作用，因此，叶酸代谢障碍可能与叶酸摄入不足有相同的生物学后果。

乙醛脱氢酶基因(aldehyde dehydrogenase，ALDH)和乙醇脱氢酶基因(alcohol dehydrogenase，ADH)编码酒精代谢过程中重要的酶。进入人体内的乙醇主要是通过ADH的作用转变为乙醛，而乙醛又可由乙醛脱氢酶将其氧化成为无致癌作用的乙酸，因此乙醛在体内的有效剂量水平和作用时间长短，除了与饮酒量和饮酒频率等因素有关外，还与其体内的ADH和ALDH代谢能力的强弱有关。

（3）免疫及炎性反应相关基因：人类白细胞抗原(human leukocyte antigen，HLA)基因系统是人类主要组织相容性复合体，包含Ⅰ、Ⅱ、Ⅲ类基因。作为重要的免疫成分，其缺失被认为是肿瘤生长和转移的重要因素。HLA主要参与向免疫细胞呈递外源抗原，由此影响抗原的结合和呈递，并且也会影响肿瘤的生长和患者预后。既往已有一些针对HLA与食管癌易感性的研究，但结果并不一致。荟萃分析显示，食管癌患者HLA-DRB1 * 0901和HLA-DRB1 * 1501基因易感性显著高于正常对照($OR=1.70,95\%CI：1.31\sim2.20$和$OR=3.02,95\%CI：1.65\sim5.51$)[95]，但对14个HLA-G研究的合并结果并未发现统计学关联[97]。

白介素10(interleukin 10，IL-10)是一种多功能免疫抑制因子，主要由Th2细胞产生，近来研究发现肿瘤细胞也可以表达IL-10。IL-10参与肿瘤的发生、发展的机制主要包括抑肿瘤免疫、减少肿瘤细胞MHCⅠ类分子表达、抑制肿瘤细胞凋亡等。荟萃分析结果显示，IL-10-1082A>G与胃癌的发生有关，但与食管癌的关联无统计学意义[96]。

（4）其他基因：细胞凋亡相关基因TP53是目前发现与人食管癌相关性最大的抑癌基因，其编码的p53蛋白可以通过不同的细胞应激反应来调节靶基因的表达，从而诱导细胞周期停滞、凋亡、衰老及DNA修复和代谢变化。TP53最常见的多态性是第72密码子发生由G向C的碱基突变，造成了精氨酸(Arg)至脯氨酸(Pro)的氨基酸替换，而Arg72比Pro72能更好地诱导凋亡。因此，Pro72基因型携带者发生食管癌的风险高于Arg72基因型携带者。

PLCE1编码一种磷脂酶，可催化磷脂酰肌醇-4,5-二磷酸酯水解产生两个第二信使：1,4,5-三磷酸肌醇(1,4,5-triphosphate，IP3)和二酰基甘油(diacylglycerol，DAG)。这些第二信使调节细胞生长、分化和基因表达的各种过程。PLCE1的rs2274223(A>G)位点是目前研究最多的多态位点之一，荟萃分析合并结果显示，rs2274223多态性与食管癌显著相关，在中国人群和食管鳞癌的亚组分析中，显著性依然存在[91]。

3）其他遗传因素

除上述基因水平的危险因素外，蛋白表达、miRNA、甲基化水平等均与食管癌的发生发展有关，具体内容请见本章食管癌的生物标志物部分。

7.2.2　食管癌的一级预防

病因学研究显示，目前尚不能确定哪些因素在食管癌发病中起主导作用，食管癌的防控缺乏针对性强的一级预防措施。因此，与其他慢性病的防治相同，食管癌的一级预防主要是针对消除各种危险因素采取措施。

7.2.2.1　美国的食管癌一级预防措施

在美国国家癌症研究所发布的癌症综合信息库 PDQ 中，根据食管癌的危险因素给出了一级预防措施的建议。

对于食管鳞癌，有明确的证据表明吸烟和饮酒增加食管鳞癌的风险。因此，避免烟草和酒精是降低鳞癌风险的重要措施。在化学预防上，有足够证据证明使用阿司匹林和 NSAIDs 可以降低食管鳞癌的发病风险，但这些药物也可能引发各种不良事件，如上消化道出血、心血管事件（如心肌梗死、心力衰竭、出血性卒中）以及肾损伤。

对于食管腺癌，有足够证据证明食管反流/Barrett 食管与食管腺癌的风险增加有关。其他可能解释食管腺癌风险增加的因素包括肥胖和使用抗胆碱能药物，后者可以通过松弛下食道括约肌而引发胃食管反流。阿司匹林或 NSAIDs 的使用同样可以降低食管腺癌的发病风险，但也可能引发各种不良事件。手术或医疗手段消除胃食管反流是否会降低食管腺癌的风险尚无定论。

7.2.2.2　中国的食管癌一级预防措施

根据食管癌的特点和中国国情，中国的食管癌一级预防策略主要包括以下措施[98]：

1）戒烟

吸烟是食管癌公认的危险因素。研究表明，吸烟者在戒烟后会发生有益的变化，戒烟 5 年的人群比一般吸烟者（每天 1 盒）的食管癌病死率明显下降，可以降到吸烟者发病率的一半。如果戒烟达 10 年，癌前细胞被健康细胞完全取代，其癌症发生率将降到和不吸烟者完全相同的水平。因此，戒烟是预防食管癌的重要措施。

中国的吸烟问题十分严重，吸烟人数、烟草消费量和每年的烟草进口量均为世界第一。据统计，中国现有吸烟人数超过 3 亿，5.4 亿人遭受被动吸烟危害，全国 15 岁以上人群吸烟率为 37.6%。在国家卫生计生委发布的《癌症防治三年行动计划（2015—2017）》中，提出了到 2017 年成人吸烟率下降 3% 的目标，降低吸烟率已成为癌症防治的重要措施。控烟是一项系统工程,需要通过公共教育、禁烟宣传、戒烟帮助、建立公共无烟场所、提高烟草税、禁止烟草广告和逐步禁烟立法等综合措施来解决。

2）限酒

由于中国的食管癌以鳞癌为主,而饮酒是鳞癌的重要危险因素,因此,限制酒精的摄入也是食管癌的预防措施,尤其对于食管癌患者。有研究表明,食管癌患者如能戒酒,其复发的风险可以降低一半。中国具有悠久的酿酒历史,酒文化已经渗透到社会的方方面面,如何摒弃酒文化中过度饮酒的陋习,提倡适量饮酒、不酗酒,是限酒措施面临的巨大挑战。

3）营养平衡

增加蔬菜和水果的摄入,减少红肉和加工肉类的食用,对于营养物质缺乏的人群,增加营养素补充剂如维生素 A、维生素 E、胡萝卜素和硒等。蔬菜和水果中含有大量胡萝卜素、红色素、叶酸、叶黄素、黄色素和膳食纤维等,足量的水果和蔬菜摄入可以显著降低食管癌风险。红肉和加工肉类在制作过程中会产生血红素铁和多种化学致癌物,可能增加食管癌的风险。硒是具有防癌作用的微量元素,研究发现,消化道癌患者血清硒水平明显低于健康人,血清硒含量与肿瘤病死率呈负相关。因此适当补充硒元素,可以有效预防食管癌的发生。

4）减少亚硝胺及其前体物、多环芳香族化合物的污染

饮水、饮食是致癌性亚硝胺及其前体物(硝酸盐、亚硝酸盐、胺类化合物)进入人体的主要来源之一。食管癌高发区应结合农村卫生基本建设,逐步改善饮水设备,提高饮水质量。同时,改良煤灶加强通风换气,减少多环芳香族化合物的污染,也是食管癌一级预防的重要内容。

减少亚硝胺类化合物的摄入,应加强食品中亚硝酸盐的监测,监督食品生产部门严格执行国家食品添加剂使用标准,控制亚硝酸盐的使用。此外,还应改进食品加工工艺,减少低分子氮化合物的含量,避免为亚硝基化提供前体。对于腌制的食品来说,要保证腌制原材料的新鲜度,避免或减少微生物的侵入,降低腌制水产品中亚硝酸盐残留量,改进腌制水产品的加工储藏方法。阻断亚硝胺类化合物在体内合成,多吃富含维生素 A、C、E 的新鲜十字花科蔬菜和水果,或适当服用一些维生素 C 片剂,有利于预防亚硝胺的致癌作用。

防治多环芳烃(PAHs),一是从源头上减少 PAHs 的排放,二是采用生物或化学的方法来处理已经造成污染的 PAHs。由于排入到空气中的 PAHs 随温度、风速、风向等因素迁移变化很快,治理难度高,因此 PAHs 的防治主要以减少排放为主。控制污染源的排放是防止 PAHs 造成环境空气污染的根本措施。

5）防霉去毒

真菌及其毒素已成为导致食管癌的重要病因,因此真菌对食品的污染已经不容忽

视。防霉必须加强食品卫生管理,执行国家食品卫生法规,杜绝霉变食品上市。教育群众不吃发霉变质的食品。熟食品防霉,吃剩的饭菜最好放入冰箱内贮藏,可延缓微生物的生长。粮食防霉应在收割、脱粒过程中,避免粮食着雨受潮;在贮藏中要建立严格的科学管理制度,湿度必须保持在 13% 以下,温度不得超过 25℃。家庭所存的少量粮食要放置通风干燥处。不自制酱或酱油,尽量食用工业企业采用科学发酵方法生产的各种酱和酱油、醋等。

6) 改变不良生活方式

健康的生活方式是食管癌预防的重要方面。要通过健康促进、健康教育,把已知的肿瘤的危险因素、保护因素通过各种形式和途径告知公众,如注意口腔卫生,改变粗、硬、热、快、高盐等不良饮食习惯,加强体育锻炼,控制体重,增强机体免疫力等,使公众建立良好的生活习惯。

7.3 食管癌的早诊早治与精准预防

由于全球食管癌流行存在着极大的地域和人群分布差异,中国、伊朗等亚洲国家人群的发病及死亡明显高于欧美国家,所以在采取以筛查为主的二级预防策略与措施方面仍存在争议。人群发病率和病死率较高的国家,在食管癌高发地区积极推行人群筛查二级预防措施,期望检测出癌前病变个体及早期癌症患者,并及早地加以干预,阻断自然病程的发展,以降低人群食管癌的发病与死亡水平,减轻社会的疾病负担。而人群发病率与病死率较低的国家,往往考虑到人群筛查的花费及相关不良反应等问题,并不推荐在人群中实施以筛查为主的二级预防策略,建议通过机会性筛查以发现早期食管癌患者,实施合理的治疗以提高生存率、降低病死率。

7.3.1 食管癌筛查与早诊早治

食管癌具备人群筛查早诊早治的重要条件,包括:① 病程较长,存在筛查时间窗;② 有可早期诊断的癌前阶段;③ 有接受性较好,同时灵敏度、特异度均较高的筛查方法(如碘染指示活检的内镜筛查);④ 早期诊断病例有相应治疗措施(黏膜剥离、黏膜切除、射频消融、食管切除等)。因此,人们普遍认可对食管癌高危人群进行早诊早治可改变食管癌患者自然史,从而降低食管癌的发病率和病死率。

7.3.1.1 食管癌的自然史

食管癌自然史明确,是一个逐级发展、由轻而重、由量变到质变的长期而缓慢的演变过程,整个发展病程约需 20~30 年。待发展为浸润癌,并不同程度地阻塞管腔或僵化管壁时,才出现下咽困难症状。因此食管癌的早诊早治具有重大意义。癌前病变(precancerous lesions)指已证实与食管癌发生密切相关的病理变化,流行病学调查认为食管鳞状上皮细胞异型增生是鳞癌的癌前病变,而 Barrett 食管相关异型增生是腺癌的癌前病变。WHO 肿瘤组织学分类(2000 年第 3 版)建议用上皮内瘤变代替异型增生(dysplasia)等名称。上皮内瘤变根据细胞核不典型增生的程度和上皮累及的深度分为两期:低级别上皮内瘤变(low-grade intraepithelial neoplasia,LGIN)和高级别上皮内瘤变(high-grade intraepithelial neoplasia,HGIN)。部分中国病理学家主张将食管鳞癌的癌前病变分三型:上皮内不典型增生不超过上皮全层的下 1/3,为轻度不典型增生;不超过上皮全层的下 2/3,为中度不典型增生;累及上皮全层,为重度不典型增生。LGIN 包括轻度及中度不典型增生,HGIN 包括重度不典型增生及原位癌(carcinoma insitu,CIS)。

食管鳞癌是一个渐进的发展过程,其病变规律是在致癌因素和炎症作用下,由基底细胞增生→轻度不典型增生→中度不典型增生→重度不典型增生→原位癌,并继续发展成累及不同深度的浸润癌。一项随访 13.5 年的队列研究提示食管鳞状上皮轻、中度异型增生癌变率分别为 25% 和 50% 左右,重度异型增生癌变率约为 75%。对于食管腺癌,普遍认可的进展过程为食管黏膜柱状上皮化生→肠上皮化生(Barrett 食管)→不典型增生→原位癌→进展型癌(食管腺癌)。

早期食管癌指原位癌(Tis)和黏膜内癌(T1),其自然(未治疗)5 年生存率为 40%~70%。原位癌无转移,术后 5 年生存率 100%;黏膜内癌转移率 1%~8%,其术后 5 年生存率为 95%;而黏膜下浸润癌转移率 10%~57%,术后 5 年生存率仅为 60%。由此可见,早期食管癌治疗后的 5 年生存率高。因此,通过适当的筛查计划,早期发现、早期诊断和早期治疗(二级预防)是降低食管癌危害的关键。

7.3.1.2 食管癌筛查及早诊早治方案

1) 食管癌筛查

目前,国际上尚无成型的食管癌筛查和早诊早治技术规范或推荐方案。在美国,由于其食管癌发病率较低且类型以腺癌为主,来自队列或病例-对照研究的证据显示,食管癌筛查并没有降低(或很少降低)食管癌美国人群的病死率。相反,内镜检查可能产生罕见但严重的不良反应如穿孔和心肺事件等。而对于 Barrett 食管的患者来说可能会带来潜在的心理伤害,即使罹患癌症的风险较低,也可能认为自己患病。因此,美国 PDQ 数据库中并不推荐在人群中开展食管癌筛查。日本和韩国实行全国性的肿瘤筛查项目,其筛查的癌种包括胃癌、肺癌、乳腺癌等,但均未包括食管癌。

中国食管癌发病和死亡人数均居世界首位。20 世纪 50 年代以来,食管癌筛查和早诊早治一直受到国家卫生部门的重视。根据 2014 年发布的试行版《中国上消化道癌筛查及早诊早治技术方案》,中国的食管癌筛查策略为在食管癌高发区开展人群食管癌筛查和早诊早治工作,在非高发区提高各级医疗机构肿瘤机会性筛查的检出率。食管癌筛查的流程如图 7-4 所示。

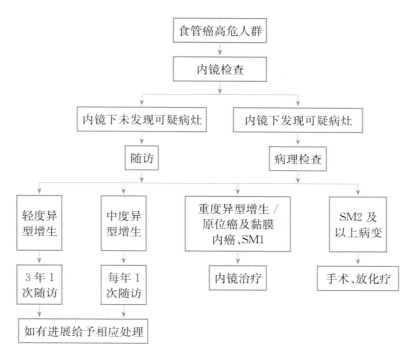

图 7-4　早期食管癌筛查流程

注：SM1 为病变浸润黏膜下层上 1／3；SM2 为病变浸润黏膜下层中 1／3

（1）筛查对象：根据中国国情、食管癌危险因素及流行病学特征，符合第 1 条和 2～6 条中任一条者应列为食管癌高危人群，建议作为筛查对象：① 年龄超过 40 岁；② 来自食管癌高发区；③ 有上消化道症状；④ 有食管癌家族史；⑤ 患有食管癌前疾病或癌前病变者；⑥ 具有食管癌的其他高危因素（吸烟、重度饮酒、头颈部或呼吸道鳞癌等）。

（2）筛查方法：内镜及病理活检是目前诊断早期食管癌的金标准。内镜下可直观地观察食管黏膜改变，评估癌肿状态，拍摄或录制病变影像资料，并可通过染色、放大等方法评估病灶性质、部位、边界和范围，一步到位地完成筛查和早期诊断。内镜下食管黏膜碘染色加指示性活检的组合操作技术已成为中国现阶段最实用有效的筛查方法。电子染色内镜等内镜新技术在早期食管癌筛查中的应用价值尚处评估阶段，既往使用的食管拉网细胞学检查和上消化道钡餐等筛查方法因诊断效能及接受度等问题，已基本被淘汰。

2）食管癌早诊早治

近年来，国际上相继发布了一系列食管癌相关的诊断和治疗指南和专家共识（见表 7-7），其中，2014 年由中华医学会内镜学分会和中国抗癌协会联合制定的《中国早期食管癌筛查及内镜诊治专家共识意见》首次针对早期食管癌提出了诊疗意见，为中国食管癌的早诊早知提供了技术指导[99]。

表 7-7　食管癌诊疗相关的指南与共识

指南或共识名称	制　定　者	发布时间(年)
ESMO 临床实践指南：食管癌的诊断，治疗及随访	欧洲临床肿瘤内科学会（ESMO，European Society for Medical Oncology）	2016
NCCN 临床实践指南：食道癌和胃食管交界处癌	美国国家综合癌症网络（NCCN，National Comprehensive Cancer Network）	2016
日本食管癌诊治指南	日本食道学会（JES，Japan Esophageal Society）	2015
中国早期食管鳞状细胞癌及癌前病变筛查与诊治共识	中华医学会内镜学分会消化系早癌内镜诊断与治疗协作组，中华医学会消化病学分会消化道肿瘤协作组，中华医学会消化病学分会消化病理学组	2015
STS 实践指南：综合治疗食管癌以及胃食管连接处癌症的作用	美国胸外科医师学会（STS，Society of Thoracic Surgeons）	2014
中国早期食管癌筛查及内镜诊治专家共识意见	中华医学会内镜学分会，中国抗癌协会	2014
ASEG 内镜在食管癌评估与治疗方面的作用	美国胃肠内镜学会（ASGE，American Society for Gastrointestinal Endoscopy）	2013
微创食管癌切除术专家共识	中国医师协会食管外科专家委员会	2013
ASGE 内镜在 Barrett 食管及其他食管癌前病变中的作用	美国胃肠内镜学会（ASGE，American Society for Gastrointestinal Endoscopy）	2012
食管癌规范化诊治指南	中国抗癌协会食管癌专业委员会	2011
AUGIS/BSG 指南：食管癌与胃癌的处理	大不列颠爱尔兰上消化道外科医师协会（AUGIS，Association of Upper Gastrointestinal Surgeons of Great Britain and Ireland），英国胃肠病学会（BSG，British Society of Gastroenterology）	2011

　　食管癌早期诊断即在癌前阶段或在还未转移的浅表黏膜癌期间确诊。目前使用最多的诊断技术是常规内镜检查，它可以对病灶进行活检和病理诊断，同时可以对部分早期病变进行内镜下治疗，达到诊断和治疗的双重目的。综合使用染色内镜、放大内镜、共聚焦显微内镜等特殊技术可进一步突显早期食管癌的内镜下表现，并有助于了解病变范围、浸润深度及病理类型，指导治疗方案的选择。其他诊断方法如影像诊断等，也可以起到辅助诊断作用。

　　食管癌早期治疗是指对早期食管癌（无转移）和癌前病变的治疗。早治的目的是争取根治，降低食管癌的发病率、病死率和提高长期生存率。对轻度和中度（一部分）不典型增生，这一不稳定的双向分化阶段的病变，可采取营养或药物等干预措施，影响它们的分化方向，促其逆转。中度（一部分）、重度不典型增生，原位癌和黏膜内癌，这一组病变不超过黏膜肌层，均可采用内镜治疗，包括内镜下切除治疗如内镜下黏膜切除术（endoscopic mucosal resection，EMR）、多环套扎黏膜切除术（multi-band mucosectomy，MBM）、内镜黏膜下剥离术（endoscopic submucosal dissection，ESD）等，以及内镜下非切除治疗如射频消融术（radio frequency ablation，RFA）、光动力疗法（photodynamic therapy，PDT）、氩离子血浆凝固术（argon plasma coagulation，APC）、激光疗法、热探头治疗和冷冻疗法等。对于早期食管癌及癌前病变，内镜下切除与传统外科手术相比具有创伤小、并发症少、恢复快、费用低等优点，并且二者疗效相当，5 年生存率可达 95% 以上。

食管腺癌在中国食管癌中所占比例小，约 1.2%～6.5%。内镜检查联合病理活检是早期食管腺癌的重要诊断方法。色素内镜、电子染色内镜、共聚焦内镜及自发荧光内镜等在提高 Barrett 食管和早期食管腺癌的检出率方面亦各有优势。早期食管腺癌的治疗可参考鳞癌，表浅型食管腺癌内镜切除可获良好预后。

7.3.2 食管癌的生物标志物

目前食管癌的早期诊断主要依赖于内镜和病理检查，操作过程复杂且费用较高，侵入式的操作往往给患者带来很大痛苦，而影像学诊断只能发现中晚期肿瘤，这很大程度上限制了其对无症状人群的普查和早期诊断的应用。肿瘤标志物是肿瘤发生发展过程中，由肿瘤组织形成或分泌，存在于患者的组织、细胞或体液中，而在健康人群中常为低表达或无表达的分子，它能提示肿瘤分期、分型，并能有效检测疗效、预测复发等，为肿瘤的早诊早治提供重要参考。

除上文所述的遗传易感标志物外，食管癌的标志物还包括蛋白表达、DNA 甲基化和 miRNA 等效应和诊断标志物（见表 7-8 和表 7-9）。

表 7-8　食管癌诊断标志物的荟萃分析

标志物	纳入研究(n)	病例组(n)	对照组(n)	PLR(95% CI)	NLR(95% CI)	DOR(95% CI)	AUC
CEA	17	1 017	2 877	5.94(3.24～10.89)	0.76(0.67～0.86)	9.26(4.24～20.22)	0.71
CYFRA21-1	7	872	483	12.11(5.02～29.24)	0.59(0.52～0.66)	22.27(8.60～57.67)	0.58
P53 抗体	15	1 079	2 295	6.95(4.77～9.51)	0.75(0.72～0.78)	9.38(6.69～13.15)	0.74
SCC-Ag	11	918	867	7.66(4.24～13.83)	0.68(0.61～0.77)	12.41(6.47～23.81)	0.69
VEGF	4	363	195	2.74(1.85～4.07)	0.37(0.29～0.47)	8.12(5.37～12.27)	0.81

注：PLR, positive likelihood ratio, 阳性似然比；NLR, negative likelihood ratio, 阴性似然比；DOR, diagnostic odds ratio, 诊断比值比；ROC, receiver operator characteristic curve, 受试者特征曲线；AUC, the area under the ROC curve, ROC 曲线下面积；CEA, carcinoembryonic antigen, 癌胚抗原；CYFRA21-1, cytokeratin fragment 21-1, 细胞角蛋白 21-1 片段；SCC-Ag, squamous cell carcinoma antigen, 鳞状细胞癌抗原；VEGF, vascular endothelial growth, 血管内皮生长因子

表 7-9　食管癌预后标志物的荟萃分析

标志物	纳入研究 (n)	患者人数 (n)	I~V HR(95%CI)	D+L HR(95%CI)	I^2(%)
COX-2	6	469	2.00(1.47~2.71)	1.54(0.80~2.98)	75.0
VEGF	18	1 476	1.80(1.51~2.14)	1.76(1.38~2.24)	43.5
survivin	5	357	1.60(1.23~2.07)	1.90(1.06~3.40)	74.6
p21	9	858	0.90(0.75~1.08)	1.27(0.75~2.16)	86.4
p27(—)	7	606	1.44(1.07~1.92)	1.68(0.90~3.12)	76.4
cyclin D1	15	1 931	1.65(1.41~1.93)	1.73(1.34~2.23)	56.3
HER-2	6	1 162	1.06(0.88~1.28)	1.37(0.91~2.07)	67.6
Ki-67	5	424	0.84(0.59~1.20)	0.76(0.41~1.42)	62.2
P53	31	2 851	1.34(1.21~1.48)	1.33(1.14~1.56)	48.4
E-cadherin(—)	10	1 569	1.13(1.06~1.21)	1.30(1.07~1.58)	61.8
SCC-Ag	5	700	1.28(0.97~1.69)	1.28(0.93~1.76)	16.4
CRP	8	1 382	1.43(1.27~1.61)	2.65(1.64~4.27)	85.8
Hb	5	544	0.96(0.95~0.98)	0.91(0.83~1.00)	87.1

注：HR，hazard ratio，危险比；CI，confidence interval，可信区间；I~V，采用固定风险模型的倒方差法计算；D+L，采用 DerSimonian 和 Laird 的随机效应模型计算；（—），表达水平与预后负相关；COX-2，cyclooxygenase-2，环氧化酶-2；VEGF，vascular endothelial growth，血管内皮生长因子；survivin，生存素；cyclin D1，细胞周期蛋白 D1；HER-2，human epidermal growth factor receptor-2，人表皮生长因子受体-2；E-cadherin，上皮细胞钙黏蛋白；SCC-Ag，squamous cell carcinoma antigen，鳞状细胞癌抗原；CRP，C reative protein，C 反应蛋白；Hb，hemoglobin，血红蛋白

7.3.2.1　食管癌蛋白标志物

虽然食管癌蛋白标志物的研究和报道较多，但是目前真正具有临床应用价值的标志物并不多。荟萃分析的结果显示，CEA、P53 抗体和血管内皮生长因子（vascular endothelial growth，VEGF)可能具有一定诊断价值[100]，而 VEGF、生存素（survivin）、细胞周期蛋白 D1(cyclin D1)、p53 蛋白、上皮细胞钙粘蛋白（E-cadherin)可能具有判断食管癌预后的价值[101]，其他标志物尚需更多研究来探索和证实。

（1）CEA：是一种具有人类胚胎抗原特性的糖蛋白，存在于细胞表面，属于免疫球蛋白超家族，在肿瘤生长和转移中起着十分重要的作用。作为一种非特异性肿瘤标志物，CEA 在临床常用于消化道恶性肿瘤的诊断，并可与其他肿瘤标志物联合检测。正常情况，CEA 经胃肠道代谢，然而发生肿瘤时，CEA 则进入血和淋巴循环，导致肿瘤患者体内的血清 CEA 异常增高。

（2）*p53*：是人体重要的抑癌基因，其突变产物 *p53* 突变蛋白可以在细胞核中聚集，是食管癌发生过程中一个较早期的分子事件。*p53* 基因突变及蛋白异常表达与食管癌预后及治疗反应密切相关。

（3）VEGF：是肿瘤细胞内参与血管生成的血管生长因子，可促进内皮细胞的增殖和迁移，增强血管通透性，减少内皮细胞凋亡并促进间质蛋白水解。很多正常的组织都会表达 VEGF，但其表达水平一般较低。在肿瘤细胞中，VEGF 的 mRNA 和蛋白的表达水平都会增高。

（4）survivin：凋亡抑制蛋白家族的新成员，是一个肿瘤特异性的凋亡抑制因子，因选择性在肿瘤组织中表达，在正常组织中不表达。survivin 可抑制细胞凋亡，并在细胞的有丝分裂和胞质分裂及血管形成中起作用，对肿瘤的诊断及预后判断具有重要意义。

（5）cyclin D1：即 G1/S 特异性周期蛋白-D1，由 *CCND1* 基因编码，是一个细胞周期调控蛋白，主要功能是促进细胞增殖，其过度表达可致细胞增殖失控，是预测肿瘤发生发展的重要指标。

（6）E-cadherin：是一种钙依赖性的跨膜蛋白，参与细胞与细胞间黏附，它分布于各类上皮细胞，在维持细胞的极性和完整性等方面起重要的作用。E-cadherin 的缺失可以直接导致细胞间黏附力下降，肿瘤细胞从原发灶游离，继而发生浸润生长或发生远处转移。

7.3.2.2 DNA 甲基化

DNA 甲基化是指 DNA 双螺旋中，在 DNA 甲基转移酶（DNA methyltransferase，DNMT）的催化下，以 S-腺苷甲硫氨酸为甲基供体，将胞嘧啶核苷酸的嘧啶环第 5 位碳原子甲基化，并与其 $3'$ 端的鸟嘌呤形成甲基化的 CpG（mCpG），且在双链中对称出现。在正常组织里，70％～90％的 CpG 序列会发生这种甲基化修饰。富含 CpG 序列的 DNA 片段被称为 CpG 岛，每一个 CpG 岛长度约为 1 kb，覆盖基因的启动子及第 1 外显子。异常的 DNA 甲基化主要发生在基因启动子区的 CpG 岛，包括基因组整体的低甲基化及特定区域的高甲基化，破坏基因组的正常甲基化模式，从而影响基因正常表达，导致细胞的增殖失控，促进肿瘤的发生和发展。与食管癌相关基因甲基化的基因主要有 *p16*、O6-甲基鸟嘌呤-DNA 甲基转移酶（O-6-methylguanine-DNA methyltransferase，*MGMT*）、人类错配修复基因（*hMLH-1* 和 *hMSH-2*）等。已有的荟萃分析显示，*MGMT* 基因的甲基化水平与食管癌风险有关，肿瘤组织中 MGMT 的甲基化水平显著高于对照组织，对于癌旁组织对照的 *OR* 为 6.73（95％*CI*：4.75～9.55），对于健康组织对照的 *OR* 为 13.68（95％*CI*：9.47～19.75）[102]。

7.3.2.3 miRNA

miRNA 是一类长度为 19～22 个核苷酸的非编码单链小 RNA 分子，广泛存在于动物、植物及病毒中。大量研究表明，miRNA 参与了包括细胞分裂增殖、分化与发育，以及代谢等许多重要的生物学过程。miRNA 本身并不编码蛋白质,而是通过与特异的靶 mRNA 结合使之降解或者抑制其翻译,从而降低相关靶基因蛋白质的表达。迄今为止,已被证实的 miRNA 就达 500 多个。肿瘤发生发展过程中所出现的特异性 miRNA 的异常表达,不仅可以区分不同肿瘤的起源,同时也可以反映肿瘤发展的不同阶段。前研究主要集中在 miR-21、miR-143、miR-203、miR-375、miR-328、miR-196a 等。一项针对亚洲人群的荟萃分析纳入了 17 个 miRNA 研究,合并的结果显示,miRNA 预测食管癌的灵敏度和特异度分别为 0.81(95% CI:0.76~0.85)和 0.83(95% CI:0.76~0.88),显示了较好的诊断价值[103]。

7.3.2.4 加强易感人群监测和癌前病变复查

对于食管癌易感人群,如携带遗传易感基因、有食管癌家族史的人群等,进行定期监测。对于筛查发现的癌前病变,应定期进行复查。轻度异型增生每 3 年复查一次。中度异型增生每年复查一次。重度异型增生/原位癌应进行临床治疗,拒绝治疗者每半年至少复查一次。

7.3.3 食管癌的三级预防

三级预防是指临床(期)预防或康复性预防,其目标是对症治疗,防止疾病发展,提高中、晚期食管癌患者的生存率和生活质量。三级预防强调多学科综合诊断和治疗。食管癌的治疗包括外科手术治疗、放疗、化疗等。食管癌的三级预防效果不佳,单纯手术切除治疗的 5 年生存率仅为 20.64%~34.00%,其中无区域淋巴结(W)转移的患者预后较好,其 5 年生存率可达 60%~70%。对于不能手术的局部晚期患者,采用同步放化疗,其 5 年生存率为 10%~27%;出现远处转移患者,其中位生存期约 12 个月,少有长期生存。

7.4 食管癌队列在精准预防中的成果

食管癌队列在病因和危险因素探索、筛查效果评价和疾病预测预警发挥着重要作用,本节以具体研究为实例,介绍食管癌队列在精准预防中的成果。

7.4.1 营养干预及随访研究

大量流行病学研究提示,饮食模式可能影响着食管癌的发生发展,例如,摄入过多含亚硝胺或霉变的食物,或摄入食物中缺乏核黄素、α 和 β 胡萝卜素以及锌等具有保护作用的营养素及微量元素,均会导致食管癌的风险升高,但化学预防在食管癌防治中的效果仍不清楚。为验证补充维生素和矿物质能否降低食管癌的发病和死亡,1985—1991 年,中美两国研究者在河南林县合作开展了两项随机、双盲和以安慰剂为对照的人群干预试验,即"中国林县食管癌营养干预试验"[104]。第一项研究为食管重增人群试验,研究对象是林县北部姚村、任村和东岗 3 个乡的 40～69 岁人群,于 1985 年 5 月起,经细胞学拉网普查证明有食管上皮重度增生的 3 318 名受试者,随机分为服药组和对照组,服药组每日口服包含 14 种维生素和 12 种矿物质的胶丸 3 粒,对照组口服安慰剂,为期 6 年。第二项为普通人群干预试验,研究对象是林县北部姚村、任村、东岗和横水 4 个乡中 40～69 岁除癌症、其他严重慢性疾病患者及食管重增患者以外的普通人群,共 29 584 人,采用部分析因设计随机分为 8 组,从 1986 年 3 月开始口服四种复方维生素矿物质药丸或安慰剂,为期 5 年 3 个月。

从研究开始至结束,定期为研究对象送药,定期检查和督促服药对象的服药情况,并按季度随机抽样进行营养素生化测定,以监督和证实对象是否服药。对可疑病例,辅以胸部 X 线检查、内镜和细胞学检查等。一旦发现可疑病例,均由中美三级诊断小组确诊。

1991 年 3～6 月完成食管癌营养干预试验效果评价任务。研究证实补充件胡萝卜素、维生素 E 及硒复方营养素能降低癌高发区普通人群的总病死率 9%、恶性肿瘤病死率 13% 和胃癌病死率 21%,降低老年核性白内障的患病率 36%。补充核黄素和烟酸复方营养素可能降低食管癌的发病率 14%[70]。为食管上皮增生患者补充多种维生素/矿物质复方营养素能使其增生发生逆转,能降低脑卒中病死率 37%,减少老年性白内障 43%,降低男性高血压患病率等。

在林县营养干预试验完成后,研究者对参加营养干预的对象进行继续跟踪,观察林县营养干预试验停药后其癌发病和死亡情况,进一步考核补充微营养素/矿物质对癌高发人群癌症发病和常见病死亡的预防效果:① 常规随访 1985—1991 年营养干预试验所有参加者的终点信息,包括研究对象的肿瘤发病、死亡、其他死亡及相应数据库的计算机管理,收集肿瘤发病、死亡者的诊断依据;② 1999 年,对营养干预试验参加者抽样 910 人进行详细的膳食营养问卷调查、营养断面血清学分析,并与其基线及历年的普查资料进行对比研究;③ 1999—2000 年,对营养干预试验参加者进行一般健康状况的登记、检查和抽血,并与其基线及历年的普查资料进行对比研究;④ 基于队列开展老年退行性疾病如早老性痴呆、帕金森病的防治研究工作。

该队列随访至今已发表相关论文数十篇。随访 15 年的研究结果显示,共发生食管癌 1958 例,食管癌的危险因素包括年龄增加、家族史、在林县出生、身高增加、吸烟和饮酒。保护因素包括正规教育,水管入户,摄入足量肉、蛋和新鲜水果以及 BMI 增加。社会经济地位是许多因素的共同特征,改善当地经济环境,提高人民生活水平是减轻林县上消化道癌负担的途径之一[105]。对队列人群进行帕金森病筛查的结果显示,高血压是 55 岁以后女性居民罹患帕金森病的危险因素之一,并且帕金森病的危险性随血压的增高而增加[106]。而针对胃癌结局随访 27 年的结果显示,年龄、男性、吸烟和甲状腺肿病史均可增加胃癌的长期死亡风险,适量饮酒可降低胃癌的死亡风险,基线自我报告曾被诊断为甲状腺肿病的人群胃癌死亡风险显著增高($HR=1.45$,$95\%CI$:$1.01\sim2.10$,$P=0.046$)[107]。

7.4.2 筛查效果评价研究

目前,国际上针对是否应该开展食管癌的早诊早治存在较大争议,西方国家在临床指南中并未推荐食管腺癌早期筛查,而中国作为食管鳞癌高发国,已经依据前期研究结论在多个食管癌高发区开展了国家级的内镜早筛工作,为评价筛查的有效性和经济学效益,研究者们陆续在多个高发区开展了大规模前瞻性人群随机对照试验。

以中国食管癌高发区河北磁县现场的筛查方案评价为例[108],研究采取以人群为基础的前瞻性社区对照设计,将磁县 40 个村分为 3 组,北部 14 个村作为干预社区,南部的 10 个村作为二对照社区,中间 16 个村作为缓冲区域以避免人群污染。1999 年 11月—2000 年 5 月,对年龄为 40~69 岁的当地居民,按照 1:1 的比例分别入组筛查组和对照组,对筛查组进行一次内镜下碘染色辅以指示性活检筛查,并对发现的早期病变进行早期诊断和早期治疗。选择筛查组的所有研究对象以及对照组十分之一的研究对象进行问卷调查,研究观察终点结局为食管癌发病或死亡。10 年随访的结果显示,在人群依从性为 50% 的情况下,与对照组相比,内镜筛查组食管鳞癌累积发病率降低了29.47%,发病风险降低了 39%;累积病死率降低了 33.56%,死亡风险降低了 55%。研究证实,内镜下碘染色及指示性活检筛查方案可以有效降低食管癌发病率和病死率,可以作为食管癌高发区筛查的首选技术之一。相关的卫生经济学研究显示,内镜筛查可以取得高效益成本比,减少大量的疾病支出,为高发区食管癌筛查和早诊早治的推广应用提供了科学依据。

7.4.3 食管癌筛查方案完善相关研究

尽管食管癌内镜下碘染色的筛查方法能够有效降低高发区食管癌的累积发病率和病死率,但目前食管癌筛查方案中,高危人群的浓缩、筛查起始年龄与筛查间隔的确定、检出率的质量评估等均需要进一步完善,以满足个体化、精准化预防的要求。

7.4.3.1 高危人群浓缩相关研究

虽然内镜筛查已经在高发区开展多年且效果显著,但由于筛查技术具有微创性且费用较高,不利于全人群的推广。为了更好地识别和浓缩高危人群、进行重点干预,依托于安阳食管癌筛查队列的研究建立了针对高发区的食管鳞癌发病风险预测模型[109]。

研究依托于"内镜筛查食管癌效果及卫生经济学评价的人群随机对照试验"在河南省滑县建立的筛查人群队列。在随机对照试验中,研究者随机选择滑县 668 个自然村的 334 个村为筛查组,其余作为对照组,研究对象为目标村落内 45~69 岁的常驻居民。

2012年1月—2015年9月,对筛查组的人群进行内镜筛查(碘染色),采集所有病变组织进行活检,若无病变则采集食管常规部位的组织。在内镜检查前,受试者需完成食管鳞癌的危险因素调查问卷。

研究共收集了15 073人的信息,其中,112人诊断为重度不典型增生及以上(severe dysplasia and above,SDA),194人诊断为中度不典型增生及以上(moderate dysplasia and above,MDA)。基于这两个结局,研究者分别开发了两组风险预测模型,包括年龄分层预测模型和全年龄组预测模型。年龄分层预测模型确定了60岁以下SDA的AUC为0.795(95%CI:0.736~0.854),60岁以上SDA的AUC为0.681(95%CI:0.618~0.743)。60岁以下个体SDA相关的危险因素包括年龄接近60岁、使用煤或木材作为主要烹饪燃料来源、体重指数在22 kg/m^{2}以下、无法解释的上腹部疼痛和快速摄入食物。而在60岁以上的个体,SDA相关的危险因素包括年龄、食管鳞癌家族史、吸烟、体重指数在22 kg/m^{2}以下、农药暴露、不规律饮食、摄入高温食物、快速摄入食物以及夏季食用剩饭剩菜。该模型可以避免27%的60岁以下人群和9%的60岁以上人群的过度筛查。将模型预测结果回代至实际人群筛查工作可知,在灵敏度100%(完全不漏诊)的前提下,使用预测模型可节约多达21%的内镜筛查量;如灵敏度放宽至80%,则可避免超过50%的内镜筛查,而食管恶性病变检出率可获明显提升。风险预测模型可以在几乎不增加成本投入的情况下大量节约宝贵的卫生资源,明确提高筛查绩效,具有重要的公共卫生及临床意义。

除此之外,有研究对食管癌筛查的初筛方法进行探索,以期在食管癌内镜筛查之前,进行精准、简单、高效的初筛,从而提高内镜筛查依从性,扩大内镜筛查适用范围。研究纳入食管癌高发区林州、肥城共计582名当地居民,进行液基细胞学(LBS)检测、DNA倍体分析及内镜下碘染色及病理活检。研究结果表明,DNA倍体分析技术的灵敏度为77.27%~90.91%,高于液基细胞学的75%,证明DNA倍体分析可能用作食管癌的初筛。该研究团队又扩大研究样本,在林州、磁县、肥城2856名居民中验证此研究结果。选择适当的初筛方法,可以浓缩高危人群,降低筛查成本,提高筛查效率。

7.4.3.2 筛查起始年龄、筛查间隔研究

内镜筛查辅以碘染色和指示性活检技术作为主要的预防措施已在中国食管癌高发区40~69岁人群中普遍开展。目前中国食管癌筛查策略为:对轻度不典型增生每3年随访1次,对中度不典型增生每1年随访1次,对于重度不典型增生及原位癌进行内镜下黏膜切除。但筛查起始年龄和筛查间隔均有待进一步完善,从而满足精准预防的要求。

首先,项目实施过程中,由于内镜筛查的有创性,基层卫生系统人力、物力、财力匮乏,高发区高危人群(男性、40~60岁)为主要劳动力等原因,造成覆盖人群终生只参加一次内镜筛查的客观现状。若能在终生开展1次内镜筛查的情况下,通过调整筛查起

始年龄和逐步提高筛查依从性,获得更好的人群预防效果,是符合中国目前国情的精准化预防策略之一。中国学者[110]在中国农村高发区食管癌筛查和早诊早治项目的基础上,利用既往研究收集的食管癌筛查、诊断和治疗成本,食管癌发病率、患病率、病死率,食管癌自然发展过程中不同病理阶段间的转移概率以及人群筛查顺应性等流行病学参数,结合文献查阅,采用 TreeAgePro2009 软件,构建采用内镜下碘染色和指示性活检技术进行食管癌筛查及早诊早治人群队列的 Markov 模型,评价在不同年龄接受终生 1 次内镜筛查方案的效果。研究表明中国现行 40 岁起始筛查方案符合成本效果原则,但起始年龄 45 岁组最符合成本效果原则。综合考虑社会经济状况和各筛查方案的实际效果,建议在卫生资源匮乏的地区,以 45 岁作为食管癌终生 1 次内镜筛查的筛查起始年龄;在经济富裕地区,以 40 岁作为筛查的起始年龄,以获得更好的筛查效果。

其次,在中国食管癌高发区,对筛查出的轻度不典型增生每 3 年随访 1 次,对中度不典型增生每 1 年随访 1 次。现有研究表明,内镜筛查后 3.5 年内分别有 5.3% 和 26.7% 的轻度不典型增生和中度不典型增生者将最终癌变[111-112],对于这部分患者,如果仅进行内镜随访,显然存在治疗不足;同时对于重度不典型增生及原位癌患者,要求全部进行黏膜下切除术。但是研究表明,随访 13.5 年后,即使没有进行特殊治疗,仍有 26.1% 重度不典型增生[112]患者未进展为食管癌,对于这部分患者,如果采取黏膜切除术,显然存在过度治疗。目前,不同级别食管癌前病变转归规律未见以自然人群为基础的大样本前瞻性研究。中国食管癌高发区人群筛查队列建立于 2005 年,目前已经随访长达 13 年,癌前病变随访依从性高达 80% 以上,预计能够探索出各级别癌前病变进展、转归规律及癌变风险,为高发区食管癌筛查制定精准化随诊间隔提供科学依据。

除此之外,随着现代分子生物学技术的发展,各种基因、蛋白等分子标志物[113],也为高发区食管癌筛查制定精准化分流原则提供了循证医学证据,解决治疗不足及过度治疗问题。中国科学家在利用高发区食管癌筛查人群[114],采用免疫组化技术,检测食管癌及不同级别癌前病变组织中 ANO1 蛋白表达量,并进行 4~14 年的随访。研究发现,对于食管癌患者,ANO1 表达阳性者,其总生存率显著低于阴性者;对于食管癌前病变者,ANO1 表达阳性者,进展率显著高于阴性者。该研究是首次依托于自然人群,针对食管癌前病变,进行蛋白标志物的探索性研究。若能够找到更多的组织基因、蛋白标志物,以多种标志物为核心,结合食管癌危险因素,建立个体化、精准化的风险预测模型,将进一步完善中国食管癌筛查随访间隔、分流原则的技术指南。

7.4.3.3 食管癌筛查项目检出率质量评估标准制定研究

进入 21 世纪以来,中央财政转移支付项目逐步支持建立恶性肿瘤早诊早治示范基地和项目点,从最初的 4 个项目点,逐步发展到超过 200 个项目点。根据《癌症早诊早治项目技术方案(2011 年版)》,食管癌筛查关于检出率的质量控制要求为"达到专家组设定要求"。检出率与现患率、依从性、内镜筛查技术及组织病理诊断水平密切相关,尚缺乏客观标准,这制约了食管癌筛查项目的质量评估。中国的研究[115]利用食管癌早诊早治示范基地建立的自然人群队列,回顾性整理 2005—2009 年中国食管癌高发区河南省林州市和山东省肥城市 40～69 岁参加内镜下碘染色筛查人群病理诊断数据,覆盖60 984 人,纳入研究 15 663 人,比较食管癌及其癌前病变性别、地区、年龄分布差异,分析食管癌及各级别癌前病变检出率范围。该研究样本量大、依托于自然人群、随访依从性较高,为完善食管癌早诊早治项目质量评估标准提供了科学依据。

7.5　小结与展望

虽然食管癌队列已经在一、二级预防上取得了一些成果,但也面临诸多挑战。一级预防上,既往的病因学研究已经提供了一系列食管癌风险因素的证据,但将病因学成果转化为公共卫生政策仍然任重道远。一级预防的许多措施如戒烟、限酒、营养平衡、改变不良生活方式等均与社会经济环境以及健康教育与健康促进的普及息息相关,需要政府和群众的共同努力。二级预防上,现行的内镜筛查方案技术要求较高、花费大,目前在高发区开展的食管癌筛查覆盖率低,影响了筛查的效果和卫生服务的公平性,准确性高、操作简单、费用低廉的内镜检查前的初筛技术仍有待研究。另一方面,人群筛查方案也有待优化,包括筛查的起始年龄、筛查间隔和阳性病例分流随访等。此外,分子标志物作为早期诊断的预测指标也需要更多的研究来探索和验证。

精准预防的主要特点在于整合了组学数据、临床诊疗数据、移动客户端数据等多种类型、多种来源、多个时点的数据,并与大数据研究技术相互融合。传统的流行病学研究技术已无法满足研究的需要,无论是微观的组学数据,包括基因组学、表观基因组学、蛋白组学、代谢组学及肠道菌群组学等,还是宏观的医疗大数据如临床诊疗、病理和随访信息等,都急需新的研究技术和方法,这也需要来自医学、生物学、数学、计算机等多学科的研究者共同合作。

以队列为基础,未来的食管癌预防将深入病因学研究,揭示发生、复发、转移机制,明确危险因素;研究开发危险因素监测及控制关键技术,建立以人群为基础的高精度肿瘤监测控制体系;研究建立高危人群识别体系和发病风险预测模型;研究开发适合不同人群的肿瘤筛查和早诊早治技术和策略;开发和验证可用于肿瘤筛查的生物标志物;建立共享、开放的研究平台,实现资源整合和数据共享,持续探索防控新方法新技术,推动传统预防向个体化的精准预防不断发展。

参考文献

［1］International Agency For Cancer Research. GLOBOCAN 2012：Estimated cancer incidence mortality and prevalence worldwide in 2012 [EB/OL]. http：//globocan. iarc. fr/Default. aspx, Accessed on 31 August, 2014.

[2] 贺宇彤,李道娟,梁迪,等. 2013 年中国食管癌发病和死亡估计[J]. 中华肿瘤杂志,2017,39(4)：315-320.

[3] Arnold M, Soerjomataram I, Ferlay J, et al. Global incidence of oesophageal cancer by histological subtype in 2012 [J]. Gut, 2015, 64(3)：381-387.

[4] 左婷婷,郑荣寿,曾红梅,等. 中国食管癌发病状况与趋势分析[J]. 中华肿瘤杂志,2016,38(9)：703-708.

[5] Boeing H, Dietrich T, Hoffmann K, et al. Intake of fruits and vegetables and risk of cancer of the upper aero-digestive tract：the prospective EPIC-study [J]. Cancer Causes Control, 2006, 17(7)：957-969.

[6] Gonzalez C A, Jakszyn P, Pera G, et al. Meat intake and risk of stomach and esophageal adenocarcinoma within the European Prospective Investigation Into Cancer and Nutrition (EPIC) [J]. J Natl Cancer Inst, 2006, 98(5)：345-354.

[7] Huerta J M, Navarro C, Chirlaque M D, et al. Prospective study of physical activity and risk of primary adenocarcinomas of the oesophagus and stomach in the EPIC (European Prospective Investigation into Cancer and nutrition) cohort [J]. Cancer Causes Control, 2010, 21(5)：657-669.

[8] Steffen A, Huerta J M, Weiderpass E, et al. General and abdominal obesity and risk of esophageal and gastric adenocarcinoma in the European Prospective Investigation into Cancer and Nutrition [J]. Int J Cancer, 2015, 137(3)：646-657.

[9] Vermeulen E, Zamora-Ros R, Duell E J, et al. Dietary flavonoid intake and esophageal cancer risk in the European prospective investigation into cancer and nutrition cohort [J]. Am J Epidemiol, 2013, 178(4)：570-581.

[10] Gonzalez C A, Lujan-Barroso L, Bueno-De-Mesquita H B, et al. Fruit and vegetable intake and the risk of gastric adenocarcinoma：a reanalysis of the European Prospective Investigation into Cancer and Nutrition (EPIC-EURGAST) study after a longer follow-up [J]. Int J Cancer, 2012, 131(12)：2910-2919.

[11] Cross A J, Freedman N D, Ren J, et al. Meat consumption and risk of esophageal and gastric cancer in a large prospective study [J]. Am J Gastroenterol, 2011, 106(3)：432-442.

[12] Daniel C R, Cross A J, Graubard B I, et al. Prospective investigation of poultry and fish intake in relation to cancer risk [J]. Cancer Prev Res (Phila), 2011, 4(11)：1903-1911.

[13] Freedman N D, Abnet C C, Leitzmann M F, et al. A prospective study of tobacco, alcohol, and the risk of esophageal and gastric cancer subtypes [J]. Am J Epidemiol, 2007, 165(12)：1424-1433.

[14] Leitzmann M F, Koebnick C, Freedman N D, et al. Physical activity and esophageal and gastric carcinoma in a large prospective study [J]. Am J Prev Med, 2009, 36(2)：112-119.

[15] Xiao Q, Freedman N D, Ren J, et al. Intakes of folate, methionine, vitamin B_6, and vitamin B_{12} with risk of esophageal and gastric cancer in a large cohort study [J]. Br J Cancer, 2014, 110(5)：1328-1333.

[16] Allen N E, Beral V, Casabonne D, et al. Moderate alcohol intake and cancer incidence in women [J]. J Natl Cancer Inst, 2009, 101(5)：296-305.

[17] Keszei A P, Schouten L J, Goldbohm R A, et al. Red and processed meat consumption and the

risk of esophageal and gastric cancer subtypes in The Netherlands Cohort Study [J]. Ann Oncol, 2012, 23(9): 2319-2326.

[18] Steevens J, Schouten L J, Goldbohm R A, et al. Vegetables and fruits consumption and risk of esophageal and gastric cancer subtypes in the Netherlands Cohort Study [J]. Int J Cancer, 2011, 129(11): 2681-2693.

[19] Ozasa K. Smoking and mortality in the Japan collaborative cohort study for evaluation of cancer (JACC) [J]. Asian Pac J Cancer Prev, 2007, 8 Suppl: 89-96.

[20] Sakata K, Hoshiyama Y, Morioka S, et al. Smoking, alcohol drinking and esophageal cancer: findings from the JACC Study [J]. J Epidemiol, 2005, 15(Suppl 2): S212-S219.

[21] Inoue M, Yamamoto S, Kurahashi N, et al. Daily total physical activity level and total cancer risk in men and women: results from a large-scale population-based cohort study in Japan [J]. Am J Epidemiol, 2008, 168(4): 391-403.

[22] Ishiguro S, Sasazuki S, Inoue M, et al. Effect of alcohol consumption, cigarette smoking and flushing response on esophageal cancer risk: a population-based cohort study (JPHC study) [J]. Cancer Lett, 2009, 275(2): 240-246.

[23] Yamaji T, Inoue M, Sasazuki S, et al. Fruit and vegetable consumption and squamous cell carcinoma of the esophagus in Japan: the JPHC study [J]. Int J Cancer, 2008, 123(8): 1935-1940.

[24] Kimm H, Kim S, Jee S H. The independent effects of cigarette smoking, alcohol consumption, and serum aspartate aminotransferase on the alanine aminotransferase ratio in Korean men for the risk for esophageal cancer [J]. Yonsei Med J, 2010, 51(3): 310-317.

[25] Pan R, Zhu M, Yu C, et al. Cancer incidence and mortality: A cohort study in China, 2008-2013 [J]. Int J Cancer, 2017, 141(7): 1315-1323.

[26] Bagnardi V, Rota M, Botteri E, et al. Alcohol consumption and site-specific cancer risk: a comprehensive dose-response meta-analysis [J]. Br J Cancer, 2015, 112(3): 580-593.

[27] Chow W H, Blot W J, Vaughan T L, et al. Body mass index and risk of adenocarcinomas of the esophagus and gastric cardia [J]. J Natl Cancer Inst, 1998, 90(2): 150-155.

[28] Chow W H, Finkle W D, Mclaughlin J K, et al. The relation of gastroesophageal reflux disease and its treatment to adenocarcinomas of the esophagus and gastric cardia [J]. JAMA, 1995, 274(6): 474-477.

[29] Gammon M D, Schoenberg J B, Ahsan H, et al. Tobacco, alcohol, and socioeconomic status and adenocarcinomas of the esophagus and gastric cardia [J]. J Natl Cancer Inst, 1997, 89(17): 1277-1284.

[30] Gammon M D, Terry M B, Arber N, et al. Nonsteroidal anti-inflammatory drug use associated with reduced incidence of adenocarcinomas of the esophagus and gastric cardia that overexpress cyclin D1: a population-based study [J]. Cancer Epidemiol Biomarkers Prev, 2004, 13(1): 34-39.

[31] Gray J R, Coldman A J, Macdonald W C. Cigarette and alcohol use in patients with adenocarcinoma of the gastric cardia or lower esophagus [J]. Cancer, 1992, 69(9): 2227-2231.

[32] Kabat G C, Ng S K, Wynder E L. Tobacco, alcohol intake, and diet in relation to adenocarcinoma of the esophagus and gastric cardia [J]. Cancer Causes Control, 1993, 4(2): 123-132.

[33] Kalish R J, Clancy P E, Orringer M B, et al. Clinical, epidemiologic, and morphologic comparison between adenocarcinomas arising in Barrett's esophageal mucosa and in the gastric

cardia [J]. Gastroenterology, 1984, 86(3): 461-467.

[34] Lagergren J, Bergstrom R, Lindgren A, et al. The role of tobacco, snuff and alcohol use in the aetiology of cancer of the oesophagus and gastric cardia [J]. Int J Cancer, 2000, 85(3): 340-346.

[35] Li J Y, Ershow A G, Chen Z J, et al. A case-control study of cancer of the esophagus and gastric cardia in Linxian [J]. Int J Cancer, 1989, 43(5): 755-761.

[36] Lindblad M, Rodriguez L A, Lagergren J. Body mass, tobacco and alcohol and risk of esophageal, gastric cardia, and gastric non-cardia adenocarcinoma among men and women in a nested case-control study [J]. Cancer Causes Control, 2005, 16(3): 285-294.

[37] Macdonald W C, Macdonald J B. Adenocarcinoma of the esophagus and/or gastric cardia [J]. Cancer, 1987, 60(5): 1094-1098.

[38] Mayne S T, Navarro S A. Diet, obesity and reflux in the etiology of adenocarcinomas of the esophagus and gastric cardia in humans [J]. J Nutr, 2002, 132(11 Suppl): 3467S-3470S.

[39] Terry P, Lagergren J, Ye W, et al. Antioxidants and cancers of the esophagus and gastric cardia [J]. Int J Cancer, 2000, 87(5): 750-754.

[40] Tramacere I, La Vecchia C, Negri E. Tobacco smoking and esophageal and gastric cardia adenocarcinoma: a meta-analysis [J]. Epidemiology, 2011, 22(3): 344-349.

[41] Vaughan T L, Davis S, Kristal A, et al. Obesity, alcohol, and tobacco as risk factors for cancers of the esophagus and gastric cardia: adenocarcinoma versus squamous cell carcinoma [J]. Cancer Epidemiol Biomarkers Prev, 1995, 4(2): 85-92.

[42] Walther C, Zilling T, Perfekt R, et al. [Strongly increasing incidence of adenocarcinoma of the esophagus and gastric cardia] [J]. Lakartidningen, 2004, 101(3): 180-183.

[43] Wei W Q, Abnet C C, Qiao Y L, et al. Prospective study of serum selenium concentrations and esophageal and gastric cardia cancer, heart disease, stroke, and total death [J]. Am J Clin Nutr, 2004, 79(1): 80-85.

[44] Zhang Z F, Kurtz R C, Marshall J R. Cigarette smoking and esophageal and gastric cardia adenocarcinoma [J]. J Natl Cancer Inst, 1997, 89(17): 1247-1249.

[45] Zhang Z F, Kurtz R C, Sun M, et al. Adenocarcinomas of the esophagus and gastric cardia: medical conditions, tobacco, alcohol, and socioeconomic factors [J]. Cancer Epidemiol Biomarkers Prev, 1996, 5(10): 761-768.

[46] Waziry R, Jawad M, Ballout R A, et al. The effects of waterpipe tobacco smoking on health outcomes: an updated systematic review and meta-analysis [J]. Int J Epidemiol, 2017, 46(1): 32-43.

[47] Chen Y, Tong Y, Yang C, et al. Consumption of hot beverages and foods and the risk of esophageal cancer: a meta-analysis of observational studies [J]. BMC Cancer, 2015, 15: 449.

[48] Chen Y, Yu C, Li Y. Physical activity and risks of esophageal and gastric cancers: a meta-analysis [J]. PLoS One, 2014, 9(2): e88082.

[49] Chen Q L, Zeng X T, Luo Z X, et al. Tooth loss is associated with increased risk of esophageal cancer: evidence from a meta-analysis with dose-response analysis [J]. Sci Rep, 2016, 6: 18900.

[50] Smith M, Zhou M, Whitlock G, et al. Esophageal cancer and body mass index: results from a prospective study of 220,000 men in China and a meta-analysis of published studies [J]. Int J Cancer, 2008, 122(7): 1604-1610.

[51] Akhtar S. Areca nut chewing and esophageal squamous-cell carcinoma risk in Asians: a meta-analysis of case-control studies [J]. Cancer Causes Control, 2013, 24(2): 257-265.

[52] Zheng J S, Yang J, Fu Y Q, et al. Effects of green tea, black tea, and coffee consumption on the risk of esophageal cancer: a systematic review and meta-analysis of observational studies [J]. Nutr Cancer, 2013, 65(1): 1-16.

[53] Andrici J, Eslick G D. Mate consumption and the risk of esophageal squamous cell carcinoma: a meta-analysis [J]. Dis Esophagus, 2013, 26(8): 807-816.

[54] Liu J, Wang J, Leng Y, et al. Intake of fruit and vegetables and risk of esophageal squamous cell carcinoma: a meta-analysis of observational studies [J]. Int J Cancer, 2013, 133(2): 473-485.

[55] Choi Y, Song S, Song Y, et al. Consumption of red and processed meat and esophageal cancer risk: meta-analysis [J]. World J Gastroenterol, 2013, 19(7): 1020-1029.

[56] Han Y J, Li J, Huang W, et al. Fish consumption and risk of esophageal cancer and its subtypes: a systematic review and meta-analysis of observational studies [J]. Eur J Clin Nutr, 2013, 67(2): 147-154.

[57] Cui L, Liu X, Tian Y, et al. Flavonoids, Flavonoid Subclasses, and Esophageal Cancer Risk: A Meta-Analysis of Epidemiologic Studies [J]. Nutrients, 2016, 8(6). pii: E350.

[58] Ge X X, Xing M Y, Yu L F, et al. Carotenoid intake and esophageal cancer risk: a meta-analysis [J]. Asian Pac J Cancer Prev, 2013, 14(3): 1911-1918.

[59] Bo Y, Lu Y, Zhao Y, et al. Association between dietary vitamin C intake and risk of esophageal cancer: A dose-response meta-analysis [J]. Int J Cancer, 2016, 138(8): 1843-1850.

[60] Larsson S C, Giovannucci E, Wolk A. Folate intake, MTHFR polymorphisms, and risk of esophageal, gastric, and pancreatic cancer: a meta-analysis [J]. Gastroenterology, 2006, 131(4): 1271-1283.

[61] Li P, Xu J, Shi Y, et al. Association between zinc intake and risk of digestive tract cancers: a systematic review and meta-analysis [J]. Clin Nutr, 2014, 33(3): 415-420.

[62] Xie F J, Zhang Y P, Zheng Q Q, et al. Helicobacter pylori infection and esophageal cancer risk: an updated meta-analysis [J]. World J Gastroenterol, 2013, 19(36): 6098-6107.

[63] Wang J, Zhao L, Yan H, et al. A Meta-Analysis and Systematic Review on the Association between Human Papillomavirus (Types 16 and 18) Infection and Esophageal Cancer Worldwide [J]. PLoS One, 2016, 11(7): e159140.

[64] Sun L, Yu S. Meta-analysis: non-steroidal anti-inflammatory drug use and the risk of esophageal squamous cell carcinoma [J]. Dis Esophagus, 2011, 24(8): 544-549.

[65] Prabhu A, Obi K O, Rubenstein J H. The synergistic effects of alcohol and tobacco consumption on the risk of esophageal squamous cell carcinoma: a meta-analysis [J]. Am J Gastroenterol, 2014, 109(6): 822-827.

[66] Prabhu A, Obi K O, Rubenstein J H. Systematic review with meta-analysis: race-specific effects of alcohol and tobacco on the risk of oesophageal squamous cell carcinoma [J]. Aliment Pharmacol Ther, 2013, 38(10): 1145-1155.

[67] Cheng K K, Day N E, Duffy S W, et al. Pickled vegetables in the aetiology of oesophageal cancer in Hong Kong Chinese [J]. Lancet, 1992, 339(8805): 1314-1318.

[68] Yang C X, Wang H Y, Wang Z M, et al. Risk factors for esophageal cancer: a case-control study in South-western China [J]. Asian Pac J Cancer Prev, 2005, 6(1): 48-53.

[69] Guo W, Blot W J, Li J Y, et al. A nested case-control study of oesophageal and stomach cancers in the Linxian nutrition intervention trial [J]. Int J Epidemiol, 1994, 23(3): 444-450.

[70] Wang G Q, Dawsey S M, Li J Y, et al. Effects of vitamin/mineral supplementation on the

prevalence of histological dysplasia and early cancer of the esophagus and stomach: results from the General Population Trial in Linxian, China [J]. Cancer Epidemiol Biomarkers Prev, 1994, 3(2): 161-166.

[71] Cook M B, Corley D A, Murray L J, et al. Gastroesophageal reflux in relation to adenocarcinomas of the esophagus: a pooled analysis from the Barrett's and Esophageal Adenocarcinoma Consortium (BEACON) [J]. PLoS One, 2014, 9(7): e103508.

[72] Cui R, Kamatani Y, Takahashi A, et al. Functional variants in ADH1B and ALDH2 coupled with alcohol and smoking synergistically enhance esophageal cancer risk [J]. Gastroenterology, 2009, 137(5): 1768-1775.

[73] Wang L D, Zhou F Y, Li X M, et al. Genome-wide association study of esophageal squamous cell carcinoma in Chinese subjects identifies susceptibility loci at PLCE1 and C20orf54 [J]. Nat Genet, 2010, 42(9): 759-763.

[74] Abnet C C, Freedman N D, Hu N, et al. A shared susceptibility locus in PLCE1 at 10q23 for gastric adenocarcinoma and esophageal squamous cell carcinoma [J]. Nat Genet, 2010, 42(9): 764-767.

[75] Wu C, Miao X, Huang L, et al. Genome-wide association study identifies five loci associated with susceptibility to pancreatic cancer in Chinese populations [J]. Nat Genet, 2011, 44(1): 62-66.

[76] Wu C, Kraft P, Zhai K, et al. Genome-wide association analyses of esophageal squamous cell carcinoma in Chinese identify multiple susceptibility loci and gene-environment interactions [J]. Nat Genet, 2012, 44(10): 1090-1097.

[77] Jin G, Ma H, Wu C, et al. Genetic variants at 6p21.1 and 7p15.3 are associated with risk of multiple cancers in Han Chinese [J]. Am J Hum Genet, 2012, 91(5): 928-934.

[78] Wu C, Li D, Jia W, et al. Genome-wide association study identifies common variants in SLC39A6 associated with length of survival in esophageal squamous-cell carcinoma [J]. Nat Genet, 2013, 45 (6): 632-638.

[79] Levine D M, Ek W E, Zhang R, et al. A genome-wide association study identifies new susceptibility loci for esophageal adenocarcinoma and Barrett's esophagus [J]. Nat Genet, 2013, 45(12): 1487-1493.

[80] Wu C, Wang Z, Song X, et al. Joint analysis of three genome-wide association studies of esophageal squamous cell carcinoma in Chinese populations [J]. Nat Genet, 2014, 46(9): 1001-1006.

[81] Gharahkhani P, Fitzgerald R C, Vaughan T L, et al. Genome-wide association studies in oesophageal adenocarcinoma and Barrett's oesophagus: a large-scale meta-analysis [J]. Lancet Oncol, 2016, 17(10): 1363-1373.

[82] Bonfiglio F, Hysi P G, Ek W, et al. A meta-analysis of reflux genome-wide association studies in 6750 Northern Europeans from the general population [J]. Neurogastroenterol Motil, 2017, 29(2).

[83] Yang S J, Yokoyama A, Yokoyama T, et al. Relationship between genetic polymorphisms of ALDH2 and ADH1B and esophageal cancer risk: a meta-analysis [J]. World J Gastroenterol, 2010, 16(33): 4210-4220.

[84] Chen X P, Xu D F, Xu W H, et al. Association Studies of CYP1A1 Exon7 Polymorphism and GSTM1 Interaction with Esophageal Cancer Risk: a Meta-Analysis in the Chinese Population [J]. Clin Lab, 2016, 62(9): 1795-1802.

［85］Niu Y，Yuan H，Leng W，et al. CYP2E1 Rsa I/Pst I polymorphism and esophageal cancer risk：a meta-analysis based on 1，088 cases and 2，238 controls［J］. Med Oncol，2011，28(1)：182-187.

［86］Lu Q J，Bo Y C，Zhao Y，et al. Glutathione S-transferase M1 polymorphism and esophageal cancer risk：An updated meta-analysis based on 37 studies［J］. World J Gastroenterol，2016，22(5)：1911-1918.

［87］Yi S M，Li G Y. Null genotype of GSTT1 contributes to esophageal cancer risk in Asian populations：evidence from a meta-analysis［J］. Asian Pac J Cancer Prev，2012，13(10)：4967-4971.

［88］Wen Y Y，Yang S J，Zhang J X，et al. Methylenetetrahydrofolate reductase genetic polymorphisms and esophageal squamous cell carcinoma susceptibility：a meta-analysis of case-control studies［J］. Asian Pac J Cancer Prev，2013，14(1)：21-25.

［89］Ma R L，Min L，Chen D，et al. N-acetyltransferase 2 phenotype and risk of esophageal cancer：a meta analysis［J］. Cancer Biomark，2013，13(6)：447-455.

［90］Wang Z，Gan L，Nie W，et al. The OGG1 Ser326Cys polymorphism and the risk of esophageal cancer：a meta-analysis［J］. Genet Test Mol Biomarkers，2013，17(10)：780-785.

［91］Xue W，Zhu M，Wang Y，et al. Association between PLCE1 rs2274223 A > G polymorphism and cancer risk：proof from a meta-analysis［J］. Sci Rep，2015,5：7986.

［92］Wang B，Wang D，Zhang D，et al. Pro variant of TP53 Arg72Pro contributes to esophageal squamous cell carcinoma risk：evidence from a meta-analysis［J］. Eur J Cancer Prev，2010，19(4)：299-307.

［93］Guo X F，Wang J，Lei X F，et al. XPD Lys751Gln polymorphisms and the risk of esophageal cancer：an updated meta-analysis［J］. Intern Med，2015，54(3)：251-259.

［94］Li S，Deng Y，You J P，et al. XRCC1 Arg399Gln，Arg194Trp，and Arg280His polymorphisms in esophageal cancer risk：a meta-analysis［J］. Dig Dis Sci，2013，58(7)：1880-1890.

［95］刘伟，朱帅，杜江. 荟萃分析 HLA-DRB1 等位基因多态性对于食管癌发生的影响［J］. 国际外科学杂志，2016，43(8)：522-526.

［96］Li C，Tong W，Liu B，et al. The-1082A＞G polymorphism in promoter region of interleukin-10 and risk of digestive cancer：a meta-analysis［J］. Sci Rep，2014，4：5335.

［97］Li T，Huang H，Liao D，et al. Genetic polymorphism in HLA-G 3'UTR 14-bp ins/del and risk of cancer：a meta-analysis of case-control study［J］. Mol Genet Genomics，2015，290(4)：1235-1245.

［98］陈万青，彭侠彪. 常见消化系统恶性肿瘤预防和控制［M］. 北京：军事医学科学出版社，2014.

［99］中华医学会消化内镜学分会，中国抗癌协会肿瘤内镜专业委员会. 中国早期食管癌筛查及内镜诊治专家共识意见精简版(2014 年，北京)［J］. 中华消化杂志，2015，35(5)：294-299.

［100］张俊. 食管癌标志物诊断价值及 P53 抗体对肿瘤诊断价值的评估——系统评价与 meta 分析［D］. 汕头大学，2014：1-102.

［101］Chen M，Huang J，Zhu Z，et al. Systematic review and meta-analysis of tumor biomarkers in predicting prognosis in esophageal cancer［J］. BMC Cancer，2013，13：539.

［102］Zhao J J，Li H Y，Wang D，et al. Abnormal MGMT promoter methylation may contribute to the risk of esophageal cancer：a meta-analysis of cohort studies［J］. Tumour Biol，2014，35(10)：10085-10093.

［103］Wang Y，Wang Q，Zhang N，et al. Identification of microRNAs as novel biomarkers for detecting esophageal squamous cell carcinoma in Asians：a meta-analysis［J］. Tumour Biol，

2014，35(11)：11595-11604.

[104] Li B，Taylor P R，Li J Y，et al. Linxian nutrition intervention trials. Design，methods，participant characteristics，and compliance [J]. Ann Epidemiol，1993，3(6)：577-585.

[105] Tran G D，Sun X D，Abnet C C，et al. Prospective study of risk factors for esophageal and gastric cancers in the Linxian general population trial cohort in China [J]. Int J Cancer，2005，113(3)：456-463.

[106] 范金虎,张亚黎,刘颖,等.高血压与临床很可能帕金森病的关联性：林县营养干预 4 335 人队列人群资料分析[J].中国临床康复,2006,10(20)：157-159.

[107] 王少明,范金虎,张雨晴,等.甲状腺肿可能增加胃癌的死亡风险——林县营养干预试验 27 年随访结果[J].中国肿瘤,2015,24(6)：439-443.

[108] Wei W Q，Chen Z F，He Y T，et al. Long-Term Follow-Up of a Community Assignment，One-Time Endoscopic Screening Study of Esophageal Cancer in China [J]. J Clin Oncol，2015，33(17)：1951-1957.

[109] Liu M，Liu Z，Cai H，et al. A model to identify individuals at high risk for esophageal squamous cell carcinoma and precancerous lesions in regions of high prevalence in China [J]. Clin Gastroenterol Hepatol，2017，15(10)：1538-1546

[110] 冯昊,宋国慧,杨娟,等.中国农村食管癌高发区人群终生一次内镜筛查适宜年龄的卫生经济学评价[J].中华肿瘤杂志,2015(6)：476-480.

[111] Dawsey S M，Lewin K J，Wang G Q，et al. Squamous esophageal histology and subsequent risk of squamous cell carcinoma of the esophagus. A prospective follow-up study from Linxian，China [J]. Cancer，2015，74(6)：1686-1692.

[112] Wang G Q，Abnet C C，Shen Q，et al. Histological precursors of oesophageal squamous cell carcinoma：results from a 13 year prospective follow up study in a high risk population [J]. Gut，2005，54(2)：187-192.

[113] Hao J J，Lin D C，Dinh H Q，et al. Spatial intratumoral heterogeneity and temporal clonal evolution in esophageal squamous cell carcinoma [J]. Nature Genetics，2016，48 (12)：1500-1507.

[114] Shang L，Hao J J，Zhao X K，et al. ANO1 protein as a potential biomarker for esophageal cancer prognosis and precancerous lesion development prediction [J]. Oncotarget，2016，7(17)：24374-24382.

[115] 王孟,郝长青,赵德利,等.2005—2009 年中国食管癌高发区河南省林州市、山东省肥城市食管癌及其癌前病变人群分布研究[J].中华预防医学杂志,2015(8)：677-682.

8

胃癌队列与精准预防

胃癌是威胁中国居民健康的主要恶性肿瘤之一。中国是胃癌的高发国家,2013 年全国胃癌新发病例约为 42.7 万例,发病率为 31.38/10 万;胃癌死亡病例约为 30.1 万例,病死率为 22.13/10 万。

胃癌的预后与临床分期密切相关。早期诊断率低,多数患者就诊时已进展至中晚期,导致病死率高,预后较差。世界各国开展的系列针对胃癌的队列研究,在胃癌自然史、病因和危险因素以及预防策略等方面取得了长足进展。近年来,基因组学、转录组学、微生物组学和代谢组学等各种组学技术的发展,为更全面、精确地测量胃癌环境危险因素的内暴露与外暴露水平,以及更好地评价宿主和遗传因素的交互作用提供了可能。因此,有必要依托现代分子生物学技术,广泛探索胃癌的危险因素,尽早开展胃癌筛查及早诊早治等精准化干预措施,对于降低胃癌的发病率和病死率,减少疾病相关经济负担具有重要意义。

本章介绍了国内外开展的胃癌队列相关研究的来源、现状与发展,胃癌的主要危险因素及干预、预警前移等方面开展的精准预防,国内外开展的胃癌筛查研究及基于胃癌分子流行病学开展的胃癌筛查与精准预防,系统阐述了队列研究在胃癌的精准预防中的意义和作用。

8.1 胃癌流行病学概况

胃癌是人类最常见的恶性肿瘤之一,2012 年全球胃癌新发病例 95.1 万,死亡 72.3 万,居恶性肿瘤死因的第三位,5 年生存率低于 20%[1]。中国是胃癌高发国家,胃癌新发、死亡病例分别占全球总数的 42.6% 和 45.0%[2]。发病率高、早诊率低、进展期比例高、总体预后差是中国胃癌发病的主要特点,防治任务十分艰巨。明确胃癌发生的危险因素、浓缩高危人群、有针对性进行干预是降低胃癌发病率、病死率的重要手段。

自 20 世纪 70 年代开始,世界各国开展了一系列针对胃癌等恶性肿瘤的队列研究,为阐明胃癌发生发展的自然史、探索胃癌病因和危险因素以及制订有效的预防策略提供了大量科学证据。胃癌高发区是中国特有的资源,长期随访队列构成了研究胃癌的独特现场条件和资源优势,具有长期随访资料的队列人群也为进一步开展胃癌精准预防研究积累了宝贵的人群基础和生物样本资源。

8.2 胃癌及癌前病变自然史的队列研究

1976 年,美国著名病理学家 Correa 教授通过对哥伦比亚地区人群的长期观察,提出了胃癌(尤其是肠型胃癌)的发病模型,认为胃癌是由一系列癌前病变发生、发展而最终演变形成,经历了浅表性胃炎(superficial gastritis, SG)、慢性萎缩性胃炎(chronic atrophic gastritis, CAG)、肠上皮化生(intestinal metaplasia, IM)、异型增生(dysplasia, DYS)等一系列病理过程[3]。

1989 年,北京大学肿瘤医院与美国国家癌症研究所(National Cancer Institute, NCI)合作,在中国山东省临朐县胃癌高发区开展了一系列流行病学研究,其中包括以胃镜随访为基础的队列研究(以下简称临朐队列研究),旨在探讨胃癌及癌前病变演变自然史[4-6]。通过基线胃镜检查及病理诊断结果分析,发现胃黏膜 IM 和 DYS 的检出率随着年龄增加而呈线性增长。进一步观察各种胃黏膜病变的分布情况,可以看出 CAG 在胃内大多部位均可检出,而 IM 和 DYS 的病变部位相对局限。CAG 以胃窦小弯检出率最高,窦前后壁和胃角部居中,胃体大弯检出率最低,表明 CAG 在胃窦小弯最早发生,逐步扩展到胃窦其他部位和胃角,进而沿胃小弯扩展并波及胃体部。IM 是在 CAG 的基础上发生的,发生部位的先后顺序和延伸方向与 CAG 相似。DYS 在胃内各部位检出率显著低于 IM,但多与 IM 同时检出,显示 DYS 与 IM 病变发生有密切关系。上述结果提示,胃癌高危人群中 CAG、IM 和 DYS 等癌前病变由轻至重有时间序列关系。

通过对该队列人群 5 年的胃镜随访发现,以 SG 或轻度 CAG 为参照组,进展到其他癌前病变的 RR 分别为:浅表型 IM 为 17.4($95\%CI$:1.5～202.0)、深度 IM 和轻度 DYS 为 29.3($95\%CI$:3.9～219.0)、中重度 DYS 为 104.2($95\%CI$:9.7～999.0),证实胃癌发生与癌前病变严重程度呈明显正相关。临朐队列研究通过长期随访首次在世界范围验证了 Correa 肠型胃癌多阶段发病模型假说。

8.3 胃癌病因及危险因素的队列研究

队列研究在胃癌病因及危险因素的探索中发挥了至关重要的作用,为胃癌防控策略的制定及公共卫生预防控制提供了直接的证据。胃癌病因及危险因素研究的重点是探索环境危险因素、遗传因素及环境因素与遗传易感性的交互作用,并在队列人群中进一步确定病因,为胃癌预防策略的制订提供依据。

8.3.1 基于移民队列的生态学关联研究

在移民中观察胃癌的时间变化趋势对于建立病因假说具有重要意义。移民到另一国家或地区会遇到新的生活环境,特别是宗教、民族文化、生活习惯的影响,使移民和后代在生活和饮食方面发生较大变化。1990—2010 年开展的 37 项关于居住在欧洲工业化城市的非西方国家移民肿瘤发生情况的资料显示,与本土居民相比,移民更倾向于罹患与早年暴露相关的感染性肿瘤,包括胃癌、肝癌等,而与西方生活方式相关的乳腺癌、结直肠癌等的患病和死亡则低于本土居民[7]。中国移民至美国的第一代移民其胃癌病死率高于本土出生的居民,但这一风险在第二代中显著下降[8]。上述移民流行病学研究结果提示,胃癌发生与环境因素密切相关,是可防可控的肿瘤。

8.3.2 幽门螺杆菌感染

证据表明,幽门螺杆菌(*Helicobacter pylori*,*H. pylori*)感染是慢性活动性胃炎及胃癌的主要病因。1994 年,世界卫生组织-国际癌症研究机构(World Health Organization-International Agency for Research on Cancer,WHO-IARC)将幽门螺杆菌确定为 I 类致癌因子。

幽门螺杆菌是人类最常见的致病菌,20 世纪 80 年代,由澳大利亚科学家 R. Warren 和 B. J. Marshall 从慢性活动性胃炎患者胃黏膜中分离出来,是一种缓慢生长、微需氧的革兰氏阴性螺旋状杆菌。幽门螺杆菌感染非常普遍,东欧和日本感染率高达 82% 和 71%,中美洲平均感染率为 62%,中国为 58%。幽门螺杆菌感染如果不经过治疗常可持续终生,可导致各种胃黏膜病变,包括萎缩性胃炎、胃/十二指肠溃疡、胃癌和胃 MALT 淋巴瘤。蒙古沙鼠动物实验显示,人源性幽门螺杆菌菌株可诱发已有 N-甲基-N′-硝基-N-亚硝基胍(N-methy-N-nitroso-N′-nitroguanidine,MNNG)暴露的沙鼠胃癌的发生[9]。

幽门螺杆菌感染与胃癌发病风险的关系很早就受到科学家的关注,队列研究为进一步明确幽门螺杆菌感染导致胃癌发生的病因假说提供了证据。自 20 世纪 60 年代,在美国夏威夷、加州和英国人群中开展的 3 项队列研究表明,幽门螺杆菌感染者发生胃癌的风险升高 1.77～5.0 倍,*RR* 分别为 6.0(95%*CI*:2.1～17.3)、3.6(95%*CI*:1.8～7.3)和 2.77(95%*CI*:1.04～7.97),3 项队列合并计算的 *RR* 达到 3.8[10]。进一步研究发现,胃癌高、低发区人群中幽门螺杆菌感染率存在明显差异,胃癌高发区人群感染率显著高于低发区。多项荟萃分析总结了队列研究关于幽门螺杆菌感染与胃癌发生的关系,其中一项荟萃分析汇总了 12 项基于人群队列的巢式病例-对照研究结果[11],发现幽门螺杆菌感染与胃癌发病风险密切相关(*OR* = 2.36,95%*CI*:1.98～2.81),但幽门螺杆菌感染与胃贲门癌发生无关($OR=0.99$,$95\%CI$:$0.72\sim1.35$),与非贲门癌的发生密切相关($OR=2.97$,$95\%CI$:$2.34\sim3.77$)。

临朐队列研究结果显示,临朐县居民幽门螺杆菌感染率为72%,不同癌前病变人群幽门螺杆菌感染率明显不同,以 SG 为对照,幽门螺杆菌感染者发生各种癌前病变的 OR 值分别为:轻度 CAG 1.3($95\%CI$:$0.7\sim2.4$),重度 CAG 5.9($95\%CI$:$2.8\sim12.3$),IM 3.5($95\%CI$:$1.8\sim6.7$),DYS 3.6($95\%CI$:$1.9\sim6.9$)。表明幽门螺杆菌感染是发生胃癌癌前病变的重要危险因素,尤其是在早期阶段[12]。通过对该队列人群长达 5 年的前瞻性随访发现,幽门螺杆菌感染者进展到 DYS 和胃癌的危险性增高 80%($OR=1.80$,$95\%CI$:$1.20\sim12.60$)[5]。

8.3.3　饮食因素

饮食因素与胃癌发生密切相关,多食盐渍、腌晒、烟熏食品是胃癌发生的危险因素。中国胃癌高发现场山东临朐、福建长乐、辽宁庄河的研究发现,当地与胃癌高发密切相关的危险因素包括食盐摄入、食用酸煎饼、食用鱼露及咸猪肉等。不良的饮食习惯也会增加患胃癌的风险,常吃过热食物、进食过快、食物团块过大等都可能会对消化道黏膜产生物理刺激而引起损伤,促进癌变发生。

饮食因素与胃癌发生风险之间多为弱关联,因此长期随访的大型队列以及基于多项队列的荟萃分析对于揭示其相关关系十分重要。日本开展的大型队列研究 JACC 在1988—1990 年建立了 11 万人的基线数据,截至 2003 年底共随访 32.8 万人年,以胃癌死亡为终点指标,采用 Cox 比例风险模型分析,发现在男性人群中奶制品饮食与胃癌死亡风险呈负相关($HR=0.72$,$95\%CI$:$0.52\sim0.99$)[13]。欧洲的前瞻性队列研究 EPIC 通过调查问卷系统收集了日常膳食摄入信息,并通过登记系统监测研究对象的肿瘤发病和死亡情况[14]。基于 EPIC 队列的分析发现,经过 11.6 年随访,总咖啡摄入和含咖啡因咖啡摄入与胃贲门癌发生风险相关,总咖啡摄入每增加 100 ml/d,胃贲门癌发生风险升高 6%($HR=1.06$,$95\%CI$:$1.03\sim1.11$);含咖啡因咖啡摄入量每增加 100 ml/d,胃贲门癌发生风险升高 9%($HR=1.09$,$95\%CI$:$1.04\sim1.14$)[15]。另一项基于 EPIC 队列的分析提示,非贲门胃癌的发生风险与总肉类食物摄入量和加工肉食摄入量呈显著的正相关[16]。另一项纳入了 76 项前瞻性队列研究的荟萃分析发现,富含维生素 C 的水果和白色蔬菜(土豆、萝卜等)的摄入与胃癌的发生风险呈负相关[17]。

临朐队列研究发现,食用葱蒜类蔬菜(大蒜、葱、韭菜等)具有较强的保护性作用,与胃癌发生风险呈明显的负相关。调整其他新鲜蔬菜摄入量因素后,摄入较高葱蒜类蔬菜的 OR 为 0.40($95\%CI$:$0.30\sim0.60$),表明大蒜、葱和韭菜等蔬菜有明显的预防胃癌作用[18]。随后,意大利和波兰学者也相继报道了大蒜和洋葱的食用量与胃癌发生呈负相关,并在动物实验中证实,大蒜素等化合物具有抑制肿瘤生长的作用,大蒜的抗肿瘤作用逐步得到学术界的公认。

8.3.4 吸烟、饮酒、肥胖

吸烟是肿瘤发生的主要危险因素之一,是 30％肿瘤患者死亡的首要原因,其中 80％为肺癌。同时,吸烟也能增加胃癌的发病风险。一项荟萃分析显示,吸烟者患胃癌的风险约为非吸烟者的 1.5～1.6 倍,男性患胃癌的相对风险高于女性(RR 分别为 1.59 和 1.11)[19];另一项包含了 24 项研究的荟萃分析同样证明了这一结论,吸烟者与从未吸烟者相比,男性和女性患胃癌的 RR 分别为 1.62(95％CI:1.50～1.75)和 1.20(95％CI:1.01～1.43),并且患胃癌的 RR 随吸烟剂量增加递增,最低剂量时 RR 为 1.3,单日吸烟剂量达到 30 支时,RR 可增加至 1.7[20]。临朐队列研究结果显示,每天吸烟 1 包以上,患 DYS 和 IM 的危险性明显增加,OR 分别为 2.2(95％CI:1.5～3.3)和 1.3(95％CI:1.0～18)[21]。日本久山町队列研究(Hisayama Study)[22]通过对 1 071 名男性研究对象最长 14 年的随访发现,单日吸烟量大于 10 支者胃癌发病风险是不吸烟者的近 2 倍。

饮酒同样可能增加胃癌的发生风险。研究发现,饮酒者其胃酸分泌减少,导致萎缩性胃炎,同时,饮酒可能与 $H. pylori$ 存在交互作用,改变胃黏膜状态或作为促溶剂促进致癌物的吸收,造成胃黏膜损伤,导致胃癌发生。一项荟萃分析总结了 14 项病例-对照研究及 2 项队列研究,结果显示,饮酒可增加患胃癌风险,以 25 g/d 的饮酒量递增胃癌发生的 OR 为 1.07(95％CI:1.04～1.10)[23]。Kato 等[24]在一项含 9 753 名研究对象的队列研究中证实,酒精可能使胃癌发生风险升高 2 倍($OR=3.1$,95％CI:1.4～6.9)。但是饮酒作为胃癌的危险因素这一定论尚需要更多证据支持。

除吸烟、饮酒外,肥胖也可能是增加胃癌发生风险的另一个生活行为因素。一项基于美国退伍军人队列的研究发现,与 BMI 正常者(18 kg/m^2＜BMI＜25 kg/m^2)相比,BMI≥35 kg/m^2 者发生胃贲门癌的风险升高 2.67 倍($HR=3.67$,95％CI:2.00～6.71)[25]。另一项在挪威开展的队列研究结果提示,随着每天体力活动强度的增加,非贲门胃癌的发生风险显著降低($P_{趋势}=0.01$);与无日常体力活动者相比,每天进行中等强度及以上体力活动者非贲门胃癌发生风险降低 50％($HR=0.5$,95％CI:0.3～0.9)[26]。

8.4 队列研究与胃癌一级预防

干预试验以及基于干预队列的随访研究为确证胃癌病因、探讨合理有效的人群胃癌防控策略提供了最直接、最可靠的科学证据。

$H. pylori$ 感染是目前已知的最为明确的胃癌致病因素。目前已有多项关于根除

H. pylori 感染与胃癌及癌前病变关系的研究报道。如 Correa 等[27]在哥伦比亚开展的一项长达 6 年的干预试验,采用三联疗法根除 *H. pylori* 感染,同时补充维生素 C 和 β-胡萝卜素。该研究发现,根除 *H. pylori* 感染、服用维生素 C 和 β-胡萝卜素 3 种干预措施任一种或其组合均能有效地促进胃癌癌前病变的逆转。另一项在荷兰开展的干预研究对胃-食道反流患者进行抗 *H. pylori* 治疗,并随访观察 2 年,分析通过根除 *H. pylori* 感染是否能减轻胃窦的炎症反应和胃黏膜萎缩及 IM。该研究结果表明,根除 *H. pylori* 感染能有效减轻胃窦的炎症反应,并使胃黏膜的萎缩逆转,但对 IM 无效[23]。一项在中国福建进行的根除 *H. pylori* 感染预防胃癌的干预试验[28],对 1 630 例患有或未患有癌前病变的 *H. pylori* 感染者进行随机抗 *H. pylori* 感染和安慰剂对照治疗,随访 7.5 年后发现,在未患有癌前病变的受试者中,根除 *H. pylori* 感染能显著降低胃癌的发病率。

自 1995 年,北京大学肿瘤医院在山东临朐胃癌高发现场开展了根除 *H. pylori* 感染、服用维生素和补充大蒜素制剂以阻断胃癌癌前病变进展的随机化多因素化学干预研究。结果显示,在根除 *H. pylori* 感染 7.3 年后,发生重度萎缩性胃炎、IM、DYS 或胃癌的合并风险下降了 40%,并且具有降低胃癌发病率的重要趋势[29]。对干预人群继续随访至 15 年,治疗组 1 130 例中发生胃癌 34 例,而对照组 1 128 例中发生胃癌 52 例,治疗组发病风险下降了 39%($OR=0.61,95\%CI:0.39\sim0.96$)[30]。对该干预队列进一步分组分析发现,在基线病变为 IM 和 DYS 组,根除 *H. pylori* 感染也可使胃癌发病率降低 44%($OR=0.56,95\%CI:0.34\sim0.91$),在 55~71 岁年龄组可使胃癌发病率降低 64%($OR=0.36,95\%CI:0.17\sim0.79$)[31]。上述结果提示,根除 *H. pylori* 感染不仅可作用在胃黏膜病变的早期阶段,对重度癌前病变和高龄者也具有明显的预防胃癌作用。

基于上述队列研究结果,2014 年 8 月,WHO-IARC 发布了"根除 *H. pylori* 感染预防胃癌策略"共识报告"*Helicobacter pylori* Eradication as a Strategy for Preventing Gastric Cancer"(IARC Working Group Report)。该报告充分肯定了根除 *H. pylori* 感染对胃癌的一级预防效果,并建议胃癌高发国家应积极探索和开展以人群为基础的 *H. pylori* 感染筛查和治疗,并纳入国家肿瘤防控战略。

除根除 *H. pylori* 感染外,多项干预研究采用补充维生素和服用大蒜素制剂作为干预措施。1995 年,在临朐县胃癌高发区开展的随机化多因素化学干预研究中,同时探讨了补充维生素 C、维生素 E 和硒以及服用大蒜素制剂是否能降低胃癌及癌前病变的发病率,改善胃黏膜状况,促进癌前病变逆转,从而达到预防胃癌的目的[32-33]。结果未发现补充维生素以及服用大蒜素制剂具有降低胃癌及癌前病变发病率的作用。Correa 等研究发现,维生素 C 与其他抗氧化营养素共同服用,能有效改善胃黏膜病变状况,并促进胃黏膜病变的逆转。但对其结果再次分析发现,服用维生素 C 6 年后,对 IM 或

DYS病变并没有明显的保护作用。在河南林县采用4种营养素方案进行了6年的干预试验显示,服用维生素E、硒和β-胡萝卜素能降低胃癌的发病率,但未发现维生素C与其他抗氧化营养素联合服用有任何的作用[34-35]。关于服用维生素C或其他抗氧化营养素对胃黏膜的保护作用有待进一步研究。

环氧合酶2(cyclooxygenase-2,Cox-2)是生成前列腺素的关键酶,与肿瘤的发生、发展、转移、血管生成、免疫等密切相关,是肿瘤预防和治疗的重要靶分子。研究发现,*H. pylori* 感染可以通过多种途径刺激 Cox-2 的表达,而 Cox-2 的高表达会进一步加重由 *H. pylori* 感染造成的胃黏膜炎症反应,导致癌前病变的进展。Cox-2 抑制剂是一类非甾体抗炎药。多项研究表明,服用 Cox-2 抑制剂可以治疗结肠息肉,降低结肠癌的发病率,并对胃癌等具有一定的预防和治疗作用。2002 年,北京大学肿瘤医院在临朐县胃癌高发现场开展了根除 *H. pylori* 感染、服用 Cox-2 抑制剂的随机对照干预研究。结果显示,单独根除 *H. pylori* 感染或单独服用 Cox-2 抑制剂均具有阻滞胃癌癌前病变进展、促进病变逆转的作用,并且通过检测干预前、后胃黏膜组织 Cox-2 的表达、细胞增殖和凋亡水平,进一步明确了服用 Cox-2 抑制剂预防胃癌癌前病变进展的相关分子机制[36]。

8.5 队列研究与胃癌二级预防

胃癌,尤其是肠型胃癌的发生经历了一个多阶段病理演变过程,多个分子参与其中。癌前病变的多阶段演变过程使得胃癌可以通过筛查实现早发现、早诊断和早治疗,以降低发病率和病死率;同时,在癌前病变演变和胃癌发生过程中的分子事件也为个体化精准预测癌前病变进展提供了可能。关于胃癌二级预防的研究,主要集中于筛查技术方法、筛查间期以及卫生经济学评价等方面。

8.5.1 胃癌筛查方法

8.5.1.1 血清胃蛋白酶原法

胃蛋白酶原(pepsinogens,PG)是由胃主细胞分泌的一种门冬氨酸蛋白酶前体,在胃内转变为具有活性的胃蛋白酶、水解蛋白质和多肽。PG 有 99% 存在于胃腔中,只有 1% 入血,成为血清 PG。PG 有 7 种同工酶,分为 PG-Ⅰ、PG-Ⅱ 两个亚群,均可在血液中检出。PG-Ⅰ 主要由胃底腺主细胞分泌,PG-Ⅱ 除胃底腺外,幽门腺、十二指肠腺也分泌。当胃黏膜腺体萎缩、主细胞减少时,PG-Ⅰ 含量下降;当萎缩性胃炎伴有肠化时,胃窦腺向胃体延伸,胃体腺假幽门腺化生,PG-Ⅱ 含量也随之增高。因此,胃黏膜萎缩的严重程度可由血清 PG-Ⅰ、PG-Ⅱ 水平和 PG-Ⅰ/PG-Ⅱ 比值的变化反映出来,检测血清中 PG 水平对胃部疾病诊断具有一定意义。

Miki 等[37]对血清 PG 检测作为胃癌初筛手段的 27 项人群研究及 15 项抽样研究进行荟萃分析,提出将"PG-Ⅰ≤70 μg/L,PG-Ⅰ/PG-Ⅱ比值≤3"作为胃癌高危人群的判别标准,灵敏度和特异度均超过 70%,日本大多数研究均采用上述血清 PG 判别标准。Hisayama 队列研究[38]显示,以"PG-Ⅰ≤59 μg/L,PG-Ⅰ/PG-Ⅱ比值≤3.9"作为胃癌的判别标准,其灵敏度和特异度分别为 71.0% 和 69.2%。中国辽宁庄河胃癌高发区以"PG-Ⅰ/PG-Ⅱ比值≤6.9"为标准预测 CAG 及以上胃黏膜病变,其灵敏度为 53.2%[39]。

多项研究提示,血清 PG 检测阳性者发生胃癌的风险增加,采用血清 PG 进行胃癌高危人群筛查能够降低死亡风险。Oishi 等[40]对 40 岁及以上具有基线血清 PG 检测结果的 2 446 人随访 14 年,发现血清 PG 强阳性组(PG-Ⅰ≤30 μg/L 或 PG-Ⅰ/PG-Ⅱ比值≤2)与阴性组相比,无论男女胃癌的发生风险均增加了 3~4 倍。

8.5.1.2　X 线气钡双重对比造影法

"X 线气钡双重对比造影-可疑病例胃内窥镜检查"方案是日本癌症协会推荐的胃癌人群筛查方法,具体做法是:应用优质的硫酸钡进行常规 X 线上消化道造影,对可疑病变再进行细致的气钡双重对比造影,对进一步可疑病例进行胃镜检查和病理学诊断。该方法对每位受检者胃内 8 个部位定点摄片,经集体阅片后决定是否进入下一步检查,筛查结果客观性较强。许多研究支持该方法在降低胃癌病死率方面的有效性。日本早在 20 世纪 60 年代就开展了全国性的胃癌筛查,采用该方案对 40 岁及以上人群每年进行筛查,使后续的胃镜筛查胃癌检出率增加 2 倍,证实了该方案在胃癌高危人群中筛查的有效性。

Oshima 等[41]对采用该方案筛查的 32 789 人进行了平均 6.1 年的随访,以一般人群胃癌标化病死率为参照,筛查能够使胃癌的病死率下降 9%,若按年龄分层,40~59 岁年龄组受检对象的死亡风险下降高达 26%。另一项随访研究[42]基线纳入 42 150 人,其中 15 174 人(36%)参加过筛查,以此作为筛查组,随访 13 年后筛查组只有 179 人死于胃癌,而未筛查组有 636 人死于胃癌,筛查使胃癌的死亡风险下降了 48%($RR=0.52,95\%CI$:$0.36\sim0.74$),其中 40~49 岁组死亡风险下降了 70%($RR=0.30,95\%CI$:$0.13\sim0.72$)。

8.5.1.3　胃镜筛查

上述血清胃蛋白酶原法及 X 线气钡双重对比造影法筛查,仅能够判断出胃癌的高危人群或可疑病变,对于胃癌病例的确诊还要依据胃镜检查和病理诊断。内镜检查能够对消化道黏膜进行活检,是确诊消化系统肿瘤的最有效手段。

采用直接胃镜检查进行胃癌筛查的效果优于 X 线气钡双重对比造影法。日本 2006 年的一项研究首次对胃镜和 X 线两种方法的胃癌筛查效果进行了比较,结果显示,胃镜筛查胃癌的检出率为 0.87%,是 X 线法的 2.7~4.6 倍[43]。韩国类似的研究显示,胃镜筛查发现胃癌的可能性是 X 线法的 2.9 倍。虽然内镜筛查花费高,但是每发现 1 例胃癌的费用低于造影,具有较高的卫生经济学效益。韩国胃癌筛查项目始于 20 世纪 90 年代,对 40 岁及以上人群每 2 年进行 1 次筛查,使用的筛查方案为"直接胃镜检查或上消化道造影初筛阳性者胃镜检查"。2002—2005 年,韩国有 2 690 731 人参加了胃癌筛查,选择造影初筛和直接胃镜检查者分别有 1 765 909 人和 924 822 人,两种方法的胃癌检出率分别为 0.068% 和 0.26%,直接胃镜筛查法对胃癌的检出率明显高于造影法[44]。

8.5.2　胃癌筛查间期

日本和韩国均是胃癌高发国家,分别自 20 世纪 60 年代和 90 年代开始建立了全国胃癌筛查项目,随后的胃癌病死率均呈明显下降趋势。日本癌症协会推荐的筛查方案是对 40 岁以上人群每年进行 X 线气钡双重对比造影初筛加高危人群胃镜检查,筛查使胃癌的死亡风险下降了 48%[42]。韩国的筛查方案是对 40 岁及以上居民每 2 年进行直接胃镜检查或上消化道造影初筛加高危人群胃镜检查。目前对于筛查间期的确定仍然存在争议。

2002—2005 年间,韩国胃癌筛查项目进行 X 线造影方法初筛(1 765 909 人)和直接胃镜筛查(924 822 人)的受检对象中,随访 1 年内分别发生间期癌 2 067 例和 1 083 例,间期癌的发生率均为 1.17/1 000[44]。不同学者对筛查间期的确定持有不同的观点。Yoon 等[45]研究发现,诊断前 1 年内参加筛查者的生存率明显高于诊断前 2～4 年内参加筛查者($P<0.05$),因而建议每年进行胃镜检查以利于早期胃癌的发现。Morii 等[46]研究发现,诊断前 1 年内和 1～2 年之间接受过胃镜检查的胃癌患者 5 年生存率无差别,因而建议胃癌筛查的间隔定为 2 年。Kobayashi 等[47]建议<50 岁、50～59 岁、60～69 岁和≥70 岁人群筛查的时间间隔分别为 5 年、4 年、2～3 年和 1 年。一项针对韩国胃癌筛查的成本效用分析提示,对 50～80 岁的男性每年进行 1 次胃镜检查,对 50～80 岁的女性每 2 年进行 1 次胃镜检查是最为经济有效的胃癌筛查手段[48]。

8.5.3　中国胃癌筛查状况

2006 年,原卫生部、中国癌症基金会组织实施了"中央补助地方公共卫生专项资金项目",项目启动时仅包括食管癌和宫颈癌,年筛查高危个体 2 万余人,到 2013/2014 年筛查癌种涵盖了食管癌、宫颈癌、结直肠癌、肝癌、鼻咽癌、胃癌和肺癌,年筛查高危个体 25 万余人。胃癌自 2007 年纳入筛查癌肿,2012 年食管癌和胃癌合并为上消化道癌筛查,采用上消化道内镜检查,对发现的可疑病变进行活检及病理学诊断,使筛查和诊断一步完成。

上消化道癌 2006—2015 年共筛查高危个体 1 021 493 人,发现患者 15 807 例,检出率达 1.55%，早诊率达 71.87%，治疗率达到 81.26%。其中 2014—2015 年度共筛查高危个体 209 738 人，发现患者 3 613 例，检出率达 1.72%，早诊率达 75.31%，治疗率达到 85.61%。近年来，上消化道癌早诊早治项目规模不断扩大，通过以技术为核心的综合培训和内镜下微创治疗进修班培训，使上消化道癌早诊早治项目质量不断提高。

中国医科大学在辽宁庄河胃癌高发现场开展了胃癌筛查及随访研究[49]，利用 1997—1999 年、2002—2004 年、2007—2011 年在该地区采用血清胃蛋白酶原法和胃镜胃黏膜活检的两轮筛查法筛查的 13 078 名研究对象基线及随访数据进行分析，发现早期胃癌 5 年生存率达 90.48%。癌症的早期发现、早期诊断及早期治疗已成为中国提高癌症 5 年生存率及降低病死率的主要策略之一。

8.6　胃癌的分子流行病学研究

胃癌等恶性肿瘤的发生是遗传和环境等复杂性内外因素交互作用的结果。遗传易感性是胃癌发生的关键因素。有研究表明，约 28% 的胃癌发生风险可归因于遗传因素，另外约 10% 可归因于遗传-环境的交互作用。传统流行病学在探讨环境因素、生活方式、家族史、疾病及健康状况等肿瘤发生的危险因素方面发挥了巨大作用，但由于受到方法学限制，研究局限于对外环境暴露的评估及环境暴露与肿瘤之间的关系，而肿瘤分子流行病学的出现为探求基因与肿瘤发生及危险因素的交互作用开辟了新的途径。

分子流行病学结合分子生物学、遗传学等学科的理论及高通量技术，从人群角度深入探讨遗传等宿主因素，发现有意义的生物标志物，必将极大地推进胃癌的精准预防和临床转化。下面简述胃癌生物标志物研究的主要进展。

8.6.1　DNA 加合物

DNA 加合物是亲电性物质或其代谢产物与体内 DNA 分子特异位点形成的共价结合物，是 DNA 化学损伤较为普遍的形式。检测 DNA 加合物并对加合物结合位点及结构进行分析可以增加人类对化学致癌物致癌机制的认识。如果 DNA 加合物没有被及时修复或错误修复，在加合物的位点或其附近位点导致基因突变、染色体损伤，进而促使肿瘤的发生。研究表明，7-羧甲基鸟嘌呤（7-MCG）和多环芳烃（polycyclic aromatic hydrocarbons，PAH）-DNA 加合物可能与胃癌发生风险相关。

1) 7-MCG

7-MCG 是 DNA 受亚硝酰胺作用所形成的加合物之一。在 DNA 切除修复过程中，7-MCG 能以原形从尿液排出体外。一项对中国 13 个县市居民的调查发现，尿液中 7-MCG 的含量与当地的胃癌累计病死率相关，提示人群亚硝酰胺的胃内暴露水平与胃癌的流行存在正相关。

2) PAH-DNA 加合物

在食品的烘、烤、熏、炸等加工过程中,脂肪、胆固醇、蛋白质和碳水化合物在高温条件下会发生热裂解反应,再经过环化和聚合反应可以形成 PAH。PAH 的代谢终产物是二氢二醇环氧苯并芘[Anti-7,8-dihydrodiol-9,10-epoxide benzo (a) pyrene,BPDE],它可以与 DNA 亲核位点鸟嘌呤外环胺基端共价结合,形成 PAH-DNA 加合物,引起 DNA 损伤,诱导基因突变和细胞癌变,与胃癌发生有关。国外研究发现,经常食用熏烤食物者体内 PAH-DNA 加合物水平增高。中国浙江嘉善县开展的病例-对照研究结果显示,该加合物水平与胃癌发生风险有一定关联($OR=1.13,95\%CI:1.06\sim1.21$)[50]。

8.6.2　血清学标志物

1) 胃蛋白酶原

血清 PG-Ⅰ 和 PG-Ⅱ 浓度在 $H.\ pylori$ 相关慢性活动性胃炎中均有所升高,但 PG-Ⅱ 水平升高明显高于 PG-Ⅰ,引起 PG-Ⅰ/PG-Ⅱ 比值显著下降。有研究表明,PG-Ⅰ 水平在一定程度上可反映胃腺体分泌功能,PG-Ⅰ 水平与最大胃酸排出量呈正相关,而与胃体炎症和萎缩程度呈负相关。虽多项研究证实了血清 PG 的预测作用,但由于血清 PG 水平受多种因素的影响,其作为预测胃黏膜病变和胃癌的血清学标志物,尚有待进一步研究和验证。

2) 抗 $H.\ pylori$ 抗体

$H.\ pylori$ 感染后可诱发机体全身免疫反应,感染者血清中会出现相应的抗 $H.\ pylori$ 的 IgG、IgA 或 IgM 抗体。目前多采用血清学方法检测这些抗体,来判断是否感染 $H.\ pylori$ 并判断暴露水平。研究表明,$H.\ pylori$ 不同毒力因子致病性不同,是影响 $H.\ pylori$ 感染后胃黏膜病变结局的重要因素。通过检测感染者血清中 $H.\ pylori$ 特异性抗体,筛选出与胃黏膜病变密切相关的不同毒力因子组合,可有助于区分 $H.\ pylori$ 感染高危个体,对指导临床治疗及胃癌预防具有重要意义。

目前研究较多的 $H.\ pylori$ 相关特异性抗体有:细胞毒素相关基因 A(cytotoxin-associated gene A,CagA)、空泡毒素 A(vacuolating toxin A,VacA)、尿素酶 A(Urease A)等。一项荟萃分析表明,与单纯 $H.\ pylori$ 抗体阳性者相比,CagA 阳性菌株感染者发生胃癌的危险性增高 1.64 倍($95\%CI:1.21\sim2.24$)到 2.01 倍($95\%CI:1.21\sim3.32$)[51]。基于临胸胃癌高发现场 573 例 $H.\ pylori$ 感染者的研究表明,血清 CagA 阳性与 IM($OR=2.54,95\%CI:1.42\sim4.55$)和 DYS($OR=2.38,95\%CI:1.05\sim5.37$)的发病风险有关;血清 CagA 和 GroEL 阳性是胃黏膜病变进展的独立危险因素($OR=2.89,95\%CI:1.27\sim6.59;OR=2.20,95\%CI:1.33\sim3.64$)[52]。另一项基于河南林县高发区人群的研究表明,$H.\ pylori$ 多抗原阳性(检测的 15 种抗原中至少有 4 种阳性)与胃贲门癌发病风险的增加有关,校正 $H.\ pylori$ 感染和 CagA 血清学阳

性后 OR 为 2.92(95%CI：1.56~5.47)[53]。近期基于 1 608 例中日韩胃非贲门癌病例和 1 958 例正常对照的研究表明，10 种血清 $H. pylori$ 相关抗原阳性（Omp、CagA、VacA、HcpC、HP 0305、GroEL、NapA、HyuA、Cad 和 HpaA）均与胃癌的发生风险呈正相关，OR 在 1.29~3.26 之间[54]。

3）胃泌素-17

胃泌素-17(gastrin-17)属于胃泌素家族，是一种由胃窦部 G 细胞产生的由 17 个氨基酸组成的蛋白质，能反映胃窦部黏膜结构及功能状态。胃黏膜发生病变时，血清胃泌素-17 水平随之发生变化；胃窦萎缩时，胃窦腺体丧失导致 G 细胞数量减少，进入血液循环的胃泌素-17 水平降低；胃体萎缩时，胃酸分泌降低，对胃窦 G 细胞的抑制作用减弱，导致胃泌素-17 分泌增加，血清胃泌素-17 水平升高。近期研究表明，餐后胃泌素-17 浓度与胃窦部萎缩严重程度明显相关。日本、挪威、芬兰等国已实施通过血清 PG 和胃泌素-17 检测筛查 CAG 和胃癌。近期美国国立癌症研究所一项基于芬兰男性吸烟者的前瞻性队列研究（Alpha-Tocopherol, Beta-Carotene Cancer Prevention Study, ATBC）表明，血清胃泌素水平与胃癌的发生风险正相关，与血清胃泌素水平处于最低四分位数的研究对象相比，处于最高四分位数者发生胃癌的风险增加了 54%($OR=1.54$,95%CI：1.02~2.32），其中尤以胃非贲门癌风险的增加更为显著($OR=1.92$,95%CI：1.21~3.05)[55]。

4）生长激素释放肽

Ghrelin 是胃内分泌细胞产生的内源性生长激素释放肽，主要由胃部泌酸腺 X/A 样内分泌细胞分泌。近期研究表明，血浆 ghrelin 水平与血清 PG-Ⅰ 水平及胃黏膜萎缩程度之间存在负相关，可能是预测胃体萎缩的生物标志物。美国国家癌症研究所一项基于 ATBC 的研究表明，较低的基线血清 ghrelin 水平与胃非贲门癌和胃食管交界处癌发病风险的增加均有关，其中与血清 ghrelin 水平处于最高四分位数的研究对象相比，处于最低四分位数者发生胃非贲门癌和胃食管交界处癌的风险分别升高到 5.63 倍(95%CI：3.16~10.03)和 4.90 倍(95%CI：2.11~11.35)[56]。

5）一碳代谢营养素

一碳反应产生 DNA 合成与修复所需的嘌呤和嘧啶，并形成 DNA、RNA 和蛋白甲基化所需的甲基。多种 B 族维生素，包括维生素 B_{12}、叶酸（维生素 B_9）、维生素 B_6 以及核黄素（维生素 B_2）在一碳代谢通路起着至关重要的作用。此外，高半胱氨酸也是该通路的代谢物之一。一碳代谢通路的异常能导致 DNA 合成、修复以及甲基化的异常，因而可能与肿瘤发生有关。既往流行病学研究已经发现，膳食一碳营养素摄入量与上消化道肿瘤发病风险相关。欧洲的 EPIC 队列研究发现，血清维生素 B_2、B_{12} 和 B_6 的水平与胃癌的发生风险呈负相关，但血清叶酸水平与胃癌发生无关[57]。另一项基于 ATBC 队列的巢式病例-对照研究发现，较低的基线血清维生素 B_{12} 水平与胃非贲门癌风险的增加有关，与最高四分位数者相比，处于最低四分位数者的 OR 为 5.77（95％CI：2.65～12.56），但该研究并未发现血清维生素 B_2、维生素 B_6、叶酸以及高半胱氨酸水平与胃贲门癌或胃食管交界处癌的发病相关[58]。美国国家癌症研究所基于河南林县人群开展了两项相关研究，并未发现血清维生素 B_2、维生素 B_{12} 和叶酸与胃贲门癌的关系，但血清半胱胺酸水平与胃贲门癌的发生风险呈负相关。

8.6.3　基于组织芯片技术的生物标志物

通过组织芯片技术高通量、大样本快速分析潜在的生物标志物，已广泛应用于胃癌分子病理研究中。Yoo 等[59]运用这一技术检测了胃腺癌组织中 caspases-3、8、9、10 的表达，发现四者在腺癌组织中均高表达（阳性率分别为 95％、93％、90％、97％），四者均为阳性者占 77％，而四者在正常胃黏膜中不表达或低表达，提示胃癌组织中 caspases 基因表达与细胞凋亡密切相关。此外，通过组织芯片技术筛选出众多表达异常的肿瘤基因，将这些候选基因做成探针，与组织芯片中的胃癌组织进行荧光原位杂交或免疫组化染色，可筛选出真正有差异的基因。Lee 等[60]对 300 例胃癌、59 例胃腺癌和 57 例其他腺瘤的组织芯片进行了免疫组织化学染色，发现 $MUC1$ 阳性肿瘤患者存活率低于 $MUC1$ 阴性者，$MUC1$ 阴性且 $p53$ 阴性者预后良好，而 $MUC1$ 阴性 $p53$ 阳性者预后不良，以上结果均提示 $MUC1$ 表达与胃癌预后相关，$MUC1$（－）/$p53$（－）或 $MUC2$（－）/$p53$（＋）对于胃癌预后有提示意义。中国科学家运用组织芯片技术检测了 Bax、$p53$、$Survivin$ 在胃癌及癌前病变组织中的表达，发现 Bax 在胃癌组织中表达率（17.7％）显著低于正常胃黏膜组织（51.0％）、IM（69.2％）和 DYS（75.0％），$Survivin$ 在胃癌组织中表达率则显著高于正常胃黏膜组织（80.6％和 3.9％），同时 $Survivin$ 在胃癌转移组的表达率显著高于无转移组（64.3％），提示 Bax 表达下调与 $Survivin$ 表达上调可能共同作用于胃黏膜癌变和恶性演进过程，二者联合检测或可作为胃癌发生和转移的预警标志物[61]。

8.6.4　遗传易感性标志物

易感基因多态性是遗传易感的重要物质基础。基因多态性在本质上是染色体 DNA 中核苷酸排列顺序的差异性，在人群中出现的频率不低于 1％～2％，其中单核苷酸多态性（single nucleotide polymorphisms，SNPs）是最主要的多态形式。探讨基因多态与胃癌遗传易感性的关系，特别是一些功能明确的基因与胃癌的关系曾是候选基因策略广泛应用年代的研究热点。而近十余年来，GWAS 被广泛应用于包括胃癌在内的肿瘤的易感性研究，取得了一些重要研究成果。在后 GWAS 时代，除了运用新技术新手段发现更多的胃癌遗传易感基因外，鉴定有生物学意义的功能性遗传变异，从而更好地揭示与胃癌发生、进展和预后相关的机制，仍是领域内的研究热点。

8.6.4.1 家族性胃癌

家族性胃癌具有明显的家族聚集现象,基因外显率高达 70％～80％,肿瘤分化差,发病年龄早。Zanghieri 等[62]对意大利某地区 1986—1987 年发生的所有胃癌病例进行调查发现,胃癌患者一级亲属患胃癌的比例比对照组高 2 倍,同胞患胃癌的 RR 为 4.33。近年来,家族性胃癌的分子遗传学研究获得了重要进展。

1) 上皮钙黏附素(E-cadherin)

E-cadherin 是存在于正常上皮组织的钙依赖性蛋白黏附分子,与上皮细胞间黏附有重要关系,其编码基因为 $CDH1$。1998 年人们首次发现家族性胃癌的发生与上皮钙黏附素基因的截短突变有关。研究表明,25％的遗传性弥漫型胃癌是由抑癌基因 E-$cadherin$ 突变所致,E-$cadherin$ 基因突变所引起的遗传性弥漫型胃癌(包括含遗传性弥漫型胃癌的混合型胃癌)约占胃癌总数的 3％。存在 E-$cadherin$ 基因突变的妇女往往还易罹患乳腺小叶癌。目前,临床上如果发现高癌家族的非癌者存在 E-$cadherin$ 突变,常常需要进行预防性治疗。

2) 错配修复基因(mismatch repair gene,MMR)以及微卫星不稳定(microsatellite instability,MSI)

微卫星是指基因组中具有高度多态性的简单重复序列,MSI 是指由于 DNA 复制错误引起的简单重复序列的增加或丢失,是遗传不稳定性的一种形式。研究发现,早期胃癌中,家族性胃癌较散发性胃癌更易出现 MSI 倾向,而进展期胃癌两者无明显差别。一项对 9 例家族性胃癌患者的研究发现,6 例患者出现 1 个以上的 MSI 位点,但未发现 $hMLH1$ 和 $hMSH2$ 的胚系突变,4 例存在 MSI 的患者发现 $hMLH1$ 基因启动区的甲基化,提示 $hMLH1$ 基因表达及其启动区甲基化可能参与了家族性胃癌的发生、发展[63]。

3) MET 基因

研究者最初发现,遗传性肾乳头状癌患者中 MET 基因突变导致其编码的蛋白质结构中酪氨酸激酶结构域的改变。Kim 等[64]对家族性胃癌患者进行了 $CDH1$ 基因与 MET 基因检测,结果在 21 例 $CDH1$ 突变阴性的家族性胃癌先证者中存在 MET 基因无义突变,而正常人不存在此种基因的突变,提示 MET 基因突变可能与家族性胃癌的发生有关。

4) $TP53$($P53$)基因

研究发现,在欧洲和亚洲的多个家族性胃癌患者中存在 $TP53$ 基因突变。Oliveira 等[65]对欧洲家族性胃癌患者进行基因突变检测,发现 $TP53$ 基因的错义突变,但未发现 $CDH1$ 突变。日本研究者对 35 个家族性胃癌家系的 80 例胃癌患者进行检测,同样发现存在 $TP53$ 基因突变,未发现 $CDH1$ 基因突变[66]。

8.6.4.2 候选基因策略下的散发性胃癌相关研究

1) 参与胃黏膜保护及反映胃黏膜功能状态基因

胃黏液对胃黏膜上皮细胞起重要的保护作用。核黏蛋白(MUC)是胃黏液的主要组成成分,除了对胃黏膜有保护作用外,与上皮细胞的更新和分化、维持细胞的完整性有关。目前,已分离鉴定出多种核黏蛋白基因(*MUC1*、*MUC2*、*MUC3*、*MUC4*、*MUC5AC* 和 *MUC6* 等),发现 *MUC1* 和 *MUC6* 基因在编码区存在可变数目重复序列多态,并与胃癌的发生存在一定的相关性。病例-对照研究表明,在葡萄牙 159 例胃癌患者中,携带 *MUC1* 短重复序列基因型的频率明显高于正常对照[67]。据此发现,有人提出可能是该基因型产生短的糖蛋白产物,导致对胃黏膜的保护作用减弱。但另一项研究表明,在丹麦人群 *MUC1* 短重复序列基因型的频率明显高于葡萄牙人[68]。而丹麦是欧洲胃癌发生率最低的国家之一,因此,*MUC1* 短重复序列基因型与胃癌的发病风险关系值得进一步研究。同样,在葡萄牙 157 例胃癌患者中,*MUC6* 短重复序列基因型的频率明显高于正常对照组,但与胃癌的组织类型、病变部位无关[69]。

2) 炎症通路相关基因

IL-1β 和特异性受体拮抗剂 IL-1ra 是机体对 *H. pylori* 炎症反应中关键的细胞因子。编码 IL-1β 基因 *IL-1B* 的启动子区存在与表达水平有关的 SNP 位点 IL-1B-31 和 IL-1B-511,编码 IL-1ra 的基因 *IL-1RN* 在内含子 2 中存在重复 2～6 次以 86 bp 为单位的可变数目重复序列。Elomar 等[70]发现,这些功能多态可能影响个体对 *H. pylori* 炎症反应的强度以及抑制胃酸分泌水平。葡萄牙的一项研究发现,携带 *IL-1B-511T*($OR=2.7,95\%CI:1.5\sim4.9$)和 *IL-1RN*2*($OR=3.1,95\%CI:1.5\sim6.5$)等位基因的个体肠型胃癌发生风险增高,同时携带两种危险基因型的个体胃癌的发病风险明显增加($OR=9.0,95\%CI:3.5\sim23.0$)[71]。中国目前的研究结果不一致。一项研究发现,携带 *IL-1B-511T/T* 基因型同时伴有 *H. pylori* 感染者,胃癌的发病风险明显增高($OR=3.90,95\%CI:2.19\sim6.94$)[72],而另一项病例-对照研究则表明,*IL-1B-511* 和 *IL-1RN* 多态性与胃癌的发病风险无关[73]。

IL-8 属趋化因子,是 *H. pylori* 感染过程中重要的炎症启动、调节因子。*H. pylori* 可诱导胃上皮细胞分泌 IL-8,胃黏膜内 IL-8 水平与胃癌的发生密切相关。目前已鉴定在 IL-8 基因启动子区-251 存在 SNP 位点。体外研究表明,*IL-8-251* 基因多态与 IL-8 浓度有关[74],因此该位点多态可能与胃癌的遗传易感性有密切关系。

IL-10 又称细胞合成抑制因子,能有效地抑制炎症反应,同时,也可以通过抑制免疫细胞及其分泌的细胞因子来抑制机体对肿瘤的免疫,使肿瘤发生逃逸而得以发展。IL-10 基因启动子区存在 3 个多态位点,分别为-1082A>G、-819C>T 和-592C>A。这些位点之间存在连锁不平衡。其中-1082A>G 多态可以提高 IL-10 基因的转录水平。中国台湾地区的一项研究表明,携带 *IL-1082G* 基因型与胃癌的发病风险相关($OR=2.54,95\%CI:1.24\sim5.61$)[75]。

肿瘤坏死因子 α(tumor necrosis factor-α, TNF-α)是体内具有多种生物活性的细胞因子,具有抗肿瘤、抗感染的作用,但在病理条件下,TNF-α 的大量分泌则具有促进肿瘤发展和扩散的作用。在 H. pylori 感染者中,TNF-α 的表达水平明显增高。TNF-α 基因启动子区-308 和-238 位点存在影响转录水平的 SNPs,-308A 和-238G 等位基因均与 TNF-α 高表达有关。韩国的一项病例-对照研究表明,-308A 等位基因与胃癌的发病风险无关,而-238A 等位基因可能是胃癌发生的保护性因素[76]。

Cox-2 是与细胞增殖、凋亡、血管生成及免疫等密切相关的代谢酶,与胃癌的发生、发展密切相关。Cox-2 基因多态性可能与胃癌易感性及个体对 Cox-2 抑制剂的敏感性相关。Cox-2 基因在启动子区及编码区存在多个 SNP 位点。临朐胃癌高发现场研究发现,Cox-2 启动子区 Cox-2-1195G>A 基因多态与胃癌的发病风险密切相关,并与 H. pylori 感染、吸烟存在明显的交互作用,共同促进胃癌的发病[77]。

此外,Toll 样受体参与 H. pylori 的识别及胃黏膜定植,Toll 样受体基因家族多态性与胃癌的发病风险密切相关。临朐胃癌高发现场研究发现,TLR2 c.-196 to-174 ins>del 和 TLR5 rs5744174 多态与胃癌的发病风险密切相关,TLR5 rs5744174 还与 H. pylori 感染存在明显交互作用,共同促进胃癌的发生[78]。

3) 代谢酶基因多态

CYP2E1 是致癌物亚硝胺类代谢活化的主要酶类。目前已鉴定该基因至少有 4 个多态位点与肿瘤发生有关,分别位于 5′端的-1293G>C(PstI)和-1053C>T(RsaI),位于第 6 内含子 7632T>A(DraI)和第 7 内含子 9893C>G(TaqI)。韩国一项研究结果表明,在胃癌患者中吸烟者 CYP2E1/PstI (C2/C2)基因型和 CYP2E1/DraI (C/C)基因型的频率明显高于非吸烟者,两种危险基因型结合发生胃癌的风险增高 5.6 倍(OR=5.6,95%CI:0.9~39.1),提示 CYP2E1 基因多态与吸烟存在交互作用[79]。

CYP2A6 在代谢致癌物亚硝胺类化合物中起重要作用。该基因存在多个多态位点,其中 479 T>A 基因多态导致 160 位氨基酸由 Leu 转为 His,从而影响代谢酶的活性。另外,该基因的纯合缺失多态能造成酶的活性减弱。日本的一项研究表明,胃癌患者中 CYP2A6 纯合缺失频率明显高于正常对照,CYP2A6 纯合缺失与胃癌的发病风险相关(OR=3.14,95%CI:1.05~9.41)[80]。

GSTM1 基因在肝、脑、胃中均有表达,该基因的纯合性缺失频率约为 10%~60%[49],造成 GSTM1 蛋白表达缺失,代谢致癌物的能力减弱,而使肿瘤的发病风险增高。一些研究表明,GSTM1 等位基因缺失与胃癌的发病风险有关。在 9 项病例-对照研究中,有 4 项表明与胃癌的发病风险有关(OR=1.7~3.1)。此外,研究还发现,GSTM1 等位基因缺失与吸烟存在交互作用[81]。

4) DNA 损伤修复基因及其他相关基因多态

XRCC1 是 DNA 修复系统中碱基切除修复系统的重要蛋白质,其存在 3 个重要的 SNPs,即位于编码区的 26304C>T、27466G>A 和 28152G>A,分别导致 194 位氨基酸

Arg→Trp、280 位氨基酸 Arg→His 和 399 位氨基酸 Arg→Gln 取代。399 位 Arg→Gln 改变可能影响碱基切除修复系统的活性。一项病例-对照研究表明,单独携带 26304CC 和 28152GA/AA 基因型的个体与胃癌无关,但携带 26304CC 的个体能增加患胃贲门癌的风险($OR = 2.18, 95\%CI:1.21\sim3.94$),同时携带 26304CC 和 28152GA/AA 基因型的个体胃癌的发病风险升高($OR = 1.73, 95\%CI:1.21\sim2.69$)[82]。

8-羟基鸟嘌呤-DNA 糖基化酶(OGG)能修复由于活性氧造成的 8-羟基鸟嘌呤 G:C 到 T:A 的转换。OGG 至少有两型,OGG1 是主要形式。日本的一项研究表明,胃癌患者中携带 OGG1-Ser326Cys 变异型个体的频率明显高于正常对照[83]。中国的一项研究发现,OGG1-326 和 XRCC1-399 多态存在联合作用,共同促进胃黏膜病变的进展[84]。此外,*p53* 基因是重要的细胞周期、凋亡调节基因。*p53* 基因 72 位密码子存在 C>G 多态,使氨基酸由 Pro→Arg。目前关于 *p53* 基因 72 位密码子多态与胃癌发病风险的研究结果不一致。日本的一项研究表明,弥漫性胃癌伴 *H. pylori* 感染者中,Pro/Pro 基因型的频率明显高于正常对照,该位点多态与弥漫性胃癌的发病风险有关($OR = 2.98, 95\%CI:1.07\sim8.32$),而与肠型胃癌的发病风险无关[85]。而中国的一项研究表明,携带 Arg 等位基因(Arg/Pro 和 Arg/Arg)的个体患胃癌的风险增高($OR = 1.67, 95\%CI:1.00\sim2.77$)[86]。另一项研究表明,同时携带 *p53* 基因 72 位密码子 Pro/Pro 和 *p21* 基因单体型 A 的个体患胃癌的风险增高[87]。

5) 候选基因策略的不足

如上所述,20 多年来,采用候选基因策略进行肿瘤遗传易感性筛选取得了一些积极的成果。但候选基因相关研究的最大问题是结果可重复率较低,可能存在较多的假阳性。Dong 等[88]系统评估了截至 2008 年 3 月开展的肿瘤候选基因关联研究,对于上消化道肿瘤,研究者认为,很难发现令人完全信服的易感性位点;荟萃分析得到的一个与胃癌相关的显著性位点(位于 *TP53*)也被定性为假阳性。另外,绝大多数的候选基因研究仅有较小的样本量,在方法学上存在明显缺陷。

8.6.4.3 GWAS

与候选基因策略相比,GWAS 对大规模研究对象的 DNA 样本进行全基因组高密度遗传标记分型,寻找与复杂性疾病相关的遗传易感性,尤其是与疾病存在较低到中等关联强度的 SNPs(common disease common variant 假说)。通过定义一个严格的显著性界值来校正多重比较,GWAS 降低了候选基因策略下的假阳性风险。胃癌的 GWAS 研究结果由日本学者于 2008 年率先发表,随后,中国及美国学者相继报道了中国人群 GWAS 研究结果。

1) 染色体 8q24(前列腺干细胞抗原基因,*PSCA*)遗传位点

2008 年,Sakamoto 等[89]报道了日本人群胃癌的 GWAS 研究结果,*PSCA* rs2976392 多态与弥漫型胃癌的相关性远高于肠型胃癌的相关性($OR = 1.62, 95\%CI:$

1.38~1.89)。该研究还发现，*PSCA* 在分化的胃上皮细胞中有表达，并在体外实验中证实有抑制细胞分化的作用。同样的危险等位基因在韩国人群的病例-对照研究中也得到证实。

PSCA 是 1998 年 Reiter 等在人前列腺癌动物模型 LAPC-4 鼠中发现的一个与前列腺相关的肿瘤抗原，它与干细胞抗原-2(stem cell antigen-2，SCA-2)有 30% 的同源性。*PSCA* 基因位于染色体 8q24.2，编码含 123 个氨基酸的蛋白质。PSCA 的同源物 SCA-2 为 GPI 锚定细胞表面抗原 Thy-1/Ly-6 家族成员之一。研究表明，Thy-1 家族在细胞的黏附、增殖、存活以及细胞因子/生长因子应答等方面发挥着重要作用，而 Ly-6 家族与肿瘤的恶性表型和肿瘤细胞黏附有关。

2) 染色体 10q23(*PLCE1*)、20p13(*C20orf54*)和 1q22(*MUC1*)位点

2010 年，Wang 等[90]通过 GWAS 研究首次发现了 2 个食管癌易感基因：位于 10q23 的 *PLCE1* 和位于 20p13 的 *C20orf54*。*PLCE1* 在调节细胞的增长、分化、凋亡和再生中起重要作用，而 *C20orf54* 是核黄素转运基因，其主要功能是将核黄素由细胞外转入细胞内，在肠道对核黄素的吸收中起重要作用。该研究同时证明这些易感基因与胃贲门癌发病风险相关[90]。与此同时，美国国家癌症研究所的 Abnet 等[91]基于中国汉族人群的研究也证实了 *PLCE1* 多态与食管鳞癌和胃癌的关系，但仅限于胃贲门癌，并未发现与胃非贲门癌的关联，也未发现 *C20orf54* 多态与食管鳞癌或胃癌的关联。基于中国汉族人群，一项研究专门关注了 Abnet 等在 GWAS 第一阶段与胃癌存在显著关联的位点，包括 1q22、10q23 和 20p13[92]。研究发现，*MUC1*(1q22)和 *PLCE1*(10q23)多态与胃癌的发生相关，且 *PLCE1* 与胃癌发生的相关性在女性($OR=1.86,95\%CI$：1.49~2.32)和胃腺癌($OR=1.71,95\%CI$：1.49~1.95)中更显著[92]。随着危险等位基因数目增加，发生胃癌的风险明显增加，且携带两个危险等位基因的个体比未携带危险等位基因者患胃癌的风险高出 3.28 倍($95\%CI$：1.75~6.13)。上述结果表明，位于 1q22 和 10q23 的易感基因可能是潜在的胃癌易感性生物标志物。

3) 染色体 5p13.1 和 3q13.31 位点

Shi 等[93]进行了胃非贲门癌的 GWAS 研究，该研究发现了两个与胃非贲门癌相关的遗传位点，分别位于染色体 5p13.1(rs13361707，位于 *PTGER4-PRKAA1* 基因区域)和 3q13.31(rs9841504，位于 *ZBTB20*)。该研究还通过基因型填补分析(imputation analysis)确证了 8q24、1q22 和 20p13 区域位点与胃非贲门癌的关系。后续研究发现，在 *H. pylori* 血清阳性者中，rs13361707 C 基因型携带者(CT/CC)与胃癌易感性显著相关($OR=2.68,95\%CI$：1.62~4.43)。同时，该研究报道了位于 1q22 的 *MUC1* 和 10q23 的 *PLCE1* 分别有 1 个 SNP 位点与胃癌易感性显著相关，分别为 rs4072037($OR=3.95,95\%CI$：2.29~46.79)和 rs2274223($OR=2.45,95\%CI$：1.55~3.88)，并且均与 *H. pylori* 感染有显著的交互作用[94]。

4) 染色体 6p21.1 位点

美国国立癌症研究所基于中韩人群进行了胃癌的 GWAS 研究,进一步支持胃贲门癌与非贲门癌在遗传背景上既有相似,又存在不同点。研究发现,染色体 6p21.1 区域位点(rs2294693,近 *UNC5CL*)与胃非贲门癌有关,但该位点与胃贲门癌的关联并未满足全基因组显著性。另外,研究发现,5p13.1(rs10074991,位于 *PRKAA1*)位点同时与胃贲门癌和非贲门癌均相关[95]。该研究同时确证了 1q22(*MUC1*)位点与胃癌的关联,发现 *MUC1* rs4072037 与胃贲门癌和非贲门癌均相关。另外,*PSCA* 基因的 3 个多态位点与胃贲门癌之间并无关联。

5) 染色体 5q14.3 位点

通过荟萃分析对荟萃研究结果进行汇总,以增加样本量和统计学效力,有助于发现新的遗传易感性位点。美国国立癌症研究所领衔的荟萃分析汇总了两项胃非贲门癌的 GWAS 研究[91,93],发现染色体 5q14.3 位点(rs7712641)与胃非贲门癌有关。该位点位于长非编码 RNA,lnc-POLR3G-4 的内含子区域。该研究发现,肿瘤组织中此 lncRNA 的表达相比正常组织显著下降。另外,该研究还发现了 1q22 区域与胃非贲门癌相关的新位点(rs80142782)。

8.6.4.4 后 GWAS 时代相关研究

过去十余年间,GWAS 发现了大量与肿瘤等疾病和表型相关的遗传位点。但相较于所消耗的人力、物力和财力,从海量遗传信息中仅仅筛选出少量关联易感性位点,对于疾病遗传易感性的解释能力仍有限。Sampson 等[96]基于 13 种恶性肿瘤的 GWAS 数据进行了遗传度分析,发现胃非贲门癌的整体遗传度在 0.253,表明 GWAS 数据总体可以在一定程度上解释胃非贲门癌的遗传易感性。然而,即便剔除既往 GWAS 研究或美国国立人类基因组研究所目录(NHGRI catalog)列出的有意义 SNPs 及其 250 kb 范围内的所有 SNPs,调整后的胃非贲门癌的遗传度也只有 0.243。这表明 GWAS 报告的相关位点仅仅能解释极少量的胃非贲门癌遗传易感性,绝大多数的潜在易感位点有待挖掘。GWAS 采用较为苛刻的显著性水平界值,虽然尽可能地避免了假阳性,却可能忽略潜在的重要位点,导致假阴性。另外,GWAS 常规发现的仍然仅仅是统计学意义上的关联,很可能是其他有真实生物学关联 SNPs 的替代标志物。寻找确切与疾病存在生物学关联的遗传变异才能在胃癌遗传易感性研究中去伪存真,由表及里。同时,这一切也依赖于生物信息学等计算和分析方法学的不断进步,才能更好地促进人类对海量遗传信息的挖掘。

下面列出一些后 GWAS 时代的相关工作。

1) 基于生物学通路的分析(pathway-based analysis)

基于生物学通路的分析立足现有的生物学通路相关证据,深入挖掘 GWAS 信息,有望为解释疾病遗传易感性提供新的重要证据。美国国家癌症研究所进行了基于生物学通路的分析。例如，关于DNA修复通路基因的研究，选取了170个DNA修复相关基因的1 675个SNPs。通过对1 758例胃癌病例(1 126例胃贲门癌和632例非贲门癌)及2 111例对照的研究发现，包括CLK2、MRE11A、RAD54L和POLE在内的若干DNA修复通路基因，可能与胃癌的发生风险有关。但该研究并未发现DNA修复通路整体上与胃癌的关联($P=0.20$)[97]。另一项研究关注了53个FAS介导的凋亡信号通路相关基因(共554个SNP位点)，结果显示，MAP2K4、FAF1、MAPK8、CASP10、CASP8、CFLAR、MAP2K1、CAP8AP2、PAK2和IKBKB与胃癌发生相关，并且FAF1和MAPK8同时与胃贲门癌和非贲门癌的发病风险相关[98]。Fas是肿瘤坏死因子受体超家族的重要成员，通过与其配体FasL相互作用，激活一系列细胞内激酶，将死亡信号传导至细胞内，调控细胞的生存和凋亡，在肿瘤的发生、发展中起重要作用。但不可否认的是，生物学通路的认知总是在不断变化中，即便不同学者中也会有不同的角度，所以对生物学通路的界定不可避免地存在主观性。

2) 针对GWAS有意义的位点进行深度分析

针对GWAS有意义的位点进行深度测序，评估基因与肿瘤的关系以及遗传变异对基因表达的影响，寻找表达数量性状基因座(expression quantitative trait loci, eQTL)，有助于病因学探讨和潜在生物标志物的识别。如前所述，PLCE1遗传位点在既往GWAS中发现与食管鳞癌和胃贲门癌有关。美国国立癌症研究所基于中国汉族人群比较了食管鳞癌和胃癌组织以及邻近的正常组织中PLCE1 mRNA的表达情况，结果发现，PLCE1 mRNA在食管鳞癌、胃贲门癌和非贲门癌中的表达相较正常组织均下降，而且PLCE1 mRNA的表达增高与食管鳞癌和胃贲门癌生存期的延长有关，提示PLCE1 mRNA的表达增高可预测较好的预后[99]。

此外，通过将GWAS数据与公共数据库相结合，充分利用现有的生物信息学工具进行功能编译，也有助于发现潜在的具有统计学和生物学意义的遗传易感性位点。目前，单一研究机构已经很难积累足够大样本量的研究对象来满足后GWAS时代高通路手段所需的统计学效力，客观上强调了多中心和大联盟合作的重要性。这种合作不仅可以进一步探索胃癌相关的SNPs，还可以通过研究其他相关表型，以期为胃癌的病因学探讨和标志物寻找提供重要借鉴。如美国国家癌症研究所与郑州大学合作，进行上消化道肿瘤家族史的GWAS，可为进一步阐明上消化道肿瘤的病因学，尤其是上消化道肿瘤家族聚集性相关的低外显度易感性位点提供重要线索[100]。

8.6.5 胃癌分子流行病学与精准医学

随着现代分子生物学等学科新理论新技术的不断涌现，胃癌分子流行病学的研究范围日益广泛和深入，人们对胃癌病因学和发病机制的认识也更加深刻。将胃癌分子流行病学的研究结论转化到胃癌预防、诊断、治疗和预后实践中去，以实现胃癌的精准预防和控制,是胃癌分子流行病学研究的目标。同时,分子流行病学的研究结论也需要与其他相关因素,包括 *H. pylori* 感染情况以及传统流行病学危险因素综合考虑,才能对胃癌发生、进展和预后的风险建立理想的预测模型,对胃癌高危人群、胃癌的生物学行为以及预后进行精准预测,真正实现胃癌精准医学的目标。这里有 3 个基本前提:首先是该因素与胃癌的关系属于间接还是直接的关联要得到确证,其次是关联的强度要明确,再次是对各种相关因素要有全面综合的考虑。

然而,目前除 *H. pylori* 感染与胃癌的关系及其关联强度较为确切,其他因素与胃癌的关系基本上均需深入探讨。即便是吸烟和饮酒等较为明确的西方人群胃癌发生的关键性环境因素,它们与中国汉族人群胃癌的关联强度目前尚认为较弱,而且剂量反应关系仍需进一步评估。对既往分子流行病学发现的胃癌易感性位点,也需进一步研究证实是直接还是间接的关联,并阐明关联的生物学机制。

近年来,微生物组学和代谢组学等各种组学新理论新技术的发展,为更全面、更精确地测量胃癌环境危险因素的内暴露与外暴露水平,以及更好地评价宿主和遗传相关因素提供了无限可能,也为胃癌的分子流行病学研究不断提供新的发展契机。通过对胃癌相关的环境、遗传和宿主因素进行全面综合评价,我们才能建立胃癌发生、进展和预后的风险预测模型,最终实现胃癌的精准预防和临床转化,有效解决胃癌这一困扰中国国民的重大公共卫生问题。

8.7　小结与展望

中国胃癌防治水平与发达国家相比还存在较大差距,主要问题在于胃癌病因仍不十分清楚,缺乏符合中国国情的高危人群识别及高效筛查技术。胃癌病理类型复杂,具有高度异质性,缺乏有效的靶向药物。针对上述问题,应充分利用中国具有独特优势的长期随访队列,采用前瞻性流行病学研究设计,进一步明确病因、癌前病变转变及复发转移机制,研发早期筛查及诊断技术,建立符合中国国情的高危人群识别、分级干预及筛查方案。寻找预警、疗效预测、预后判断标志物及新的药物靶点,推广胃癌规范化诊疗方案,使中国胃癌整体防治能力达到国际先进水平。

参考文献

[1] Torre L A, Bray F, Siegel R L, et al. Global cancer statistics, 2012 [J]. CA Cancer J Clin, 2015, 65(2): 87-108.

[2] Chen W, Zheng R, Baade P D, et al. Cancer statistics in China, 2015 [J]. CA Cancer J Clin, 2016, 66(2): 115-132.

[3] Correa P. Human gastric carcinogenesis: a multistep and multifactorial process — First American

Cancer Society Award Lecture on Cancer Epidemiology and Prevention [J]. Cancer Res, 1992, 52 (24): 6735-6740.

[4] You W C, Li J Y, Blot W J, et al. Evolution of precancerous lesions in a rural Chinese population at high risk of gastric cancer [J]. Int J Cancer, 1999, 83(5): 615-619.

[5] You W C, Zhang L, Gail M H, et al. Gastric dysplasia and gastric cancer: Helicobacter pylori, serum vitamin C, and other risk factors [J]. J Natl Cancer Inst, 2000, 92(19): 1607-1612.

[6] You W C, Zhao L, Chang Y S, et al. Progression of precancerous gastric lesions [J]. Lancet, 1995, 345(8953): 866-867.

[7] Arnold M, Razum O, Coebergh J W. Cancer risk diversity in non-western migrants to Europe: An overview of the literature [J]. Eur J Cancer. 2010, 46(14): 2647-2659.

[8] Hanley A J, Choi B C, Holowaty E J. Cancer Mortality among Chinese Migrants: A Review [J]. Int J Epidemiol. 1995, 24(2): 255-265.

[9] Watanabe T, Tada M, Nagai H, et al. Helicobacter pylori infection induces gastric cancer in Mongolian gerbils. Gastroenterology [J], 1998, 115(3): 642-648.

[10] Parsonnet J, Friedman G D, Vandersteen D P, et al. Helicobacter pylori infection and the risk of gastric carcinoma [J]. N Engl J Med. 1991, 325(16): 1127-1131.

[11] Helicobacter and Cancer Collaborative Group. Gastric cancer and Helicobacter pylori: a combined analysis of 12 case control studies nested within prospective cohorts [J]. Gut, 2001, 49(3): 347-353.

[12] Zhang L, Blot W J, You W C, et al. Helicobacter pylori antibodies in relation to precancerous gastric lesions in a high-risk Chinese population [J]. Cancer Epidemiol Biomarkers Prev, 1996, 5 (8): 627-630.

[13] Pham T M, Fujino Y, Kikuchi S, et al. Dietary patterns and risk of stomach cancer mortality: the Japan collaborative cohort study [J]. Ann Epidemiol, 2010, 20(5): 356-363.

[14] Gonzalez C A, Pera G, Agudo A, et al. Fruit and vegetable intake and the risk of stomach and oesophagus adenocarcinoma in the European Prospective Investigation into Cancer and Nutrition (EPIC-EURGAST) [J]. Int J Cancer, 2006, 118(10): 2559-2566.

[15] Sanikini H, Dik V K, Siersema P D, et al. Total, caffeinated and decaffeinated coffee and tea intake and gastric cancer risk: results from the EPIC cohort study [J]. Int J Cancer, 2015, 136 (6): E720-730.

[16] Gonzalez C A, Jakszyn P, Pera G, et al. Meat intake and risk of stomach and esophageal adenocarcinoma within the European Prospective Investigation Into Cancer and Nutrition (EPIC) [J]. J Natl Cancer Inst, 2006, 98(5): 345-354.

[17] Fang X, Wei J, He X, et al. Landscape of dietary factors associated with risk of gastric cancer: A systematic review and dose-response meta-analysis of prospective cohort studies [J]. Eur J Cancer, 2015, 51(18): 2820-2832.

[18] You W C, Blot W J, Chang Y S, et al. Allium vegetables and reduced risk of stomach cancer [J]. J Natl Cancer Inst, 1989, 81(2): 162-164.

[19] Trédaniel J, Boffetta P, Buiatti E, et al. Tobacco smoking and gastric cancer: Review and meta-analysis [J]. Int J Cancer, 1997, 72(4): 565-573.

[20] Ladeiras-Lopes R, Pereira A K, Nogueira A, et al. Smoking and gastric cancer: systematic review and meta-analysis of cohort studies [J]. Cancer Causes Control, 2008, 19(7): 689-701.

[21] Kneller R W, You W C, Chang Y S, et al. Cigarette Smoking and Other risk Factors for

progression of Precancerous Stomach Lesions [J]. J Natl Cancer Inst, 1992, 84(16): 1261-1266.

[22] Shikata K, Doi Y, Yonemoto K, et al. Population-based prospective study of the combined influence of cigarette smoking and Helicobacter pylori infection on gastric cancer incidence: the Hisayama Study [J]. Am J Epidemiol, 2008, 168(12): 1409-1415.

[23] Kuipers E J, Nelis G F, Klinkenberg-Knol E C, et al. Cure of Helicobacter pylori infection in patients with reflux oesophagitis treated with long term omeprazole reverses gastritis without exacerbation of reflux disease: results of a randomised controlled trial [J]. Gut, 2004, 53(1): 12-20.

[24] Kato I, Tominaga S, Matsumoto K. A prospective study of stomach cancer among a rural Japanese population: a 6-year survey [J]. Jpn J Cancer Res, 1992, 83(6): 568-575.

[25] O'Doherty M G, Freedman N D, Hollenbeck A R, et al. A prospective cohort study of obesity and risk of oesophageal and gastric adenocarcinoma in the NIH-AARP Diet and Health Study [J]. Gut, 2012, 61(9): 1261-1268.

[26] Sjodahl K, Jia C, Vatten L, et al. Body mass and physical activity and risk of gastric cancer in a population-based cohort study in Norway [J]. Cancer Epidemiol Biomarkers Prev, 2008, 17(1): 135-140.

[27] Correa P. Helicobacter pylori and gastric cancer: state of the art [J]. Cancer Epidemiol Biomarkers Prev, 1996, 5(6): 477-481.

[28] Wong B C, Lam S K, Wong W M, et al. Helicobacter pylori eradication to prevent gastric cancer in a high-risk region of China: a randomized controlled trial [J]. JAMA, 2004, 291(2): 187-194.

[29] You W, Brown L M, Zhang L, et al. Randomized double-blind factorial trial of three treatments to reduce the prevalence of precancerous gastric lesions [J]. J Natl Cancer Inst, 2006, 98(14): 974-983.

[30] Ma J L, Zhang L, Brown L M, et al. Fifteen-Year Effects of Helicobacter pylori, Garlic, and Vitamin Treatments on Gastric Cancer Incidence and Mortality [J]. J Natl Cancer Inst, 2012, 104 (6): 488-492.

[31] Li W Q, Ma J L, Zhang L, et al. Effects of Helicobacter pylori treatment on gastric cancer incidence and mortality in subgroups [J]. J Natl Cancer Inst, 2014, 106(7). pii: dju116.

[32] Gail M H, You W C. A factorial trial including garlic supplements assesses effect in reducing precancerous gastric lesions [J]. J Nutr, 2006, 136(3 Suppl): 813S-815S.

[33] Gail M H, You W C, Chang Y S, et al. Factorial trial of three interventions to reduce the progression of precancerous gastric lesions in Shandong, China: design issues and initial data [J]. Control Clin Trials, 1998, 19(4): 352-369.

[34] Dawsey S M, Wang G Q, Taylor P R, et al. Effects of vitamin/mineral supplementation on the prevalence of histological dysplasia and early cancer of the esophagus and stomach: results from the Dysplasia Trial in Linxian, China [J]. Cancer Epidemiol Biomarkers Prev, 1994, 3(2): 167-172.

[35] Qiao Y L, Dawsey S M, Kamangar F, et al. Total and cancer mortality after supplementation with vitamins and minerals: follow-up of the Linxian General Population Nutrition Intervention Trial [J]. J Natl Cancer Inst, 2009, 101(7): 507-518.

[36] Wong B C Y, Zhang L, Ma J L, et al. Effects of selective COX-2 inhibitor and Helicobacter pylori eradication on precancerous gastric lesions [J]. Gut, 2012, 61(6): 812-818.

[37] Miki K. Gastric cancer screening using the serum pepsinogen test method [J]. Gastric Cancer, 2006, 9(4): 245-253.

[38] Shikata K, Ninomiya T, Yonemoto K, et al. Optimal cutoff value of the serum pepsinogen level for prediction of gastric cancer incidence: the Hisayama Study [J]. Scand J Gastroenterol, 2012, 47(6): 669-675.

[39] 孙丽萍,宫月华,王兰,等. 辽宁庄河地区居民血清胃蛋白酶原含量检测分析[J]. 中华消化杂志, 2006,26(10): 649-652.

[40] Oishi Y, Kiyohara Y, Kubo M, et al. The serum pepsinogen test as a predictor of gastric cancer [J]. Am J Epidemiol, 2006, 163(7): 629-637.

[41] Oshima A, Hanai A, Fujimoto I. Evaluation of a mass screening program for stomach cancer [J]. Natl Cancer Inst Monogr, 1979, (53): 181-186.

[42] Lee K J, Inoue M, Otani T, et al. Gastric cancer screening and subsequent risk of gastric cancer: A large-scale population-based cohort study, with a 13-year follow-up in Japan [J]. Int J Cancer, 2006, 118(9): 2315-2321.

[43] Tashiro A, Sano M, Kinameri K, et al. Comparing mass screening techniques for gastric cancer in Japan [J]. World J Gastroenterol, 2006, 12(30): 4873-4874.

[44] Choi K S, Jun J K, Park E C, et al. Performance of different gastric cancer screening methods in Korea: A population-based study [J]. PLoS One, 2012, 7(11): e50041.

[45] Yoon H, Kim N, Lee H S, et al. Effect of endoscopic screening at 1-year intervals on the clinicopathologic characteristics and treatment of gastric cancer in South Korea [J]. J Gastroenterol Hepatol, 2012, 27(5): 928-934.

[46] Morii Y, Arita T, Shimoda K, et al. Effect of periodic endoscopy for gastric cancer on early detection and improvement of survival [J]. Gastric Cancer, 2001, 4(3): 132-136.

[47] Kobayashi D, Takahashi O, Arioka H, et al. The optimal screening interval for gastric cancer using esophago-gastro-duodenoscopy in Japan [J]. BMC Gastroenterology, 2012, 12: 144.

[48] Chang H S, Park E C, Chung W, et al. Comparing endoscopy and upper gastrointestinal X-ray for gastric cancer screening in South Korea: A cost-utility analysis [J]. Asian Pac J Cancer Prev, 2012, 13(6): 2721-2728.

[49] 袁媛. 1997—2011 年辽宁省庄河地区胃癌高危人群筛查效果评估. 中华肿瘤杂志[J],2012,34(7): 538-542.

[50] 徐虹. 环境暴露、DNA 加合物与恶性肿瘤发病关系的研究[D]. 浙江大学,2006: 1-67.

[51] Cellini L, Grande R, Di Campli E, et al. Analysis of genetic variability, antimicrobial susceptibility and virulence markers in Helicobacter pylori identified in Central Italy [J]. Scand J Gastroenterol, 2006, 41(3): 280-287.

[52] Pan K F, Formichella L, Zhang L, et al. Helicobacter pylori antibody responses and evolution of precancerous gastric lesions in a Chinese population [J]. Int J Cancer, 2014, 134(9): 2118-2125.

[53] Murphy G, Freedman N D, Michel A, et al. Prospective study of Helicobacter pylori antigens and gastric noncardia cancer risk in the nutrition intervention trial cohort [J]. Int J Cancer, 2015, 137(8): 1938-1946.

[54] Cai H, Ye F, Michel A, et al. Helicobacter pylori blood biomarker for gastric cancer risk in East Asia [J]. Int J Epidemiol, 2016, 45(3): 774-781.

[55] Murphy G, Abnet C C, Choo-Wosoba H, et al. Serum gastrin and cholecystokinin are associated with subsequent development of gastric cancer in a prospective cohort of Finnish smokers [J]. Int J Epidemiol, 2017, 46(3): 914-923.

[56] Murphy G, Kamangar F, Dawsey S M, et al. The relationship between serum ghrelin and the risk

of gastric and esophagogastric junctional adenocarcinomas [J]. J Natl Cancer Inst，2011，103(14)：1123-1129.

[57] Vollset S E，Igland J，Jenab M，et al. The association of gastric cancer risk with plasma folate，cobalamin，and methylenetetrahydrofolate reductase polymorphisms in the European Prospective Investigation into Cancer and Nutrition [J]. Cancer Epidemiol Biomarkers Prev，2007，16(11)：2416-2424.

[58] Miranti E H，Stolzenberg-Solomon R，Weinstein S J，et al. Low vitamin B_{12} increases risk of gastric cancer：A prospective study of one-carbon metabolism nutrients and risk of upper gastrointestinal tract cancer [J]. Int J Cancer，2017，141(6)：1120-1129.

[59] Yoo N J，Kim H S，Kim S Y，et al. Stomach cancer highly expresses both initiator and effector caspases；an immunohistochemical study [J]. APMIS，2002，110(11)：825-832.

[60] Lee H S，Lee H K，Kim H S，et al. MUC1，MUC2，MUC5AC，and MUC6 expressions in gastric carcinomas：their roles as prognostic indicators [J]. Cancer，2001，92(6)：1427.

[61] 肖玉平，吴东瑛，林志，等. 利用组织芯片技术研究胃癌及其癌前病变中 Bax、p53、Survivin 表达的关系及意义[J]. 中国肿瘤临床，2006，33(19)：1088-1090.

[62] Zanghieri G，Di Gregorio C，Sacchetti C，et al. Familial occurrence of gastric cancer in the 2-year experience of a population-based registry [J]. Cancer，1990，66(9)：2047-2051.

[63] Yanagisawa Y，Akiyama Y，Iida S，et al. Methylation of the hMLH1 promoter in familial gastric cancer with microsatellite instability [J]. Int J Cancer，2000，85(1)：50-53.

[64] Kim I J，Park J H，Kang H C，et al. A novel germline mutation in the MET extracellular domain in a Korean patient with the diffuse type of familial gastric cancer [J]. J Med Genet，2003，40(8)：e97.

[65] Oliveira C，Ferreira P，Nabais S，et al. E-Cadherin (CDH1) and rather than SMAD4 and Caspase-10 germline mutations contribute to genetic predisposition in Portuguese gastric cancer patients [J]. Eur J Cancer，2004，40(12)：1897-1903.

[66] Yamada H，Shinmura K，Okudela K，et al. Identification and characterization of a novel germ line p53 mutation in familial gastric cancer in the Japanese population [J]. Carcinogenesis，2007，28(9)：2013-2018.

[67] Carvalho F，Seruca R，David L，et al. MUC1 gene polymorphism and gastric cancer - an epidemiological study [J]. Glycoconj J，1997，14(1)：107-111.

[68] Carvalho F，Peixoto A，Steffensen R，et al. MUC1 gene polymorphism does not explain the different incidence of gastric cancer in Portugal and Denmark [J]. Ann Hum Genet，1999，63(Pt 3)：187-191.

[69] Garcia E，Carvalho F，Amorim A，et al. MUC6 gene polymorphism in healthy individuals and in gastric cancer patients from northern Portugal [J]. Cancer Epidemiol Biomarkers Prev，1997，6(12)：1071-1074.

[70] Elomar E M，Carrington M，Chow W H，et al. Interleukin-1 polymorphisms associated with increased risk of gastriccancer [J]. Nature，2000，404(6776)：398-402.

[71] Machado J C，Pharoah P，Sousa S，et al. Interleukin 1B and interleukin 1RN polymorphisms are associated with increased risk of gastric carcinoma [J]. Gastroenterology，2001，121(4)：823-829.

[72] Feng Y，Zhang J，Dai L，et al. Inflammatory cytokine gene polymorphisms in gastric cancer cases' and controls' family members from Chinese areas at high cancer prevalence [J]. Cancer Lett，

2008，270(2)：250-259.

[73] Lu W，Pan K，Zhang L，et al. Genetic polymorphisms of interleukin (IL)-1B, IL-1RN, IL-8, IL-10 and tumor necrosis factor {alpha} and risk of gastric cancer in a Chinese population [J]. Carcinogenesis，2005，26(3)：631-636.

[74] Hull J，Thomson A，Kwiatkowski D. Association of respiratory syncytial virus bronchiolitis with theinterleukin 8 gene region in UK families [J]. Thorax，2000，55(12)：1023-1027.

[75] Wu M S，Wu C Y，Chen C J，et al. Interleukin-10 genotypes associate with the risk of gastric carcinoma in Taiwanese Chinese [J]. Int J Cancer，2003，104(5)：617-623.

[76] Jang W H，Yang Y I，Yea S S，et al. The-238 tumor necrosis factor-alpha promoter polymorphism is associated with decreased susceptibility to cancers [J]. Cancer Lett，2001，166(1)：41-46.

[77] Liu F，Pan K，Zhang X，et al. Genetic Variants in Cyclooxygenase-2：Expression and Risk of Gastric Cancer and Its Precursors in a Chinese Population [J]. Gastroenterology，2006，130(7)：1975-1984.

[78] Zeng H M，Pan K F，Zhang Y，et al. Genetic variants of toll-like receptor 2 and 5, helicobacter pylori infection, and risk of gastric cancer and its precursors in a Chinese population [J]. Cancer Epidemiol Biomarkers Prev，2011，20(12)：2594-2602.

[79] Park G T，Lee O Y，Kwon S J，et al. Analysis of CYP2E1 polymorphism for the determination of genetic susceptibility to gastric cancer in Koreans [J]. J Gastroenterol Hepatol，2003，18(11)：1257-1263.

[80] Tsukino H，Kuroda Y，Qiu D，et al. Effects of cytochrome P450 (CYP) 2A6 gene deletion and CYP2E1 genotypes on gastric adenocarcinoma [J]. Int J Cancer，2002，100(4)：425-428.

[81] Garte S，Gaspari L，Alexandrie A K，et al. Metabolic gene polymorphism frequencies in control populations [J]. Cancer Epidemiol Biomarkers Prev，2001，10(12)：1239-1248.

[82] Shen H，Xu Y，Qian Y，et al. Polymorphisms of the DNA repair gene XRCC1 and risk of gastric cancer in a Chinese population [J]. Int J Cancer，2000，88(4)：601-606.

[83] Imai Y，Oda H，Nakatsuru Y，et al. A polymorphism at codon 160 of human O6-methylguanine-DNA methyltransferase gene in young patients with adult type cancers and functional assay [J]. Carcinogenesis，1995，16(10)：2441-2445.

[84] Li W Q，Zhang L，Ma J L，et al. Association between genetic polymorphisms of DNA base excision repair genes and evolution of precancerous gastric lesions in a Chinese population [J]. Carcinogenesis，2009，30(3)：500-505.

[85] Hiyama T，Tanaka S，Kitadai Y，et al. p53 Codon 72 polymorphism in gastric cancer susceptibility in patients with Helicobacter pylori-associated chronic gastritis [J]. Int J Cancer，2002，100(3)：304-308.

[86] Shen H，Solari A，Wang X，et al. P53 codon 72 polymorphism and risk of gastric cancer in a Chinese population [J]. Oncol Rep，2004，11(5)：1115-1120.

[87] Wu M T，Chen M C，Wu D C. Influences of lifestyle habits and p53 codon 72 and p21 codon 31 polymorphisms on gastric cancer risk in Taiwan [J]. Cancer Letters，2004，205(1)：61-68.

[88] Dong L M，Potter J D，White E，et al. Genetic susceptibility to cancer：the role of polymorphisms in candidate genes [J]. JAMA，2008，299(20)：2423-2436.

[89] Study Group of Millennium Genome Project for Cancer，Sakamoto H，Yoshimura K，et al. Genetic variation in PSCA is associated with susceptibility to diffuse-type gastric cancer [J]. Nat

Genet，2008，40(6)：730-740.

[90] Wang L D，Zhou F Y，Li X M，et al. Genome-wide association study of esophageal squamous cell carcinoma in Chinese subjects identifies susceptibility loci at PLCE1 and C20orf54 [J]. Nat Genet，2010，42(9)：759-763.

[91] Abnet C C，Freedman N D，Hu N，et al. A shared susceptibility locus in PLCE1 at 10q23 for gastric adenocarcinoma and esophageal squamous cell carcinoma [J]. Nat Genet，2010，42(9)：764-767.

[92] Zhang H，Jin G，Li H，et al. Genetic variants at 1q22 and 10q23 reproducibly associated with gastric cancer susceptibility in a Chinese population [J]. Carcinogenesis，2011，32(6)：848-852.

[93] Shi Y，Hu Z，Wu C，et al. A genome-wide association study identifies new susceptibility loci for non-cardia gastric cancer at 3q13.31 and 5p13.1 [J]. Nat Genet，2011，43(12)：1215-1218.

[94] Li M，Huang L，Qiu H，et al. Helicobacter pylori infection synergizes with three inflammation-related genetic variants in the GWASs to increase risk of gastric cancer in a Chinese population [J]. Plos One，2013，8(9)：e74976.

[95] Hu N，Wang Z，Song X，et al. Genome-wide association study of gastric adenocarcinoma in Asia：a comparison of associations between cardia and non-cardia tumours [J]. Gut，2016，65(10)：1611-1618.

[96] Sampson J N，Wheeler W A，Yeager M，et al. Analysis of heritability and shared heritability based on Genome-Wide Association Studies for thirteen cancer types [J]. J Natl Cancer Inst，2015，107(12)：djv279.

[97] Li W Q，Hu N，Hyland P L，et al. Genetic variants in DNA repair pathway genes and risk of esophageal squamous cell carcinoma and gastric adenocarcinoma in a Chinese population [J]. Carcinogenesis，2013，34(7)：1536-1542.

[98] Hyland P L，Lin S W，Hu N，et al. Genetic variants in Fas signaling pathway genes and risk of gastric cancer [J]. Int J Cancer，2014，134(4)：822-831.

[99] Li W Q，Hu N，Burton V H，et al. PLCE1 mRNA and protein expression and survival of patients with esophageal squamous cell carcinoma and gastric adenocarcinoma [J]. Cancer Epidemiol Biomarkers Prev，2014，23(8)：1579-1588.

[100] Li W Q，Qureshi A A，Ma J，et al. Personal history of prostate cancer and increased risk of incident melanoma in the United States [J]. J Clin Oncol，2013，31(35)：4394-4399.

9 结直肠癌队列与精准预防

结直肠癌（colorectal cancer，CRC）也被称为大肠癌，包括结肠癌和直肠癌，是常见的消化道恶性肿瘤之一。近年来，中国结直肠癌的发病率呈现上升趋势。全国 2013 年新发结直肠癌病例数约为 34.79 万例，占全部恶性肿瘤发病的 9.45%，位居恶性肿瘤发病的第四位。2013 年全国结直肠癌死亡病例数约为 16.49 万例，占全部恶性肿瘤死亡的 7.39%，位居恶性肿瘤死亡的第五位。中国结直肠癌的疾病负担仍然较重，结直肠癌的早期发现和尽早预防至关重要。

本章介绍了结直肠癌队列的发展与现状，从危险因素、传统筛查与早诊早治技术、新型分子检测技术等角度阐述了结直肠癌的精准预防，并通过 FOBT 筛查、阿司匹林预防等研究实例展示了结直肠癌队列在精准预防中的成果。

9.1　结直肠癌队列研究的发展与现状

中国有规模的结直肠癌队列研究可追溯至 20 世纪 70 年代由全国肿瘤防治办公室主任李冰教授主导的全国第一次居民死因调查时。当时，对各类恶性肿瘤在中国的病死率进行了摸底调查[1]，首次公布了结直肠癌在中国不同地区的病死率，结果发现浙江嘉善县、黑龙江省哈尔滨市和上海市结直肠癌病死率较高，特别是浙江省嘉善县结直肠癌的病死率接近全国平均水平的 6 倍，是结直肠癌病死率最高的地区[2]。结直肠癌现场防治作为一项任务被指派给浙江省、黑龙江省和上海市。1978 年，浙江省卫生局成立了结直肠癌防治领导小组，决定在浙江省海宁市血吸虫病防治网络的基础上开展一次针对 30 岁以上居民的直肠癌普查研究[3]。浙江省海宁市地理位置邻近嘉善，由于嘉善县当时缺乏开展直肠癌普查研究的条件，中国的首次大规模肠癌防治研究由海宁市取而代之。浙江医科大学、浙江医科大学附属第二医院、浙江省肿瘤医院的专家和医生均参与了海宁市的直肠癌普查，而该项普查研究实际上的主要组织者便是浙江医科大学的郑树教授。经过专家们 3 年的艰苦努力，完成了海宁市全市共计 26 万人的直肠癌普查,发现直肠息肉和直肠癌等患者 4 700 余例[4]。郑树教授的研究团队对该次普查发现的直肠息肉和直肠癌患者开展了 20 年的跟踪随访[5],发现了息肉癌变的高危因素,普查后直肠癌累计发病率和病死率分别下降 31.4% 和 17.6%[6]。这是中国大陆地区首个较大规模的结直肠癌研究队列。而结直肠癌病死率同样较高的哈尔滨和上海,由于各种原因,并没有建立起较大规模的结直肠癌队列。

海宁市直肠癌普查结束 10 年后,嘉善县终于做好了结直肠癌防治研究的准备。1989 年,郑树教授的研究团队在嘉善县开展了中国大陆地区首次有良好设计、真正意义上的队列研究。嘉善县共 15 个乡镇被按照人口比例的均衡化分成了筛查区和对照区[7],筛查区 40～74 岁人口接受了高危因素问卷调查和大便隐血检测,问卷或检测阳性者予 60 cm 乙状结肠镜检查。筛查区和对照区人口的结直肠癌病死率和发病率被持续追踪 8 年,在国内首次用队列研究证明了基于高危因素调查问卷和大便隐血检测的筛查方法可显著降低结直肠癌发病率和病死率,并以筛查后发病率变化的曲线提出最佳筛查周期为 3～5 年[8]。

除了浙江嘉善县和海宁市,北京军事医科院李世荣教授领导的科研团队在 1990 年在北京市开展了序贯粪便隐血初筛法在结直肠癌筛查中的应用[9],建立了基于人群的观察队列。而 2000 年后,结直肠癌人群队列逐渐增多。广州中山大学万德森教授在广州越秀区建立了基于社区人群的筛查队列[10],第一军医大学姜泊教授在广东惠州开展了 1 万多人的结直肠癌筛查试验[11]。

目前,以国家卫生和计划生育委员会农村和城市癌症早诊早治项目以及一些城市财政支持的市级公共卫生项目为基础,很多高校、医院和科研机构正在建立自己的结直肠癌人群队列。在这些正在构建或更新的结直肠队列中,较为突出的除了浙江嘉善[12]和海宁[13],还有天津市、上海市和广州市。国家"十三五"科技计划更对结直肠癌队列的建设进行了专门的立项,而且其队列内涵从单纯的人群队列向临床诊治队列扩展,其目标从结直肠癌人群现场防治向精准治疗扩展。

历史最悠久和最著名的癌症队列莫过于美国的国家外科辅助乳腺和大肠计划(National Surgical Adjuvant Breast and Bowel Project,NSABP)[14]。尽管始于 1957 年的该项目主要研究对象是乳腺癌,但它于 1977 年开始将结直肠癌纳入其中。无论从其队列建设规模和研究成果看,都是结直肠癌队列研究中十分重要的一环。该队列研究以美国匹兹堡为中心,拥有美国、加拿大、澳大利亚和爱尔兰的 1 000 余个医学中心、5 000 余位专业技术人员参与,纳入的队列人数达 11 万余人,为乳腺癌和结直肠癌的临床诊治策略制定提供了可信的证据。另一重要的结直肠队列是始于 1980 年的美国全国息肉研究(National Polyp Study)[15],该研究由美国的 7 个医疗中心发起,是一项将结直肠息肉患者作为干预组的随机对照研究,目的在于观察结直肠息肉摘除后结直肠癌的发生率变化。美国国家外科辅助乳腺和大肠计划和美国全国息肉研究项目所建立的结直肠癌队列，尽管建立已有数十年，但其资源至今仍在被不断更新的研究所使用[16-17]。

在澳大利亚墨尔本，一项名为墨尔本协作队列研究（Melbourne Collaborative Cohort Study）的队列在 90 年代初期开始建立。该队列初始的目的是研究饮食和其他生活习惯与诸如前列腺癌、乳腺癌和结直肠癌等慢性病的关系，后续加入了遗传变异与疾病关系的研究。队列以 40～69 岁的欧洲移民为研究对象，收集个人的各种风险因素并采集了血样标本，获得了多项重要成果[18-19]。

近年来，以寻找结直肠癌病因风险因素为目标的大规模新建队列逐渐减少，而以比较筛查诊断方法或治疗效果的结直肠癌队列大量出现。这些队列相对规模较小，且有明确的目标，有些由企业资助，有些由政府项目资助，如西班牙[20]、荷兰[21]、意大利[22]、美国[23]的结直肠癌筛查技术研究队列以及很多药物临床试验队列。

9.2　结直肠癌的危险因素与精准预防

9.2.1　中国早期结直肠癌高危因素调查

20 世纪 70 年代全国第一次死因调查揭开了中国结直肠癌人群防治研究的序幕。70 年代中期，以浙江医科大学焦登熬教授、郑树教授和陈坤教授为代表的科研工作者率先在嘉善和海宁进行了结直肠癌高危因素调查研究。1988 年第 6 期的《中华流行病学杂志》记载了焦登熬教授等在嘉善和海宁地区对 1970—1984 年间的 160 例结直肠癌患者和 320 名对照个体进行流行病学调查，发现肠息肉病史、腹泻、黏液血便、精神刺激、阑尾炎、阑尾切除和家族肿瘤史对结直肠癌发病的影响达到显著水平[24]。郑树教授在 80 年代末与美国斯坦福大学怀特曼教授合作，开展了中美华人的结直肠癌高危因素调查研究[25]。研究调查了 1981—1986 年中国杭州和宁波、美国洛杉矶地区 905 例华人结直肠癌患者和 2 488 名华人正常对照的高危因素暴露状况，发现长期静坐、缺少运动以及过量饱和脂肪饮食摄入可能是造成中美华人结直肠癌发病率差异的主要原因。为了探索全国各地结直肠癌发病因素的异同点，郑树教授带领杭州、大连、沈阳、银川、郑州和贵阳等全国 6 个城市的研究者于 1986—1989 年间联合进行了全国六地区结直肠癌病例对照研究[26]。结果显示，饮酒、吸烟、慢性腹泻、血便、慢性便秘、痔疮、维生素 A 摄入、家族肿瘤史等均与结直肠癌发病有一定关系，但不同地区显著相关的因素有差异。郑树、陈坤教授的科研团队在嘉善和海宁还开展了大量流行病调查研究，发现胆囊炎、胆囊切除史、配偶死亡、吃红烧鱼、饮用江河水等因素均与结直肠癌高发有一定关系[27-30]。然而，随着时间的推移，这些早期发现的结直肠癌高危因素有些已不复存在，有些已被新的高危因素所弱化。在新时代、新生活方式下，中国人群结直肠癌高危因素的变迁仍然有待科研工作者去继续探寻和解密。

9.2.2 年龄和性别

大量结直肠癌患者临床资料的统计分析显示,结直肠癌主要发生于中老年人群,男性多于女性,故老年和男性这两项作为结直肠癌的危险因素[31],给结直肠癌的精准预防指出了一个方向。基于中国结直肠癌临床流行病学特征研究,中国结直肠癌的主要发病人群为中老年人,故建议将筛查起始年龄定为 50 岁。但是一些报道显示,45 岁和 35 岁以下年龄段的癌前病变分别占 19.53% 和 20.47%[32],40 岁以下人群的结直肠癌发生率越来越高,这提示我们应该对具有某些临床特征的青年人群给予额外的宣传教育和早期预防筛查。

总结已有文献报道的结直肠癌患者相关的统计分析资料,青年人群结直肠癌有如下特点:

(1) 结直肠癌的诊断迟、组织分型差、病理分期晚[33],这可能与青年人群结直肠癌较差的预后有关系,故对青年人的早期癌前病变的筛查显得尤为重要。

(2) 年龄越小,肿瘤发生部位越偏向消化道终端,这意味着对于青年人便血等早期症状表现,应该引起足够重视,常规行直肠指诊或直肠、乙状结肠镜检查。

(3) 青年结直肠癌患者具有更为明显的结直肠癌家族史或家族息肉史,且结肠息肉恶变率在中青年中最高[34],故对于有结肠息肉病家族史的高危青中年人群建议早期行肠镜检查,确诊结肠息肉病应早期行手术治疗。

(4) 发病急、临床症状模糊,导致患者无法建立起临床症状与结直肠癌之间的联系,故我们需要开展必要的宣传教育来帮助他们在出现特定临床症状时引起警惕。

然而,加拿大一项基于人群的研究分析了年龄是否影响结直肠癌的预后,结果显示,低龄是更好的存活率的独立预测因素。尽管一些数据显示青年人可能存在一些不良预后的因素,但是在控制疾病、患者和治疗因素后,相对于老年患者,其预后更好。

大量文献表明,结直肠癌在女性中的发病率和病死率比男性低;尤其在年轻女性中,这个现象尤为明显。导致这个结果的原因可能有三:一是因为结直肠癌组织中存在雌激素受体的表达,雌激素对女性在结直肠癌发生、发展过程中具有保护作用,年轻女性拥有相对较高的雌激素水平,故发病率较低。二是结直肠癌发生的高危因素之一——肥胖在男性中相对于女性中的作用更为明显,这也许是导致男性发病率更高的原因之一。三是在早期筛查的参与度上,女性尤其是年轻女性更高,使得她们更早地被诊断和治疗,具有相对好的预后[35]。虽然在结直肠癌筛查中男性患者占大多数,但数据显示女性比例的上升更快,故应高度重视对绝经后女性结直肠癌的筛查。

9.2.3 肿瘤家族史

约有 20% 左右的结直肠癌患者存在结直肠癌家族史,然而只有 5%～10% 的结直肠癌明确为可遗传基因突变导致的遗传性结直肠癌,即这些基因通过卵子或精子传递,使得所有胚胎细胞都含有突变基因,故称为胚系突变。遗传性结直肠癌综合征是指一系列可引起遗传性结直肠癌的疾病。携带相应胚系突变的人群患结直肠癌的风险显著高于普通人群,可分为 Lynch 综合征、家族性腺瘤性息肉病、MUTYH 相关性息肉、黑斑息肉综合征和幼年性息肉综合征等。在遗传性结直肠癌综合征的早期,准确诊断并寻找有血缘关系的家属中有无相关基因突变携带者,可帮助医务人员及时采取精准的干预及筛查措施,提高遗传性结直肠癌患者的根治率,降低患者及携带者的病死率。

Lynch 综合征是外显率较高的常染色体显性的遗传肿瘤综合征,患结直肠癌及其他部位肿瘤的风险较正常人群显著升高。Lynch 综合征引起的结直肠癌占所有结直肠癌的 2%~4%,是最常见的遗传性结直肠癌综合征[36]。目前已证实的致病基因为错配修复基因家族中的 *MLH1*、*MSH2*、*MSH6* 和 *PMS2* 基因。此外,*EPCAM* 基因缺失导致 *MSH2* 启动子高度甲基化,并引起 *MSH2* 沉默,也可引起 Lynch 综合征[37]。目前,指南推荐对所有初诊结直肠癌患者进行错配修复基因突变分子筛查,筛查方式包括免疫组化检测 MMR 蛋白有无缺失和微卫星不稳定情况检测。对于筛查后拟行胚系突变检测的受检者,通常选择唾液内脱落细胞、血液白细胞或其余正常组织行 *MLH1*、*MSH2*、*MSH6*、*PMS2* 和 *EPCAM* 基因检测,其中任一基因致病性胚系突变确诊为 Lynch 综合征[38]。

对于 Lynch 综合征胚系突变携带者,建议 20~25 岁开始行结肠镜检查,若家族中结肠癌初诊年龄<25 岁,则携带者筛查初始年龄应较此初诊年龄提前 2~5 年,每 1~2 年复查。对于未患结直肠癌且能定期随访监测的胚系突变携带者,不建议行预防性结肠切除术;若不能定期随访监测,或许可以考虑预防性手术。早期可手术的结直肠癌患者,推荐行全结肠切除联合回盲部-直肠吻合术;已失去手术机会结直肠癌患者,按照常规治疗。尤其 Lynch 综合征患者患同时性或异时性结直肠癌和其他肿瘤的概率较高,因此仍需定期筛查结直肠癌及其他肿瘤[39]。

家族腺瘤性息肉病是一种遗传性常染色体显性且外显率极高的遗传综合征,由 *APC* 基因胚系突变造成[40]。典型家族腺瘤性息肉病通常在十几岁至三十几岁发病,结直肠遍布成百上千枚腺瘤,如果不及时治疗,几乎都会在腺瘤性息肉出现后 10 年发展为结直肠癌,大部分患者在 40~50 岁前发展为结直肠癌。轻症型家族腺瘤性息肉病较典型家族腺瘤性息肉病恶性程度较低,结直肠腺瘤性息肉通常为 10~100 枚。轻症型家族腺瘤性息肉病息肉通常位于近端结肠,直肠较少,会被误诊为散发性腺瘤。息肉出现年龄较晚,平均为 44 岁,出现息肉后 10~15 年可发展为结直肠癌,平均诊断年龄为 56 岁。在药物预防方面,研究显示,塞来昔布可以减少家族腺瘤性息肉病患者腺瘤发生率,但是增加了心血管事件。舒林酸有可能促进家族腺瘤性息肉病息肉退缩;ω-3 多不饱和脂肪酸-鱼油脂肪乳可以起到化学预防的作用。依氟鸟氨酸联合舒林酸预防家族腺瘤性息肉病也在进行Ⅲ期临床试验。总之,目前没有批准用于预防家族腺瘤性息肉病的药物。在预防性手术方面,如果发现 *APC* 基因突变,推荐典型家族腺瘤性息肉病在 10～15 岁开始,轻症型家族腺瘤性息肉病从 18 岁开始,每年进行肠镜检查,一旦发生息肉,建议外科干预或肠镜下息肉摘除。除了结肠镜检查,眼底视网膜色素细胞肥大(CHRPE)检查在一定程度上具有鉴别是否携带遗传突变的作用。由于家族腺瘤性息肉病患者癌症的发生风险在前 30 年里迅速升高,常常需要行预防性的全大肠切除,然而结直肠切除的时间取决于个体或者家系其他患者腺瘤的数量大小、是否癌变和患者意愿等。无论典型还是轻症家族腺瘤性息肉病,处于儿童和青少年且腺瘤数量较少的患者,在适当的外科评估及咨询的前提下,可以暂缓手术,同时行息肉切除,每年行结肠镜检查,直到达到适当的心理年龄再接受结直肠切除术。同样,对>21 岁且肿瘤负荷较小的轻症型家族腺瘤性息肉病,也可以先考虑肠镜下息肉摘除和肠镜随访。对于遗传性结直肠癌患者的血缘亲属,可行相关遗传风险评估和遗传咨询,考虑对有风险的亲属进行相关基因检测。若为致病胚系突变携带者,需定期监测随访。对于携带明确致病胚系突变的患者及携带者,准备生育时可行怀孕早期筛查,减少后代携带致病胚系突变比例,达到精准预防遗传性结直肠癌的目的[41]。

新的生殖技术已经为遗传性结直肠癌突变基因携带者带来了福音[42]。国内黄荷凤教授的科研团队采用胚胎植入前遗传学诊断(preimplantation genetic diagnosis,PGD)技术,将遗传病的诊断时机前移到胚胎植入子宫内膜前的孕前阶段。对胚胎或卵子行卵裂球(滋养层细胞)或极体活检,作染色体和(或)基因学检测,将无疾病胚胎植入子宫妊娠,并出生正常子代。该技术在超早期完成了遗传筛选,使得遗传病的早期预防有了十分有力的工具。

9.2.4　吸烟

吸烟与许多恶性肿瘤有关,尽管大部分研究均认为吸烟可显著增高结直肠癌的发病风险,但吸烟致结直肠癌的机制尚未形成共识。国外对吸烟与结直肠癌关联的研究开始较早,至今已积累了较多的前瞻性和病例研究。Tsoi 等[43]纳入了来自美国、欧洲、亚洲的 28 项队列研究,累计 1 463 796 名受试者。荟萃分析结果显示,当前吸烟者患结直肠癌的风险稍高于从未吸烟者($RR=1.20$,$95\%CI$:$1.10\sim1.30$),曾经吸烟的人患结直肠癌的风险高于从未吸烟者。吸烟人群中,男性($RR=1.38$,$95\%CI$:$1.22\sim1.56$)较女性($RR=1.06$,$95\%CI$:$0.95\sim1.19$)具有更高的患病风险。直肠癌和结肠癌相比,前者与吸烟有更紧密的联系($RR=1.36$,$95\%CI$:$1.15\sim1.61$)。

在德国,Verla‐Tebit[44]进行了一项针对环境烟草烟雾(environmental tobacco smoke,ETS)暴露与结直肠癌患病风险关系的病例对照研究,病例组 540 例,对照组614 例。结果显示,不论是在童年期还是工作后,暴露于环境烟草摄入与患结直肠癌的风险之间没有明显关联,但是在配偶吸烟的女性人群中发现了更高的患病风险。此研究表明,被动吸烟在一定程度上也会增加结直肠癌的患病风险。

然而,其他研究却呈现了不同的结果,甚至得出了相反的结论。一项在瑞典男性建筑工人中开展的队列研究表明,当前吸烟状态、吸烟量和吸烟年数与男性结直肠癌风险之间的关系无统计学意义[45]。印度的一项对照研究[46]也认为,吸烟与结直肠癌发病风险无关。当然,出现阴性结果可能与病例对照研究类型、暴露程度不足等原因有关。

国内对于吸烟与结直肠癌患病风险关系的研究开始于 21 世纪初。香港的一项基于院内患者的病例对照研究[47](病例组 822 例,对照组 926 例)显示,目前规律吸烟者具有更高的直肠癌发病风险($OR=1.44,95\%CI:1.001\sim2.06$),且随着吸烟时间的增加而增大($P_{趋势}=0.038$)。在结肠癌中也呈现相同的趋势($OR=1.42,95\%CI:1.09\sim1.85$)。与国外研究情况相似,国内关于吸烟与结直肠癌风险的研究结果也存在一些争议。同样是基于院内患者,另一项病例对照研究[48]认为,吸烟并不会增加罹患结直肠癌的风险。统计学分析结果显示,吸烟者(不论戒烟与否)在病例组中所占比例与对照组比较差异无明显差异,在每日吸烟量、吸烟年限、吸烟指数等指标上,两组差异亦均无统计学意义($P>0.05$)。此外,对于不同部位肿瘤,以上指标的差异亦均无统计学意义($P>0.05$)。

天津医科大学公共卫生学院流行病学教研室的邵红梅等[49]人对 1985—2012 年间发表的关于中国人结直肠癌危险因素的病例对照研究进行了荟萃分析,共纳入 25 项研究,累计病例 6 646 例。结果显示,吸烟与被动吸烟均为结直肠癌的危险因素($OR=1.30,95\%CI:1.07\sim1.59;OR=1.39,95\%CI:1.03\sim1.88$)。除了以上结直肠癌危险因素的研究,国内学者还对吸烟与结直肠癌诊断年龄的关系进行了回顾性研究[50]。分析显示,在男性结肠癌患者中,吸烟者的诊断年龄较不吸烟者提前 6.0 岁($P=0.031$)。与从未吸烟者相比,开始吸烟年龄≤16 岁的男性结直肠癌患者诊断年龄提前了 7.89 岁($P=0.0420$)。由此结果,我们可以得出这样的结论:男性较早开始吸烟与结直肠癌尤其是结肠癌的发生年龄提前相关。因此,吸烟与结直肠癌发病关系密切,且发病风险随着吸烟量和吸烟时间的增加而增加,吸烟与结直肠癌患病风险呈剂量相关性。Botteri 等[51]的荟萃分析显示,吸烟超过 30~35 年者的结直肠癌发病风险将显著增加。同时,结合吸烟与结直肠癌诊断年龄关系的研究,在结直肠癌精准预防中,应从性别、开始吸烟年龄、吸烟年限、吸烟量、被动吸烟情况等方面对人群进行区分,采取不同的干预手段;应特别重视开始吸烟年龄≤16 岁或吸烟年限为 15~34 年的男性,这些人群结直肠癌筛查的起始年龄应提前 5~10 岁;对于女性,应同时关注其配偶的吸烟情况。然而,就吸烟这一危险因素而言,结直肠癌的精准预防还有许多问题亟待解决,如吸烟敏感人群、吸烟致癌的剂量、吸烟者结直肠癌的发病部位、戒烟能否逆转暴露带来的损伤等[52]。

9.2.5 肥胖

肥胖是由于体内脂肪的体积和(或)脂肪细胞数量的增加导致的体重增加,或体脂占体重的百分比异常增高,并在某些局部过多沉积脂肪,通常用 BMI 进行判定。BMI 是结合身高和体重用于判断人体超重、肥胖与否及其程度的指数。目前,中国成人的 BMI 判断标准为: $18.5\ kg/m^2 \leqslant BMI < 24\ kg/m^2$ 为正常体重范围, $24\ kg/m^2 \leqslant BMI < 28\ kg/m^2$ 为超重, $BMI \geqslant 28\ kg/m^2$ 为肥胖。不论是遗传性(约占 5%)还是散发性结直肠癌,环境因素均是影响其发生和进展的重要因素。近 20 年来,中国超重或肥胖的人数逐年增长,肥胖呈流行态势。已有多项研究证明,肥胖是糖尿病、心血管疾病及其他代谢性疾病和肿瘤的潜在危险因素。

同样,有多项研究表明,肥胖是结直肠癌,尤其是结肠癌发病的高危因素。有研究者对 2014 年之前的 50 项前瞻性研究进行了分析,发现成人体重每增加 5 kg 可导致结肠癌等多种恶性肿瘤发病风险升高。EPIC 研究[53]发现,在 20~50 岁年龄段的成人,体重每年每增加 1 kg,其结肠癌的发病风险提高 60%。Ma 等[54]发现,肥胖者结直肠癌发病风险是 BMI 正常者发病风险的 1.334 倍(95%CI: 1.253~1.420),腰围长度最长的 1/4 人群结直肠癌风险是腰围最短的 1/4 人群结直肠癌发病风险的 1.445 倍(95%CI: 1.327~1.596)。此外,一项荟萃分析[55]表明,BMI 每增长 $5\ kg/m^2$ 可使结直肠癌的发病风险提高约 20%,且该结果与研究纳入受试者的种族差异、地域分布、研究设计、性别等均无明确相关性。Kyrgiou 等[56]进行了一项有关肥胖和癌症发展或死亡风险关系相关证据的强度与可信度的分析,研究纳入了 204 项肥胖相关的荟萃分析,最后证明肥胖对 9 种肿瘤的发病风险有强相关性。其中肥胖不仅增加结直肠癌的患病风险,且明显增加结直肠癌的病死率。

流行病学及各项观察性研究的结果让我们进一步想探究肥胖导致结直肠癌发病风险及病死率增高的机制。Wen 等[57]发现,脂肪细胞在调控一些支持肿瘤生长生存的细胞代谢中起着重要的作用。脂肪细胞与结肠癌细胞共同培养,会导致游离脂肪酸从脂肪细胞转移到癌细胞,而脂肪酸会导致癌细胞上调线粒体脂肪酸 β 氧化,后者可以帮助癌细胞度过营养缺乏状态。与脂肪细胞共培养的肿瘤细胞会导致 AMPK 活化,后者将引起结肠癌细胞自噬。抑制肿瘤细胞自噬,可以同时抑制对脂肪酸的利用,并阻碍脂肪细胞的生长促进作用。脂肪细胞还能刺激肿瘤干细胞相关基因的表达,并下调与早期结肠癌细胞及鼠器官样组织的肠上皮细胞分化相关基因的表达。更重要的是,脂肪细胞的存在明显促进了异种肿瘤细胞的生长。最后使脂肪细胞通过影响微环境而影响肿瘤细胞的生长代谢。Akiko 等[58]从 BMI 和肿瘤细胞分化程度的相关性角度探究肥胖与结直肠癌的关系,发现较高的 BMI 与结直肠癌低分化有关,$BMI \geqslant 30.0\ kg/m^2$ 者相对于 $18.5~22.4\ kg/m^2$ 者的 HR 为 1.87(95%CI: 1.49~2.34)。但肥胖引起结直肠癌的机制目前仍未被系统地阐明,我们期待更多的研究来解释该现象。

9.2.6 结直肠息肉史

结直肠息肉是指一类从肠黏膜表面突出的异常生长组织,在没有确定病理性质前统称为息肉,根据病理可分为腺瘤性息肉(包括管状、绒毛状及管状绒毛状腺瘤)、炎性息肉(包括血吸虫卵性息肉、良性淋巴样息肉等)和错构瘤性息肉(如幼年性息肉、Peutz Jeghers 息肉等),其中 70%~80%的结直肠息肉是腺瘤,而其发病率与年龄之间存在一定相关性,40 岁以下人群的发病率为 20%~30%,而 40 岁以上人群的发病率则上升为 40%~50%[59]。

有文献报道,80%的结直肠癌由肠腺瘤发展而来,腺瘤癌变风险主要与其大小、形态、数量、组织学类型和增生程度有关:① >1 cm 的腺瘤未来癌变累积风险更高;② 绒毛状腺瘤癌变率较管状腺瘤和管状绒毛状腺瘤高;③ 腺瘤的异型增生程度越高,癌变风险越大。因此,普遍将罹患结肠息肉数≥3 个,息肉直径≥1 cm,具有绒毛状结构或高级别上皮内瘤变等癌前病变的患者归为癌变高风险人群[6]。目前,一些特殊类型息肉,如锯齿状息肉和扁平型息肉也逐渐受到各界广泛关注。锯齿状息肉可分为不典型增生、无蒂锯齿状息肉/腺瘤和典型锯齿状腺瘤,后两者癌变的可能性更高[60]。扁平型息肉是指息肉高度低于其周边黏膜层 2 倍高度的息肉,其体积虽小,但高级别上皮内瘤变率很高,约 20%~30%结直肠癌早期患者体内曾发现扁平型息肉[61],因此也被认为是重要的癌前病变。

目前认为,结肠镜及时发现并完全切除腺瘤可以显著降低结直肠癌的发病率和病死率,然而息肉切除术后 3 年结直肠腺瘤复发率高达 40%[62],因此息肉切除术后结肠镜随访监测非常有必要。但是,在对息肉切除术后结肠镜监测的调查中发现,过度频繁的复查会给患者带来有创操作中不可避免的风险和并发症,以及不必要的经济负担;同时还存在对于高危病变的监测不足,又对低危病变和普通增生性息肉过度监测的问题。所以需要基于最新循证医学证据并结合国情,制定结直肠息肉切除术后的内镜监测指南,从而提高监测效率、合理利用医疗资源。

2012 年,美国结直肠癌多学会工作组(US Multi-Society Task Force on Colorectal Cancer, USMSTF)提出了美国的息肉切除术后监测指南[63]。2013 年,英国哥伦比亚医学协会(British Columbia Medical Association, BCMA)提出,无论是结直肠癌根治术还是息肉切除术,术后 2~3 年是随访的关键期,并制定了符合其国情的结直肠息肉切除术后随访监测指南。2014 年,中华医学会消化内镜学分会和中国抗癌协会肿瘤内镜专业委员会组织中国的消化、内镜、外科、肿瘤、病理等多学科专家,根据国内外相关共识意见[64]并结合中国的实际情况,制定了结肠息肉/腺瘤切除术后的随访监测指南。

作为临床最为常见的恶性肿瘤之一,中国每年结直肠癌新发病例超过 25 万,死亡病例约 14 万,新发和死亡病例均占全世界同期结直肠癌病例的 20％。大部分早期结直肠癌(Ⅰ～Ⅱ期)可获得良好预后,5 年生存率超过 90％;但是局部进展期结直肠癌患者5 年癌症相关生存率为 70％,而发生远处转移的晚期结直肠癌患者 5 年生存率仅为12％[65]。可见普及结直肠癌筛查和推广内镜下早诊早治在降低结直肠癌发病率和病死率方面的重要地位。然而由于医疗资源有限,只有在中国最新的息肉切除术后随访监测指南的指导下,再结合患者的实际情况,以合理、个体化的结肠镜随访监测时间,才能实现结直肠癌精准预防。

9.2.7 阿司匹林

阿司匹林来自柳树皮的提取物,古代中国和西方国家,都有把柳树皮入药用于止痛和退热的记录。在阿司匹林上市的百余年时间里,随着人们对其研究的不断深入,其用途早已不止于解热、镇痛、抗炎,还可用于治疗急性缺血性脑中风、急性心肌梗死等。1971 年至今,大量流行病学、临床和动物实验研究发现,长期使用阿司匹林能显著降低肿瘤发生率、延缓恶性肿瘤病程、减少肿瘤远端转移发生风险以及降低肿瘤病死率,但其抗肿瘤作用机制仍不明确。20 世纪 80 年代末至今陆续报道了有关阿司匹林预防结直肠癌和其他常见肿瘤的作用,包括阿司匹林在内的非甾体抗炎药,其化学预防作用的可能靶点是环氧合酶(cyclooxygenase, Cox)。该靶点(特别是 Cox-2)在多个肿瘤细胞系异常表达,参与肿瘤形成、生长、凋亡和血管形成[66]。

另外,也有学者认为,阿司匹林通过降低血液中的血小板,干扰血液凝结。血小板被认为有助于癌细胞转移,因此限制血小板可能使癌细胞更难扩散。另一种理论是,阿司匹林可以停止细胞分裂,这就降低了细胞分裂时细胞发生变异的概率,不太可能会导致癌症的突变[67-68]。2012 年,Liao 等[69]对 964 例结直肠癌患者的临床资料(主要是接受阿司匹林治疗后的情况和 *PIK3CA* 情况)进行分析后发现,阿司匹林对 *PIK3CA* 突变结肠癌患者有效。97％的 *PIK3CA* 基因突变患者在服用阿司匹林后,生存有所改善,且临床结局较好,确诊后 5 年仍然存活;而不服用阿司匹林的患者 5 年生存率只有74％;然而对 *PIK3CA* 基因未突变患者的寿命没有明显影响。故 *PIK3CA* 突变可作为遗传标志物,预测结直肠癌患者对阿司匹林的反应性。Ogino 等[70]认为,上述现象可能为肿瘤微环境或微生物组变化所致。随后,Li 等[71]进一步揭示了阿司匹林降低结肠癌患病风险的分子机制。EGFR 在大约 80％的结肠癌患者中具有过表达现象,因此EGFR 可能在结肠癌发病过程中具有重要作用。在该项研究中,研究人员发现 Cox-2可以上调 EGFR 在家族性腺瘤性息肉病患者中的表达,因此可能在肠道肿瘤的发生中具有重要作用。而 Cox-2 一直以来被认为是阿司匹林作用的直接靶向目标,因此研究人员对阿司匹林是否能够通过调节 EGFR 表达抑制结肠癌的发生进行了相关研究,发现 EGFR 在结肠癌发生早期即出现过表达,而常规服用阿司匹林可以大大降低 EGFR

表达。更为重要的是,EGFR 和 Cox-2 在家族性腺瘤性息肉病患者中均出现过表达,并且发生细胞内共定位。通过对机制的进一步研究发现,Cox-2 过表达会触发 c-Jun 依赖性转录因子 AP-1 的激活,AP-1 会进一步结合 EGFR 启动子,导致 EGFR 在细胞内积累,促进肿瘤发生。该研究发现,阿司匹林可能在结肠癌发生方面具有一定的预防作用,并且这种作用可能是通过调节 EGFR 的表达实现的。Voora 等[72]揭示了阿司匹林强大保护能力背后的分子机制,该研究描述了阿司匹林如何直接地影响一种基因调节蛋白的功能,其中这种蛋白不仅影响血小板的功能,而且也抑制结肠癌。

最近,为剖析阿司匹林抗肿瘤转移的作用靶点,中国科学院上海药物研究所研究人员从药物-蛋白质组学研究出发,首次发现乙酰肝素酶为阿司匹林潜在的抗肿瘤转移作用靶点[73]。乙酰肝素酶是哺乳动物体内唯一能够识别 HSPG 多糖侧链-HS 结构的内源性 β-葡萄糖醛酸酯酶,与肿瘤的转移密切相关。研究表明,阿司匹林通过结合于调节乙酰肝素酶的酶活关键氨基酸 Glu225 位,抑制酶活功能,调控相关信号通路,从而抑制肿瘤的血管新生和转移。该研究为全面认识阿司匹林的抗肿瘤作用机制提供了新的理论基础。同时,考虑到目前处于研发前沿的乙酰肝素酶抑制剂均为肝素类似物,而相关的小分子抑制剂研发工作无突破性进展,该研究也为乙酰肝素酶小分子抑制剂的研发提供了新的方向。

9.3 结直肠癌的早诊早治与精准预防

9.3.1 粪便隐血试验

WHO 全球肿瘤统计的最新数据显示,2012 年全球结直肠癌新增患者约 1 410 万例,新增死亡患者约 820 万例[74]。而 2016 年国家癌症预防与控制中心发布的数据显示,中国新增结直肠癌患者 376.3 万例,新增死亡患者达 191.0 万例[75],新发和死亡病例均占全世界同期结直肠癌病例的 20%,并呈现逐年快速上升的趋势。美国近十年来结直肠癌的发病率和病死率都在不断下降,其中一级预防所致占 34% 左右,二级预防所致占 52% 左右。由于中国人口基数庞大,如采用适龄人群全结肠镜直接检查的方法,将产生巨量的结肠镜应检人群,无法与当前的医疗队伍相适应,且有创性检查有一定的风险,费用较高,导致群众依从性较低。故将筛查分成两个阶段进行,先初筛确定高危人群,然后对高危人群进行全结肠镜诊断性筛查,可节约大量的人力和物力。根据中国的国情和结直肠癌的流行病学情况,粪便隐血试验(fecal occult blood tests,FOBT)是结直肠癌无创筛查的重要手段之一,作为非侵入性检查手段,简便易行,应用广泛。目前常用方法为愈创木脂法和免疫化学法。

1) 愈创木脂粪便隐血试验(guaiac-based fecal occult blood tests,gFOBT)

此方法用一种浸渗愈创木酚的滤纸进行化学检测,其原理为过氧化物酶催化法。

试验采用含有化学愈创木脂和氧化物质的溶液。若血液存在于粪便样品中,该溶液与血液混合,红细胞中载氧分子-血红蛋白的血红素就会与愈创木脂互相作用,使愈创木脂变为明显的蓝色。此法曾经被认为是结直肠癌粪便检查中的最佳方法。研究证实,其能降低结直肠癌的病死率。该检查价格低廉、检查便捷,人群筛查参与率相对较高。但 gFOBT 检出结直肠癌及其癌前病变的敏感性较低[76],不利于结直肠癌的早期诊断。gFOBT 可检测粪便血红素,但对人血红素并不特异,其检查结果易受食物(如动物内脏、水果)、药物(如非甾体抗炎药、维生素 C)等多种因素影响,且由于其他病因导致的上消化道出血也可在粪便中出现血红素,使得 gFOBT 假阳性率相对较高[77]。

2)免疫化学粪便隐血试验/粪便免疫化学试验(immunochemical fecal occult blood tests,iFOBT/ fecal immunochemical tests,FIT)

此类试验有多种方法,主要分为定性 FIT 和定量 FIT 两种。前者原理为免疫层析技术,后者原理为 ELISA 特异性抗体检测人球蛋白,可使用自动检测,允许高通量检测,目前市场上有多种试剂盒产品。与 gFOBT 相比,较少的出血量即可在 FIT 检测时被发现,具有更高的敏感性,提高了早期结直肠癌的检出率[78],检查结果亦不受食物或药物的影响,无须对受检者有饮食要求,维生素 C 假阳性亦可避免。因上消化道出血的球蛋白经过小肠可被消化,FIT 对下消化道肿瘤导致的出血特异性更高[79]。该方法由于可定量检测,能够根据可获取的结肠镜数据、被检测人群的预计检出率等,选择试验的诊断标准,并且其自动化的特点使其更适用于人群普查[80]。gFOBT 和 FIT 两种方法均受粪便样本的成分和量的影响,但 FIT 影响相对较小,费用明显高于 gFOBT。

3)序贯法粪便隐血方案(three-tier fecal occult blood test)

即在 gFOBT 阳性的基础上加做 iFOBT,如仍为阳性则行结肠镜检查。中国大规模人群验证试验结果表明,该方案具有较高的敏感性和特异性,可节约费用,降低结肠镜检查的工作量和患者的风险[81]。虽然目前结直肠镜检查活检是结直肠癌诊断的金标准,但早期粪便筛查在结直肠癌预防中仍然占有重要地位。FOBT 相对其他精准医疗检查手段来说,成本低、操作简便,筛查对象的依从性更高,适用于中国大规模人群结直肠癌初步筛查工作。目前,市场上也有相关商品可实现患者在家中自行做该项检测,进一步提高了早期筛查的效率。尤其是年龄比较大、有亲属患结肠癌、先前有过息肉或结肠癌高风险疾病的患者,可更早开始测试和更频繁地进行测试。但由于 FOBT 对于结直肠癌的检出,尤其是早期结直肠癌甚至癌前病变的特异性和敏感性有一定局限性,故还需结合其他多种手段,如基因组学、蛋白组学等,以实现结直肠癌的精准预防。

9.3.2 高危人群问卷调查

高危因素问卷调查用于结直肠癌筛查是基于结直肠癌发病人群存在一些显著的特征,如年龄越大,结直肠癌发病率越高;男性发病率高于女性;有明显结直肠癌家族史、多发腺瘤史者易发结直肠癌；吸烟人群结直肠癌发病风险增高等。通过问卷调查确认个体是否存在结直肠癌发病的高危因素，对存在高危因素的个体进行进一步检查，而将不存在高危因素的个体判为一般风险人群，暂不予干预[82]。问卷调查的优点在于简单易行，更易被筛查对象所接收。同时，问卷调查中所包含的高危因素能增强人们对结直肠癌的认识，了解更多结直肠癌防治的知识[83]。当有更多的人接受高危因素问卷调查时，接受结肠镜检查的人也会增多，最终将促使更多腺瘤等癌前病变被检出。

9.3.3　结肠镜检查

结肠镜以高精度的图像呈现将整个大肠从直肠到回盲部的结构清楚展示在人眼前，肠壁息肉和肿物一目了然，通过放大和染色等技术可观察到外形平坦的肠道新生物。因此，结肠镜检查是目前筛检结直肠癌的金标准。如果将诊断技术和筛检技术加以区分，结肠镜检查可能并不属于筛检技术。结肠镜检查作为一种筛检技术，是医疗资源进一步充足和人群保健水平进一步提升的体现。从结直肠肿瘤的角度看，正常个体行结肠镜检查能对个体产生最大的保护作用。国际上已有多项结肠镜筛查试验证明，结肠镜筛查不仅可减少结直肠癌病死率，而且可降低其发病率达40%[84]。结肠镜更广泛地应用于结直肠癌筛查的阻力来自技术本身和患者个体本身。结肠镜可以归类为一种有创检查，因其检查过程中会让受检者出现较为严重的不适，有些个人甚至无法承受此类不适而被迫中途停止检查；结肠镜检查前所需的肠道准备也为其带来了不便。但随着近年来麻醉镇静技术的进步，麻醉下结肠镜检查逐渐被大家所接受。结肠镜检查本身所带来的恐惧已显著减轻，接受结肠镜筛查的人数可能会越来越多。

有多项研究认为，结直肠癌一般风险人群每10年行1次结肠镜检查可起到很好的保护作用，但这种保护是基于对结直肠癌的预防，而不是对结直肠腺瘤的预防，而且这种保护并不是绝对的。在结直肠癌筛查中有一个被称为"间期癌"的概念[85-86]。结直肠癌筛查意义上的间期癌是指尽管在前一次结肠镜检查时没有发现任何肿瘤，但在相隔时间不长的后一次结肠镜检查时发现结直肠癌。间期癌的出现可能是由于第一次结肠镜检查技术上的失误，或者可能由于个体本身的因素出现快速生长的肿瘤。波兰一项大规模试验[87]中发现，结直肠间期癌的发生率为1例/4 450人年，中国嘉善结直肠癌筛查示范区中结直肠间期癌的发生率亦为1例/4 000人年。有研究表明[88]，结直肠间期癌的发生率与内镜医生结肠镜下腺瘤检出率有关，内镜下腺瘤检出率高的个体发生间期癌的概率相对较低。可见，结肠镜检查质量是导致间期癌的重要因素。

除结肠镜外，国外有部分地区采用乙状结肠镜或乙状结肠镜联合FOBT进行结直肠癌筛查，也可达到降低结直肠癌病死率的效果。国内20世纪70年代在海宁通过直肠镜和直肠指检进行的筛查，也观察到了筛查后若干年内直肠癌发病率和病死率的下降。

9.3.4 新型分子检测技术

近年来,随着肿瘤分子生物学的发展,多种结直肠癌分子标志物被发现。人们希望通过检测这些新型分子标志物,更准确地识别尚未出现症状的结直肠癌患者。在这些新型标志物的应用方面,以美国一公司研发的基于粪便 DNA 检测结合 FOBT 的试剂盒影响最大[89]。该试剂盒用一个专用的塑料桶收集大便,桶内含专用保存液,含粪便的收集桶可通过快递寄送到专门的检测中心。收集桶内的粪便被分为两份,一份用于酶联免疫法检测大便血红蛋白含量;另一份则从中提取人细胞基因组 DNA,以 ACTIN 为内参照定量检测 DNA 中 KRAS 突变及 NDRG4 和 BMP3 等基因的甲基化。最后将血红蛋白和 DNA 检测结果输入一个计算公式,获得一项总分。当得分大于某一阈值时判定为阳性,该检查对象需进一步行结肠镜检查。该试剂盒已获得美国 FDA 认证,并在美国老年人医保中获得部分医保报销支持。尽管目前已有两项较大规模试验证明,该试剂盒相较于单纯大便隐血检测能获得更好的敏感性,其对结直肠癌敏感性为 92%,对进展期腺瘤的敏感性为 46%,但其特异性较单纯 FOBT 显著降低,且该检测的人群阳性率高达 16%[89]。因此,该试剂盒可能并没有给结直肠癌筛查技术带来实质性的进步,其应用效果仍然处于敏感性和特异性互相消长的局限内。但是,粪便 DNA 分子检测为结直肠癌筛查技术开创了一种新的途径,或许在不久的将来,该技术会有更大的实质性改进。

9.3.5 其他早诊技术

目前,组织活检是诊断结直肠癌的金标准。高危因素问卷调查、FOBT、乙状结肠镜及肿瘤标志物等检查方法已在临床上广泛应用。但传统检测技术的敏感度和特异度均较低,且结肠镜为有创检查方法,这促使研究者不断地寻找敏感度和特异度更高的无创检测方法,在减少患者痛苦的情况下提高结直肠癌的早诊率。其中,以在各种体液(血液、粪便、尿液)中寻找早期结直肠癌标志物为研究热点。

在血液中,结直肠癌的传统筛查方法为检测 CEA 水平,但敏感性较低。在血液中寻找肿瘤细胞、肿瘤相关 DNA(ctDNA)及微小核酸(miRNA)的研究,称为液态活检,成为近年来新型肿瘤标记物的研究热点而备受关注[90]。循环肿瘤细胞的数目与患者的预后有显著的正相关关系,但目前此类方法在早期肿瘤检测中的敏感性较低。有研究显示,在结直肠癌患者外周血中测定 T 淋巴细胞亚群 CD3+、CD4+ 和自然杀伤细胞的数量及比值,也可为结直肠癌的早期诊断提供信息[91]。联合 iFOBT 和 PCR-SSCP 方法检测粪便中 APC、p53 和 KRAS 基因,结果显示,结直肠癌组粪便 iFOBT 阳性率为45.7%,APC、p53、KrAS 突变率分别为 58.7%、65.2%、60.9%,两者联合检测的敏感性高于单种方法,可提高结直肠癌筛查的效率,有望成为肠癌机会性筛查的一种早期诊断及筛查的有效方法[92]。基因甲基化的检测在早期筛查和诊断中的研究也有报道,如分泌型卷曲相关蛋白 1(secreted frizzled-related protein-1,*SFRP1*)和 Wnt 途径抑制因子-1(*WIF-1*)基因的启动子甲基化水平对诊断结直肠癌有一定价值[93-94],*HIC1* 基因、*HPP1* 基因及 *MGMT* 基因的甲基化水平在结直肠癌患者的粪便样本中均显著增高。近期研究发现,结直肠癌患者粪便中的菌群可导致裸鼠肠道发生腺瘤样变,并出现结肠癌发生率升高的现象。另有研究发现,结直肠癌组患者肠腔菌群中肠杆菌、乳杆菌、双歧杆菌与正常对照组相比存在显著差异。提示结直肠癌患者粪便中的菌落组成可能可以作为诊断的新方法[95]。尿液中肿瘤相关基因甲基化的检测在近年有所研究,*NDRG4* 基因甲基化在 72.6% 的结直肠癌患者尿液中可检测到[96]。结直肠癌早期筛查的研究方法各有千秋,进一步提升方法的敏感性及特异性的指标均有望成为筛查结直肠癌的早期标志物。

9.4　结直肠癌队列在精准预防中的成果

9.4.1　首次证明粪便隐血试验筛查可降低结直肠癌发病率和病死率

粪便隐血试验(FOBT)的概念早在 1864 年便已被提出,但并没有被用于筛查结直肠癌。直到 1967 年,Greegor 提出用愈创木脂化学显色的纸卡检测大便隐血作为结直肠癌筛查的工具,FOBT 筛查结直肠癌的作用才开始被人们所认识。但即使如此,当时并无可靠的研究来证实 FOBT 检测对防治结直肠癌是否确实有效,即可降低结直肠癌的病死率和发病率。而回答这个疑问的正是 3 项大规模随机对照结直肠癌队列研究。这 3 项队列研究分别在美国明尼苏达[97-98]、英国诺丁汉[99-100]和丹麦的菲恩岛[101]进行,均以观察 FOBT 筛查结直肠癌对人群结直肠癌病死率和发病率的影响为观察目标。

1975—1977 年,在美国国立癌症中心的支持下,由 46 551 名 50～80 岁的明尼苏达州全美癌症协会的志愿者、退伍军人和政府雇员组成的样本人群,被随机分到 1 年 1 次 FOBT 筛查组、2 年 2 次 FOBT 筛查组和无筛查对照组中,隐血检测阳性者予结肠镜检查。经过 13 年的持续随访,1 年 1 次 FOBT 筛查组结直肠癌病死率为每千人 5.88 人(95%*CI*:4.61～7.15),而对照组为每千人 8.83 人(95%*CI*:7.26～10.40)。筛查组与对照组相比,结直肠癌累计病死率降低 33%。

英国诺丁汉的结直肠癌队列则招募于 1981 年 2 月—1991 年 1 月间,共有 45～74 岁的 152 850 人进入队列。队列人群被随机分为 FOBT 筛查组(76 466 人)和无筛查对照组(76 384 人)。筛查组给予每 2 年 1 次的 FOBT 筛查,阳性者予结肠镜检查,筛查持续至 1995 年 2 月,对照组则无任何措施。结果显示,筛查组的结直肠癌死亡人数为 360 人,而对照组为 420 人,筛查组相对于对照组的结直肠癌累计病死率下降 15%(*P* = 0.026)。诺丁汉的结直肠癌队列研究首次证实,每 2 年 1 次的 FOBT 检测也可降低结直肠癌人群病死率。

丹麦的菲恩岛是个相对独立的小岛,有常住居民 14 万人。1985 年 8 月—1995 年 8 月,欧登塞大学的研究者在菲恩岛上招募了 75 552 人进行 FOBT 筛查结直肠癌的随机对照队列研究。与英国诺丁汉的队列相似,菲恩岛的队列人群被随机分为每 2 年 1 次的 FOBT 筛查组和无筛查对照组。筛查组和对照组最终分别纳入 30 967 人和 30 966 人。经过 10 年的随访观察,筛查组有 205 人死于结直肠癌,而对照组结直肠癌死亡人数为 249 人,筛查组和对照组的结直肠癌病死率比为 0.82(95%CI:0.68～0.99),具有显著统计学意义。

9.4.2　阿司匹林预防结直肠癌

一百多年前,阿司匹林的出现改变了医学、药学的历史,成为最经典的药物之一,它帮助不计其数的患者解除了病痛。今天,阿司匹林又重新焕发了生机,在预防肿瘤特别是预防结直肠癌方面,发挥着独特的功效。而阿司匹林对结直肠癌防治作用的提出到证实,正是来自多项结直肠癌队列研究。

2012 年 6 月,Bosetti 等[102]对 2011 年之前的、针对 12 种肿瘤预防性使用阿司匹林的观察性研究进行了荟萃分析,发现规律使用阿司匹林能明显降低结直肠癌的患病风险。随后,Rosewell 等[103]发现,每天服用低剂量(75～300 mg)阿司匹林能够在 3 年之内将肿瘤发病率降低 1/4。与此同时,这样使用阿司匹林还能在 5 年之内把肿瘤引起的病死率降低 15%。

而且,Coyle 等[104]发现,在林奇综合征患者中,若长期服用阿司匹林长达 5 年以上,其肿瘤发生率可显著降低约 60%。该研究对 1999—2005 年间的 861 例 Lynch 综合征患者进行追踪,2007 年时两组研究对象的肿瘤患病率相近;但到 2010 年时,安慰剂组和阿司匹林组 Lynch 综合征患病率分别为 30% 和 15%。这首次以随机对照试验证实了阿司匹林在这方面的疗效。CAPP2 研究[105]中,对 932 例 Lynch 综合征患者进行随机分组,分别接受阿司匹林和安慰剂治疗,也得出了类似的结论。该研究随访至 55.7 个月时发现,阿司匹林降低了肿瘤发病率($HR = 0.63, 95\%CI:0.35～1.13, P = 0.12$)。服用阿司匹林 2 年的人群,发生结直肠癌的 HR 为 0.41($95\%CI:0.19～0.86, P = 0.02$)。

随后,Reimers 等[106]报道,服用小剂量阿司匹林可能有助于部分结肠癌患者改善生存。Movahedi 等[107]发现,服用常规剂量的阿司匹林能够降低超重的 Lynch 综合征者的患癌风险。

2016 年 4 月,美国预防服务工作组(USPSTF)发布了阿司匹林作为心血管疾病和结直肠癌一级预防用药的指南[108]。最终推荐:10 年心血管风险≥10% 且无出血风险增加的 50～69 岁人群,应考虑服用低剂量阿司匹林来预防心血管病和结直肠癌。

Hua 等[109]认为,阿司匹林的治疗时机也很重要,对于那些(术后)已开始服用阿司匹林的受试者治疗效果尤为显著,总生存率($HR=0.64,95\%CI:0.47\sim0.86$)和结直肠癌患者生存率($HR=0.40,95\%CI:0.20\sim0.80$)都有所改善。对于不同的 KRAS 突变状态患者,阿司匹林治疗后有着明显差异($P=0.01$)。在野生型 KRAS 肿瘤患者中,服用阿司匹林后,总生存改善明显($HR=0.60,95\%CI:0.46\sim0.80$),但在突变型 KRAS 肿瘤患者中无效果($HR=1.24,95\%CI:0.78\sim1.96$)。还有一些正在招募中的队列,将开展阿司匹林在结直肠癌中治疗作用的 Ⅲ 期临床试验。Add-Aspirin(ISRCTN74358648)试验旨在研究阿司匹林对结直肠癌、乳腺癌、食管癌、胃癌和前列腺癌辅助治疗的疗效。类似的临床试验还有 ASCOLT(高风险 Dukes B 期和 Duke C 期结直肠癌患者,NCT00565708)和 ASPIRIN(阿司匹林对老年复发性结肠癌患者的生存的影响,NCT02301286)。虽然使用阿司匹林是一个降低肿瘤发病风险的好方法,但鉴于每个人的体质差异,在治疗时还是要因人而异。

9.5　小结与展望

早期的结直肠癌队列,尽管有些规模较大,但目标相对较为单一,或为寻找结直肠癌发病的因素,或为证实一种危险因素的作用,或为证明或比较筛查诊断技术的有效性,或是治疗药物或治疗技术的临床试验。当前,在信息技术和分子技术高速发展的条件下,结直肠癌队列规模可能会越来越大,队列可发挥的作用可能会越来越多样化。利用大数据和云计算,可能收集到海量的结直肠癌队列人群信息,并快速分类处理。利用高通量基因测序、蛋白质谱等技术,可对收集的结直肠癌队列生物样本进行检测而获得海量数据。结直肠癌队列可能会发挥更大作用。然而,这也对结直肠癌队列建设提出了更高的要求,只有数据可靠的队列才能发挥队列研究应有的功能,否则规模再大、数据量再大的结直肠癌队列都无法产出有效的成果。因此,大数据和高质量可能是未来结直肠癌队列建设的关键要素。

参考文献

［1］付凤环,沈惠芝,王乐. 中国医学科学院肿瘤医院 50 周年风雨与辉煌[J]. 中国肿瘤,2008,(9):742-744.

［2］陈竺. 全国第三次死因回顾抽样调查报告[M]. 北京:中国协和医科大学出版社,2008.

［3］郑树. 结肠癌二级预防[J]. 浙江肿瘤通讯,1990,(1):1-2.

［4］章士勤,吴金民,孙其荣. 大肠癌普查意义探讨[J]. 浙江肿瘤通讯,1980,(4):93-94.

［5］刘希永,丁杏芬. 直肠息肉摘除对直肠癌预防的前瞻性评价[J]. 中华流行病学杂志,2000,21(4):245-248.

〔6〕 Yang G，Zheng W，Sun Q R，et al. Pathologic features of initial adenomas as predictors for metachronous adenomas of the rectum〔J〕. J Natl Cancer Inst，1998，90(21)：1661-1665.

〔7〕 Zheng S，Chen K，Liu X，et al. Cluster randomization trial of sequence mass screening for colorectal cancer〔J〕. Dis Colon Rectum，2003，46(1)：51-58.

〔8〕 Zheng G M，Choi B C，Yu X R，et al. Mass screening for rectal neoplasm in Jiashan County，China〔J〕. J Clin Epidemiol，1991，44(12)：1379-1385.

〔9〕 李世荣，武子涛，晨智敏，等.半定量粪隐血试验在大肠癌筛检中的作用〔J〕.华北国防医药，2006，18(2)：95-97.

〔10〕 陈功，万德森，潘志忠，等. 广州市结肠癌危险因素的病例对照研究〔J〕.癌症，2001，20(10)：1086-1088.

〔11〕 许岸高，余志金，钟旭辉等.广东省惠东县大肠癌的筛检研究〔J〕.中华医学会全国消化病学术会议，2007.

〔12〕 黄彦钦，郑树.浙江省大肠癌现场防治历史、现状与展望〔J〕.中国肿瘤，2013，22(2)：83-85.

〔13〕 朱云峰，沈永洲，黄彦钦.浙江省海宁市结直肠癌早诊早治筛查一体化模式的探索〔J〕.中国肿瘤，2016，25(2)：88-91.

〔14〕 Wickerham D L，O'Connell M J，Costantino J P，et al. The half century of clinical trials of the National Surgical Adjuvant Breast And Bowel Project〔J〕. Semin Oncol，2008，35(5)：522-529.

〔15〕 Loeve F，Boer R，Zauber A G，et al. National Polyp Study data：evidence for regression of adenomas〔J〕. Int J Cancer，2004，111(4)：633-639.

〔16〕 Zauber A G，Winawer S J，O'Brien M J，et al. Colonoscopic polypectomy and long-term prevention of colorectal-cancer deaths〔J〕. N Engl J Med，2012，366(8)：687-696.

〔17〕 Rastogi P，Wickerham D L，Geyer CE Jr，et al. Milestone clinical trials of the National Surgical Adjuvant Breast and Bowel Project (NSABP)〔J〕. Chin Clin Oncol，2017，6(1)：7.

〔18〕 Jayasekara H，English D R，Haydon A，et al. Associations of alcohol intake，smoking，physical activity and obesity with survival following colorectal cancer diagnosis by stage，anatomic site and tumor molecular subtype〔J〕. Int J Cancer，2018，142(2)：238-250.

〔19〕 Bassett J K，Severi G，English D R，et al. Body size，weight change，and risk of colon cancer〔J〕. Cancer Epidemiol Biomarkers Prev，2010，19(11)：2978-2986.

〔20〕 Quintero E，Castells A，Bujanda L，et al. Colonoscopy versus fecal immunochemical testing in colorectal-cancer screening〔J〕. N Engl J Med，2012，366(8)：697-706.

〔21〕 van Roon A H，Hol L，van Vuuren A J，et al. Are fecal immunochemical test characteristics influenced by sample return time? A population-based colorectal cancer screening trial〔J〕. Am J Gastroenterol，2012，107(1)：99-107.

〔22〕 Fenoglio L，Castagna E，Comino A，et al. A shift from distal to proximal neoplasia in the colon：a decade of polyps and CRC in Italy〔J〕. BMC Gastroenterol，2010，10：139.

〔23〕 Lieberman D A，Weiss D G，Harford W V，et al. Five-year colon surveillance after screening colonoscopy〔J〕. Gastroenterology，2007，133(4)：1077-1085.

〔24〕 焦登鳌，吴德仁，陈坤，等.大肠癌高发区嘉善县大肠癌危险因子的调查研究〔J〕.中华流行病学杂志，1988，9(6)：354-357.

〔25〕 冯广铭，胡乃中.233例结直肠腺瘤摘除术后随访和内镜监测的临床分析〔J〕.中华消化杂志，2012，32(1)：19-23.

〔26〕 郑树，周伦，余海，等.全国六地区大肠癌病例对照研究〔J〕.肿瘤，1995，15(s1)：149-151.

〔27〕 Whittemore A S，Wu-Williams A H，Lee M，et al. Diet，physical activity，and colorectal cancer among Chinese in North America and China [J]. J Natl Cancer Inst, 1990, 82(11): 915-926.

[28] 陈坤,蔡剑,刘希永,等. 结肠癌和直肠癌危险因素的巢式病例对照研究[J]. 中华流行病学杂志, 2001,22(6): 439-441.

[29] 陈坤,俞维萍,马新源,等. 饮水类型与结直肠癌发病率关系的前瞻性队列研究[J]. 癌症,2004,23 (5): 550-554.

[30] 陈坤,赵玉婉,马新源,等. 浙江省嘉善县人群结直肠癌发病与有机氯污染的关系[J]. 中华流行病 学杂志,2004,25(6): 479-483.

[31] 郭金萍,朱琳,苏银霞,等. 结直肠癌危险因素及临床流行病学特征研究[J]. 实用癌症杂志,2015, (4): 544-546.

[32] 武子涛,李世荣,韩英,等. 性别与结直肠癌发病特点关系的分析[J]. 中国中西医结合消化杂志, 2012,20(5): 201-203.

[33] Campos F G. Colorectal cancer in young adults: A difficult challenge [J]. World J Gastroenterol, 2017, 23(28): 5041-5044.

[34] 郭东义,杨世斌,黎文峰,等. 不同年龄阶段结直肠癌的病理特点及预后分析[J]. 中国现代医药杂 志,2016,18(7): 1-5.

[35] Majek O, Gondos A, Jansen L, et al. Sex differences in colorectal cancer survival: population-based analysis of 164 996 colorectal cancer patients in Germany [J]. PLoS One, 2013, 8 (7): e68077.

[36] Hampel H, Frankel W L, Martin E, et al. Feasibility of screening for Lynch syndrome among patients with colorectal cancer [J]. J Clin Oncol, 2008, 26(35): 5783-5788.

[37] Kempers M J, Kuiper R P, Ockeloen C W, et al. Risk of colorectal and endometrial cancers in EPCAM deletion-positive Lynch syndrome: a cohort study [J]. Lancet Oncol, 2011, 12(1): 49-55.

[38] Stoffel E M, Mangu P B, Gruber S B, et al. Hereditary colorectal cancer syndromes: american society of clinical oncology clinical practice guideline endorsement of the familial risk - colorectal cancer: european society for medical oncology clinical practice guidelines [J]. J Clin Oncol, 2015, 33(2): 209-217.

[39] 李晓芬,袁瑛,张苏展. 中国人遗传性大肠癌综合征的特征及诊疗规范[J]. 中国癌症杂志,2015,25 (11): 841-848.

[40] Claes K, Dahan K, Tejpar S, et al. The genetics of familial adenomatous polyposis (FAP) and MutYH-associated polyposis (MAP) [J]. Acta Gastroenterol Belg, 2011, 74(3): 421-426.

[41] Moisio A L, Jarvinen H, Peltomaki P. Genetic and clinical characterisation of familial adenomatous polyposis: a population based study [J]. Gut, 2002, 50(6): 845-850.

[42] 贺静,卢光琇. 辅助生殖与遗传咨询若干伦理原则实施之探讨[J]. 医学与哲学,2010,31(23): 25-28.

[43] Tsoi K K, Pau C Y, Wu W K, et al. Cigarette smoking and the risk of colorectal cancer: a meta-analysis of prospective cohort studies [J]. Clin Gastroenterol Hepatol, 2009, 7(6): 682-688.

[44] Verla-Tebit E, Lilla C, Hoffmeister M, et al. Exposure to environmental tobacco smoke and the risk of colorectal cancer in a case-control study from Germany [J]. Eur J Cancer Prev, 2009, 18 (1): 9-12.

[45] Nyren O, Bergstrom R, Nystrom L, et al. Smoking and colorectal cancer: a 20-year follow-up study of Swedish construction workers [J]. J Natl Cancer Inst, 1996, 88(18): 1302-1307.

[46] Ganesh B, Talole S D, Dikshit R. A case-control study on diet and colorectal cancer from

Mumbai，India［J］. Cancer Epidemiol，2009，33(3-4)：189-193.

［47］Ho J W，Lam T H，Tse C W，et al. Smoking，drinking and colorectal cancer in Hong Kong Chinese：a case-control study［J］. Int J Cancer，2004，109(4)：587-597.

［48］周智勇,屈昌民,梁淑文.吸烟与大肠癌的关系：一项回顾性病例-对照研究［J］.海南医学,2012，23(15)：6-8.

［49］邵红梅,冯瑞,朱红,等.中国人群结直肠癌危险因素的荟萃分析［J］.中国慢性病预防与控制，2014,22(2)：174-177.

［50］殷杰,邓尚新,安薇等.吸烟与结直肠癌诊断年龄关系的研究［J］.胃肠病学.2011.16(4)：231-234.

［51］Botteri E，Iodice S，Bagnardi V，et al. Smoking and colorectal cancer：a meta-analysis［J］. JAMA，2008，300(23)：2765-2778.

［52］殷杰,蔡全才,李兆申.吸烟与结直肠癌发病关系的研究进展［J］.胃肠病学,2010,15(10)：622-625.

［53］Aleksandrova K，Pischon T，Buijsse B，et al. Adult weight change and risk of colorectal cancer in the European Prospective Investigation into Cancer and Nutrition［J］. Eur J Cancer，2013，49(16)：3526-3536.

［54］Ma Y，Yang Y，Wang F，et al. Obesity and risk of colorectal cancer：a systematic review of prospective studies［J］. PLoS One，2013，8(1)：e53916.

［55］Ben Q，An W，Jiang Y，et al. Body mass index increases risk for colorectal adenomas based on meta-analysis［J］. Gastroenterology，2012，142(4)：762-772.

［56］Kyrgiou M，Kalliala I，Markozannes G，et al. Adiposity and cancer at major anatomical sites：umbrella review of the literature［J］. BMJ，2017，356：j477.

［57］Wen Y A，Xing X，Harris J W，et al. Adipocytes activate mitochondrial fatty acid oxidation and autophagy to promote tumor growth in colon cancer［J］. Cell Death Dis，2017，8(2)：e2593.

［58］Hanyuda A，Cao Y，Hamada T，et al. Body mass index and risk of colorectal carcinoma subtypes classified by tumor differentiation status［J］. Eur J Epidemiol，2017，32(5)：393-407.

［59］Loeve F，van Ballegooijen M，Snel P，et al. Colorectal cancer risk after colonoscopic polypectomy：a population-based study and literature search［J］. Eur J Cancer，2005，41(3)：416-422.

［60］Young J，Jenkins M，Parry S，et al. Serrated pathway colorectal cancer in the population：genetic consideration［J］. Gut，2007，56(10)：1453-1459.

［61］Soetikno R M，Kaltenbach T，Rouse R V，et al. Prevalence of nonpolypoid (flat and depressed) colorectal neoplasms in asymptomatic and symptomatic adults［J］. JAMA，2008，299(9)：1027-1035.

［62］Laiyemo A O，Murphy G，Albert P S，et al. Postpolypectomy colonoscopy surveillance guidelines：predictive accuracy for advanced adenoma at 4 years［J］. Ann Intern Med，2008，148(6)：419-426.

［63］Lieberman D A，Rex D K，Winawer S J，et al. Guidelines for colonoscopy surveillance after screening and polypectomy：a consensus update by the US Multi-Society Task Force on Colorectal Cancer［J］. Gastroenterology，2012，143(3)：844-857.

［64］中华医学会消化内镜学分会,中国抗癌协会肿瘤内镜学专业委员会.中国早期结直肠癌筛查及内镜诊治指南(2014,北京)［J］.中华医学杂志,2014,95(28)：2235-2252.

［65］DeSantis C E，Lin C C，Mariotto A B，et al. Cancer treatment and survivorship statistics，2014［J］. CA Cancer J Clin，2014，64(4)：252-271.

[66] Gupta R A, Dubois R N. Colorectal cancer prevention and treatment by inhibition of cyclooxygenase-2 [J]. Nat Rev Cancer, 2001, 1(1): 11-21.

[67] Thun M J, Jacobs E J, Patrono C. The role of aspirin in cancer prevention [J]. Nat Rev Cancer, 2012, 9(5): 259-267.

[68] Guillem-Llobat P, Dovizio M, Bruno A, et al. Aspirin prevents colorectal cancer metastasis in mice by splitting the crosstalk between platelets and tumor cells [J]. Oncotarget, 2016, 7(22): 32462-32477.

[69] Liao X, Lochhead P, Nishihara R, et al. Aspirin use, tumor PIK3CA mutation, and colorectal-cancer survival [J]. N Engl J Med, 2012, 367(17): 1596-1606.

[70] Ogino S, Lochhead P, Giovannucci E, et al. Discovery of colorectal cancer PIK3CA mutation as potential predictive biomarker: power and promise of molecular pathological epidemiology [J]. Oncogene, 2014, 33(23): 2949-2955.

[71] Li H, Zhu F, Boardman L A, et al. Aspirin Prevents Colorectal Cancer by Normalizing EGFR Expression [J]. EbioMedicine, 2015, 2(5): 447-455.

[72] Voora D, Rao A K, Jalagadugula G S, et al. Systems Pharmacogenomics Finds RUNX1 Is an Aspirin-Responsive Transcription Factor Linked to Cardiovascular Disease and Colon Cancer [J]. EbioMedicine, 2016, 11: 157-164.

[73] Dai X, Yan J, Fu X, et al. Aspirin Inhibits Cancer Metastasis and Angiogenesis via Targeting Heparanase [J]. Clin Cancer Res, 2017, 23(20): 6267-6278.

[74] Torre L A, Bray F, Siegel R L, et al. Global cancer statistics, 2012 [J]. CA Cancer J Clin, 2015, 65(2): 87-108.

[75] Chen W, Zheng R, Baade P D, et al. Cancer statistics in China, 2015 [J]. CA Cancer J Clin, 2016, 66(2): 115-132.

[76] Brenner H, Tao S. Superior diagnostic performance of faecal immunochemical tests for haemoglobin in a head-to-head comparison with guaiac based faecal occult blood test among 2235 participants of screening colonoscopy [J]. Eur J Cancer, 2013, 49(14): 3049-3054.

[77] Lee C S, Ronan L, O'Morain C, et al. Screening for colorectal cancer: what fits best [J]. Expert Rev Gastroenterol Hepatol, 2012, 6(3): 301-312.

[78] Guittet L, Bouvier V, Mariotte N, et al. Comparison of a guaiac based and an immunochemical faecal occult blood test in screening for colorectal cancer in a general average risk population [J]. Gut, 2007, 56(2): 210-214.

[79] Austoker J, Giordano L, Hewitson P, et al. European guidelines for quality assurance in colorectal cancer screening and diagnosis. First Edition — Communication [J]. Endoscopy, 2012, 44(Suppl 3): SE164-SE185.

[80] Huang Y, Li Q, Ge W, et al. Predictive power of quantitative and qualitative fecal immunochemical tests for hemoglobin in population screening for colorectal neoplasm [J]. Eur J Cancer Prev, 2014, 23(1): 27-34.

[81] 刘希永,张行,郑树,等. 结直肠癌筛检优化方案在高危人群中应用评价[J]. 肿瘤防治研究,1997, 24(4): 197-200.

[82] Meng W, Cai S R, Zhou L, et al. Performance value of high risk factors in colorectal cancer screening in China [J]. World J Gastroenterol, 2009, 15(48): 6111-6116.

[83] Meng W, Bi X W, Bai X Y, et al. Barrier-focused intervention to increase colonoscopy attendance among nonadherent high-risk populations [J]. World J Gastroenterol, 2009, 15(31): 3920-3925.

［84］Regula J，Rupinski M，Kraszewska E，et al. Colonoscopy in colorectal-cancer screening for detection of advanced neoplasia［J］. N Engl J Med，2006，355(18)：1863-1872.

［85］Steele R J，McClements P，Watling C，et al. Interval cancers in a FOBT-based colorectal cancer population screening programme：implications for stage，gender and tumour site［J］. Gut，2012，61(4)：576-581.

［86］Sanduleanu S，le Clercq C M，Dekker E，et al. Definition and taxonomy of interval colorectal cancers：a proposal for standardising nomenclature［J］. Gut，2015，64(8)：1257-1267.

［87］Kaminski M F，Regula J，Kraszewska E，et al. Quality indicators for colonoscopy and the risk of interval cancer［J］. N Engl J Med，2010，362(19)：1795-1803.

［88］Corley D A，Jensen C D，Marks A R，et al. Adenoma detection rate and risk of colorectal cancer and death［J］. N Engl J Med，2014，370(14)：1298-1306.

［89］Imperiale T F，Ransohoff D F，Itzkowitz S H，et al. Multitarget stool DNA testing for colorectal-cancer screening［J］. N Engl J Med，2014，370(14)：1287-1297.

［90］Alix-Panabieres C，Pantel K. Clinical Applications of Circulating Tumor Cells and Circulating Tumor DNA as Liquid Biopsy［J］. Cancer Discov，2016，6(5)：479-491.

［91］Kuss I，Hathaway B，Ferris R L，et al. Decreased absolute counts of T lymphocyte subsets and their relation to disease in squamous cell carcinoma of the head and neck［J］. Clin Cancer Res，2004，10(11)：3755-3762.

［92］钟选芳，甘爱华，张晓慧，等. 联合检测粪隐血试验与粪便 DNA 在大肠癌机会性筛查中的探讨［J］. 肿瘤基础与临床，2015，(6)：508-511.

［93］张虎，张平，江军，等. 粪便标本中 SFRP1 和 WIF-1 基因启动子甲基化在大肠癌早期筛查中的意义［J］. 山东医药，2014，(33)：54-56.

［94］Chen W D，Han Z J，Skoletsky J，et al. Detection in fecal DNA of colon cancer-specific methylation of the nonexpressed vimentin gene［J］. J Natl Cancer Inst，2005，97(15)：1124-1132.

［95］Wong S H，Zhao L，Zhang X，et al. Gavage of fecal samples from patients with colorectal cancer promotes intestinal carcinogenesis in germ-free and conventional mice［J］. Gastroenterology，2017，153(6)：1621-1633.

［96］Xiao W，Zhao H，Dong W，et al. Quantitative detection of methylated NDRG4 gene as a candidate biomarker for diagnosis of colorectal cancer［J］. Oncol Lett，2015，9(3)：1383-1387.

［97］Mandel J S，Bond J H，Church T R，et al. Reducing mortality from colorectal cancer by screening for fecal occult blood. Minnesota Colon Cancer Control Study［J］. N Engl J Med，1993，328(19)：1365-1371.

［98］Mandel J S，Church T R，Ederer F，et al. Colorectal cancer mortality：effectiveness of biennial screening for fecal occult blood［J］. J Natl Cancer Inst，1999，91(5)：434-437.

［99］Hardcastle J D，Chamberlain J O，Robinson M H，et al. Randomised controlled trial of faecal-occult-blood screening for colorectal cancer［J］. Lancet，1996，348(9040)：1472-1477.

［100］Scholefield J H，Moss S，Sufi F，et al. Effect of faecal occult blood screening on mortality from colorectal cancer：results from a randomised controlled trial［J］. Gut，2002，50(6)：840-844.

［101］Kronborg O，Fenger C，Olsen J，et al. Randomised study of screening for colorectal cancer with faecal-occult-blood test［J］. Lancet，1996，348(9040)：1467-1471.

［102］Bosetti C，Gallus S，La Vecchia C. Aspirin and cancer risk：an updated quantitative review to 2005［J］. Cancer Causes Control，2006，17(7)：871-888.

［103］Rothwell P M，Price J F，Fowkes F G，et al．Short-term effects of daily aspirin on cancer incidence，mortality，and non-vascular death：analysis of the time course of risks and benefits in 51 randomised controlled trials ［J］．Lancet，2012，379(9826)：1602-1612.

［104］Coyle C，Cafferty F H，Langley R E．Aspirin and Colorectal Cancer Prevention and Treatment：Is It for Everyone ［J］．Curr Colorectal Cancer Rep，2016，12：27-34.

［105］Wu C，Goldberg R M．Colorectal cancer in 2012：Revisiting landmark trials and identifying new therapies ［J］．Nat Rev Clin Oncol，2013，10(2)：71-72.

［106］Reimers M S，Bastiaannet E，Langley R E，et a．Expression of HLA class Ⅰ antigen，aspirin use，and survival after a diagnosis of colon cancer ［J］．JAMA Intern Med，2014，174(5)：732-739.

［107］Movahedi M，Bishop D T，Macrae F，et al．Obesity，aspirin，and risk of colorectal cancer in carriers of hereditary colorectal cancer：A prospective investigation in the CAPP2 study ［J］．J Clin Oncol，2015，33(31)：3591-3597.

［108］Bibbins-Domingo K．Aspirin Use for the Primary Prevention of Cardiovascular Disease and Colorectal Cancer：U. S. Preventive Services Task Force Recommendation Statement ［J］．Ann Intern Med，2016，164(12)：836-845.

［109］Hua X，Phipps A I，Burnett-Hartman A N，et al．Timing of aspirin and other nonsteroidal anti-inflammatory drug use among patients with colorectal cancer in relation to tumor markers and survival ［J］．J Clin Oncol，2017，35(24)：2806-2813.

10 乳腺癌队列与精准预防

乳腺癌是女性最常见的恶性肿瘤,其较高的发病率和病死率已经成为影响女性生命健康的重要疾病。随着科学技术的发展和对人类疾病发病模式认识的不断提高,人们对乳腺癌发病模式的认识已经从传统的危险因素研究过渡到对基因和基因、基因和环境交互作用的研究。鉴于队列研究的优良设计,暴露因素与疾病发生之间时间顺序明确,证据论证强度相对较高,因此,利用队列研究探索暴露因素与乳腺癌发病和预后之间的关联成为当前非常受欢迎的流行病学研究方法。

自 20 世纪 90 年代开始,全球陆续开展乳腺癌的大样本健康人群队列研究,从大人群角度对乳腺癌发病风险因素进行了深入研究和探讨。近几十年,随着国家重大研发计划的不断投入,全国陆续建立起高质量的健康人群队列和乳腺癌筛查队列(breast self-exam,BSE)研究,提高了乳腺癌一级预防和二级预防质量,显著降低了乳腺癌发病率,提高了乳腺癌患者的生存率。此外,随着大样本生物样本库的建立,人类能进一步从基因水平探索乳腺癌发病和预后的相关因素,对乳腺癌发病机制进行准确定位,为乳腺癌的精准预防奠定了基础。与此同时,在计算机技术迅猛发展的当代,人工智能技术也逐渐应用于医学领域,而且在肿瘤诊断方面呈现出较高的准确性。未来可能将机器学习技术应用于乳腺癌的筛查和诊断,甚至是乳腺癌的预后评估,能够进一步节省人力和财力,实施乳腺癌的精准预防。

本章将从乳腺癌队列研究的发展、乳腺癌发病相关风险因素的调查和乳腺癌队列的研究成果方面对乳腺癌队列进行介绍和深入剖析。

10.1 乳腺癌队列研究的发展与现状

10.1.1 乳腺癌流行现状

乳腺癌是女性发病率最高的恶性肿瘤,其较高的病死率严重影响了女性的生命健康[1]。根据 2012 年 IARC 统计报告,全球新发乳腺癌病例 167.1 万,死亡 52.2 万;中国乳腺癌新发病例 18.7 万,死亡 4.8 万,位列全肿瘤病死率第五位。在发展中国家,乳腺癌已经位列女性癌症死因的首位[2]。虽然中国女性乳腺癌发病率(30.4/10 万)显著低于西方发达国家(欧洲 96.0/10 万,北美 91.6/10 万)[3-4],但是由于中国的人口基数较大,每年新发病例数约占全球新发乳腺癌病例的 21.3%[5]。在过去的 20 年,由于经济、社会和文化的迅猛发展,中国公民的生活水平和饮食习惯也发生了巨大变化,与此同时乳腺癌的发病率也以每年 3%~5% 的涨幅增长,这一幅度显著高于西方国家[6]。根据国家癌症中心统计,2015 年中国女性乳腺癌发病例数超过 26.8 万人,死亡人数达到7 万例[7]。

10.1.2 乳腺癌队列研究的意义

队列研究是一种利用前瞻性、回顾性和双向性方法评价暴露因素与疾病之间是否存在关联,以及关联强度大小的观察性研究方法。由于暴露因素与疾病发生之间时间顺序明确,其证据论证强度高于其他观察性研究。因此,利用队列研究探索暴露因素与乳腺癌发病和预后之间的关联成为当前非常受欢迎的流行病学研究方法。乳腺癌队列通过对大样本量人群进行长期随访,能够以较高的效能对乳腺癌发病病因和预后相关因素进行探讨,为乳腺癌的精准预防、个体化治疗和预后预测评价提供基础。比如法国的 EPIC 共纳入研究对象 322 988 人,经过平均 11 年的随访,验证了吸烟与乳腺癌发病之间的关联,证明当前吸烟、曾经吸烟和被动吸烟均是乳腺癌发病的高危因素,发病的 RR 值分别为 1.16(95%CI:1.05~1.28)、1.14(95%CI:1.04~1.25)和 1.10(95%CI:1.01~1.20)[8]。

国内外针对乳腺癌的队列研究较为丰富。经 GoPubmed 检索分析,全球范围内已发表的乳腺癌队列研究相关文章超过 6 000 篇。自 1984 年至 2018 年,发表文章数量呈现持续上升趋势,在 2015 年达到巅峰(见图 10-1)。不同国家之间发表的乳腺癌队列相关文章数量也不尽相同。美国发表文章数量最多,为 2 178 篇;英国以 511 篇位列其后;中国大陆以 248 篇位列第八(见图 10-2)。中国国内相关研究发表最多的城市为上海(51 篇),其次为北京(32 篇)、广东(15 篇)和武汉(14 篇)。

10.1.3 世界范围乳腺癌队列研究

10.1.3.1 世界范围乳腺癌健康人群队列

自 20 世纪 70 年代起,欧美发达国家陆续开展大样本人群队列研究。

1) NHS

NHS 是国际范围内较为著名的队列研究。该研究始于 1976 年,由 NIH 资助。此后分别在 1989 年和 2010 年开启护士健康队列第二期(Nurses' Health Study Ⅱ)和第三期(Nurses' Health Study Ⅲ)研究,每项研究样本量均在 10 万以

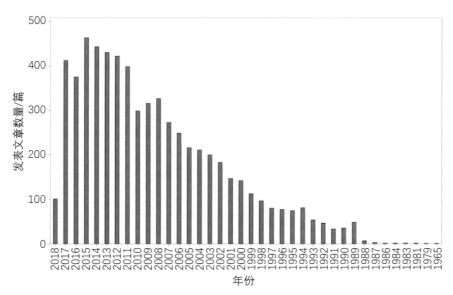

图 10-1　乳腺癌队列研究相关文章发表数量随年代变化趋势

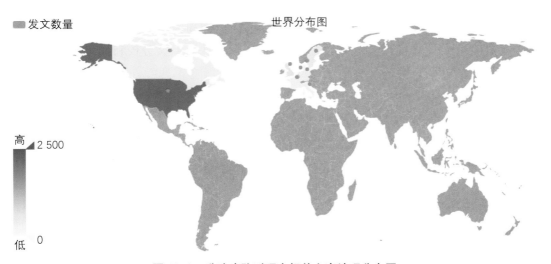

图 10-2　乳腺癌队列研究相关文章地理分布图

上。随访过程主要采用发送邮件的形式，对所有护士进行每 2 年 1 次的随访调查，每次随访应答率均在 90% 以上，对了解暴露因素对乳腺癌发病风险的影响起着重要作用。

　　2）乳腺癌家庭注册队列（Breast Cancer Family Registry，BCFR）

　　BCFR 是 1995 年由美国国家癌症研究所资助的乳腺癌队列研究。该队列主要包括 6 个合作中心，分别来自澳大利亚，美国纽约、加利福尼亚、费城、犹他州和加拿大的安大略省[9]。作为一项国际合作项目,该队列研究对于促进乳腺癌的遗传和环境因素研究起到了重要作用。目前,该队列已经收集了超过 13 000 个家庭的流行病学数据、家族病史数据和生物样本。所有的家庭招募中心都使用标准化的问卷来收集家族史信息、流行病学和临床数据信息以及生物样本,并在收集、处理和储存数据和样本的过程中重点强调质量控制措施。这项研究得到了墨尔本大学人类研究伦理委员会的批准。2006 年和 2012 年,美国国家癌症研究所又再次进行项目资助,通过问卷来更新家族病史和流行病学数据,并邀请更多的家庭成员来扩大整个队列。维持和加强项目的核心基础设施并扩大研究领域,包括研究癌症相关因素、癌症患者生存、基因探索及癌症预防干预研究等。

3）美国加利福尼亚教师研究（California Teacher's Study，CTS）

CTS 是一项正在进行的针对女性教师和学校管理人员的前瞻性队列研究,其主要目的是研究乳腺癌的发病率及其相关危险因素,同时该队列也针对其他癌症的发病率及发病原因进行研究[10]。该队列始建于 1995 年,基于加利福尼亚教师注册系统进行研究对象的招募,起初共纳入 133 479 名研究对象。所有研究对象最初均完成了 1 份基线问卷,内容涉及既往病史、生活方式、饮食和其他行为因素。第四次随访问卷调查于 2005 年 6 月完成,其中包括在整个生命周期内与微生物和传染性接触有关的问题。这项研究得到了加州癌症预防研究所、南加州大学、加州大学欧文分校和加州卫生与人类服务机构的审查委员会的批准。

4）EPIC

EPIC 是一项正在进行的多中心前瞻性队列研究,致力于调查癌症发病率、病死率以及营养和癌症之间的关联[11]。1992—1998 年,该队列在欧洲 10 个国家的 23 个中心共招募女性研究对象近 370 000 名,年龄分布于 35～69 岁,通过问卷调查的方式收集研究对象的生活方式和膳食信息。为了使膳食调查数据更加准确,该项目开展了计算机辅助的 24 h 标准化膳食回顾调查来对每一个招募中心的数据进行补充和校正,此外还进行人体测量学指标的采集,并收集研究对象的血液样本长期保存。EPIC 能够整合个人生活方式和膳食的问卷信息、膳食标志物、激素和生长因子代谢以及基因多态性等问题,是目前研究乳腺癌发病机制涵盖内容较为完善的队列之一。

5）黑种人女性健康队列（Black Women's Health Study，BWHS）

BWHS 是 1995 年由美国 NIH 资助的针对 59 027 名 21～69 岁非裔美国人的健康人群队列[12]。基线问卷内容包括基本人口学信息、患者既往病史和药物使用情况、饮食和生活方式因素以及吸烟和饮酒情况。项目开展过程中通过发送邮件的形式,每 2 年对所有的研究对象进行 1 次问卷随访,对研究对象的信息和乳腺癌的发病信息进行收集和更新。截至目前已经随访超过 20 年的时间,应答率超过 80%。

10.1.3.2 世界范围乳腺癌筛查队列

1) 加拿大国家乳腺癌筛查研究（Canadian National Breast Screening Study，CNBSS）

1980—1985 年，在加拿大 6 个省（新斯科舍、魁北克、安大略、马尼托巴、阿尔伯塔、不列颠和哥伦比亚）15 个筛查中心招募 40～59 岁健康女性 89 835 人。所有研究对象签署知情同意书后，被随机分为逐年乳腺癌钼靶筛查组和对照组。经过长期随访，通过与加拿大癌症登记中心和加拿大国家死亡登记中心联网进行数据更新，研究钼靶筛查对乳腺癌发病率、临床特征和病死率的影响。截至目前，该筛查队列已进行超过 25 年的随访[13]。

2) 瑞典马尔默乳腺癌筛查队列（Malmö Ⅱ trial）

该队列的研究对象均来自马尔默市，为出生于 1908—1932 年、45～69 岁的 42 282 名健康女性。所有研究对象随机分为乳腺钼靶筛查组（21 088 人）和对照组（21 195 人），并进行长期随访。通过与瑞典癌症登记中心和癌症死亡登记注册中心数据库进行联网，研究钼靶筛查对乳腺癌病死率降低的效果[14]。此外，其他的乳腺癌筛查队列研究还包括瑞典斯德哥尔摩研究（Stockholm trial）[15]和英国爱丁堡研究（Edinburgh trial）[16]等。

10.1.3.3 世界范围乳腺癌专病队列

1) 女性健康饮食和生活队列（Women's Healthy Eating and Living，WHEL）

WHEL 是美国一项多中心（亚利桑那州、加利福尼亚州、俄勒冈州和德克萨斯州）乳腺癌专病队列研究，探讨饮食干预对乳腺癌预后效果的影响[17]。项目共纳入乳腺癌患者 3 088 人，在 1995—2000 年期间，将研究对象随机分为膳食干预组和对照组，并长期随访至 2006 年，探索膳食对乳腺癌预后的影响。

2) 妇女寿命队列研究（Collaborative Women's Longevity Study，CWLS）

CWLS 队列源于 1988 年美国新罕布什尔州、马萨诸塞州和威斯康星州开展的以人群为基础的多中心乳腺癌病例对照研究（Collaborative Breast Cancer Study，CBCS）[18]。共计 23 344 名 20～69 岁乳腺癌患者纳入此次研究。1998—2001 年，共计 14 621 例乳腺癌患者通过邮件邀请参加 CWLS 研究，评价暴露因素对乳腺癌预后的影响。排除信息不全以及已经发生转移和复发的乳腺癌患者，最终 4 881 例乳腺癌患者参加了此项队列研究[19]。

10.1.4 中国乳腺癌队列研究

10.1.4.1 中国乳腺癌健康人群队列

中国乳腺癌队列研究虽然起步较晚，但是发展迅速。20 世纪 90 年代起，中国乳腺癌队列研究如同雨后春笋一般涌现。上海女性健康队列（Shanghai Women's Health

Study，SWHS)是由上海市肿瘤研究所和美国范德堡大学医学中心联合开展的前瞻性健康人群队列研究，主要研究生活方式与女性癌症之间的关联[20]。研究对象为上海市7个社区中年龄为40～70岁的81 271名健康女性。由于其样本量较大，人口流动性小，并且年龄、性别、文化程度等分布情况与上海市人群基本一致，能够作为上海女性人群的一个良好代表。在1997—2000年，对以上研究对象进行了基线调查，排除拒绝参加和不符合标准人群，最终纳入队列研究人群为73 461人。基线调查内容包括知情同意书、研究对象基本人口学信息、个人月经和生育信息、饮食和生活方式等以及疾病史和家族史等情况。由经过系统培训的调查员每2年进行1次上门随访调查，获得研究对象罹患乳腺癌和死亡的情况。此外，与上海市疾病预防控制中心和死亡登记部门进行联网调查，对随访的信息进行核实和补充。

10.1.4.2 中国乳腺癌筛查队列

上海纺织女工队列是中国开展最早的乳腺自检（breast self-exam，BSE)队列。该队列1989—1991年由上海复旦大学附属中山医院和美国华盛顿大学联合建立，研究乳腺自检对乳腺癌病死率降低的效果。研究对象为上海市526个纺织工厂中出生于1925—1958年即30～56岁的全体在职和退休的267 400名女性纺织工人[21]。项目开展过程中由经培训的调查员进入工厂，对所有研究对象采用面对面的形式调查女性月经史、婚姻史、妊娠史、流产史、生育史、哺乳史、避孕药使用、输卵管结扎、子宫卵巢手术、重大疾病史、乳房肿块史、乳腺癌家族史和烟酒嗜好史等因素。虽然经过十余年的随访最终并未发现乳腺自检能降低乳腺癌病死率，但是对于经济欠发达国家而言，乳腺自检在实际现场工作中的价值仍然不可替代[22-23]。

2008年，天津医科大学肿瘤医院主持开展了中国多中心乳腺癌优化筛查方案队列。队列研究对象为覆盖中国5个城市（天津、北京、沈阳、南昌和肥城)的3.4万45～65岁女性[24]。采用面对面调查的方式，由经过系统培训的调查员对研究对象的人口学特征变量（年龄、地区、民族、教育、收入、保险等)、身体测量指标（身高、体重)、生理生育因素〔初潮年龄、怀孕史、活产史、喂乳史、流产史、口服避孕药史、雌激素替代治疗（hormone replacement therapy，HRT)史、绝育手术史、X线检查史、良性乳腺疾病史等〕和行为危险因素（如吸烟、饮酒、锻炼、饮食等)等进行采集。在临床检查方面，采用临床手诊、乳腺超声及乳腺钼靶同步盲法的方法筛查乳腺癌，并于基线留取血样1份。所有乳腺癌患者均基于病理诊断，所有非癌患者再接受1年随访证实其真阴性。2013年该队列得到国家科技计划项目的支持，在首轮筛查人群中开展第二轮筛查，从而建立起国内唯一的乳腺癌筛查长期随访队列。

10.1.4.3 中国乳腺癌专病队列

上海乳腺癌生存队列（Shanghai Breast Cancer Survival Study，SBCSS)是由2003—2006年期间被诊断的25～70岁乳腺癌患者组成的纵向乳腺癌专病队列，患者的诊断信息来自上海市癌症登记报告系统。系统内符合标准的乳腺癌患者共计 6 299 例，其中 5 042 例提供知情同意书，参加后期随访研究。

此外，作为 2016 年中国国家重点研发计划"精准医学研究"重点专项之一，由中国疾病预防控制中心牵头，预构建覆盖 80 000 人的乳腺癌社区人群队列，并建立包含 10 000 名患者的乳腺癌多中心临床专病队列[25]。通过研究制定乳腺癌社区人群队列数据及生物样本收集、追访、诊断、预后评价与预测的标准指标和方法，形成大型标准化乳腺癌人群队列。多中心乳腺癌临床队列研究将充分整合中国 7 个省市共计 9 家三级甲等医院的病例资源和学术优势，形成标准统一的大型乳腺癌临床专病队列。

总体来讲，中国乳腺癌队列研究虽然起步晚，但是发展迅速。在过去的几十年中，乳腺癌队列为乳腺癌危险因素的探索、验证以及乳腺癌最佳治疗方案的筛选做出了巨大贡献。乳腺癌的精准预防和精准治疗将是未来医疗发展的必然趋势，而乳腺癌队列在其中起着决定性的作用。中国人口基数较大、流动性相对较小，且随着社会经济的发展，中国医疗卫生系统逐渐完善，在社区范围逐渐建立起了覆盖全人群的医疗信息系统，这一切为中国乳腺癌大型队列的构建打下了坚实的基础。然而，我们也应该注意到中国乳腺癌队列研究面临的缺点和不足，如队列研究随访的长期持续性不强、数据深度和广度不够、数据共享性不足等缺点，这些还需要在今后的工作中继续加强。未来我们的工作应继续着眼于构建全国多中心、大样本、生物样本库齐全且能长期稳定随访的乳腺癌健康人群队列、筛查队列和专病队列，服务于乳腺癌的精准预防，改善生存率、降低病死率，造福中国女性。

10.2 乳腺癌的危险因素与精准预防

在世界范围内，女性乳腺癌属于发病率增长较快、病因又不甚明确的恶性肿瘤。了解乳腺癌发病危险因素有助于乳腺癌预防策略的制定，从而降低乳腺癌的发病率，实现乳腺癌的精准预防。长期以来，大量文献已对乳腺癌危险因素进行了广泛报道。常见因素如乳腺癌家族史等，对乳腺癌的作用已经非常明确，但也有许多因素的影响尚在讨论之中，如生育史、哺乳史、流产史、体型因素等。另外，对于一些具有中国特色的因素，如饮茶、经常食用豆类食品等是否也与中国女性乳腺癌的发病相关，这些都不甚明确。

10.2.1 乳腺癌的危险因素

10.2.1.1 肿瘤家族史与女性乳腺癌

1）全部肿瘤家族史与乳腺癌

国内有关恶性肿瘤家族史和乳腺癌发病风险的关联研究较多，其中开展较早的研究见于 1987 年王庆生等[26]基于天津市市区女性开展的病例对照研究。研究结果显示，恶性肿瘤家族史与乳腺癌的发病显著相关（$OR=1.93,95\%CI：1.41\sim2.65$）。后期刘继永等[27]开展的病例对照研究均支持该研究结论。然而，王映青等[28]针对浙江嘉兴64 693名参加肿瘤筛查人群开展的巢式病例对照（病例84人，对照269人）研究却显示，肿瘤家族史与乳腺癌之间关联无统计学意义（$OR=1.25,95\%CI：0.73\sim2.15$）。这种矛盾的研究结果可能是由于较小的研究样本量造成，同时由于肿瘤家族史的定义较为宽泛，部分肿瘤家族史可能与乳腺癌发病之间不存在显著的关联。

2）乳腺癌家族史与乳腺癌

为了进一步阐明乳腺癌家族史和乳腺癌发病之间的关联，徐光炜等[29]最早在北京地区开展了1∶2匹配的病例对照研究（病例607例，对照1 214例），对二者之间的关联性进行探索。研究结果显示，乳腺癌家族史与乳腺癌发病正相关（$OR=1.89,95\%CI：1.09\sim3.28$）。随后，1988年Yuan等[30]在上海女性人群中开展的病例对照研究结果也同样显示，女性一级亲属有乳腺癌病史者患乳腺癌的风险是无家族史人群发病风险的2.83倍。此外，Shrubsole等[31]在上海74 942名女性中开展的女性健康队列（SWHS）研究结果同样显示，乳腺癌家族史是乳腺癌发病的危险因素（$RR=2.05,95\%CI：1.38\sim3.04$）。

3）非乳腺癌肿瘤家族史与乳腺癌

国内针对非乳腺癌肿瘤家族史与乳腺癌发病之间关联的研究相对较少。2006年，李霓等[32]在辽宁地区开展的1∶1匹配的病例对照研究（病例620例，对照620例）结果显示，非乳腺癌肿瘤家族史与乳腺癌发病存在显著关联（$OR=2.18,95\%CI：1.36\sim3.58$）。此外，高君等[33]在南京市开展的以医院为基础的病例对照研究结果也同样显示，一级亲属患有非乳腺癌肿瘤的个体患乳腺癌的风险是没有肿瘤家族史女性的1.37倍（$95\%CI：1.03\sim1.83$）。然而，陆瑞芳等[34]在上海1 104名女性中开展的病例对照研究结果显示，非乳腺癌肿瘤家族史与乳腺癌发病之间的关联未达到显著水平（$OR=1.30,95\%CI：0.97\sim1.73$）。未来还需要更多高质量的相关研究来进一步验证非乳腺癌肿瘤家族史与乳腺癌发病风险之间的关联。

10.2.1.2　生理生育因素与女性乳腺癌

1）初潮年龄早与乳腺癌

1982年徐光炜等[29]首次开展病例对照研究，探索初潮年龄早与女性乳腺癌之间的关联，研究结果显示，初潮年龄早（<13岁）可能是乳腺癌发病的风险因素（$OR=1.58,95\%CI：1.12\sim2.22$）。这可能是由较长时间的雌激素暴露所致。Yang等针对中国台湾地区以医院为基础的病例对照研究同样显示，与初潮年龄>13岁的女性相比，初潮年龄较早的女性乳腺癌发病风险上升55%。2006年，Wu等在中国台湾地区女性人群开展了一项包含11 889名女性的队列研究，来评价激素水平与乳腺癌发病之间的关联。经过平均10.3年的追踪随访，研究结果显示，初潮年龄早的女性乳腺癌发病率是初潮年龄晚的女性乳腺癌发病率的 1.49 倍（$RR=1.49,95\%CI$：$1.00\sim2.23$）。此外，2011 年 Kilfoy 等基于上海 73 222 名 40～74 岁女性的健康队列研究显示，初潮年龄早是乳腺癌发病的风险因素。与初潮年龄晚的女性相比，初潮年龄早的女性乳腺癌发病率上升 20%（$RR=1.20$；$95\%CI$：$1.02\sim1.41$）。

然而，基于中国东北部以医院为基础的 1:3 匹配病例对照研究显示，初潮年龄早与乳腺癌发病之间关联性不存在统计学意义（$OR=0.70,95\%CI$：$0.35\sim1.41$）[35]。此外，基于中国 8 个省份 14 家医院的多中心病例对照研究显示，与初潮年龄≥14 岁女性人群相比，初潮年龄<14 岁女性乳腺癌发病风险显著降低（$OR=0.71,95\%CI$：$0.53\sim0.93$）。未来还需更多相关研究进一步验证初潮年龄与乳腺癌之间的关联。

2）女性绝经状态与乳腺癌

国内针对绝经状态与乳腺癌发病之间的关联研究较多，但是研究结果却并不一致。2002 年，陶梦华等[36]在上海开展的以人群为基础的病例对照研究显示，绝经状态与乳腺癌发病正向关联（$OR=2.28,95\%CI$：$1.78\sim2.93$）。2012 年 Xu 等[37]开展的多中心乳腺癌病例对照研究同样显示，与未绝经女性相比，已绝经女性的乳腺癌发病风险上升 1.22 倍。然而，2010 年 Cao 等在上海开展的以医院为基础的大样本配对病例对照研究（病例 660 例，对照 756 例）却显示，绝经状态可能是乳腺癌发病的保护性因素（$OR=0.65,95\%CI$：$0.46\sim0.93$）。随后，广州地区开展的包含 240 例新发乳腺癌患者和 246 名年龄匹配对照的研究显示，与绝经前女性相比，绝经后女性乳腺癌发病风险降低 43%。同期，He 等在湖北地区开展的病例对照研究同样支持该结论（$OR=0.54,95\%CI$：$0.38\sim0.76$）。与上述结论不同，基于北京市肿瘤登记中心 497 人的配对病例对照研究显示，绝经状态与乳腺癌发病之间的关联无统计学意义（$OR=0.95,95\%CI$：$0.61\sim1.49$）。随后有多项病例对照研究和队列研究结果均支持上述结论。

考虑到雌激素暴露时间对乳腺癌发病的影响，我们应进一步讨论绝经年龄晚与乳腺癌发病之间的关联性。Tao 等[38]开展的病例对照研究结果显示，绝经年龄>45 岁可能与乳腺癌的发病相关（$OR=1.71,95\%CI$：$1.14\sim2.57$）。此后，白海亚等[39]的研究结果支持该研究结论。

3）女性生育史与乳腺癌

1987 年，袁剑敏等在上海市区开展的以人群为基础的病例对照研究结果显示，无生育史者乳腺癌发病风险是已生育人群发病风险的 1.63 倍（$95\%CI$：$1.09\sim2.42$）。同期，1987 年王庆生等基于天津市肿瘤登记中心 1:1 配对的病例对照研究同样显示，无生育史可能是乳腺癌发病的风险因素（$OR=1.96,95\%CI$：$1.35\sim2.86$），这与后期 Tao 等[38]和白海亚等[39]开展的病例对照研究结果一致。

此外，大量研究显示，生育年龄晚（≥30 岁）也与乳腺癌的发病显著相关。徐光炜等[29]的研究结果显示，生育年龄晚与乳腺癌的发病显著相关（$OR=1.93,95\%CI$：

1.00~3.71)。1992 年,Wang 等[40]在天津开展的病例对照研究同样支持生育年龄晚与乳腺癌发病之间的关联。与生育年龄<30 岁女性相比,生育年龄较晚者,乳腺癌发病风险上升 76%。此外,白海亚等[38]开展的病例对照研究同样显示,生育年龄晚与乳腺癌发病有关。

4) 女性哺乳状况与乳腺癌

大量研究结果显示,哺乳是乳腺癌发病的保护性因素,而且哺乳时间和乳腺癌发病风险之间可能存在一定的剂量反应关系[32]。1987 年王庆生等[26]的研究指出,哺乳可能是乳腺癌发病的保护性因素,而且随着哺乳时间的延长,乳腺癌发病风险呈现逐渐降低的趋势。1997 年,Yang 等[41]在台湾地区开展的病例对照研究结果显示,哺乳与乳腺癌的发病呈负相关($OR=0.65,95\%CI:0.42\sim0.89$)。同期,丁建华等[42]基于上海和江苏开展的以医院为基础的病例对照研究显示,与未哺乳的女性相比,曾经哺乳的研究对象乳腺癌发病风险降低约 50%。此外,白海亚等[38]指出,哺乳可能是乳腺癌发病的保护性因素($OR=0.68,95\%CI:0.38\sim0.85$),并且无论绝经与否,哺乳的女性乳腺癌发病风险均显著低于未哺乳人群(绝经前 $OR=0.25,95\%CI:0.16\sim0.41$;绝经后 $OR=0.45,95\%CI:0.29\sim0.71$)。

5) 女性流产与乳腺癌

研究显示,流产与乳腺癌的发生存在显著关联,在女性怀孕前三分之一的时间内,激素水平的改变会促进产生新的乳腺细胞,这种自然成熟的过程能在未来降低乳腺癌的发病风险。一旦由于堕胎而导致该过程被阻断,乳腺癌的发病风险就会随之上升[43]。

(1) 人工流产与乳腺癌:史习舜等基于福州市医院的配对病例对照研究结果指出,流产可能是乳腺癌发病的风险因素($OR=3.46,95\%CI:2.15\sim5.57$),并且随着流产次数的增加,乳腺癌发病风险逐渐增加(流产 1 次 $OR=2.88$,流产≥2 次 $OR=8.54$)。同期,简洁等基于黑龙江省人群的病例对照研究结果同样显示,有人工流产史的女性患乳腺癌的风险是无流产史人群的 2.9 倍,流产次数和乳腺癌发病风险存在正向的剂量反应关系[44]。随之,白海亚等人[38]的研究结果同样支持人工流产与乳腺癌之间的关联。此外,Huang 等[45]关于人工流产和乳腺癌发病风险关联评价的荟萃分析结果显示,发生 1 次人工流产者乳腺癌发病风险 OR 为 1.44($95\%CI:1.29\sim1.59$),发生 2 次和≥3 次流产者乳腺癌发病风险 OR 值分别是 1.76($95\%CI:1.39\sim2.22$)和 1.89($95\%CI:1.40\sim2.55$)。

(2) 自然流产与乳腺癌:关于自然流产和乳腺癌发病风险关联的研究较少,并且研究结果不一致。Xing 等[46]在沈阳开展的以医院为基础的病例对照研究显示,与无流产史者相比,发生 1 次以上流产的女性乳腺癌发病风险降低约 50%($OR=0.50,95\%CI:0.28\sim0.91$)。然而,Yang 等[41]基于台湾人群开展的病例对照研究显示,自然流产与乳腺癌发病的关联性未达到统计学意义($OR=1.11,95\%CI:0.75\sim1.62$)。

10.2.1.3   口服避孕药或激素替代疗法与女性乳腺癌

1) 口服避孕药与乳腺癌

1992 年,陆瑞芳等[34]首次针对口服避孕药和乳腺癌发病之间的关联性开展病例对照研究,结果显示口服避孕药与乳腺癌的发病存在正向关联($OR = 2.13, 95\%CI$:$1.19 \sim 3.81$)。后期,Shannon 等[47]基于上海 26.6 万纺织女工乳腺自检队列(BSE)开展的巢式病例对照研究,进一步验证了口服避孕药与乳腺癌之间的关联性。该项目共纳入 368 例确诊的乳腺癌患者和 1 070 名健康对照,并运用标准统一的问卷进行信息采集。研究结果显示,与无口服避孕药史的女性相比,曾经口服避孕药的人群乳腺癌发病风险上升 49%($OR=1.49; 95\%CI$:$1.02 \sim 2.17$)。然而,同期 Wu 等[48]针对台湾女性开展的一项队列研究显示,经过平均 10.3 年的随访,口服避孕药女性乳腺癌发病率与无口服避孕药女性无显著差别。此外,后期国内开展的多项病例对照研究也并不支持口服避孕药与乳腺癌之间的关联,未来还需要更多的相关研究来进一步明确口服避孕药与乳腺癌之间的关系。

2) 雌激素替代药物与乳腺癌

1999 年,Huang 等[49]收集中国台湾地区某医院确诊的 150 例乳腺癌患者,同时随机抽取同期参加健康体检的健康对照 150 人,经过知情同意,采集所有研究对象的流行病学信息。研究结果显示,使用雌激素替代药物与乳腺癌发病呈正相关($OR = 3.60$,$95\%CI$:$1.47 \sim 9.78$)。2006 年,李佳圆等纳入四川省肿瘤医院确诊的 $30 \sim 70$ 岁乳腺癌患者 104 例和同期社区同年龄健康女性 154 人,开展病例对照研究。结果显示,与无雌激素治疗人群相比,使用雌激素替代治疗的女性乳腺癌发病风险上升 1.16 倍。此外,Xu 等[37]开展的多中心病例对照研究也同样支持雌激素替代药物与乳腺癌发病之间的关联。

10.2.1.4   良性乳腺疾病与女性乳腺癌

国内针对乳腺良性疾病(benign breast disease,BBD)和乳腺癌发病风险之间关系的研究较多,而且研究结果相对一致,均显示 BBD 与乳腺癌的发病正向关联。徐光炜等[29]开展的配对病例对照研究显示,乳腺癌患者人群 BBD 患病比例高于健康对照人群,具有 BBD 病史人群的乳腺癌发病风险是无 BBD 病史人群的 5.15 倍。1988 年 Yuan 等[30]通过上海市肿瘤登记中心收集乳腺癌患者 534 例,从上海市居委会随机选择配对健康对照。研究显示,BBD 是乳腺癌发病风险因素,有 BBD 病史的女性乳腺癌发病风险约是无 BBD 病史人群的 5 倍($OR=4.56, 95\%CI$:$2.24 \sim 9.58$)。此外,王映青等[28]基于浙江乳腺癌筛查队列开展的病例对照研究同样支持 BBD 与乳腺癌发病之间的正向关联性($OR=7.93, 95\%CI$:$1.85 \sim 34.01$)。

1) 乳腺纤维瘤与乳腺癌

针对乳腺纤维瘤与乳腺癌关联性的研究较少,但是研究结果较为一致。1992 年陆瑞芳等[34]首次提出乳腺纤维瘤是乳腺癌发病的风险因素（$OR=6.50$；$95\%CI$：$2.22\sim$ 19.20）。后期,陶梦华等人基于上海市 356 例确诊的乳腺癌患者和 925 名全人群对照开展的病例对照研究显示,乳腺纤维瘤与乳腺癌发病之间存在较强的关联性。此外, 2011 年 Shrubsole 等[31]基于上海女性健康人群队列开展的大样本队列研究也显示,经过 9.2 年的随访,有乳腺纤维瘤病史的女性患乳腺癌的风险是无乳腺纤维瘤女性人群的 2.15 倍。

2) 乳腺增生与乳腺癌

关于乳腺增生与乳腺癌之间关联性研究的结果不尽一致。Dorjgochoo 等[50]基于上海乳腺癌研究（Shanghai Breast Cancer Study，SBCS）开展的以人群为基础的大样本病例对照研究（病例 3 452 例,对照 3 474 人）显示,乳腺增生女性乳腺癌发病风险可能是无乳腺增生人群的 1.64 倍（$95\%CI$：$1.48\sim1.82$）。随后,白海亚等[38]开展的病例对照研究也同样显示,乳腺增生可能是乳腺癌发病的风险因素。但是蔡生荣[51]等人的病例对照研究结果却不支持乳腺增生与乳腺癌之间的关联性。

10.2.1.5 体型因素与女性乳腺癌

2014 年,Xia 等[52]的系统综述和荟萃分析显示,BMI 可能是乳腺癌发病的风险因素,随着 BMI 的上升,乳腺癌发病风险呈现逐渐上升的趋势。在绝经后女性人群中, BMI$\geqslant25$ kg/m^2、>30 kg/m^2 和>35 kg/m^2 的女性乳腺癌发病风险分别是正常 BMI 女性人群的 1.02 倍（$95\%CI$：$0.98\sim1.06$）、1.12 倍（$95\%CI$：$1.01\sim1.24$）和 1.26 倍 （$95\%CI$：$1.07\sim1.50$）。Yang 等[41]基于台湾女性开展的病例对照研究显示,与 BMI<25 kg/m^2 女性相比,BMI$\geqslant25$ kg/m^2 人群乳腺癌发病风险上升 21%。此外,Xu 等[37]开展的中国多中心乳腺癌病例对照研究同样显示,肥胖可能是乳腺癌发病的风险因素,与 BMI<24 kg/m^2 人群相比,较高 BMI 女性乳腺癌发病风险上升 3.07 倍（95% CI：$1.98\sim4.55$）。

10.2.1.6 行为因素与女性乳腺癌

1) 吸烟与女性乳腺癌

1997 年 Yang 等[41]开展的病例对照研究显示,与非吸烟的女性相比,有吸烟习惯的女性乳腺癌发病风险上升 1.42 倍（$95\%CI$：$0.05\sim4.76$）。2006 年 Chou 等[53]基于中国台湾地区某医院的病例对照研究显示,吸烟女性乳腺癌发病风险是非吸烟女性发病风险的 2.22 倍（$95\%CI$：$1.04\sim4.73$）。同年,王映青等[28]针对浙江女性肿瘤筛查队列开展的巢式病例对照研究也同样指出,吸烟与乳腺癌发病显著相关,乳腺癌人群吸烟比例是正常健康对照人群吸烟比例的 4.14 倍。此外,2011 年郑红等[54]开展了一项大样本病例对照研究,乳腺癌病例选自天津市肿瘤医院确诊的乳腺癌患者（$n=1\,541$）,对照选自天津市常住的社区健康女性（$n=1\,598$）。问卷调查结果显示,吸烟可能与乳腺癌发病相关,吸烟人群乳腺癌发病风险比对照人群上升 1.23 倍。

2）被动吸烟与女性乳腺癌

1992年陆瑞芳等首次基于病例对照研究探讨被动吸烟与乳腺癌发病风险之间的关联，结果显示被动吸烟与乳腺癌之间的关联并无统计学意义（$OR=1.26,95\%CI$：$0.97\sim1.64$）。然而，赵扬冰等在成都开展的以医院为基础的配对病例对照研究却显示，被动吸烟是乳腺癌发病的危险因素；与无被动吸烟史者相比，有被动吸烟史者乳腺癌发病风险上升1.21倍。此外，后期任晓楠等[55]开展的配对病例对照研究同样支持被动吸烟与乳腺癌发病之间的关联性。

3）饮酒与女性乳腺癌

关于饮酒与乳腺癌发病风险之间关联的研究较多，但是大多数研究均不支持二者之间有显著的相关性。陆瑞芳等[34]开展的病例对照研究显示，饮酒可能与乳腺癌发病呈负相关，但是关联性却无统计学意义（$OR=0.95,95\%CI$：$0.68\sim1.31$）。随后，赵扬冰等[56]开展的配对病例对照研究也同样不支持饮酒与乳腺癌发病之间的关联性（$OR=0.66,95\%CI$：$0.38\sim1.14$）。此外，2006年Chou等[53]、李佳圆等[57]、李霓等[32]和王映青等[28]开展的多项病例对照研究也指出饮酒和乳腺癌发病之间的关联不存在统计学意义。然而，随后的多项针对饮酒和乳腺癌发病之间的关联研究呈现不一致的研究结果。2007年靳雅丽等[58]开展了以医院为基础的病例对照研究，项目纳入经病理确诊的206例乳腺癌患者，对照为按照年龄频数匹配的未患肿瘤的214名女性，采用结构式的问卷对研究对象的基本信息进行采集。研究显示，饮酒可能与乳腺癌的发病呈正相关（$OR=3.71,95\%CI$：$1.00\sim13.79$）。同期，马瑞兰等[59]基于山东人群开展的病例对照研究也同样支持该研究结论。然而，王连英等[60]和Zhang等[61]人开展的研究却显示，饮酒与乳腺癌发病呈负相关，OR值分别为0.48（$95\%CI$：$0.47\sim0.73$）和0.32（$95\%CI$：$0.10\sim1.00$）。未来还需要更多的相关研究继续对饮酒和乳腺癌发病之间的关联性进行探讨。

4）饮茶与女性乳腺癌

由于茶叶中含有茶多酚，饮茶可能会起到一定程度的抗癌作用。2008年王连英等[60]在北京地区开展了以人群为基础的病例对照研究，研究共纳入35~60岁确诊的429例乳腺癌患者和781名健康对照。结果显示，饮茶与乳腺癌的发病呈负相关；与不饮茶女性相比，经常饮茶的女性乳腺癌发病风险下降44%。此外，2010年石平等在无锡地区开展的以医院为基础的病例对照研究显示，经常饮茶的女性乳腺癌发病风险是不饮茶女性乳腺癌发病风险的0.67倍（$95\%CI$：$0.45\sim0.99$）。此外，Zhang等[62]在杭州开展的以医院为基础的配对病例对照研究也同样表明，饮茶可能是乳腺癌发病的保护因素（$OR=0.43,95\%CI$：$0.36\sim0.51$）。

5）运动与女性乳腺癌

基于队列研究的荟萃分析研究显示，久坐可能是乳腺癌发病的危险因素，久坐的女性乳腺癌发病风险是非久坐女性的 1.20 倍（95％CI：1.12～1.28）[63]。此外，2013 年 Wu 等[64]开展了一项基于前瞻性队列研究的荟萃分析，结果显示，经常运动是乳腺癌发病的保护性因素（$OR=0.88$，95％CI：0.85～0.91），运动与乳腺癌发病之间存在负向的剂量反应关系。国内针对运动与乳腺癌发病风险关联的研究结果较为一致，大部分研究均显示运动与乳腺癌的发病呈负相关。张子豹等人通过以人群为基础的病例对照研究探讨运动与乳腺癌发病之间的关联，共纳入确诊的乳腺癌患者 1 495 例和 1 573 名健康对照。结果显示，经常运动能够降低乳腺癌的发病风险（$OR=0.64$，95％CI：0.46～0.87）。此外，Shannon 等[47]基于上海纺织女工乳腺自检队列开展的病例对照研究显示，与较少运动量的女性相比，经常参加运动的女性乳腺癌发病风险降低 28％。

10.2.1.7　饮食因素与女性乳腺癌

1）经常食用蔬菜与女性乳腺癌

蔬菜由于富含抗氧化营养素和膳食纤维，通常被认为是乳腺癌发病的保护性因素，并且随着蔬菜摄入量增加，其对乳腺癌发病的保护性作用逐渐增强。国内，徐贵发等[65]在山东女性中开展的以医院为基础的配对病例对照研究显示，食用绿色蔬菜能降低乳腺癌的发病风险。相对于每天食用蔬菜<50 g 的女性，平均每天摄入>400 g 绿色蔬菜的女性乳腺癌发病风险降低 38％。2008 年荣素英等在唐山地区开展的配对病例对照研究探讨了饮食因素与乳腺癌发病之间的关联。结果显示，与食用蔬菜少于 1 次/周的女性相比，食用蔬菜 3 次/周以上的女性乳腺癌发病风险下降 63％（$OR=0.37$，95％CI：0.18～0.76）。此外，Zhang 等在广州地区开展的病例对照研究表明，经常食用蔬菜（尤其是绿叶蔬菜、十字花科蔬菜、胡萝卜和西红柿等）与乳腺癌发病呈负相关（$OR=0.28$，95％CI：0.18～0.43）。

2）经常食用水果与女性乳腺癌

由于水果中含有较多如维生素 C、维生素 E、异黄酮及异硫氰酸盐等抗癌物质，因此经常食用水果对乳腺癌的发生有一定程度的保护作用。荣素英等[66]开展的病例对照研究显示，每周食用 3 次以上水果女性的乳腺癌发病风险是较少食用水果（<1 次/周）女性的 48.5％（95％CI：27.1％～86.7％）。Zhang 等人的研究显示，经常食用水果（摄入量大于上四分位数）女性的乳腺癌发病风险是较少食用水果（摄入量小于下四分位数）女性的 53％（95％CI：34％～82％）；且研究还特别指出，经常食用香蕉、葡萄、西瓜等水果能降低乳腺癌的发病风险。

3）经常食用豆类与女性乳腺癌

乳腺癌是一种雌激素依赖性肿瘤，异黄酮能抑制雌激素受体或作为雌激素拮抗剂起作用，而且豆类食品是大豆异黄酮的主要来源，因此豆类食品被众多研究证明对乳腺癌有保护作用。徐贵发等[65]开展的针对膳食因素与乳腺癌发病风险的关联研究表明，豆类摄入是乳腺癌发病的保护性因素，每天摄入>100 ml 豆浆女性的乳腺癌发病风险是每天摄入<10 ml女性的59%。赵扬冰等[56]开展的研究也同样显示,与不喜好豆制品的女性相比,喜食豆制品的人群乳腺癌发病风险降低42%(95%CI:8%~64%)。此外,荣素英[66]等的研究也支持豆类食品的摄入能降低乳腺癌的发病风险(OR=0.32,95%CI:0.17~0.59)。

4) 高膳食脂肪与女性乳腺癌

随着生活水平的提高,人类的饮食结构也进行了调整,主要表现为过多摄入高脂肪、高热量的饮食。国外动物实验和观察性人群研究均认为高脂肪、高热量饮食与乳腺癌的发生存在正向关联。国内研究亦发现,高脂饮食能够提高乳腺癌的发病风险。Lee等[67]针对台湾女性开展了一项病例对照研究,探讨饮食因素与乳腺癌发病之间的关联。研究共纳入250例乳腺癌患者和219名年龄匹配的健康对照。结果显示,较多牛肉和猪肉的摄入会增加乳腺癌的发病风险(OR=2.5,95%CI:1.1~3.3);而且经过年龄、教育水平和总能量调整后,较高水平脂肪类食物的摄入会显著增加乳腺癌的发病风险(OR=5.1,95%CI:2.1~13.0)。此外,徐贵发等的研究结果也同样显示,高脂肪摄入是乳腺癌发病的风险因素,每天食用>100 g脂肪的女性乳腺癌发病风险是较少摄入脂肪女性的2.08倍。

针对上述与中国女性乳腺癌发病相关的因素开展了很多研究,但是不同研究的研究对象、评价方法以及最终的研究结果均不相同。为了更好地明确与中国女性乳腺癌发病相关的主要因素,并量化这些危险因素与乳腺癌之间的关联性,我们开展了一项荟萃分析研究,分别从基于四格表的汇总结果、效应值的汇总结果以及发表偏倚的汇总结果来对各项研究结果按照合并OR值从大到小排序。对于切点不同的因素(如初潮年龄、初产年龄、绝经年龄、BMI等),均取最强点的结果(见表10-1)。

从基于四格表的汇总结果来看,除了绝经状态、绝经年龄在45岁前后、自然流产史、乳腺增生病史、经常饮酒以及经常食用蔬菜与女性乳腺癌发病没有明确关联外,其他因素均与乳腺癌发病相关。其中关联强度前10位的因素为良性乳腺疾病病史、乳腺癌家族史、初产年龄≥35岁、纤维瘤疾病史、人工流产3次以上、肿瘤家族史、哺乳时间>36个月、初潮年龄12岁以前、经常被动吸烟、吸烟。

从基于效应值的结果来看,绝经状态、绝经年龄在45岁前后及自然流产史同样与女性乳腺癌没有明确关联。同时,女性吸烟同样与女性乳腺癌没有明确关联。在所有与乳腺癌相关的因素中,按照关联从强到弱排序所得的前10位因素依次为:良性乳腺疾病病史、初产年龄≥35岁、纤维瘤疾病史、乳腺增生疾病史、肿瘤家族史、人工流产3次以上、乳腺癌家族史、哺乳史、哺乳时间>36个月、经常被动吸烟。根据发表偏倚校正后的前10位因素为:初产年龄≥35岁、纤维瘤疾病史、BBD、乳腺增生疾病史、乳腺癌家族史、肿瘤家族史、人工流产3次以上、无生育史、哺乳史、哺乳时间>36个月(见表10-2)。

表 10-1 中国女性乳腺癌危险因素系统综述的结果汇总

研究因素	基干四格表				基干效应值		发表偏倚校正	
	n	暴露/病例	暴露/对照	OR(95%CI)	n	OR(95%CI)	检验	OR(95%CI)
1. 肿瘤家族史								
肿瘤家族史	23	3 142/11 325	2 000/12 341	1.91(1.58~2.30)	40	2.04(1.75~2.33)	无	2.04(1.75~2.33)
乳腺癌家族史	37	1 029/18 727	1 960/96 138	2.59(2.11~3.17)	46	1.86(1.55~2.16)	有	2.07(1.54~2.61)
非乳腺癌家族史	3	319/1 659	249/1 638	1.45(1.10~1.91)	4	1.35(1.13~1.56)	~	1.35(1.13~1.56)
2. 生理生育因素								
初潮年龄								
12 岁以前	19	1 041/9 614	886/11 872	1.53(1.21~1.92)	21	1.52(1.23~1.82)	无	1.52(1.23~1.82)
13 岁以前	26	2 799/10 526	19 252/86 891	1.30(1.17~1.44)	26	1.30(1.17~1.44)	有	1.34(1.24~1.45)
14 岁以前	22	6 541/12 483	41 439/99 350	1.35(1.20~1.51)	26	1.31(1.22~1.39)	无	1.31(1.22~1.39)
15 岁以前	19	5 228/7 822	52 870/82 875	1.34(1.14~1.59)	20	1.32(1.13~1.51)	有	1.16(0.90~1.42)
16 岁以前	23	7 808/9 442	76 734/96 152	1.41(1.24~1.60)	24	1.39(1.19~1.59)	无	1.39(1.19~1.59)
绝经状态	57	13 424/28 591	72 970/117 475	1.08(0.97~1.20)	65	1.07(0.99~1.15)	有	1.29(1.10~1.48)
绝经年龄								
≥45 岁	15	3 113/3 552	3 872/4 477	1.15(0.97~1.37)	17	1.12(0.87~1.38)	无	1.12(0.87~1.38)
≥50 岁	22	2 919/5 764	4 963/11 669	1.48(1.29~1.69)	26	1.43(1.26~1.61)	有	1.36(0.90~1.81)
生育史	37	891/16 338	3 240/93 189	1.50(1.30~1.74)	47	1.45(1.25~1.65)	有	1.74(1.53~1.94)
初产年龄								
≥25 岁	21	6 951/11 529	59 048/90 630	1.36(1.14~1.63)	26	1.28(1.17~1.40)	有	1.14(1.00~1.28)

（续表）

研究因素	基于四格表				基于效应值		发表偏倚校正	
	n	暴露/病例	暴露/对照	OR(95%CI)	n	OR(95%CI)	检验	OR(95%CI)
≥30岁	23	1 526/9 730	15 297/81 283	1.36(1.16~1.59)	30	1.43(1.19~1.66)	有	2.12(1.67~2.57)
≥35岁	6	185/3 695	2 056/74 328	2.55(1.46~4.43)	6	2.55(1.46~4.43)	~	2.55(1.46~4.43)
哺乳史	40	17 957/23 204	22 818/23 204	0.69(0.62~0.76)	51	0.58(0.53~0.63)	无	0.58(0.53~0.63)
哺乳时间								
≥12个月	9	2 857/7 404	3 777/8 601	0.77(0.62~0.97)	11	0.71(0.57~0.85)	无	0.71(0.57~0.85)
≥24个月	5	671/4 661	967/4 894	0.74(0.65~0.85)	5	0.74(0.65~0.85)	—	0.74(0.65~0.85)
≥36个月	6	699/2 078	1 005/2 470	0.60(0.44~0.81)	6	0.60(0.44~0.81)	—	0.60(0.44~0.81)
人工流产史	29	8 002/14 433	143 198/282 807	1.51(1.30~1.76)	34	1.44(1.29~1.59)	有	1.38(1.06~1.71)
流产次数								
≥2次	16	2 064/6 957	41 627/273 329	1.79(1.37~2.32)	16	1.79(1.37~2.32)	无	1.79(1.37~2.32)
≥3次	16	764/6 713	7 398/272 836	1.95(1.50~2.53)	16	1.95(1.50~2.53)	无	1.95(1.50~2.53)
自然流产史	5	210/2 797	31 697/269 046	1.09(0.72~1.65)	5	1.09(0.72~1.65)	~	1.09(0.72~1.65)
3. 口服避孕药或 HRT								
口服避孕药	32	2 605/14 094	6 271/29 508	1.27(1.10~1.46)	42	1.16(1.04~1.29)	有	1.10(0.88~1.32)
HRT	9	332/5 857	1 884/79 949	1.47(1.09~1.99)	11	1.48(1.04~1.92)	~	1.48(1.04~1.92)
4. 良性乳腺疾病								
BBD	25	4 289/13 123	2 921/15 691	3.10(2.27~4.22)	37	2.81(2.36~3.27)	有	2.16(1.09~3.23)
纤维瘤	6	488/5 382	2 637/77 823	2.40(1.74~3.31)	10	2.31(1.29~3.33)	无	2.31(1.29~3.33)

（续表）

研究因素	基于四格表				基于效应值		发表偏倚校正	
	n	暴露/病例	暴露/对照	OR（95%CI）	n	OR（95%CI）	检验	OR（95%CI）
乳腺增生	10	1 818/5 555	1 885/7 450	1.53(0.85~2.75)	17	2.16(1.54~2.79)	无	2.16(1.54~2.79)
5. BMI	36	5 735/17 395	12 351/32 832	1.27(1.16~1.40)	40	1.17(1.09~1.25)	有	1.11(0.95~1.27)
≥23 kg/m²	12	4 052/7 259	4 366/8 889	1.44(1.13~1.85)	13	1.22(1.06~1.38)	无	1.22(1.06~1.38)
≥24 kg/m²	11	1 252/3 225	7 531/16 113	1.32(1.09~1.60)	11	1.32(1.09~1.60)	无	1.32(1.09~1.60)
≥25 kg/m²	16	2 966/10 299	2 932/10 299	1.27(1.08~1.48)	18	1.22(1.04~1.39)	无	1.22(1.04~1.39)
6. 行为因素								
吸烟	24	459/8 896	2 381/82 612	1.51(1.17~1.94)	29	1.06(0.89~1.23)	有	1.12(0.60~1.64)
被动吸烟	17	3 633/5 426	3 781/6 508	1.53(1.25~1.87)	24	1.64(1.39~1.89)	有	1.56(1.29~1.84)
饮酒	26	1 131/13 045	3 153/86 926	0.84(0.71~1.01)	30	0.74(0.63~0.85)	有	1.11(0.65~1.58)
饮茶	15	2 537/7 600	24 967/81 420	0.80(0.66~0.97)	20	0.74(0.61~0.87)	无	0.74(0.61~0.87)
经常锻炼	13	2 610/9 095	29 625/83 883	0.69(0.60~0.78)	18	0.63(0.54~0.71)	有	0.71(0.64~0.78)
7. 饮食因素								
蔬菜	10	866/2 200	1 174/3 311	0.80(0.61~1.06)	16	0.62(0.45~0.79)	无	0.62(0.45~0.79)
水果	8	695/2 033	1 010/2 751	0.72(0.57~0.91)	11	0.78(0.57~0.99)	有	0.81(0.62~1.01)
豆类	14	2 301/4 301	3 142/6 381	0.69(0.49~0.97)	19	0.73(0.51~0.95)	无	0.73(0.51~0.95)
膳食脂肪高	7	1 582/5 192	1 442/5 183	1.21(1.05~1.41)	10	1.27(1.04~1.49)	无	1.27(1.04~1.49)

表 10-2 中国女性乳腺癌危险因素关联强度排序

排序	基于四格表			基于效应值			发表偏倚校正	
	研究因素	n	OR(95%CI)	研究因素	n	OR(95%CI)	研究因素	OR(95%CI)
1	BBD	25	3.10(2.27~4.22)	BBD	37	2.81(2.36~3.27)	初产年龄≥35岁	2.55(1.46~4.43)
2	乳腺癌家族史	37	2.59(2.11~3.17)	初产年龄≥35岁	6	2.55(1.46~4.43)	纤维瘤疾病史	2.31(1.29~3.33)
3	初产年龄≥35岁	6	2.55(1.46~4.43)	纤维瘤疾病史	10	2.31(1.29~3.33)	BBD	2.16(1.09~3.23)
4	纤维瘤疾病史	6	2.40(1.74~3.31)	乳腺增生疾病史	17	2.16(1.54~2.79)	乳腺增生疾病史	2.16(1.54~2.79)
5	人工流产≥3次	16	1.95(1.50~2.53)	肿瘤家族史	40	2.04(1.75~2.33)	乳腺癌家族史	2.07(1.54~2.61)
6	肿瘤家族史	23	1.91(1.58~2.30)	乳腺癌家族史	16	1.95(1.50~2.53)	肿瘤家族史	2.04(1.75~2.33)
7	哺乳时间>36个月	6	0.60(0.44, 0.81)	人工流产3次以上	46	1.86(1.55~2.16)	人工流产3次以上	1.95(1.50~2.53)
8	初潮年龄12岁以前	19	1.53(1.21~1.92)	哺乳史	51	0.58(0.53~0.63)	无生育史	1.74(1.53~1.94)
9	经常被动吸烟	17	1.53(1.25~1.87)	哺乳时间大于36月	6	0.60(0.44, 0.81)	哺乳史	0.58(0.53~0.63)
10	吸烟	24	1.51(1.17~1.94)	经常被动吸烟	24	1.64(1.39~1.89)	哺乳时间大于36月	0.60(0.44, 0.81)
11	无生育史	37	1.50(1.30~1.74)	经常食用蔬菜	16	0.62(0.45~0.79)	经常食用蔬菜	0.62(0.45~0.79)
12	绝经年龄≥50岁	22	1.48(1.29~1.69)	经常锻炼	18	0.63(0.54~0.71)	经常被动吸烟	1.56(1.29~1.84)
13	HRT	9	1.47(1.09~1.99)	初潮年龄12岁以前	21	1.52(1.23~1.82)	初潮年龄12岁以前	1.52(1.23~1.82)
14	非乳腺癌家族史	3	1.45(1.10~1.91)	HRT	11	1.48(1.04~1.92)	HRT	1.48(1.04~1.92)

（续表）

排序	基于四格表			基于效应值			发表偏倚校正	
	研究因素	n	OR(95%CI)	研究因素	n	OR(95%CI)	研究因素	OR(95%CI)
15	哺乳史	40	0.69(0.62~0.76)	无生育史	47	1.45(1.25~1.65)	经常锻炼	0.71(0.64~0.78)
16	经常锻炼	13	0.69(0.60~0.78)	绝经年龄≥50岁	26	1.43(1.26~1.61)	经常食用豆类	0.73(0.51~0.95)
17	经常食用豆类	14	0.69(0.49~0.97)	经常食用豆类	19	0.73(0.51~0.95)	经常饮茶	0.74(0.61~0.87)
18	BMI≥23 kg/m²	12	1.44(1.13~1.85)	经常饮酒	30	0.74(0.63~0.85)	非乳腺癌家族史	1.35(1.13~1.56)
19	经常食用水果	8	0.72(0.57~0.91)	经常饮茶	20	0.74(0.61~0.87)	BMI≥24	1.32(1.09~1.60)
20	口服避孕药	32	1.27(1.10~1.46)	非乳腺癌家族史	4	1.35(1.13~1.56)	绝经状态	1.29(1.10~1.48)
21	经常饮茶	15	0.80(0.66~0.97)	BMI≥24	11	1.32(1.09~1.60)	膳食脂肪高	1.27(1.04~1.49)
22	膳食脂肪高	7	1.21(1.05~1.41)	经常食用水果	11	0.78(0.57~0.99)		
23				膳食脂肪高	10	1.27(1.04~1.49)		
24				口服避孕药	42	1.16(1.04~1.29)		

10.2.2 基于乳腺癌危险因素的预防策略

根据乳腺癌发病相关因素的性质不同,可将其分为可改变的相关因素和不可改变的相关因素,并针对不同因素的特征,制定不同的精准预防措施。

10.2.2.1 可改变的相关因素

对于可改变的乳腺癌相关因素,我们应考虑进行一级预防措施,尽量去除危险因素并积极增加保护性因素的摄入和接触。生理、生育因素中,初产年龄晚、哺乳时间短、有人工流产史与乳腺癌发病显著相关,并且存在一定程度的剂量-反应关系。此外,荟萃分析指出,口服避孕药和雌激素替代治疗的接触也可增加乳腺癌的发病风险。因此,作为年轻女性应基于个人情况避免较晚年龄生育,积极进行人工哺乳,延长哺乳时间,尽量避免人工流产和口服避孕药,减少雌激素替代治疗。在行为和饮食因素中,应尽早戒烟,避免被动吸烟,限制酒和高脂食物的摄入,积极参加体育运动,多饮茶,并增加新鲜蔬菜、水果和豆类制品的摄入,实现乳腺癌的一级预防。

10.2.2.2 不可改变的相关因素

对于乳腺癌家族史、乳腺良性疾病史、初潮年龄早、绝经状态晚等不能实现一级预防的乳腺癌危险因素,我们应积极应对,利用不同乳腺癌发病风险评估模型进行发病风险评价和预测,进行乳腺癌的早期诊断和治疗,实现乳腺癌的二级预防。目前,应用较为广泛的乳腺癌风险预测模型即 Gail 模型[68]。它是 1989 年由 Gail 等基于美国白种人乳腺癌监测示范区项目构建的乳腺癌发病风险预测模型,模型因素包括乳腺癌家族史、初潮年龄、初产年龄等。如果受试者 5 年内乳腺癌发病风险>1.67%,即认为是高危人群。此外,其他应用较为广泛的风险评估模型还包括 Claus 模型、BOADICE 模型和 Tyrer-Cuzick 模型等。高危女性应积极参加乳腺癌筛查和定期体检,同时也可以在医师指导下服用他莫昔芬等药物实现化学预防,降低乳腺癌的发病风险。

10.3 乳腺癌的早诊早治与精准预防

在当前没有有效的乳腺癌疫苗的情况下,开展二级预防,对乳腺癌进行早期诊断并给予早期治疗,是对乳腺癌进行精准预防、降低乳腺癌病死率的主要手段。中国乳腺癌筛查工作起步较晚,最早的乳腺癌筛查项目可追溯到 20 世纪 90 年代开展于上海的 26 万纺织女工 BSE[21]。2008—2009 年,原卫生部开展了以城市女性为主的中央财政转移支付乳腺癌筛查项目,覆盖中国 30 个省份的 53 个项目点。2009—2011 年再次加大投入,开展以农村女性为中心的乳腺癌筛查项目。此外,中国抗癌协会选取北京、天津、沈阳、南昌和肥城 5 个地区开展了多中心乳腺癌优化筛查方案项目[69]。

尽管自 20 世纪 60 年代以来,西方国家陆续开展乳腺癌筛查,使乳腺癌病死率逐年下降,但是多年以来,针对乳腺癌筛查的利弊之争层出不穷。争议的焦点主要集中在乳腺筛查能否降低乳腺癌病死率,以及乳腺癌筛查带来的过度诊断和假阳性问题对患者是否弊大于利,甚至瑞士医学委员会曾强烈建议放弃乳腺癌筛查[70]。因此,全面阐述乳腺癌筛查的利弊,结合个人乳腺癌发病风险并在知情同意的情况下,制定个体化乳腺癌精准筛查方案,是乳腺癌筛查的未来发展方向。

10.3.1　乳腺癌筛查的收益

乳腺癌筛查的主要目的是使乳腺癌患者被诊断的时间提前,在癌症的早期阶段给予治疗和干预,改善预后。因此,乳腺癌筛查带来的最主要的收益即是降低乳腺癌的病死率(与未筛查的人群相比)[71]。随机对照试验(randomized controlled trials,RCT)由于其高质量的随机策略和较低的偏倚性,能对乳腺癌筛查效果提供较为可靠的数据,因此 RCT 成为评价乳腺癌筛查效果的首选研究方法。

从 20 世纪 60—90 年代末期,共有 8 项大型 RCT 评价乳腺癌筛查对降低乳腺癌病死率的效果,按照时间先后分别为:美国的 New York trial(1963)[72]、瑞典的 Malmö trial (1976) 和 Malmö II trial (1978)[73]、瑞典的 Two-County trial (1977)[74]、英国的 Edinburgh trial(1978)[16]、加拿大的 Canadian trial(1980)[75]、瑞典的 Stockholm trial(1981)[15]、瑞典的 Göteborg trial(1982)[76] 和英国的 UK age trial(1991)[77]。荟萃分析综述了乳腺癌筛查对不同年龄组人群乳腺癌病死率的影响,结果显示,乳腺癌筛查能降低约 20% 的死亡风险[78]。

英国的 Edinburgh trial 通常由于其人群的集群性随机策略而被这些荟萃分析所排除[16]。排除了 Edinburgh trial 后的荟萃分析显示,经过平均 11.4 年的随访,乳腺钼靶筛查能使乳腺癌病死率降低近 20%($RR=0.81$,95%CI:0.74~0.88)[79]。Cochrane 开展的荟萃分析研究显示,乳腺钼靶筛查不能降低乳腺癌的病死率($RR=0.90$,95%CI:0.79~1.02)。但是排除 Edinburgh trial 后结果显示,经过平均 13 年的随访,乳腺癌筛查能够降低乳腺癌的病死率($RR=0.81$,95%CI:0.74~0.87)[78],其研究结果与加拿大工作组的研究[79]一致。虽然 2014 年两项随访 25 年的加拿大的 Canadian trial 结果显示,乳腺钼靶筛查并不能降低乳腺癌的病死率($HR=1.05$,95%CI:0.88~1.12)[13],但是这些结果并不能影响荟萃分析的总体结论。此外,荟萃分析评价乳腺癌筛查对不同年龄组人群乳腺癌病死率的影响,结果显示,对于 40~49 岁女性,乳腺癌筛查能降低死亡的风险,RR 值波动于 0.81~0.85 之间。

10.3.2　乳腺癌筛查的危害

虽然钼靶筛查为女性带来较大的收益,但是,钼靶筛查带来的假阳性和过度诊断问题同样会对筛查人群造成不良的后果。

10.3.2.1 假阳性带来的危害

假阳性是指筛查过程中怀疑乳腺癌并导致进一步的检查,比如额外的影像学检查和活检,但是最终却不能诊断为乳腺癌。基于美国 2 400 名 40～79 岁女性开展的为期 10 年的筛查队列研究显示,经过 10 次乳腺钼靶或临床乳腺筛查的人群中,累计假阳性率分别为 49.1%(95%CI:40.3%～64.1%)和 22.3%(95%CI:19.2%～27.5%)[80]。此外,乳腺癌筛查的起始时间和筛查间隔不同,假阳率也不尽相同。最近,乳腺癌监测联盟(Breast Cancer Surveillance Consortium,BCSC)的研究证据显示,在 40～50 岁开始逐年筛查和隔年筛查的人群中,筛查假阳性率分别为 61.3%(95%CI:59.4%～63.1%)和 41.6%(95%CI:40.6%～42.5%)[81]。在 66～74 岁开始逐年筛查和隔年筛查的人群中,筛查的假阳性率分别为 49.7%(95%CI:47.8%～51.5%)和 30.2%(95%CI:29.4%～31.3%),而在 75～84 岁开始逐年筛查和隔年筛查的人群中,假阳性率分别为 47.2%(95%CI:44.9%～49.5%)和 26.6%(95%CI:25.7%～27.5%)。也就是说,筛查年龄较早且筛查频率较高时(每年 1 次)会导致较高的假阳性率,这也是美国预防服务工作部(United States Preventive Services Task Force,UTPSTF)选择推荐 50 岁以后女性每 2 年开展 1 次筛查建议所考虑的主要因素。

假阳性筛查结果可能会对女性心理和行为造成较大的影响。一项针对钼靶假阳性结果对女性行为影响的荟萃分析显示,假阳性结果可能会增加筛查对象的焦虑和恐惧,但是这种恐惧的心理是否会长期持续,目前在学术界还存在争议。此外,筛查假阳性的女性人群是否更倾向于参加后期常规的乳腺癌筛查,不同研究之间结果也不一致。一项基于项横断面研究的荟萃分析显示,筛查假阳性人群比筛查阴性人群更加倾向于参加后续的乳腺癌筛查(OR=1.07,95%CI:1.02～1.12)[82]。然而,基于法国和西班牙筛查人群的研究却显示,筛查假阳性的人群与筛查阴性人群相比,参加后续乳腺癌筛查的比例显著降低[83]。目前中国国内没有针对该方向的研究发表,未来需要开展更多相关研究进行深入探讨。

10.3.2.2 过度诊断带来的危害

过度诊断是指在筛查过程中被诊断的乳腺癌,在后期随访观察过程中并不能发展成为具有临床症状的乳腺癌[71]。由于这些肿瘤患者即使不进行处理也不会继续进展,对这些患者的治疗不会改善其预后,因此过度诊断不会给筛查对象带来任何收益。

目前,过度诊断的评价主要采用 RCT 研究方法,比较筛查人群和非筛查人群在长期随访过程中被诊断的乳腺癌患者的人数差异。乳腺癌筛查不可避免地会造成筛查人群乳腺癌发病率的短期显著上升,但是该发病率的显著上升仅仅是由于增加了乳腺癌诊断的"领先时间"(从筛查发现乳腺癌到其出现临床症状而被诊断为乳腺癌的期间)所造成。从理论上讲,由于筛查人群和非筛查人群具有相同的乳腺癌发病风险,所以在长期的随访观察后,筛查人群和非筛查人群应该具有相同的乳腺癌发病率。因此,筛查组较高乳腺癌发病率的产生,即过度诊断的出现,一方面可能是由于肿瘤的惰性病理特征所造成,比如导管原位癌(duct carcinoma in situ,DCIS),即使经过长期随访观察也不会进展成为具有临床症状的癌症;另一方面原因即是竞争性死亡。在一个较长的领先时间内,由于年龄和疾病并发症引发的患者在肿瘤临床症状发生以前而出现竞争性死亡,从而造成非筛查人群乳腺癌发病率相对较低的现象。而且,年龄较大的人群更有可能出现上述情况。因此,该种情况下,年龄越大的女性,由于其他致死性疾病造成死亡的风险更高,过度诊断的比例也就越大。

　　近些年针对评价过度诊断问题的研究越来越多,而且许多作者表示,过度诊断是乳腺筛查最主要的危害[71]。不同的研究设计类型、人群特征以及乳腺癌筛查的人群应答率等情况会显著影响过度诊断的比例[84]。为了准确地评价过度诊断,理论上讲,需要比较同时期、同地区、具有相同乳腺癌发病风险的人群,从筛查到死亡期间,乳腺癌筛查组人群和未参加筛查组人群中发现的乳腺癌患者所占比例的差别[85]。考虑到癌症筛查带来的领先时间以及避免将筛查过程中早期乳腺癌患者归于过度诊断的人群,在研究过程中应对人群进行足够长时间的随访[85]。基于筛查人群和非筛查人群长期随访的RCT研究,能够提供较好的基础来评价过度诊断,降低干扰因素的影响。Malmö Ⅱ trial[14]、Canadian trial Ⅰ[86]和Canadian trial Ⅱ[75]是三项质量较高的大人群 RCT 研究,从未邀请对照人群开展乳腺癌筛查,并在筛查后追踪随访 6～15 年的时间。基于这 3 项研究的荟萃分析显示,在筛查项目开展过程中,近 19% 的乳腺癌患者可能存在过度诊断;而在筛查及后期长期随访中,乳腺癌过度诊断比例为 10.7%[71]。

　　运用 RCT 研究来评价过度诊断同样也存在一些缺陷,包括由于对照组人群自主参加乳腺癌筛查现象而造成的过度诊断比例被低估的现象,比如在 Canadian trial Ⅰ 研究中,约 26.3% 的对照组人群曾参加过乳腺癌筛查[86]。此外,由于存在很多女性并没有长期随访直至死亡而造成的对照组癌症患病病例数较少的情况,可能会高估过度诊断的比例,然而,在最新 Canadian trial 中,经过 25 年的随访乳腺癌过度诊断的比例仍占 22%[13]。

　　由于不同人种、不同假设以及不同评价方法的限制,已发表的观察性研究结果显示,过度诊断波动于 5%～52% 或更大范围。为了得出非筛查人群的乳腺癌发病率数据,通常运用历史性数据或者非筛查人群乳腺癌发病率作为参考。最近,一项基于 SEER 队列发病率和生存趋势的研究显示,2008 年美国约过度诊断 7 万人,过度诊断比约为 31%[87]。

10.3.3　制定乳腺癌精准筛查方案

　　多年以来,不同国家纷纷开展大型乳腺癌筛查项目,探索最优的乳腺癌筛查方案,平衡筛查带来的收益和危害之间的利弊。2009 年美国 UTPSTF 研究显示,50 岁以上且参加乳腺癌筛查频率较少的女性人群,在筛查过程中能获得较高的收益-危险比(hazard-ratio,HR)。因此,该项目组自 2009 年起,修改了先前推荐 40 岁以上女性每 1~2 年进行 1 次钼靶筛查的策略,转而推荐 50 岁以上女性每 2 年进行 1 次乳腺钼靶筛查[88]。该筛查指南与加拿大预防保健工作组(Canadian Task Force on Preventive Health Care,CTFPHC)的研究一致[89],但是与美国癌症协会(American Cancer Society,ACS)[90]、国际癌症研究机构(International Agency for Research on Cancer,IARC)[91]和日本乳腺癌学会(Japanese Breast Cancer Society,JBCS)[92]的推荐建议不完全一致(见表 10-3)。因此,是否需要开展乳腺癌筛查以及何时开展乳腺癌筛查,应基于筛查对象的个人状况,并且充分权衡利弊后而定。

表 10-3 不同国家和不同年龄层乳腺癌筛查方案比较

年龄组	美国 ACS 2015[90]	美国 USPSTF 2016[93]	加拿大 CTFPHC[89]	IARC[91]	日本 JBCS[92]
40~49 岁	45 岁以前可以参加机会性筛查,45~49 岁开展每年 1 次 MAM	当潜在收益超过潜在风险时,可以选择每 2 年一次筛查	不推荐	没有充分的证据支持或反对筛查	目前情况下推荐进行 MAM 筛查
50~74 岁	每年 1 次 MAM(50~54 岁);每 2 年 1 次 MAM(50~74 岁)	每 2 年 1 次 MAM	每 2~3 年 1 次 MAM	50~69 岁推荐钼靶筛查。对于 70~74 岁女性,虽然钼靶筛查能减少乳腺癌病死率,但目前仍然不推荐筛查	推荐进行 MAM 筛查
75 岁+	一般风险女性,只要身体健康且预期寿命>10 年,应继续筛查	目前证据不足以评估 75 岁以上女性钼靶筛查的收益和风险	没有说明	目前证据不足以评估 75 岁以上女性钼靶筛查的收益和风险	没有说明

当前各国乳腺癌筛查方案的制订主要是基于研究对象的年龄以及筛查的频率,筛查对象个人乳腺癌发病风险特征却没有纳入筛查方案的考虑之中,因此在具体人群应用时其效果会受到影响。目前已经发现的较多乳腺癌相关危险因素,在人群中分布较广,而其中每个危险因素仅能增加乳腺癌的部分风险。因此,这些危险因素常常被联合起来用于乳腺癌发病风险的评估。一些发病风险预测模型常被用来评估个体乳腺癌的发病风险。乳腺癌风险评估工具(breast cancer risk assessment tool,BCRAT)包括

Gail 模型等,是目前应用最为广泛的乳腺癌风险评估模型[68]。模型内容包括年龄、初潮年龄、初产年龄、乳腺癌家族史、乳腺癌活检史和乳腺非典型增生,如果所评估的 5 年乳腺癌发病风险高于 1.67%,即认为是高危人群。一项针对 4 种模型的比较研究显示,Gail 模型 2 倍风险的 40~49 岁女性与 Gail 模型平均风险的 50 岁以上女性,参加乳腺癌筛查所获得的收益-危险比一致。然而,Gail 模型存在一些缺陷。比如,其并不包括个人乳腺密度因素和乳腺癌风险基因因素,而且在不同人种的适用性证据尚不充分。此外,荟萃分析研究显示,Gail 模型在预测人群乳腺癌发病率时的准确程度较高,即预测乳腺癌发病人数和实际乳腺癌发病人数之比接近 1.0,但是其在预测女性个体乳腺癌发病绝对风险时效果较差(ROC 曲线下面积约为 0.60)[94]。尽管存在以上缺陷,其仍然是目前临床研究中使用最为广泛的风险评估工具。

此外,随着高通量测序技术的发展,国内外陆续开展了多项乳腺癌发病风险的GWAS,综合运用乳腺癌发病风险的单核苷酸多态性位点对筛查人群进行风险分层,也成为提高乳腺癌筛查效率较为有效的手段。而且,研究显示,乳腺密度是影响乳腺癌筛查准确性的重要原因,随乳腺密度增加,乳腺 X 线(钼靶)筛查的灵敏度显著降低[95]。与非致密乳腺人群相比,致密乳腺人群乳腺癌筛查灵敏度和病死率降低比例均相对较低,故推荐乳腺密度作为乳腺癌筛查中人群分层筛查的重要依据[96]。同样,40~49 岁有致密乳腺和乳腺癌家族史或乳腺活检史的女性,相比 50 岁无以上危险因素的女性,参加筛查具有相同的成本效用。因此,在当前大力提倡精准预防的形势下,在制订人群乳腺癌筛查方案时,应该充分考虑筛查个体的发病风险及乳腺密度特征,全面衡量筛查的利弊,制定个体化筛查方案,实施精准预防。

10.3.4　乳腺癌精准筛查面临的挑战

虽然在前期大量研究工作的基础上,乳腺癌筛查工作已经取得了阶段性的成果,但是随着科技的不断发展,在高度讲求医学伦理的当下,我们仍然面临很多挑战。首先,应继续全面评估临床乳腺检查(clinical breast exam,CBE)、乳腺钼靶和超声检查在乳腺癌筛查中的作用,并深度研究以上 3 种筛查方法联合实施对个体筛查方案的优化所发挥的作用。其次,继续研究新技术和新方法,如乳腺磁共振成像(magnetic resonance imaging,MRI)检查、数字乳腺断层摄影技术(dose optimization digital breast tomosynthesis,DBT)和全自动乳腺超声检查技术(automated breast ultrasound,ABUS)在乳腺癌筛查中的应用价值,提高乳腺癌筛查的效率。最后,在未来乳腺癌筛查过程中应强调知情同意,与研究对象全面沟通筛查所带来的收益和可能产生的假阳性及过度诊断问题,在充分权衡乳腺癌发病风险、筛查利弊和个人筛查好恶的情况下,开展个体化精准筛查。

10.4 乳腺癌队列在精准预防中的成果

10.4.1 乳腺癌健康人群队列在精准预防中的成果

由于队列研究先因后果的设计思路,它为我们识别和验证乳腺癌相关危险因素和发病原因提供了必要条件,同时也为乳腺癌的精准预防奠定了基础。比如偏头痛和乳腺癌均是雌激素相关疾病,因此基于发病机制推测,偏头痛可能与乳腺癌发病显著相关。美国开展的多中心病例对照研究同样指出,偏头痛与乳腺癌发病呈负向相关($OR=0.74,95\%CI$:$0.66\sim0.82$)[97]。然而,2013 年 Winter 等基于美国女士健康队列(WHS)的数据分析显示,经过 13.6 年的随访,偏头痛与乳腺癌发病之间的关联无统计学意义($HR=1.10,95\%CI$:$0.99\sim1.22$)[98]。随后,2014 年 Winter 等基于美国护士健康研究队列(NHS)的研究也显示,经过平均 20 年的随访,偏头痛与非偏头痛女性人群乳腺癌发病率无显著差异($HR=0.96,95\%CI$:$0.88\sim1.04$),从而否定了偏头痛与乳腺癌发病之间的关联。

此外,夜班工作由于可能降低褪黑素的水平以及影响人正常的生理节律,一直被认为是乳腺癌发病的危险因素[99],但是既往的病例对照研究却得出了不一致的结论。Lie 等[100]基于挪威护士人群开展的病例对照研究显示,夜班工作 30 年以上的护士乳腺癌发病风险上升 1.21 倍。然而一些病例对照研究却不支持该研究结论。Knutsson 等基于瑞士 WOLF(Work,Lipids and Fibrinogen)4 036 名女性的队列研究显示,经过平均 12.4 年的随访,夜班工作女性的乳腺癌发病率上升 1.02 倍;当仅纳入 60 岁以下研究对象时,研究结果显示,夜班工作人群的乳腺癌发病风险是无轮班人群的 2.15 倍,从而验证了夜班工作与乳腺癌之间的关联,为乳腺癌的一级预防提供了防控方向。

10.4.2 乳腺癌筛查队列在精准预防中的成果

目前,实施乳腺癌筛查是实现乳腺癌二级预防、降低乳腺癌病死率的主要措施。自 2008 年至今,中国开展了多项乳腺癌筛查项目,为树立乳腺癌筛查意识,提高筛查技术,同时也为中国乳腺癌筛查方案的制定奠定了基础。

基于 2008 年国家卫生和计划生育委员会开展的以城市妇女为主的中央财政转移支付乳腺癌筛查项目(简称城市项目)、2009 年国家卫生和计划生育委员会联合中华全国妇女联合会启动的针对农村妇女的国家重大公共卫生"两癌"筛查-乳腺癌筛查项目(简称农村项目);以及在 2008 年由中国抗癌协会在天津、北京、沈阳、南昌、肥城 5 个地区开展的中国多中心乳腺癌优化筛查方案项目(简称多中心项目)等多个以人群为基础的乳腺癌筛查项目,目前中国乳腺癌筛查已经初步取得了一系列成果。

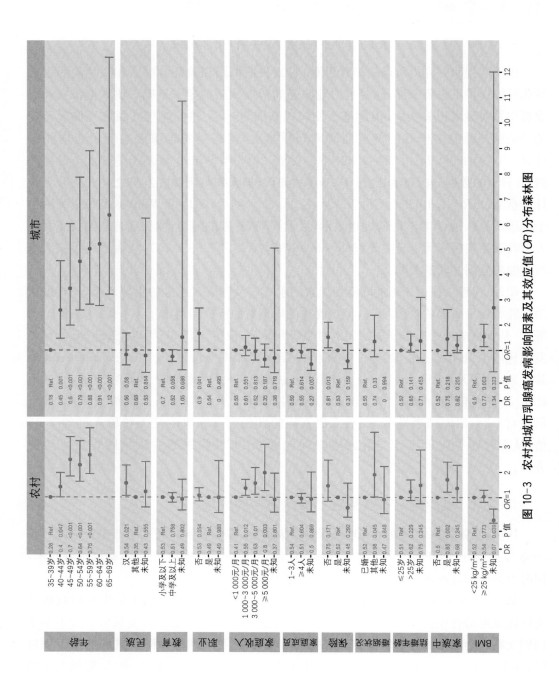

图 10-3 农村和城市乳腺癌发病影响因素及其效应值（*OR*）分布森林图

10.4.2.1 乳腺癌检出率及其影响因素

城市项目、农村项目以及多中心项目实际有效的筛查总人数为 1 259 948 人,其中城市项目 398 184 人,农村项目 828 530 人,多中心项目 33 234 人。3 个项目的乳腺癌检出率分别为 56.0/10 万、52.0/10 万及 306.9/10 万(见表 10-4)。进一步分析结果显示,在 3 组人群中,除民族及家庭常住人口数与乳腺癌的关联方向不明确之外,以下因素均可能增加乳腺癌的风险(虽然部分因素与乳腺癌的关联在 3 组人群并未均达到显著水平):年龄大、教育水平在小学及以下、无职业、无保险、非在婚(包括单身、离婚、分居、寡居)、结婚年龄>25 岁、有家族史、肥胖[69](见图 10-3)。

表 10-4 中国 3 个乳腺癌筛查项目的筛查策略及总体乳腺癌检出情况

项目名称	主要筛查策略	人 数	乳腺癌例数	乳腺癌检出率(/10 万)
城市项目	CBE+MAM+BUS 串联	398 184	223	56
农村项目	CBE+BUS+MAM 串联	828 530	431	52
多中心项目	CBE/BUS/MAM 同步盲法	33 234	102	306.9
合 计	—	1 259 948	756	60

10.4.2.2 筛查发现乳腺癌的肿瘤特征

城市项目、农村项目、多中心项目的早期(0+Ⅰ)乳腺癌检出率分别为 46.15%、38.76% 和 55.56%(见表 10-5)。相比同期多中心临床就诊乳腺癌患者的肿瘤特征,3 个筛查项目中发现的早期乳腺癌比例更高,肿瘤更小,淋巴结转移更少,原位癌比例更高[69](见图 10-4)。

表 10-5 不同乳腺癌筛查项目检出乳腺癌肿瘤特征的比较(%)

肿瘤特征	城市项目 ($n=223$)	农村项目 ($n=431$)	多中心项目 ($n=112$)	同期多中心临床就诊 ($n=475$)
美国癌症联合委员会(AJCC)分期				
早期(0～Ⅰ 期)	46.15	38.76	55.56	23.45
晚期(Ⅱ～Ⅳ 期)	53.85	61.24	44.44	76.55
肿瘤最大直径				
≤2 cm	62.50	66.28	67.82	35.77
>2 cm	37.50	33.72	32.18	64.23

（续表）

肿瘤特征	城市项目 （$n=223$）	农村项目 （$n=431$）	多中心项目 （$n=112$）	同期多中心临床就诊 （$n=475$）
淋巴结转移				
阳性	38.03	47.31	18.92	52.25
阴性	61.97	52.69	81.08	47.75
病理类型				
小叶原位癌（LCIS）或 导管原位癌	14.01	6.05	18.07	3.58
浸润性导管癌（IDC）	75.85	80.47	62.65	88.84
浸润性小叶癌（ILC）	4.83	3.26	6.02	4.00
其他侵袭癌	5.31	10.23	13.25	3.58

10.4.2.3　不同筛查方法的准确性

多中心项目结果显示，当采用乳腺临床检查、超声检查及 X 线检查进行同步盲法乳腺癌筛查时，3 种方法各自的灵敏度分别为 42.16％（95％CI：32.44％～52.34％）、62.75％（95％CI：52.61％～72.12％）及 85.86％（95％CI：77.41％～92.05％）；阳性预测值分别为 21.29％（95％CI：15.85％～27.58％）、13.97％（95％CI：10.93％～17.49％）和 4.40％（95％CI：3.53％～5.41％）；3 种方法的特异度及阴性预测值均分别在 94％和 99％以上（见表 10-6）。

表 10-6　不同乳腺癌筛查方法的准确性及 95％CI（％）

筛查方法	灵敏度（95％CI）	特异度（95％CI）	阳性预测值（95％CI）	阴性预测值（95％CI）
CBE	42.16 （32.44～52.34）	99.52 （99.44～99.59）	21.29 （15.85～27.58）	99.82 （99.77～99.86）
BUS	62.75 （52.61～72.12）	98.77 （98.65～98.89）	13.97 （10.93～17.49）	99.88 （99.84～99.92）
MAM	85.86 （77.41～92.05）	94.26 （94.00～94.51）	4.40 （3.53～5.41）	99.95 （99.92～99.97）

10.4.2.4　中国女性乳腺腺体密度分布

多中心项目结果显示，中国女性致密型乳腺的比例为 49.2％，致密型乳腺很可能增加乳腺癌的风险。绝经后、活产次数多与乳腺密度呈负相关，乳腺良性疾病史及首次生育年龄晚与乳腺密度呈正相关（见表 10-7）[101]。

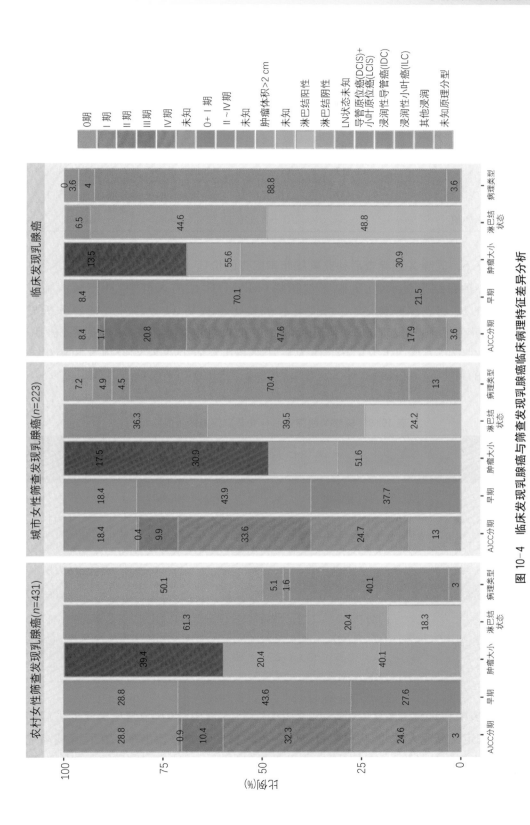

图10-4　临床发现乳腺癌与筛查发现乳腺癌临床病理特征差异分析

表 10-7　乳腺密度与乳腺癌发病之间的关联分析

乳腺影像报告和数据系统 (BI-RADS)腺体密度分级	总人数	乳腺癌患者 (n,%)	非乳腺癌患者 (n,%)	OR(95% CI)
<25%	3 526	8(9.3)	3 518(12.4)	1.00
25%~50%	10 908	40(46.5)	10 868(38.4)	2.06(0.95~4.48)
51%~75%	11 517	34(39.5)	11 483(40.6)	2.06(0.90~4.68)
>75%	2 437	4(4.7)	2 433(8.6)	1.45(0.41~5.15)
P 值	—	—	—	0.353

10.4.2.5　乳腺 X 线筛查后补充乳腺超声筛查的价值

多中心项目结果显示,在乳腺 X 线摄影(MAM)阴性的人群中,补充超声筛查可额外发现 10 例乳腺癌患者,并可使乳腺癌检出率提高 11.9%。进一步分析显示,补充超声检查额外发现的 10 例乳腺癌主要出自乳腺影像报告和数据系统(BI-RADS)0~2 级的人群,BI-RADS 3 级人群补充超声检查并未额外发现乳腺癌患者(见表 10-8)[24]。

表 10-8　乳腺 X 线筛查后补充超声筛查的价值

MAM 检查结果	BUS(+)		BUS(−)	
	乳腺癌患者数	检查人数	乳腺癌患者数	检查人数
MAM(−)	10	303	5	30 927
BI-RADS 0 级	1	16	0	1 211
BI-RADS 1 级	5	102	5	19 639
BI-RADS 2 级	4	99	0	6 788
BI-RADS 3 级	0	86	0	3 289
MAM(+)	51	147	33	541
BI-RADS 4 级	26	113	18	508
BI-RADS 5 级	25	34	15	33

此外,多中心研究结果显示,45~65 岁中国女性人群中,以 6 个常见易测的乳腺癌危险因素来定义高危人群,能获得明显高于一般人群的乳腺癌检出率。在乳腺癌高危人群中,超声筛查的效果与钼靶筛查的效果具有很好的一致性,包括乳腺癌检出率、筛查方法的灵敏度、阳性预测值、阴性预测值及各项肿瘤特征。

10.4.3 乳腺癌专病队列在精准预防中的成果

乳腺癌专病队列的构建主要是为了探讨影响乳腺癌预后的相关因素,为乳腺癌个体化治疗方案的制定以及乳腺癌患者预后效果的评价提供基础。此外,随着科技的发展和生物样本库的建立,对乳腺癌预后效果相关因素的探讨也不仅仅止步于乳腺肿瘤大小、分期和肥胖等宏观因素,像激素水平、分子分型、SNP位点和基因表达等因素在乳腺癌预后效果评价和治疗方案选择中所起到的作用越来越受到重视。

2013年,挪威25 897名女性被邀请参加乳腺癌筛查项目,其中909人被诊断为乳腺癌患者并同意参加后续随访。基于雌激素受体(ER)、孕激素受体(PR)、HER2、Ki-67、CK5和EGFR的表达情况对患者的分子分型进行分类。经过平均5年随访,研究结果显示,不同分子分型乳腺癌患者的生存率有显著差别,Luminal A型乳腺癌患者生存率最高,HER2表达型和五阴型乳腺癌患者生存率最低[102],提示分子分型对乳腺癌预后有显著影响。此外,Barrdahl等基于乳腺癌和前列腺癌队列研究协会(Breast and Prostate Cancer Cohort Consortium,BPC3)中10 255名乳腺癌患者的专病队列,探索乳腺癌相关SNP对预后的影响。结果显示,LSP1-rs3817198的C等位基因能增加乳腺癌患者的总生存率(HR-per-allele=0.70,95%CI:0.58~0.85),从而对乳腺癌的预后效果评价提供了生物标志物。

近20年,乳腺癌的治疗主要采用以手术为中心,化疗、放疗、内分泌治疗为辅助的综合治疗模式,降低了乳腺癌的复发和病死率。但是对于ER阳性的早期乳腺癌患者,术后是否需要化疗以及化疗效果预测,成为临床肿瘤医生的一大挑战。2004年Paik等[103]基于国家外科辅助乳腺和肠道研究(National Surgical Adjuvant Breast And Bowel Project,NSABP)B-14和NSABP B-20研究中ER阳性、淋巴结转移阴性患者的477例组织样本,开展250个候选基因的表达及其与乳腺癌预后关系的回顾性随访研究,最终通过分析得出21个与乳腺癌复发相关的基因(增殖相关基因:$Ki-67$、$STK15$、$Survivin$、$Cy-clinB1$、$MYBL2$;侵袭相关基因:$Stromelysin3$、$Cathepsin L2$;$HER2$相关基因:$GRB7$、$HER2$;激素相关基因:ER、PR、$Bcl-2$、$SCUBE2$、$GSTM1$、$BAG1$、$CD68$;参考基因:$\beta-actin$、$GAPDH$、$RPLPO$、GUS、$TFRC$),并对基因进行复发评分(recurrence score,RS)。RS<18为低复发风险组,RS在18~31之间为中复发风险组,而RS≥31为高复发风险组。在NSABP B-14研究的炎症性结果中发现,这21个基因评分不同,患者预后效果有显著差异。高、中、低风险组10年远处复发率分别是30.5%、14.3%和6.8%。同时,基于NSABP B-20研究的标本和数据结果显示,辅助化疗与RS显著相关。RS≥31者即高复发风险组,化疗获益较大;RS<18者即低复发风险组,患者辅助化疗的获益较小,从而为乳腺癌患者的预后效果和治疗方案选择奠定了基础[104]。此外,基于多项相关研究的预测和验证,美国国家综合癌症网络(National

Comprehensive Cancer Network，NCCN)2017 版在乳腺癌指导意见中提出，21 个基因的 RT-PCR 分析可作为原发肿瘤直径＞0.5 cm 患者的备选评估项目之一。根据 RS 评分结果选择进一步的治疗方案，如果 RS＜18，则给予内分泌治疗；RS 在 18～30 之间，则根据患者意愿，使用内分泌治疗和辅助化疗；RS＞31，则使用辅助内分泌治疗和化疗。然而，该研究为回顾性队列研究，未来还需要更多大样本前瞻性乳腺癌专病队列对这 21 个基因的应用效果进行评价。

10.5 小结与展望

经过几十年的科技发展和科研工作者的不懈努力，不论是乳腺癌的大样本流行病学危险因素调查，还是乳腺癌发病机制的分子生物学研究，均取得了巨大的进展，极大地提高了乳腺癌的诊断和治疗水平，使得乳腺癌病死率逐渐下降，患者的生存质量显著提高。

随着科学技术的不断进展，当前队列研究的焦点逐渐从传统危险因素研究过渡到基因和基因、基因和环境交互作用的研究，从基因水平探索乳腺癌发病和预后的相关因素，对乳腺癌发病机制进行准确定位。此外，在计算机技术迅猛发展的当代，机器学习技术也逐渐应用于医学领域，而且在肿瘤诊断方面呈现出较高的准确性。未来可能将机器学习技术应用于乳腺癌筛查，对乳腺 X 线（钼靶）成像片进行智能读片，快速高效地反馈筛查结果，节省人力和财力，提高筛查效率。此外，随着国家重点研发计划等项目资金的不断投入，未来将开展更大规模、生物组织样本齐全且长期稳定随访的乳腺癌队列研究，对乳腺癌的发病因素进行新的探索和反复验证，从而实现对乳腺癌的精准预防。

参考文献

[1] 黄哲宙,陈万青,吴春晓,等. 中国女性乳腺癌的发病和死亡现况——全国 32 个肿瘤登记点 2003—2007 年资料分析报告[J]. 肿瘤,2012,32(6)：435-439.

[2] GLOBOCAN 2012：Estimated incidence, mortality and prevalence worldwide in 2012[EB/OL]. http：//globocan. iarc. fr/Pages/fact_sheets_cancer. aspx.

[3] Torre L A, Bray F, Siegel R L, et al. Global cancer statistics, 2012 [J]. CA Cancer J Clin, 2015, 65(2)：87-108.

[4] 陈万青,郑荣寿,张思维,等. 2012 年中国恶性肿瘤发病和死亡分析[J]. 中国肿瘤,2016,25(1)：1-8.

[5] Chen W Q, Zheng R S, Zeng H M, et al. Incidence and mortality of breast cancer in China, 2008 [J]. Thorac Cancer, 2013, 4(1)：59-65.

[6] Song F, He M, Li H, et al. A cancer incidence survey in Tianjin：the third largest city in China-

between 1981 and 2000 [J]. Cancer Causes Control, 2008, 19(5): 443-450.

[7] Chen W, Zheng R, Baade P D, et al. Cancer statistics in China, 2015 [J]. CA Cancer J Clin, 2016, 66(2): 115-132.

[8] Dossus L, Boutron-Ruault M C, Kaaks R, et al. Active and passive cigarette smoking and breast cancer risk: results from the EPIC cohort [J]. Int J Cancer, 2014, 134(8): 1871-1888.

[9] John E M, Hopper J L, Beck J C, et al. The Breast Cancer Family Registry: an infrastructure for cooperative multinational, interdisciplinary and translational studies of the genetic epidemiology of breast cancer [J]. Breast Cancer Res, 2004, 6(4): R375-389.

[10] Bernstein L, Allen M, Anton-Culver H, et al. High breast cancer incidence rates among California teachers: results from the California Teachers Study (United States) [J]. Cancer Causes Control, 2002, 13(7): 625-635.

[11] Riboli E, Hunt K J, Slimani N, et al. European Prospective Investigation into Cancer and Nutrition (EPIC): study populations and data collection [J]. Public Health Nutr, 2002, 5(6B): 1113-1124.

[12] Genkinger J M, Makambi K H, Palmer J R, et al. Consumption of dairy and meat in relation to breast cancer risk in the Black Women's Health Study [J]. Cancer Causes Control, 2013, 24(4): 675-684.

[13] Miller A B, Wall C, Baines C J, et al. Twenty five year follow-up for breast cancer incidence and mortality of the Canadian National Breast Screening Study: randomised screening trial [J]. BMJ, 2014, 348: g366.

[14] Zackrisson S, Andersson I, Janzon L, et al. Rate of over-diagnosis of breast cancer 15 years after end of Malmo mammographic screening trial: follow-up study [J]. BMJ, 2006, 332(7543): 689-692.

[15] Frisell J, Glas U, Hellstrom L, et al. Randomized mammographic screening for breast cancer in Stockholm. Design, first round results and comparisons [J]. Breast Cancer Res Treat, 1986, 8(1): 45-54.

[16] Alexander F E, Anderson T J, Brown H K, et al. 14 years of follow-up from the Edinburgh randomised trial of breast-cancer screening [J]. Lancet, 1999, 353(9168): 1903-1908.

[17] Jacobs E T, Thomson C A, Flatt S W, et al. Vitamin D and breast cancer recurrence in the Women's Healthy Eating and Living (WHEL) Study [J]. Am J Clin Nutr, 2011, 93(1): 108-117.

[18] Newcomb P A, Trentham-Dietz A, Hampton J M, et al. Late age at first full term birth is strongly associated with lobular breast cancer [J]. Cancer, 2011, 117(9): 1946-1956.

[19] Newcomb P A, Kampman E, Trentham-Dietz A, et al. Alcohol consumption before and after breast cancer diagnosis: associations with survival from breast cancer, cardiovascular disease, and other causes [J]. J Clin Oncol, 2013, 31(16): 1939-1946.

[20] 李泓澜,高玉堂,李琦,等. 身体测量指标与女性乳腺癌关系的前瞻性队列研究[J]. 中华流行病学杂志,2016,27(6): 488-493.

[21] 高道利,叶展,秦勤,等. 26万女性队列人群中乳腺癌与人工流产关系的研究(上海)[J]. 国际生殖健康/计划生育杂志,2008,27(1): 51-53+64.

[22] Thomas D B, Gao D L, Self S G, et al. Randomized trial of breast self-examination in Shanghai: methodology and preliminary results [J]. J Natl Cancer Inst, 1997, 89(5): 355-365.

[23] Thomas D B, Gao D L, Ray R M, et al. Randomized trial of breast self-examination in Shanghai:

final results [J]. J Natl Cancer Inst，2002，94(19)：1445-1457.

[24] Dong H，Huang Y，Song F，et al. Improved performance of adjunctive ultrasonography after mammography screening for breast cancer among Chinese females [J]. Clin Breast Cancer, 2018，18(3)：e353-e361.

[25] 国家科技研发计划精准医学乳腺癌专病队列正式立项[J]. 中华流行病学杂志，2016，37(9)：1320.

[26] 王庆生. 天津市女性乳腺癌危险因素的研究[J]. 中国肿瘤临床，1987，(4)：203-207.

[27] 刘继永，沈洪兵，靳光付，等. 江苏地区乳腺癌危险因素的病例对照研究[J]. 南京医科大学学报(自然科学版)，2008，28(5)：689-692.

[28] 王映青. 基于队列人群的乳腺癌危险因素病例对照研究[D]. 浙江大学，2006.

[29] 徐光炜，陶素嫦，唐瑞英，等. 乳腺癌高危险人群的研究[J]. 北京医学，1982，(6)：321-325.

[30] Yuan J M，Yu M C，Ross R K，et al. Risk factors for breast cancer in Chinese women in Shanghai [J]. Cancer Res，1988，48(7)：1949-1953.

[31] Shrubsole M J，Shu X O，Li H L，et al. Dietary B vitamin and methionine intakes and breast cancer risk among Chinese women [J]. Am J Epidemiol，2011，173(10)：1171-1182.

[32] 李霓，何苗，张曦，等. 辽宁地区入院女性乳腺癌遗传度及相关危险因素的条件 Logistic 回归分析 [D]. 中华肿瘤防治杂志，2006，13(2)：101-106.

[33] 高君. 月经、生殖因素及环氧化酶 2 基因多态性与乳腺癌关系的流行病学研究[D]. 南京医科大学，2007.

[34] 陆瑞芳，蔡华平，徐勋，等. 上海市 552 例女性乳腺癌流行因素研究[J]. 肿瘤，1992，12(2)：65-69.

[35] Yu Z G，Jia C X，Geng C Z，et al. Risk factors related to female breast cancer in regions of Northeast China. a 1：3 matched case-control population-based study [J]. Chin Med J (Engl)，2012，125(5)：733-740.

[36] 陶梦华，刘大可，高立峰，等. 饮茶与女性乳腺癌的关系[J]. 肿瘤，2002，33(3)：176-180.

[37] Xu Y L，Sun Q，Shan G L，et al. A case-control study on risk factors of breast cancer in China [J]. Arch Med Sci，2012，8(2)：303-309.

[38] Tao S C，Yu M C，Ross R K，et al. Risk factors for breast cancer in Chinese women of Beijing [J]. Int J Cancer，1988，42(4)：495-498.

[39] 白海亚. 兰州市女性乳腺癌危险因素分析[D]. 兰州大学，2011.

[40] Wang Q S，Ross R K，Yu M C，et al. A case-control study of breast cancer in Tianjin, China [J]. Cancer Epidemiol Biomarkers Prev，1992，1(6)：435-439.

[41] Yang P S，Yang T L，Liu C L，et al. A case-control study of breast cancer in Taiwan — a low-incidence area [J]. Br J Cancer，1997，75(5)：752-756.

[42] 丁建华，王雯，李苏平，等. 女性乳腺癌危险因素研究[J]. 中国肿瘤，1999，(3)：125-126.

[43] Kelsey J L，Fischer D B，Holford T R，et al. Exogenous estrogens and other factors in the epidemiology of breast cancer [J]. J Natl Cancer Inst，1981，67(2)：327-333.

[44] 简洁，李艺，张宏伟，等. 低危人群中乳腺癌与人工流产相关关系的研究[J]. 预防医学情报杂志，2000，(1)：16-19.

[45] Huang Y，Zhang X，Li W，et al. A meta-analysis of the association between induced abortion and breast cancer risk among Chinese females [J]. Cancer Causes Control，2014，25(2)：227-236.

[46] Xing P，Li J，Jin F. A case-control study of reproductive factors associated with subtypes of breast cancer in Northeast China [J]. Med Oncol，2010，27(3)：926-931.

[47] Shannon J，Ray R，Wu C，et al. Food and botanical groupings and risk of breast cancer. a case-

control study in Shanghai, China [J]. Cancer Epidemiol Biomarkers Prev, 2005, 14(1): 81-90.

[48] Wu M H, Chou Y C, Yu J C, et al. Hormonal and body-size factors in relation to breast cancer risk. a prospective study of 11,889 women in a low-incidence area [J]. Ann Epidemiol, 2006, 16 (3): 223-229.

[49] Huang C S, Shen C Y, Chang K J, et al. Cytochrome P4501A1 polymorphism as a susceptibility factor for breast cancer in postmenopausal Chinese women in Taiwan [J]. Br J Cancer, 1999, 80 (11): 1838-1843.

[50] Dorjgochoo T, Deming S L, Gao Y T, et al. History of benign breast disease and risk of breast cancer among women in China. a case-control study [J]. Cancer Causes Control, 2008, 19(8): 819-828.

[51] 蔡生荣,贺立人,徐晓洲,等. 宁夏地区女性乳腺癌流行因素研究[J]. 宁夏医学杂志,1996,(1): 1-3.

[52] Xia X, Chen W, Li J, et al. Body mass index and risk of breast cancer: a nonlinear dose-response meta-analysis of prospective studies [J]. Sci Rep, 2014, 4: 7480.

[53] Chou Y C, Wu M H, Yu J C, et al. Genetic polymorphisms of the methylenetetrahydrofolate reductase gene, plasma folate levels and breast cancer susceptibility. a case-control study in Taiwan [J]. Carcinogenesis, 2006, 27(11): 2295-2300.

[54] Zheng H, Song F, Zhang L, et al. Genetic variants at the miR-124 binding site on the cytoskeleton-organizing IQGAP1 gene confer differential predisposition to breast cancer [J]. Int J Oncol, 2011, 38(4): 1153-1161.

[55] 任晓南. 乳腺癌危险因素的1:1病例对照研究[D]. 大连医科大学,2008.

[56] 赵扬冰,史宗道,刘立岷,等. 成都地区女性乳腺癌危险因素的病例对照研究[J]. 中华流行病学杂志,1999,20(2): 91-94.

[57] 李佳圆,吴德生,杨非,等. 血清有机氯农药 DDT 暴露、CYP1A1 基因多态性与乳腺癌患病风险的病例对照研究[J]. 中华流行病学杂志,2006,27(3): 217-222.

[58] 靳雅丽. 雌、孕激素受体基因多态性与乳腺癌关系的病例-对照研究[D]. 苏州大学,2007.

[59] 马瑞兰. 血清激素水平与女性乳腺癌危险性及预后因素的关系[D]. 山东大学,2007.

[60] 王连英,刘丽,陶旻枫,等. 饮食习惯与女性乳腺癌关系调查[J]. 中国妇幼保健,2008,23(32): 4630-4631.

[61] Zhang M, Jin M, Yu Y, et al. Associations of miRNA polymorphisms and female physiological characteristics with breast cancer risk in Chinese population [J]. Eur J Cancer Care (Engl), 2012, 21(2): 274-280.

[62] Zhang M, Holman C D. Low-to-moderate alcohol intabe and breast cancer risk in Chinese women [J]. Br J Cancer, 2011, 105(7): 1089-1095.

[63] Shen D, Mao W, Liu T, et al. Sedentary behavior and incident cancer: a meta-analysis of prospective studies [J]. PLoS One, 2014, 9(8): e105709.

[64] Wu Y, Zhang D, Kang S. Physical activity and risk of breast cancer: a meta-analysis of prospective studies [J]. Breast Cancer Res Treat, 2013, 137(3): 869-882.

[65] 徐贵发,蔺新英,于红霞,等. 膳食因素与乳腺癌关系的病例对照研究[J]. 现代预防医学,1998, (4): 427-429.

[66] 荣素英,李君,张烨. 饮食因素与女性乳腺癌关系的病例对照研究[J]. 环境与健康杂志 2008,25 (4): 337-340.

[67] Lee M M, Chang I Y, Horng C F, et al. Breast Cancer and dietary factors in Taiwanese woman

［J］. Cancer Causes Control, 2005, 16(8): 929-937.

［68］Gail M H, Brinton L A, Byar D P, et al. Projecting individualized probabilities of developing breast cancer for white females who are being examined annually ［J］. J Natl Cancer Inst, 1989, 81 (24): 1879-1886.

［69］Huang Y, Dai H, Song F, et al. Preliminary effectiveness of breast cancer screening among 1. 22 million Chinese females and different cancer patterns between urban and rural women ［J］. Sci Rep, 2016, 6: 39459.

［70］Biller-Andorno N, Jüni P. Abolishing mammography screening programs? A view from the Swiss Medical Board ［J］. N Engl J Med, 2014, 370(21): 1965-1967.

［71］Independent UK Panel on Breast Cancer Screening. The benefits and harms of breast cancer screening: an independent review ［J］. Lancet, 2012, 380(9855): 1778-1786.

［72］Shapiro S, Venet W, Strax P, et al. Selection, follow-up, and analysis in the Health Insurance Plan Study: a randomized trial with breast cancer screening ［J］. Natl Cancer Inst Monogr, 1985, 67: 65-74.

［73］Andersson I, Aspegren K, Janzon L, et al. Mammographic screening and mortality from breast cancer: the Malmo mammographic screening trial ［J］. BMJ, 1988, 297(6654): 943-948.

［74］Fagerberg G, Baldetorp L, Grontoft O, et al. Effects of repeated mammographic screening on breast cancer stage distribution. Results from a randomised study of 92 934 women in a Swedish county ［J］. Acta Radiol Oncol, 1985, 24(6): 465-473.

［75］Miller A B, To T, Baines C J, et al. Canadian National Breast Screening Study-2: 13-year results of a randomized trial in women aged 50-59 years ［J］. J Natl Cancer Inst, 2000, 92(18): 1490-1499.

［76］Nyström L, Andersson I, Bjurstam N, et al. Long-term effects of mammography screening: updated overview of the Swedish randomised trials ［J］. Lancet, 2002, 359(9310): 909-919.

［77］Johns L E, Moss S M, Trial Management Group. Randomized controlled trial of mammographic screening from age 40 ('Age' trial): patterns of screening attendance ［J］. J Med Screen, 2010, 17(1): 37-43.

［78］Gøtzsche P C, Jørgensen K J. Screening for breast cancer with mammography ［J］. Cochrane Database Syst Rev, 2013, (6): CD001877.

［79］Fitzpatrick-Lewis D, Hodgson N, Ciliska D, et al. Breast Cancer Screening. Canadian Task Force on Preventive Health Care. http: //canadiantaskforce. ca/wp-content/uploads/ 2012/09/ systematic-review. pdf?447f29.

［80］Elmore J G, Barton M B, Moceri V M, et al. Ten-year risk of false positive screening mammograms and clinical breast examinations ［J］. N Engl J Med, 1998, 338(16): 1089-1096.

［81］Hubbard R A, Kerlikowske K, Flowers C I, et al. Cumulative probability of false-positive recall or biopsy recommendation after 10 years of screening mammography: a cohort study ［J］. Ann Intern Med, 2011, 155(8): 481-492.

［82］Braithwaite D, Zhu W, Hubbard R A, et al. Screening outcomes in older US women undergoing multiple mammograms in community practice: does interval, age, or comorbidity score affect tumor characteristics or false positive rates ［J］. J Natl Cancer Inst, 2013, 105(5): 334-341.

［83］Seigneurin A, Exbrayat C, Labarere J, et al. Association of diagnostic work-up with subsequent attendance in a breast cancer screening program for false-positive cases ［J］. Breast Cancer Res Treat, 2011, 127(1): 221-228.

［84］Gulati R, Gore J L, Etzioni R. Comparative effectiveness of alternative prostate-specific antigen — based prostate cancer screening strategies: model estimates of potential benefits and harms ［J］. Ann Intern Med, 2013, 158(3): 145-153.

［85］Etzioni R, Gulati R, Mallinger L, et al. Influence of study features and methods on overdiagnosis estimates in breast and prostate cancer screening ［J］. Ann Intern Med, 2013, 158(11): 831-838.

［86］Miller A B, To T, Baines C J, et al. The Canadian National Breast Screening Study-1: breast cancer mortality after 11 to 16 years of follow-up. A randomized screening trial of mammography in women age 40 to 49 years ［J］. Ann Intern Med, 2002, 137(5 Part 1): 305-312.

［87］Bleyer A, Welch H G. Effect of three decades of screening mammography on breast-cancer incidence ［J］. N Engl J Med, 2012, 367(21): 1998-2005.

［88］US Preventive Services Task Force. Screening for breast cancer: U. S. Preventive Services Task Force recommendation statement ［J］. Ann Intern Med, 2009, 151(10): 716-726, W-236.

［89］Tonelli M, Connor Gorber S, Joffres M, et al. Recommendations on screening for breast cancer in average-risk women aged 40-74 years ［J］. CMAJ, 2011, 183(17): 1991-2001.

［90］Oeffinger K C, Fontham E T, Etzioni R, et al. Breast cancer screening for women at average risk: 2015 guideline update from the American Cancer Society ［J］. JAMA, 2015, 314(15): 1599-1614.

［91］Lauby-Secretan B, Scoccianti C, Loomis D, et al. Breast-cancer screening — viewpoint of the IARC Working Group ［J］. N Engl J Med, 2015, 372(24): 2353-2358.

［92］Tozaki M, Kuroki Y, Kikuchi M, et al. The Japanese Breast Cancer Society clinical practice guidelines for screening and imaging diagnosis of breast cancer, 2015 edition ［J］. Breast cancer, 2016, 23(3): 357-366.

［93］Siu AL, U. S. Preventive Services Task Force. Screening for Breast Cancer: U. S. Preventive Services Task Force Recommendation Statement ［J］. Ann Intern Med, 2016, 164(4): 279-296.

［94］Anothaisintawee T, Teerawattananon Y, Wiratkapun C, et al. Risk prediction models of breast cancer: a systematic review of model performances ［J］. Breast Cancer Res Treat, 2012, 133(1): 1-10.

［95］Kolb T M, Lichy J, Newhouse J H. Comparison of the performance of screening mammography, physical examination, and breast US and evaluation of factors that influence them: an analysis of 27 825 patient evaluations ［J］. Radiology, 2002, 225(1): 165-175.

［96］Van der Waal D, Ripping T M, Verbeek A L, et al. Breast cancer screening effect across breast density strata: A case-control study ［J］. Int J Cancer, 2017, 140(1): 41-49.

［97］Li C I, Mathes R W, Malone K E, et al. Relationship between migraine history and breast cancer risk among premenopausal and postmenopausal women ［J］. Cancer Epidemiol Biomarkers Prev, 2009, 18(7): 2030-2034.

［98］Winter A C, Rexrode K M, Lee I M, et al. Migraine and subsequent risk of breast cancer: a prospective cohort study ［J］. Cancer Causes Control, 2013, 24(1): 81-89.

［99］Stevens R G. Testing the light-at-night (LAN) theory for breast cancer causation ［J］. Chronobiol Int, 2011, 28(8): 653-656.

［100］Lie J A, Roessink J, Kjaerheim K. Breast cancer and night work among Norwegian nurses ［J］. Cancer Causes Control, 2006, 17(1): 39-44.

［101］Dai H, Yan Y, Wang P, et al. Distribution of mammographic density and its influential factors among Chinese women ［J］. Int J Epidemiol, 2014, 43(4): 1240-1251.

[102] Engstrom M J, Opdahl S, Hagen A I, et al. Molecular subtypes, histopathological grade and survival in a historic cohort of breast cancer patients [J]. Breast Cancer Res Treat, 2013, 140 (3): 463-473.

[103] Paik S, Shak S, Tang G, et al. A multigene assay to predict recurrence of tamoxifen-treated, node-negative breast cancer [J]. N Engl J Med, 2004, 351(27): 2817-2826.

[104] Paik S, Tang G, Shak S, et al. Gene expression and benefit of chemotherapy in women with node-negative, estrogen receptor-positive breast cancer [J]. J Clin Oncol, 2006, 24 (23): 3726-3734.

11 宫颈癌队列与精准预防

几十年来,恶性肿瘤的发病率和病死率一直呈现出增长的趋势,成为中国人口的首要死因和沉重的疾病负担。目前,针对恶性肿瘤的临床治疗方法多样,但效果多不令人满意。大多数慢性病都要经过一个历时多年的过程才会形成,在此期间发生的许多事件都可能起致病作用。因此,我们可以对一群人在某种病尚未明显发生前,对某个(或某些)可能起病因作用或保护作用的事件的后果进行随访监测。流行病学队列研究即是这样一种从"因"观"果"的研究方法,是观察性流行病学的首选设计,具有较强的检验病因假设能力,并且因果顺序明确,可以有效控制各类偏倚,可用于病因学研究以及疾病预防和治疗效果评价,能够为人群筛检及临床治疗提供有力的决策支持。

宫颈癌(cervical cancer,CC)是目前所有人类癌症中唯一一个病因明确的癌种,已经引起全社会的广泛关注。根据 GLOBALCAN 2012 估计,目前全球宫颈癌每年的发病数为 52.8 万例,死亡数为 26.6 万例,分别占全球癌症发病和死亡的 3.7% 和 3.2%,世界人口标准化发病率和病死率分别为 14.0/10 万和 6.8/10 万[1]。其中中国的发病数为 10.07 万例,死亡 2.64 万例[2]。宫颈癌的发病率和病死率在全世界范围内呈现明显的地域、人群等差异。在全世界范围内,宫颈癌的综合防控受到高度重视。

由于中国是全球的宫颈癌高发地区,因此中国的宫颈癌研究,特别是大样本的、针对发展中国家卫生资源匮乏地区筛查方法的探索性队列研究,已经为全球的宫颈癌防控做出了较大贡献。队列研究不仅能提供经典流行病学研究需要的人群,并从中获得可信的证据,而且还将为精准医学的研究、精准医学的预防提供人群基准、样本资源和评估的平台。

本章介绍了国内外开展的宫颈癌主要队列研究的现状与发展;介绍了宫颈癌的主要危险因素,以及如何围绕去除危险因素、预警前移、化学预防等方面开展精准预防;介绍了国内外各地开展的宫颈癌筛查研究、共识及基于生物标志物等的筛查与精准预防,并强调宫颈癌精准预防需做到健康行为、绿色预防等综合预防。

11.1　宫颈癌队列研究的发展与现状

11.1.1　宫颈癌早期的队列研究

有关宫颈癌的早期队列研究,主要见于研究临床结局的队列研究。例如 20 世纪 60 年代观察了 1935—1954 年 375 例原发性宫颈癌患者照射治疗后的累计生存率、并发症等情况。结果显示,虽然累计生存率尚满意,但放疗后并发症的出现不容乐观[3]。而另一项研究是基于在美国 25 个州自 1959 年开始观察的 100 多万男女性人群,收集居民的死亡医学证明书,以居民是否死于子宫癌、肺癌及肝癌作为研究结局。该研究所得到的结论是,1965 年美国有 13 838 人死于子宫癌,其中 8 053 例(58.27%)发生在子宫颈,1 680 例(12.1%)发生在子宫体,63 例(0.5%)属于绒毛膜上皮癌,其他 4 042 例(29.2%)属于子宫未分类的其他肿瘤[4]。该研究显示,在当时的疾病分类和临床实践中,死亡医学证明书并不能提供可靠的子宫癌分类信息。可见,早期的宫颈癌队列研究主要研究临床问题,或者说关心、研究队列人群或病例的临床结局。早期也有一些研究是关于宫颈癌病因的前瞻性研究,例如 1986 年文献报道了对 100 例 HPV 病毒持续感染并进展为宫颈上皮内瘤变(cervical intraepithelial neoplasia, CIN)3 的女性的前瞻研究[5],但这些研究的观察对象甚少,虽然是研究病因问题,但本质上还是临床病例性质的随访研究。

11.1.2　宫颈癌队列研究的目的与用途

11.1.2.1　验证病因假设,确认因素(暴露)与疾病的因果关系

从病因链的角度来看,队列研究是从“因”到“果”的研究,即疾病发生之前已确立了研究对象的暴露状况,纵向观察其结果,在病因推断上合乎先因后果的逻辑推理顺序,能确认暴露与结局的因果联系。因此队列研究检验病因假设的能力最强。一般来说,一次队列研究可以只检验一种暴露与一种疾病之间的因果关联,或同时检验一种暴露与多种结局之间的关联。但在某些综合性设计研究中,也可同时检验多种暴露与多种结局之间的关联。

11.1.2.2　描述疾病的自然史

疾病在人群中从发病、发展到结局(死亡、痊愈或残疾),也是一个自然过程(多数情况下伴有社会因素的影响),叫作人群的疾病自然史。队列研究除检验某病因之外,还可以同时观察暴露于某病因和未暴露于某病因的某患者群的疾病自然史,可补充临床观察的不足。例如一项研究自 1981 年起对 513 名宫颈 HPV 感染妇女进行随访,观察 HPV 感染后的自然病史,以确定 HPV 感染在宫颈癌发生中的生物学潜力。平均随访 25.6 个月后发现,513 例中,24.8% 转归,59.8% 持续存在,14.1% 进展,11.9% 发展为

CIS。从型别来看，HPV16 的病变进展率最高（45.5%），其次是 HPV18（27.3%），HPV6 和 HPV11 分别为 0% 和 13.3%。结果清楚地证实了宫颈 HPV 感染进展为宫颈上皮 CIN 的自然史，明确了 HPV16 和 HPV18 在致癌过程中的内在潜力。

11.1.2.3 开展汇总分析或荟萃分析

多个同一研究方向的队列研究，可以合并开展汇总分析或荟萃分析以获得有关暴露与疾病关系的更为有效和正确的结论。例如，有一项关于 HPV 与宫颈癌关系的荟萃分析[6]汇总了 8 项研究（12 000 余例患者），对 18 岁以上女性的 HPV16/18 持续感染和中度及以上宫颈上皮内瘤变（cervical intraepithelial neoplasia grade 2 or worse，CIN2+）的风险进行了分析。结果显示，无论使用何种评估方法，HPV16/18 持续感染与相关 CIN2+病变的 RR 均非常高，RR 的范围为 15.5～50.5，高于许多普遍认为关系密切且能作为癌症病因的风险因素的 RR 值。如吸烟和肺癌的 RR 值约为 10。这两者之间的相关性通常被认为是最有说服力的病原学因果关系之一。2010 年，中国对 1999—2008 年在中国大陆进行的基于人群的宫颈癌筛查研究进行了汇总分析[7]。纳入了来自中国各地区 17 个横截面、以人口为基础的 30 371 名女性。结果显示，HPV DNA 用于检测 CIN3 及以上病变的敏感度较高（97.5%，95%CI：95.7～98.7），特异度较低（85.1%，95%CI：82.3～87.9）；与细胞学相比（敏感度 87.9%，95%CI：84.7～90.7，特异度 94.7%，95%CI：93.5～96.0），醋酸染色肉眼观察（visual inspection with acetic acid，VIA；敏感度 54.6%，95%CI：48.0～61.2，特异度 89.9%，95%CI：86.8～93.0）的敏感度优于细胞学，特异度低于细胞学。敏感度不会因不同的研究或年龄的差异（<35 岁、35～49 岁、≥50 岁）而变化，而特异度随年龄的变化而不同（P<0.000 1），在<35 岁的女性中最高（89.4%，95%CI：86.1～91.5）。该研究提示，HPV DNA 检测对 CIN3 及以上病变具有高度敏感性和适度特异性。2015 年针对 HPV 疫苗的效果开展了一项荟萃分析[8]，纳入了 20 项研究，随访时间超过 1.4 亿人年。结果显示，当 HPV 疫苗接种覆盖率至少为 50% 时，13～19 岁女孩接种前后 HPV16 和 HPV18 的感染率下降了 68%（RR=0.32，95%CI：0.19～0.52），HPV31/33/45 的感染率下降了 28%（RR=0.72，95%CI：0.54～0.96），显示了预防性 HPV 疫苗的交叉保护作用。该研究也发现，在上述高接种率地区，13～19 岁女性尖锐湿疣的发病率降低了 61%；同样在 20～39 岁女性和年轻男性中也出现了降低的趋势，证明了疫苗群体效应的存在；而在低接种率地区仅观察到 20 岁以下女性发病率的降低，并未观察到群体效果。

11.1.2.4 开展嵌式病例对照研究

嵌式病例对照研究又称巢式病例对照研究或队列内病例-对照研究，是在全队列内套用病例对照设计，在队列研究的基础上确定研究对象，以队列中所有的病例作为病例组，再根据病例发病时间，在研究队列的非病例中随机匹配 1 个或多个对照，组成对照组。例如，北欧研究者为了确认 HPV 感染、其他性传播病原体（例如沙眼衣原体感染）

及吸烟与宫颈癌发生的关系,在700 000名受试者的联合队列中进行了嵌式病例对照研究[9]。根据入选年龄和时间,将在平均5年随访期间发展为浸润性宫颈癌(invasive cervical cancer,ICC)的182名与538名对照女性相匹配。结果显示,HPV血清抗体阳性与宫颈癌风险增加相关,主要与鳞状细胞癌(squamous cell carcinoma,SCC)的风险增加相关($RR=3.2$,$95\%CI$:$1.7\sim6.2$)。相比之下,HPV18血清阳性增加了宫颈腺癌(adenocarcinoma,ADC)的发病风险($RR=3.4$,$95\%CI$:$0.8\sim14.9$)。沙眼衣原体和HPV16同时阳性者发生宫颈癌的风险非常高($RR=11.8$,$95\%CI$:$3.7\sim37.0$)。该研究的结论认为,HPV16感染增加SCC发病的风险,在性传播疾病患病人群中最为明显。芬兰和瑞典也进行了一项嵌式病例对照研究,共纳入405 000名女性,平均随访4年。结果显示,血液中视黄醇或未氧化维生素E不是宫颈癌的危险因素。然而,低水平的视黄醇与HPV(HPV16、HPV18或HPV33)血清阳性的联合效应分析揭示了协同作用具有统计学意义($P=0.023$),且观察到RR为2.6($95\%CI$:$0.7\sim8.8$),预期RR为0.3。提示视黄醇可能作为宫颈癌HPV相关风险的效应调节剂,暴露的女性可能需要免疫和HPV水平的监测。瑞士在艾滋病毒队列研究(1985—2013年)中嵌入了病例对照研究,以探讨免疫缺陷与CIN和ICC的风险,结果显示,CIN2/3与低CD4+细胞计数显著相关[10]。

11.1.3　宫颈癌队列研究的发展

11.1.3.1　中国的研究队列

中国从20世纪90年代开始开展了系统的宫颈癌研究,目前有代表性的是以中国医学科学院肿瘤医院乔友林研究团队为首,在包括山西、河南、深圳、上海、内蒙古等多地开展的20余项队列研究。1999年中国医学科学院肿瘤医院在中国宫颈癌高发区山西省襄垣县建立了宫颈癌筛查方法Ⅰ期研究(山西省宫颈癌研究,SPOCCS-Ⅰ)筛查队列[11],纳入了4个乡的1 997名女性,是较早的宫颈癌队列研究的实例。该研究显示,队列人群的高危型人乳头瘤病毒(high risk human papillomavirus,hrHPV)DNA总检出率为20.8%,HPV-DNA检出率随病变程度加重呈趋势性增高($P<0.001$)。两年龄组(35~39岁和40~45岁)妇女的宫颈HPV-DNA检出率几乎相同(20.9%和20.6%,$P=0.86$)。非条件Logistic回归分析显示,HPV感染与宫颈上皮内高度病变及癌症(≥CIN2)和低度病变(CIN1)的发生高度相关(OR分别为254.2和26.4),归因危险百分比(ARP)分别为98.1%和83.6%,提示女性生殖道hrHPV感染是当地宫颈癌及CIN流行的主要危险因素。宫颈癌的防治重点应放在防止HPV感染、对HPV感染的筛查和密切监测已感染hrHPV的对象上。该队列进行了长达15年的前瞻性随访,分别在2005年、2010年和2014年进行细胞学和hrHPV检测,以新发CIN2+作为结局终点,计算HPV感染率、CIN2+发病率的变化以及CIN2+的发病风险。结果显

示,HPV 的感染率为 15.7%～22.3%,CIN2＋的检出率为 1.1%～4.3%。在 15 年随访时间内,基线 hrHPV 阳性组 CIN2＋的累计发病风险明显高于基线 hrHPV 阴性组($P<0.01$)。4 次检测 HPV 阳性者 CIN2＋的发病风险高达 40.0%,4 次检测 HPV 阴性者 CIN2＋的发病风险仅为 0.6%($RR_{调整}=55.0,95\%CI:11.3～268.4$),提示 hrHPV 阴性者 6 年内进展为 CIN2＋的风险较低,且 HPV 阳性次数越多,CIN2＋的发病风险越高。HPV 感染及宫颈癌高发区人群的 HPV 筛查间隔可以延长至 5～6 年[12]。自 1999 年起,乔友林研究团队相继开展了 20 余项人群筛查队列研究,包括 2001—2002 年在山西襄垣、阳城开展的 8 497 人的 SPOCCSⅡ研究,2006—2007 年在山西襄垣、北京、河南新密、于田、上海开展的 4 215 人的 SPOCCSⅢ研究,2003—2007 年在山西襄垣、沁县、武乡、江西修水、甘肃武都开展的 1 1587 人的 START2003-2007 研究,2010 年在山西阳城、新密、江西铜鼓开展的 7 543 人的 START-UP 研究以及 2004—2005 年与国际癌症研究署合作在中国深圳、阳城、沈阳开展的 2 601 人的 IARC1-3 研究等。

台湾也相继开展了宫颈癌病因学的队列研究。2006 年基于 11 923 名 30～65 岁参加者的队列研究,经过 16 年随访发现,与每次随访 hrHPV 均阴性的女性相比,任意一种 hrHPV 持续感染者的宫颈癌发病风险显著升高($HR=75.4$)。其中 HPV16、HPV58 和其他 hrHPV 阳性者 16 年宫颈癌累计发病风险分别为 13.5%、10.3% 和 4.0%,而 hrHPV 阴性者仅为 0.26%[13]。该研究认为,hrHPV 持续感染是宫颈癌的危险因素。

11.1.3.2　亚洲的研究队列

1) 日本

日本就吸烟在宫颈多发性癌变中的作用开展了一项队列研究[14],258 名不吸烟者和 258 名吸烟者平均随访 39.8 个月,结果显示,不吸烟者细胞学转正常率为 68.8%,吸烟者为 55.0%。吸烟者比不吸烟者 HPV 持续感染的风险高 2 倍($OR=2.50,95\%CI:1.30～4.81,P=0.006$)。最终得出结论:吸烟会影响宫颈病变的进程,即使仅在童年有二手烟暴露史,也会增加年轻女性宫颈持续病变的风险。

2) 韩国

2005 年韩国开展了一项糖尿病与特异性癌症风险之间关系的队列研究[15],对年龄在 30～95 岁的 1 298 385 名韩国人(829 770 名男子和 468 615 名女性)进行了 10 年随访。随访期间,男性癌症死亡人数为 20 566 人,女性 5 907 人。使用 Cox 比例风险模型并控制吸烟和饮酒,发现空腹血糖值≥140 mg/dl 具有较高的所有癌症病死率(男性:$HR=1.29,95\%CI:1.22～1.37$;女性:$HR=1.23,95\%CI:1.09～1.39$)。按照肿瘤的具体部位分析,空腹血糖值与胰腺癌的关联最强(男性:$HR=1.91,95\%CI:1.52～2.41$;女性:$HR=2.05,95\%CI:1.43～2.93$),其次与男性食管癌、肝癌和结直肠癌,女性肝癌和宫颈癌存在显著关联。这提示糖尿病是几种主要癌症的独立危险因素,随着血清葡萄糖水平的升高,癌症发病风险趋于增加。2006年韩国开展了一项饮酒与CIN和宫颈癌风险之间关系的研究,到2009年12月招募了1 243名女性。结果显示,调整潜在混杂因素后,饮酒者与非饮酒者相比,CIN 1的风险增加($OR=2.18$,95%CI:1.22~3.89),饮酒频率较高的受试者CIN1风险较高(线性趋势 $P<0.000\ 1$),更高的乙醇消耗与CIN1的风险增加相关(线性趋势 $P=0.0001$)。还观察到HPV病毒载量和酒精消耗之间的协同效应,具有高HPV病毒载量[≥100相对光单位/阳性对照(RLU/PC)]的饮酒者CIN1的风险显著增加($OR=19.1$,95%CI:6.60~55.3,交互作用 $P<0.001$)。该研究提出,HPV病毒载量和酒精与hrHPV阳性妇女的CIN1风险相关。

11.1.3.3 欧美的研究队列

1) 欧洲

芬兰为评估职业暴露对子宫内膜和宫颈癌发病的影响,对1906—1945年出生的女性劳动者($n=413\ 877$)进行了25年随访。泊松回归模型估计结果示子宫内膜癌(2 833例)与动物粉尘暴露($RR=1.2$)和久坐($RR=1.3$)有关;宫颈癌(1 101例)与脂肪和脂环族($RR=1.3$)、芳香族($RR=1.2$)、氯化烃溶剂($RR=1.3$)、二氧化硅粉尘($RR=1.2$)及木屑($RR=1.2$)暴露有关。这项研究表明,职业暴露可能与子宫内膜癌和宫颈癌风险增加有关。为研究性传播感染(sexually transmitted infections,STI)与宫颈癌的关系,欧洲开展了一项大型队列研究。该研究纳入了北欧国家4个主要的生物标本库,其中包括与全国癌症登记处相关联的约100万个受试者的样本,从中随机选择了604例ICC患者,其血清标本自诊断后至少保存了10年,此外还有2 980例相匹配的对照者的血清样本。结果显示,暴露于HPV16是宫颈癌最强的危险因素($OR=2.4$,95%CI:2.0~3.0),特别是SCC($OR=2.9$,95%CI:2.2~3.7)。HPV18可增加腺癌风险($OR=2.3$,95%CI:1.3~4.1);HPV6对HPV16带来的风险具有拮抗作用($P<0.01$);单纯疱疹病毒(herpes simplex virus,HSV)2型与宫颈癌几乎没有关联($OR=1.1$,95%CI:0.8~1.4);曾暴露于沙眼衣原体者宫颈癌的发病风险大大增加($OR=1.9$,95%CI:1.5~2.3)。该项前瞻性研究支持一些STI在宫颈癌中的辅因子作用[16]。瑞典开展了一项系统性红斑狼疮(systemic lupus erythematosus,SLE)与宫颈癌的队列研究。通过连接瑞典国家登记处数据库组织了一个队列,其中包括SLE妇女($n=4\ 976$)和匹配的一般人口($n=29\ 703$)。主要结局定义为随访期间第一次被诊断为宫颈病变(发育不良或癌症),次要结局是第一次被诊断为CIN 1/2/3或ICC。采用Cox回归模型估计年龄、教育水平、医疗保健利用率、分娩次数、婚姻状况、宫颈癌家族史和先前宫颈筛查等相关风险。结果显示,SLE患者观察23 136人年中发生宫颈癌121例,与普通人群相比,宫颈癌发生风险增加($HR=2.12$,95%CI:1.65~2.71)。另外,SLE

也使 CIN1 和 CIN 2～3 的风险增加（$HR=2.33,95\%CI：1.58～3.44；HR=1.95,95\%CI：1.43～2.65$），但对 ICC 的发生无明显影响（$HR=1.64,95\%CI：0.54～5.02$）。该队列研究表明,SLE 是宫颈病变的危险因素,特别是会增加宫颈癌前病变的发病风险[17]。

2）美国

为研究 HPV16 与宫颈癌、子宫内膜癌及卵巢癌的关系,美国一项前瞻性研究招募了 15 000 名孕妇、83 名宫颈癌妇女、34 名子宫内膜癌妇女、35 名卵巢癌妇女以及 172 名按年龄和种族匹配的对照女性。结果显示,HPV16 阳性妇女进展为宫颈癌的风险高于阴性的妇女（$OR=2.0,95\%CI：1.0～3.4$）,HPV16 阳性妇女在 10 年内发生癌症的风险更高（$OR=2.3,95\%CI：1.0～5.3$）,10 年后发生癌症的风险其 $OR=1.6,95\%CI：0.75～3.6$。总体而言,HPV16 血清抗体阳性与子宫内膜癌（$OR=1.6,95\%CI：0.64～3.8$）和卵巢癌（$OR=1.1,95\%CI：0.43～2.8$）之间的关联不显著。该研究证实 HPV16 感染先于宫颈癌的发生。美国安德森癌症中心为了评估肥胖与宫颈癌病死率的关系开展了一项回顾性队列研究[18]。共有 3 086 例患者符合纳入标准,整个队列的中位生存期为 81 个月。与正常体重女性相比,病态肥胖女性的全死因风险比为 1.26（$95\%CI：1.10～1.45$）,疾病特异性死亡风险比为 1.24（$95\%CI：1.06～1.47$）。该研究认为,肥胖是宫颈癌的独立危险因素。

11.1.4　不同学科内容的研究队列

虽然队列研究属于流行病学的研究范畴,但就其研究的具体内容和目的而言,队列研究可以分为不同学科的研究队列。

11.1.4.1　病因研究队列

指直接研究流行病学危险因素和因果关系的队列,也是最传统的流行病学研究队列。有关宫颈癌的病因学研究从 19 世纪就开始了。早期认为与性行为有关[19],但没有相关队列研究进行验证。直到 20 世纪 60 年代,有学者提出与疱疹病毒有关,并开展了队列研究[20]。1973 年开展了一项大型队列研究[21],将来自超过 1 000 000 个受试者的 5 个大型北欧血清库与全国癌症登记处（1973—2003 年）联系在一起。从发生 ICC 的 588 名女性和 2861 名匹配对照中检测血清样品,分析样品中可替宁（烟草暴露的生物标记）、HPV16、HPV18、2 型单纯疱疹病毒及沙眼衣原体与宫颈病变之间的关系。结果显示,吸烟、HPV16/18 与 SCC 的风险相关（$RR=2.7,95\%CI：1.7～4.3$）。在 HPV16/18 抗体调整后,重度吸烟者表现出类似的 SCC 风险（$RR=3.2,95\%CI：2.6～4.0$）。点估计值随着诊断年龄的增加而增加,而可替宁水平也在上升。这项研究证实,吸烟是感染致癌 HPV 的女性发生宫颈癌/SCC 的独立危险因素[22]。为了前瞻性地评估感染（包括 HPV）发展成宫颈癌及癌前期的风险,在 EPIC 研究中进行了嵌式病例对照研究[23]，其中包括 184 例 ICC、425 例 CIN 3 或 CIS 及 1 218 例匹配对照女性。随访 9 年，采用免疫测定法检测人类疱疹病毒 2 型(human herpes virus-2，HHV-2)、沙眼衣原体、肺炎衣原体、黏膜和皮肤 HPV 类型的 L1 蛋白、HPV16/18 的 E6/E7 蛋白等。结果显示，CIN3/CIS 和 ICC 风险的调整 OR 和 95%CI 分别为：L1 血清阳性，1.6(1.2～2.0)和 1.8(1.1～2.7)；对于 HPV16/18 的 E6 血清阳性，1.0(0.4～2.4)和 7.4(2.8～19.7)；沙眼衣原体血清阳性，1.3(0.9～1.9)和 2.3(1.3～4.1)；HHV-2 血清阳性，1.4(1.0～2.0)和 1.5(0.9～2.6)。HPV16 E6 血清阳性者发生 ICC 的风险最高(OR=10.2，95%CI：3.3～31.1)。这项大型前瞻性研究证实了 HPV 的重要作用，以及沙眼衣原体和 HHV-2 在宫颈癌发生中的可能作用，同时进一步确定了 HPV16 E6 血清阳性是预测 ICC 的最强标志物。

11.1.4.2　预防研究队列

针对已知的病因因素，采取预防性干预措施，来评价主要的干预效果。澳大利亚 2002 年开展了一项随机对照双盲队列研究[24]，在 16 个国家 62 个研究点纳入了 16～24 岁的女性 5 455 名。在第 1、第 2 和第 6 个月分别给 2 723 名女性注射四价宫颈癌预防疫苗，给 2 732 名女性注射安慰剂，随访 3 年，观察两组生殖器疣、外阴或阴道上皮内瘤变、癌症以及 CIN、原位腺癌(AIS)或与 HPV6 型、11 型、16 型和 18 型相关癌症的发生率。结果显示，疫苗对每个临床终点的功效为 100%。

11.1.4.3　临床队列研究

有较多针对高风险人群开展临床问题研究的队列研究。一项研究是对 76 例持续性宫颈 hrHPV 感染患者随访 9 个月，观察接受 5-氨基酮戊酸光动力治疗(5-aminolevulinic acid photodynamic therapy，ALA-PDT)对 hrHPV 感染的临床疗效。结果显示，3 个月随访时，治疗组 hrHPV 的缓解率为 64.10%(25/39)，对照组为 24.32%(9/37)；9 个月随访时，两组患者的完全缓解率分别为 76.92%(30/39)和 32.40%(12/37)。两组比较差异有统计学意义($P<0.01$)。中国同济大学开展了一项宫颈癌患者 SPSs 评分系统的前瞻性研究，以验证国际妇产科联合会(International Federation of Gynecology and Obstetrics，FIGO)分期系统预测疾病结局的效果，并指导术后治疗。该研究对 4 220 例符合条件的宫颈癌病例(队列 1)进行筛查，筛选外科病理危险因素，构建了外科病理分期和 SPS。随后在 1 104 例宫颈癌患者(队列 2)的前瞻性研究中进行验证。结果显示，淋巴结转移(lymph node melanoma metastasis，LNM)、是否累及宫旁组织学类型、分级、肿瘤大小、间质浸润和淋巴管血管间隙浸润(lymph-vascular space invasion，LVSI)7 个独立危险因素与患者结局相关。FIGO 分期系统被修改并扩展到外科病理分期系统，包括 LNM、基质入侵和 LVSI 的额外标准。随着 5 年总生存期(overall survival，OS)和无病生存期(disease free survival，DFS)降低，SPSs 评分随之升高($P=9.04\times10^{-15}$，$P=3.23\times10^{-16}$)。结论认为，手术病理分

期、SPSs 改善、肿瘤严重程度和疾病侵袭特征，可以更准确地预测结局，并指导宫颈癌的术后治疗。

11.2 宫颈癌的危险因素与精准预防

11.2.1 宫颈癌不同危险因素的队列研究

11.2.1.1 HPV 与宫颈癌

HPV 感染是世界范围内一种常见的性传播疾病，它能够引起生殖道皮肤/黏膜发生一系列病变，与全球约 5% 的癌症相关[25]。目前已知 HPV 型别有 200 余种，其中约 40 种能够感染生殖道。而在这 40 种 HPV 型别中，根据其致病力或致癌危险性大小将其分为低危型和高危型，又称为非致癌性和致癌性两大类。低危型/非致癌性 HPV 主要引起肛门皮肤及男性外生殖器、女性大小阴唇、尿道口、生殖道的外生性疣类病变。在世界范围内估计，由非致癌性 HPV（主要是 6 型和 11 型）引起生殖器疣的患者有3 000 万。hrHPV 感染引起最严重的疾病是宫颈癌，几乎在 100% 的宫颈癌中可检测到hrHPV。20 世纪 80 年代德国病毒学家 Zur Hausen 首次提出 HPV 感染与宫颈癌的发生、发展密切相关的假设。此后，国内外大量的证据使得人们对宫颈癌和 HPV 的因果关联基本达成了共识，即 HPV 感染是宫颈癌的主要病因。1996 年，WHO 将 hrHPV确认为宫颈癌的根本致病因子。芬兰为了研究 HPV 16 型与宫颈癌的关系，在 18 814名女性中开展了一项长达 23 年的队列研究[26]，基于过去感染 HPV16 型的血清学诊断又嵌套了病例对照研究，其中 72 例患者（27 例 ICC，45 例原位癌）和 143 例匹配对照。结果显示，调整吸烟后，在其他各种性传播疾病（如 2 型单纯疱疹病毒和沙眼衣原体）中唯一存在显著关联的是 HPV16 型感染（$OR=12.5$，$95\%CI$：$2.7\sim57.2$，$P<0.001$）。这项前瞻性研究提供了 HPV16 型感染对宫颈癌随后发展的过度风险的流行病学证据。随后，在国际癌症研究署（International Agency for Research on Cancer，IRAC）专题讨论会上，确定了 HPV 感染是宫颈癌发生的必要条件。99.7% 的宫颈癌病变组织中都可以检测到 HPV，其 RR 高达 250，归因危险百分比超过 98%；未感染 HPV 者几乎不会发生宫颈癌（阴性预测值>99%）[27]。瑞典在一项基于人群细胞学筛查的队列研究中进行了嵌式病例对照研究[28]，以验证 HPV16 是宫颈癌形成的主要原因。在 1969—1995年期间纳入受试者的初始涂片均是正常的。在长达 26 年的随访中，484 名女性被诊断为原位癌。将这些女性的档案涂片与来自 619 个单独匹配对照的涂片进行比较。DNA提取后，使用高灵敏度的 PCR 系统检测 HPV16。在诊断的前 1 年，发生 CIS 的 RR 从诊断前 13 年的 3.6（$95\%CI$：$1.2\sim11.0$）升至 11.1（$95\%CI$：$5.5\sim22.2$）。进入队列时涂片阳性者发生 CIS 的风险增加了 5 倍，而随后的两次涂片检查持续感染 HPV 可使发生 CIS 的风险增加 30 倍。估计在 HPV16 阳性的女性中，从感染到发展为 CIS 的中位潜伏期是 7～12 年。该研究认为,持续或复发性感染 HPV16 进展为 CIS 风险相当高。一项对基线不同 HPV 状态女性的 6 年随访研究显示,基线和 6 年随访时 HPV 均为阳性的女性发生宫颈癌前病变的危险性比未感染 HPV 的女性高 167 倍,基线 HPV 感染的女性比未感染 HPV 的女性发生癌前病变的风险增加了 52 倍[29]。这一结果印证了 HPV 是宫颈癌发生的必要病因。多年后开展了一项更大规模的 HPV 与癌症关系的前瞻性研究。Kjaer 等[30]对 8 656 名女性进行时隔 2 年的 2 次检查,内容包括妇科检查、宫颈细胞学检查和 HPV-DNA 检测,继而随访观察 13.4 年。结果发现,在第二次检查时,HPV16、HPV18、HPV31、HPV33 及其他高危型 HPV-DNA 阳性的女性,12 年后发展为 CIN3 或宫颈癌的比例分别为 26.7%、19.1%、14.3%、14.9% 和 6.0%。若 HPV16 在前两次体检中均为阳性,则随访至第 2 次检查后的 12 年,患者发生 CIN3 或宫颈癌的估计绝对风险是 47.4%。然而,若 HPV 监测阴性,则其 10 余年后发生 CIN3 或宫颈癌的风险仅为 3.0%。该研究说明,持续性高 hrHPV 感染,尤其是 HPV16 持续感染与宫颈癌息息相关。

11.2.1.2 行为源危险因素

1) 性行为

1975—1983 年,Vonka 等在布拉格招募了 10 683 名 18～20 岁女性进行了一项前瞻性流行病学研究[31]。结果表明,早期性行为与宫颈癌患病风险相关性最高;其次,吸烟习惯与宫颈癌患病风险相关。2003 年一项流行病学研究证实,宫颈癌的发病与性行为因素有着密切关系。早婚、初次性交年龄较小、性生活活跃、有多个性伴侣等都会导致宫颈 hrHPV 感染概率增加[32]。2005 年一项前瞻性队列研究显示,在性行为开始后很快就会发生 hrHPV 感染,大约有一半的年轻女性在开始性行为后的 3 年内就会感染 HPV[33]。该研究作者还检索了 2000—2011 年间发表的有关 HPV 感染的流行病学报告,汇总分析了宫颈癌的危险因素。检索到 280 项研究,其中 120 项纳入最终分析。结果显示,性生活过早、多个性伴侣等因素是 HPV 感染的重要协同因素[34]。另有调查显示,初次性交年龄<15 岁、同时有两个以上性伴侣更是早发宫颈癌的高危因素[35]。青春期女孩下生殖道发育尚未成熟,过早性生活会使宫颈上皮多次重复暴露于某些细菌或病毒,产生潜在的细胞变异,数年后可能产生癌变。15～16 岁有初始性行为者,其发生 HPV 感染的危险性是≥21 岁者的 2.55 倍(95%CI:1.83～3.56),而不足 15 岁即有初次性行为者 HPV 感染危险性是≥21 岁者的 3.32 倍(95%CI:2.44～4.53)。德国开展了一项出生队列研究,旨在前瞻性地确定年轻女性中 HPV 感染和相关生殖器疾病的变化动态。研究者在 2009 年 10 月 19 日—2010 年 12 月 31 日期间分析了基于人群的队列研究数据,其中包括两个预定出生人群(1983/1984 年或 1988/1989 年出生的女性)。结果显示,在 1983/1984 年组和 1988/1989 年组中,hrHPV 感染的阳性率分别为 22.8%(150/659)和 23.7%(142/599)。在多变量分析中,相对于只有 1 个性伴侣者,在

1983/1984 年队列中，＞5 个性侣者 HPV 感染 $OR=22.687$，而在 1988/1989 年队列中 $OR=6.124$。HPV16 阳性和阴性女性人群的异常巴氏涂片（pap smear，Pap）率，在 1983/1984 年队列中分别为 22.0% 和 3.61%（$P<0.0001$），在 1988/1989 年队列中分别为 9.09% 和 2.52%（$P=0.0482$）。在 1988/1989 年队列中，接种疫苗者 HPV16 感染率明显低于未接种疫苗的女性（1.59% 和 8.88%，$P=0.003$）。该研究得出结论：性伴侣的数量是 HPV 感染的重要风险因素，HPV16 感染与临床相关病变的高风险相关，HPV 疫苗接种显著降低了 HPV16 感染的风险。

2）吸烟与宫颈癌

全球有许多关于吸烟与宫颈癌关系的队列研究报道。Kjellberg 等[36]在吸烟者的宫颈黏液和上皮细胞中发现了烟草致癌物亚硝胺以及芳香族碳氢化合物。这些化合物可作用于细胞的有丝分裂，破坏细胞的 DNA，从而降低宫颈上皮细胞的免疫功能，使机体更易感染 hrHPV。Velema 等同时发现，长期暴露于木柴燃烧的烟雾中的 ＞35 岁的女性患 CIN 风险是未暴露者的 5.69 倍[37]。另有一项基于苏联新独立国家人群（New Independent States of former Soviet Union，NIS）的前瞻性队列研究探讨了吸烟与 hrHPV 感染及宫颈癌（cervical cancer，CC）的关系[38]，将 3 187 名女性分为 3 组：从未吸烟组、过去吸烟组和目前吸烟组。结果显示，目前吸烟是 hrHPV 感染的 5 个独立预测因子之一（$P=0.014$），调整 $OR=1.52$（95%CI：1.09～2.14）。除了年龄外，hrHPV 是多变量模型中唯一的 CIN2＋独立预测因子（$OR=14.8$，95%CI：1.72～127.31）。最近的一项荟萃分析汇总了来自四大洲的 8 项 ICC 和两项 CIS 的研究数据[39]。结果显示吸烟是女性 HPV 感染阳性的高风险因素（$OR=2.17$，95%CI：1.46～3.22）。按照组织学类型分析，目前吸烟（$OR=2.30$，95%CI：1.31～4.04）和过去吸烟（$OR=1.80$，95%CI：0.95～3.44）均增加了发生 SCC 的风险。

3）口服避孕药

目前对于口服避孕药（oral contraceptives，OC）与宫颈癌发病的关系，研究结果尚不一致。在洛杉矶进行的大型队列研究中[40]，使用 OC 的女性，宫颈发育不良进展到原位癌的发生率高于使用宫内节育器的女性。西班牙针对 OC 与宫颈癌的关系开展了荟萃分析。该研究收集了 51 篇已经发表的论文，包括 21 项病例对照研究、18 项横断面研究和 12 项队列研究，其中 21 项研究被认为方法上是可接受的，但只有 18 个可以合并。主要结果：异位增生的相对风险为 1.52（95%CI：1.3～1.8），原位癌为 1.52（95%CI：1.3～1.8），浸润癌为 1.21（95%CI：1.1～1.4）。在发育不良、原位癌和 ICC 中观察到显著的线性剂量反应作用。结论认为，OC 可能是宫颈癌自然史各个阶段的危险因素。1983 年，牛津计划生育协会对使用 OC 的 6 838 名女性和使用宫内节育器的 3 154 名女性进行了 10 年随访[41]。结果显示，宫颈癌和发育不良在 OC 组中的总体发生率均高于宫内节育器组，尽管差异均无统计学意义。但有证据表明，宫颈癌和发育不良的风险与接触药丸的时间呈正相关。1985 年，研究者就类固醇类避孕药(steroid contraceptives, SC)是否改变宫颈细胞学进行了研究[42]。该研究纳入 2 394 名使用者和 3 206 名非使用者，经过 8 年的 5 次调查。首次检查后的第 7 年，宫颈细胞学变化在两组间差异无统计学意义，但两组中年轻和老年女性之间差异显著。两组共同的、高度流行的危险因素是阴道感染，包括阴道毛滴虫感染。该研究最后得出结论认为，SC 可能会引起宫颈细胞学性质改变。2001 年，国际癌症研究机构在关于激素与肿瘤的报告中提出，OC 为宫颈癌的可能致癌因素之一。一项含 1 494 例 ICC 和 1 916 例对照的病例对照研究显示，长期使用 OC 可能使患宫颈癌的风险增加 4 倍。使用 OC 不足 5 年的患者没有增加宫颈癌的风险($OR=0.73,95\%CI$：$0.52\sim1.03$)，使用 OC $5\sim9$ 年的 OR 为 $2.82(95\%CI$：为 $1.46\sim5.42)$，使用 10 年以上的 OR 为 $4.03(95\%CI$：$2.09\sim8.02)$[43]。

4) 其他行为

多孕、多产、包皮过长等是宫颈癌的危险因素。HPV 感染相关研究的汇总分析结果表明，生育 5 个、$3\sim4$ 个孩子的妇女其 HPV 感染风险是生育<3 个孩子者的 3.72 倍和 2.83 倍[44]。国际癌症研究所的多中心研究汇总分析结果显示，生育次数≥7 次的 HPV 阳性女性罹患宫颈癌的风险比 HPV 阳性未育女性增加 $3\sim6$ 倍，比 HPV 阳性仅生育 $1\sim2$ 胎的女性增加 2 倍[45]。另外，男性因素也可能在女性宫颈癌的发病中起一定作用。研究显示，男性包皮垢与宫颈癌的发生有关，包皮垢中的胆固醇经细菌作用后可转变为致癌物质，也是导致宫颈癌的重要诱因。

11.2.1.3 生物源危险因素

1) 人类免疫缺陷病毒与宫颈癌

很早就有文献认为人类免疫缺陷病毒(human immunodeficiency virus，HIV)与宫颈癌有关。美国于 1994 年开展了一项估计女性感染 HIV 与 ICC 发生率关系的队列研究[46]，2 232 名女性经过 10.3 年的中位随访时间。结果显示，HIV 感染阳性女性中确认了 3 例 ICC，而在 HIV 感染阴性女性中没有一例 ICC。HIV 感染阴性者 ICC 发病率(0/10 万人年)与 HIV 感染阳性者(21.4/10 万人年)之间差异无统计学意义($P=0.59$)。监测流行病学显示标化发病率为 $1.32(95\%CI$：$0.27\sim3.85,P=0.80)$。1996 年一项研究纳入了来自北美艾滋病研究与设计协调组织登记的 13 690 名 HIV 感染的女性和 12021 名未感染 HIV 的女性，自 1996 年 1 月起跟踪至 2010 年 12 月。HIV 感染组 66249 人年中有 14 例发生了 ICC，未感染组 70 815 人年中有 4 例发生了 ICC，发病率分别为 26/10 万人年和 6/10 万人年($P=0.001$)。有研究指出，HIV 阳性女性宫颈癌的发病率比 HIV 阴性女性高出 $2\sim22$ 倍[47]。HIV 感染往往合并 HPV 感染。国外研究表明，HIV 阳性女性中 HPV 的感染率为 36.3%，而中国 HIV 阳性女性的 HPV 感染率更高达 43%，显著高于中国一般女性人群的 HPV 感染率(17.7%)[48]。在 HIV 阳性女性发生的 17 例 ICC 中，6 例在诊断前 5 年的病历显示没有宫颈相关疾病，5 例具有宫颈低度病变筛查记录,6 例具有高度病变筛查记录。提示 HIV 感染女性与非感染女性相比,ICC 发病率也有所升高[49]。最近,丹麦的一项研究评估了 HIV 感染者与一般人群的女性患持续性 HPV 感染、宫颈发育不良和宫颈癌的风险。2011 年连续入选 334 例 HIV 感染者参与研究,并检查宫颈 HPV 和细胞学异常情况。在早期的研究中,HIV 感染者中 hrHPV 阳性率为 26.4%,一般人群为 16.6%($P<0.000\ 1$);HIV 感染者和一般人群的细胞学异常率分别为 10.4% 和 5.2%($P=0.000\ 3$),该结果提示 HIV 感染者出现更多的宫颈 hrHPV 感染和细胞学异常情况。与一般人群女性相比,HIV 感染者患有 HPV 感染、宫颈发育不良和宫颈癌的风险增加。

2) 其他生物源危险因素

宫颈癌的生物源危险因素主要来自感染因素。HPV 感染常合并其他生殖道病原体同时感染,如细菌、真菌、滴虫、单纯疱疹病毒、淋球菌、衣原体、支原体等多种阴道病原菌感染,而这些病原体又进一步增加了生殖道对 HPV 的易感性。在一项关于己烯雌酚(diethylstilbestrol, DES)与宫颈病变形成、发展关系的前瞻性队列研究中[50],对 1 134 名女性每年至少检查 1 次,随访了 7 年。其中 23 名女性在 7 年随访期间发展成了不同程度的 CIN,并与研究期间未发展成 CIN 的女性相匹配,测定其入组和诊断 CIN 时获得的血清样品。结果发现,入组时 CIN 组单纯疱疹病毒 1 型(herpes simplex virus-1,HSV-1)的抗体比匹配对照组高(22%),在诊断 CIN 时血清样品中观察到类似的差异。与 DES 接触且有 HSV-1 感染的女性,宫颈上皮变化率高于没有接触 DES 的女性,揭示了 HSV-1 感染和 DES 接触在 CIN 发病机制中的可能作用。另有一项 43 016 名挪威女性队列研究评估了阴道毛滴虫、HPV 感染与 CIN3 之间的关系。从 1980—1989 年 988 名女性有阴道毛滴虫感染,678 名女性有 HPV 感染。观察了 181 240 人年,发现 440 例 CIN3/宫颈癌的病例。CIN3 的年龄调整发病率在正常女性中为 225/10 万,在阴道毛滴虫感染女性中为 459/10 万,在 HPV 感染者中为 729/10 万。多元回归分析显示,相对于没有任何感染的女性,HPV 感染女性发生 CIN3 的 *RR* 为 2.1(95%*CI*:1.3~3.4),而阴道毛滴虫感染者 *RR* 为 3.5(95%*CI*:1.9~6.6)。结果验证了 HPV 是 CIN3 病变影响因素的假设,并且还显示阴道毛滴虫感染和宫颈病变之间的关联性。荷兰在 100 605 名女性中进行了回顾性纵向队列研究,每人在 12 年的时间内接受了 2 次宫颈涂片,从中选择 1 439 名念珠菌感染女性队列,5 302 名患有不典型细菌病的队列,2 名为独立研究组。对照队列由宫颈涂片完全正常的女性 87 903 人组成。随访后结果显示,不典型细菌病队列发生低级别鳞状上皮内病变(low-grade squamous intraepithelial lesion,LSIL;*OR*=1.85,95%*CI*:1.28~2.67)和高级别鳞状上皮内病变(high-grade squamous intraepithelial lesion,HSIL;*OR*=2.00,95%*CI*:1.31~3.05)的可能性更高。相比之下,念珠菌队列没有显著增加或降低发展为 SIL 的风险[51]。2000 年,一项关于沙眼衣原体的前瞻性血清流行病学研究[52]评估了沙眼衣原体感染在宫颈癌发展中的作用。以 ICC 为终点，在 530 000 名北欧女性的队列中进行了嵌式病例对照研究，应用芬兰、挪威和瑞典 3 家北欧血清库和癌症登记册的数据文件。结果显示，在血清抽样后 5 年的平均随访期间确定了 182 名女性有 ICC。分析沙眼衣原体，肺炎支原体（对照微生物），HPV16、18 和 33 型的 IgG 抗体以及血清中可替宁的含量得出，沙眼衣原体与 SCC 的风险增加相关（HPV 和吸烟调整 $OR = 2.2$，$95\%CI$：$1.3 \sim 3.5$），HPV16 血清抗体阴性和阳性病例相比 OR 分别为 3.0（$95\%CI$：$1.8 \sim 5.1$）和 2.3（$95\%CI$：$0.8 \sim 7.0$）。该前瞻性研究提供的血清流行病学证据表明，沙眼衣原体使发生 ICC 的风险增加。瑞典一项关于沙眼衣原体和 HPV 感染关系的研究显示，6 418 名女性平均随访 19 个月后，持续存在 HPV-DNA 的最重要的危险因素是沙眼衣原体感染（多变量模型中的 $RR = 2.09$，$95\%CI$：$1.05 \sim 4.18$）[53]。

11.2.1.4 机体或易感危险因素/表观遗传学

宫颈癌具有一定的遗传易感性。张淞文等[54]对北京地区的病例进行对照流行病学研究发现，宫颈癌患者中一、二级血亲患宫颈癌的比例显著高于对照组，表明宫颈癌家族史是宫颈癌发病的高危因素。目前较为成熟的遗传病因学方面的研究是 HLA 基因族、HLA 等位或单型基因与 ICC 关系的研究。其他 SNP 位点与宫颈癌发病的关系正在探索和研究中，如 p53 基因 72 位密码子多态性、转化生长因子 B 家族基因、肿瘤坏死因子（tumor necrosis factor，TNF）基因以及一些代谢解毒基因和其他免疫相关基因的位点，也相继被证实与宫颈癌易感性有关。曾有报道，以色列犹太女性宫颈癌的发病率一直很低，北非裔的发病率相对较高。一项研究就评估了以色列犹太女性宫颈癌患者和健康犹太女性人群样本中 p53 纯合子精氨酸多态性的频率分布，以确定其发病模式是否具有遗传基础。这些病例包括 23 例组织学证实的以色列犹太人 SCC。被随机选择的 162 名健康以色列犹太人组成对照组。采用 PCR 方法从受试者的血液样品获得的 DNA 中确定 p53 基因 72 位密码子多态性。其中病例组发现 34.8% 的精氨酸纯合子，对照组仅为 14.8%，差异有统计学意义（$P = 0.01$）。P53 codon 72 基因型频率分布在北非人中比其他种族更为常见（30.3% 和 10.8%，$P < 0.01$）。结果提示，以色列犹太女性宫颈癌发病率低，其种族差异可能与纯合精氨酸 p53 多态性的频率模式有关。

11.2.2 针对危险因素的队列

11.2.2.1 单因素研究队列

为发现和观察某一因素与疾病的关系而设计的专门的观察队列，具有非常强的研究目的性，这个队列即为单因素研究队列。例如英国为研究 HPV 与 CIN 的关系而设计了纵向队列研究[55]，招募了 2011 年 15～19 岁的女性，每 6 个月接受 1 次宫颈涂片，并储存样品进行病毒学分析，直到有进展为高级 CIN 的组织学证据。结果发现，在 1 075 名细胞学正常和 HPV 阴性的女性中，任一 HPV 型别感染的 3 年累积风险为

44%(95%CI：40%～48%)，HPV16 是最常见的类型。在第一个阳性样本中发现
HPV 型别的 3 年累积风险为 26%(95%CI：20%～32%)。随访期间，246 名女性出现
异常涂片，其中 28 名进展到高级 CIN。在 HPV16 感染阳性的女性中，发生高级别 CIN
的风险最高(HR＝8.5,95%CI：3.7～19.2)，这种风险出现在 HPV16 首次检测后最
多 6～12 个月的时间内。低病毒载量样本 3 年后出现高病毒载量样本的累积风险为
45%(95%CI：35%～56%)。该研究进一步证实了 HPV 与宫颈鳞癌发生的密切关系。

11.2.2.2　多因素研究队列

利用一个研究队列，观察多个因素与疾病的关系。一项队列研究拟研究 HPV 感染
者中吸烟、胎次和口服避孕药使用是否为导致宫颈癌发病的潜在风险因素，纳入了
1 812 名女性，随访 10 年。结果显示，口服避孕药和胎次与 CIN3 或宫颈癌的风险无关。
与未吸烟者相比，曾吸烟者、每天吸烟少于 1 包香烟的女性、每天吸烟 1 包及以上的女
性在整个随访期间，CIN3 或宫颈癌的 RR 分别为 2.1(95%CI：1.1～3.9)、2.2(95%
CI：1.2～4.2)和 2.9(95%CI：1.5～5.6)。在多变量模型中，曾吸烟者、每天吸烟少于
1 包的女性和每天吸烟 1 包及以上的女性的 CIN3 或宫颈癌发病 RR 分别为 3.3(95%
CI：1.6～6.7)、2.9(95%CI：1.4～6.1)和 4.3(95%CI：2.0～9.3)。该研究得出结论
为，吸烟是 HPV 感染阳性的女性致 ICC 风险增加的因素[56]。2003 年对 2 075 名巴西
女性开展了前瞻性队列研究，以确定 HPV 病毒感染的决定因素。结果显示，以下基线
变量与 HPV 感染风险相关：初次性交年龄过小、吸烟和更多的性伴侣。而目前吸烟和
年龄较小的初次性交是相对单次 HPV 感染的重要危险因素[57]。2004—2008 年伦敦大
学为研究 HPV 持续感染的危险因素设计了队列研究[58]，参与者为伦敦 20 所大学和继
续教育学院 2 185 名性活跃女性学生，平均年龄 21 岁(16～27 岁)。随访中位 16 个月
后，821 名女性通过邮寄返回阴道拭子，随访至 2010 年度。结果显示，基线时 HPV 感
染阳性率为 18.5%(95%CI：16.9%～20.2%)。两个或多个性伴侣和并发的沙眼衣原
体或细菌性阴道炎是 HPV 感染的独立危险因素。在随访样本中，17.7%(145/821)有
一种或多种新型 HPV 感染，预计致癌 HPV 感染的年发病率为 12.9%(95%CI：
11.0%～15.0%)，多个性伙伴是 HPV 持续感染的唯一独立危险因素(调整后 RR＝
1.99,95%CI：1.46～2.72)。

11.2.3　危险因素的精准预防

根据危险因素与宫颈癌联系的强度、作用的证据程度和主要病因的来源，可制定相
应的防制措施。

1) 去除危险因素

要做好病因预防工作，从源头上避免宫颈癌的发生，首先要提升女性对宫颈癌危险
因素的认识，积极开展 HPV 的筛查。国外筛查开展较早的一些国家，经过长时间有组

织地筛查,使宫颈癌发病率和病死率明显下降。美国开展宫颈癌大规模筛查后,宫颈癌发病率从 1973 年的 14.2/10 万下降到 1994 年的 7.8/10 万;英国宫颈癌发病率从 1986 年的 15/10 万下降为 2005 年的 8.7/10 万。中国台湾地区从 1985 年开始实施宫颈癌筛查计划,至 2001 年,宫颈癌发病率和病死率分别下降了 29% 和 50%。中国大陆从 20 世纪 50 年代末就开始实施宫颈癌防治工作,全国宫颈癌的病死率由 70 年代的 10.7/10 万下降到 90 年代的 3.89/10 万,下降幅度为 63.64%。除此之外还需强调讲究个人卫生,洁身自好,保持生殖器官干净,戒烟戒酒,加强运动,提高身体免疫力。

2) 预警前移

根据现有的流行病学研究结论,运用安全有效的 HPV 疫苗从根本上阻断 HPV 传播,是最有效的宫颈癌预防措施。美国进行了一项随机、对照国际性临床研究,受试者为 13 个国家 90 个研究点的 12 167 名 15～26 岁的女性,她们在研究开始前针对该疫苗覆盖的 HPV 型别检测均呈阴性,随机分配至两组。疫苗组中 5 305 名女性和安慰剂组中 5 260 名女性分别接受 3 个剂量的 HPV6/11/16/18 疫苗或安慰剂,主要观察终点是 CIN2 级或 3 级、AIS 或与 HPV16 或 HPV18 相关的宫颈癌。结果显示,疫苗被确认有 97% 的保护效果。从 2007 年开始,所有在 WHO 成员国召开的区域会议都在讨论在 HPV 疫苗已经上市的背景下宫颈癌的控制前景。成员国一致认为:要减轻宫颈癌的疾病负担,需要通过加大宫颈癌筛查工作力度、改善治疗和监测手段,并在可能的地区引入 HPV 疫苗。2014 年底,WHO 发布了 HPV 疫苗的立场文件,以促进 HPV 疫苗的推广及使用。Baldur-Felskov 等报道,四价 HPV 疫苗在丹麦于 2006 年获得许可,随后列入疫苗接种计划中。研究者采用队列研究设计,随访了 1989—1999 年间丹麦出生的所有女孩和女性,应用 Cox 比例风险模型分析了按出生队列分层后疫苗的接种效果。结果显示,1991—1994 年出生人群宫颈细胞发生异型和 CIN2/3 的风险有统计学意义的显著降低(1991—1992 年,增生:$HR=0.46,95\%CI:0.39\sim0.56$;CIN2/3:$HR=0.56,95\%CI:0.37\sim0.84$;1993—1994 年,异型:$HR=0.40,95\%CI:0.29\sim0.56$;CIN2/3:$HR=0.27,95\%CI:0.10\sim0.67$)。1989—1990 年的出生队列具有显著降低的异型风险($HR=0.75;95\%CI:0.65\sim0.86$)。该研究得出结论:丹麦四价 HPV 疫苗获得许可后 6 年,在人群水平上观察到宫颈病变风险的降低[59]。

3) 化学预防

所谓化学预防,就是将天然的植物或合成的化学药物,给予合适的个体或人群,从而对已知的某疾病(因素)实行干预或阻断,达到预防的效果。国内外许多流行病学调查显示,增加蔬菜、水果、含膳食纤维较高的食物摄入,有助于预防宫颈癌;而营养失衡,维生素 A、维生素 C、维生素 E、叶酸等抗氧化维生素,硒、锌等微量元素的缺乏可能是宫颈癌潜在的危险因素。其中对叶酸的探讨最为热门。流行病学证据表明,叶酸缺乏与 DNA 低甲基化及宫颈癌的发生、发展有关。叶酸可能是宫颈癌及癌前病变的保护因素[60]。

11.3 宫颈癌的早诊早治与精准预防

过去半个多世纪，在宫颈癌的防治研究进程中，有两大历史性的发现使得人类第一次实现了采用一级预防与二级预防相结合的方式有效地控制甚至消除癌症的可能。第一个历史性的发现是：被誉为"现代细胞学之父"的希腊医生 Papanicolaou，在 1941 年首次阐述了阴道（宫颈）细胞学涂片对诊断宫颈癌的价值，之后巴氏涂片法作为宫颈癌的筛查方法被引入临床，并成为临床医学中最有效的筛查方法之一。第二个历史性的发现是：2008 年诺贝尔生理学或医学奖获得者之一德国病毒学家 Harald Zur Hausen 在 20 世纪 80 年代初首次提出 HPV 感染与宫颈癌的发生、发展密切相关的假设。此后，国内外大量的证据使得人们对宫颈癌和 HPV 的因果关联基本达成了共识，即 HPV 感染是宫颈癌的主要病因。这一发现不但促进了宫颈癌筛查新技术的发展，同时也揭开了人类医学史上新的篇章——成功研发了用于预防恶性肿瘤的疫苗，即宫颈癌预防性 HPV 疫苗。

11.3.1 中国宫颈癌的早诊与筛查

11.3.1.1 中国宫颈癌筛查与早诊的历史

1）高发区先行

全国高发区的宫颈癌筛查，以山西的工作历程最具有代表性。中国医学科学院肿瘤医院 1999 年在山西省襄垣县建立了宫颈癌筛查方法Ⅰ期研究（SPOCCS-Ⅰ）筛查队列[61]，纳入了 1 997 名女性，医师采用 hrHPV 检测筛查 CIN 2＋病变的敏感度和特异度分别为 97.6％与 84.8％，高于单独细胞学筛查的 94.2％与 77.3％。hrHPV 初筛细胞学分流的阳性预测值为 37.4％，阴道镜转诊率为 10.6％；VIA 分流的阳性预测值为 38.1％，阴道镜转诊率为 7.4％；单独 hrHPV 检测筛查对 CIN2＋病变的阳性预测值为 22.5％，阴道镜转诊率为 18.8％。首次提出 HPV-DNA 检测由于其高敏感度和高重复性，可用于人群宫颈癌初筛。

2）提出卫生资源匮乏地区开展宫颈癌筛查的适宜技术

继 1999 之后，以中国医学科学院肿瘤医院为首的团队，在全国范围内开展了 20 余项以人群为基础的大样本、多中心人群宫颈癌的筛查研究。将细胞学的两种革新技术 ThinPrep 和 SurePath 薄层液基细胞学、针对宫颈癌病因学检测的 HPV-DNA 第二代杂交捕获技术（hybridcaptureⅡ，HC-Ⅱ）以及在欠发达地区使用的醋酸和复方碘染色肉眼观察法（VIA/VILI），分别进行了临床准确性评价后引入国内宫颈癌筛查。数万人的人群研究结果显示，高危型 HPV-DNA 检测和液基细胞学检查是最有效的宫颈癌筛查手段；VIA/VILI 是欠发达地区宫颈癌初筛的替代手段；首次提出 HPV-DNA 检测由于其高敏感度和高重复性,可用于人群宫颈癌初筛。*Lancet Oncology* 的评论员文章称,中国的研究进一步确认了"一生中的 1 次或几次 HPV 筛查检测是发展中国家宫颈癌二级预防的可行办法"。IARC 评价该项研究为 HPV-DNA 检测在中国乃至其他类似的发展中国家作为宫颈癌筛查方法的准确性和可行性提供了强有力的循证医学证据。2005 年在山西省襄垣县和深圳市分别建立了宫颈癌防治的农村和城市示范基地,积极探讨适合中国国情的宫颈癌防治实践经验。比尔和梅林达·盖茨基金资助中国和印度研究团队开展了历时 5 年(2003—2007 年)的全球多中心宫颈癌防治与快速筛查技术合作研究,最终在中国取得成功。该研究开发出简单、快速、准确、安全且成本较低的 HPV-DNA 检测技术—careHPV 检测技术,成为宫颈癌筛查领域的重要突破,而这正是减少发达国家和发展中国家宫颈癌防治方面差距所亟需的。该技术具有较高的敏感度和特异度,可在 3 h 内检出 14 种 hrHPV 感染,还可用于自我取样标本检测,可在一定程度上扩大筛查覆盖面,提高人群参与率。这是世界上第一个以临床结局为终点的 careHPV 研究,这项技术有望成为资源贫乏地区公共卫生宫颈癌预防计划中可负担的初筛方法。

3) 高危人群的筛查实践

1999 年在山西省襄垣县建立的宫颈癌筛查方法 Ⅰ 期研究(SPOCCS-Ⅰ)队列,对 1 997 名女性进行了筛查,其中包括阴道镜评估 6 项筛查,1999 年进行活组织检查。2005 年 12 月,通过目视检查和基于液体的细胞学检查,对 1 612 名 CIN 1 级或以下的女性进行了筛选和 HPV-DNA 测试。随访 6 年后,评估了与基线 HPV 和细胞学状态相关的未来 CIN2＋病变的发病风险[29]。结果显示,20 名女性发生 CIN2＋。基线 HPV 阳性女性发生 CIN2＋的 RR 为 52(95％CI:12.1～222.5)。与重复 HPV 阴性的女性相比,基线和随访重复 HPV 阳性的女性发生 CIN2＋的 RR 为 167(95％CI:21.9～1 265)。在 13 774 例 HPV 阴性女性中,分别在基线细胞学正常和异常亚组中检测到 2 例。在 238 例基线 HPV 阳性女性中,18 例 CIN2＋的病例在细胞学正常组中被发现。这项研究表明,在预测未来 CIN2＋状态时,单个致癌 HPV-DNA 测试比细胞学更有效。随访 15 年后,通过分析基线和 3 次随访的临床特征和实验室检测指标,进一步评估了中国宫颈癌高发人群中 HPV 感染变化与宫颈癌及癌前病变的发病风险。即分别在 2005 年、2010 年和 2014 年进行细胞学和 hrHPV 检测筛查随访。结果显示,HPV 的感染率为 15.7％～22.3％,CIN2＋的检出率为 1.1％～4.3％。基线 hrHPV 阳性组 CIN2＋的累积发病风险明显高于基线 hrHPV 阴性组(P<0.01)。4 次检查 HPV 阳性者 CIN2＋的发病风险高达 40.0％,4 次检查 HPV 阴性者 CIN2＋的发病风险仅为 0.6％($RR_{调整}$＝55.0,95％CI:11.3～268.4),提示 hrHPV 阴性者 6 年内进展为 CIN2＋的风险较低,且 HPV 阳性次数越多,新发 CIN2＋的发病风险越高。HPV 感染及宫颈癌高发区的 HPV 筛查间隔可以延长至 5～6 年[12]。

11.3.1.2　中国宫颈癌筛查与早诊的现状

1）全国启动癌症早诊早治项目

2004 年中国癌症基金会启动了癌症早诊早治项目，以中央财政转移支付的形式，支持癌症的早诊早治，促进了癌症早诊早治示范基地的建设。宫颈癌早治早诊项目于 2005 年正式启动。山西省襄垣县和深圳市两个点率先成为宫颈癌早诊早治的示范基地，开展了宫颈癌高风险人群的筛查[62]。2006—2009 年，通过中央财政转移支付地方的形式，开展了农村女性宫颈癌筛查与早诊早治试点工作，项目试点逐渐扩大到全国 31 个省市的 43 个项目点。2005—2009 年，共筛查出宫颈癌 97 例。

2）全国宫颈癌早诊早治项目的推广

2009 年，卫生部、财政部、全国妇联合作启动了公共卫生重大专项，中国政府在农村实施"两癌"检查项目。2009—2011 年，共有 221 个项目县的 1 000 万农村女性接受检查；2012 年以后，宫颈癌筛查范围扩大，共有 1 140 个项目县的 3 000 万农村女性接受免费筛查。从 2014 年开始，卫生部新增了 HPV 检测试点项目，计划在全国 28 个省份内，对 139 个项目县 54.6 万农村女性采用 hrHPV 检测的方法进行宫颈癌的筛查。从 2012 至 2015 年，该项目已涵盖了 3000 万农村女性。

11.3.2　全球宫颈癌早诊与筛查的动态

11.3.2.1　宫颈癌筛查的方法

细胞学筛查是最早采用的宫颈癌筛查技术，可有效发现早期宫颈癌。1941 年，希腊学者 Papanicolaou 阐明了阴道（宫颈）细胞学涂片对诊断宫颈癌的价值并发明阴道及宫颈脱落细胞涂片后，世界各国将巴氏涂片作为宫颈癌筛查的一种手段引入临床，并作为宫颈癌常规筛查项目。发达国家通过建立成熟的以细胞学为基础的筛查系统，证实其可有效降低宫颈癌的发病率与病死率[63-64]。传统的巴氏涂片由妇科医师采用宫颈刮板或宫颈刷从宫颈收集脱落细胞，其准确性受到许多因素影响，如取材、涂片、染色及读片等。在条件落后的发展中国家或地区，巴氏涂片取材和制片的敏感度仅为 30%～40%，2/3 的假阴性诊断结果发生在取材和制片过程。针对巴氏涂片在取材和制片中的问题，液基细胞学检查技术应运而生，改进了细胞学的制片技术。1996 年美国 FDA 批准液基细胞学用于宫颈癌筛查。该技术将脱落细胞储存在细胞保存液中，经离心等技术处理后，大大降低了传统巴氏涂片取材和制片的不满意率，并且诊断准确性优于传统巴氏涂片。但由于受到经济水平不高、卫生服务人员短缺等条件限制，发展中国家难以建立以细胞学为基础的可持续的宫颈癌筛查系统，且这些地区女性不易参加复查或随访。因此 VIA/VILI 作为一种简单易行、成本低及易于掌握的宫颈癌筛查方法[65-66] 被 WHO 推荐应用于经济不发达地区，作为宫颈癌的筛查方法，提倡"即查即治"原则。然而，细胞学和 VIA/VILI 这 2 种技术均以宫颈细胞形态学改变为基础，较为主观，对妇科或细胞病理医师的水平依赖程度高。随着 HPV 与宫颈癌及其癌前病变病因研究日益深入，以 HPV-DNA 检测为基础的分子诊断技术快速发展，宫颈癌筛查实现了由主观的细胞形态学诊断向客观的分子生物学检测的革命性改变。hrHPV 检测技术种类较多且比较成熟，使用较为广泛的是 HC2，可用于 HPV 分型的 cobas 4800 检测也获得美国 FDA批准用于宫颈癌初筛。HPV 检测或者分型技术价格比较昂贵、对实验条件要求较高，对于低资源地区的人群宫颈癌筛查工作来说，找到廉价、客观、快速、准确的初筛技术是全世界宫颈癌防治领域专家共同的努力方向。2003—2007 年，中国医学科学院肿瘤医院流行病室与美国国立卫生院、美国健康适宜技术研究以及凯杰公司合作，研发成功新型的 HPV-DNA 检测技术——careHPV，其筛查宫颈癌的准确性与标准的 HC2 技术接近，优于细胞学，远高于醋酸染色观察法[67]。此外，该技术价格便宜，可同时测定 14种高危型别，快速且对工作环境要求低，经简单培训的非专业技术人员能快速掌握操作技术，为发展中国家和地区宫颈癌的早诊早治提供了一种简单易行且具有成本效益的手段[68]。

11.3.2.2 宫颈癌筛查的共识

从 19 世纪 80 年代证实 HPV 的致癌活性以来，HPV 作为宫颈癌发生中最关键的因素在全球范围内达成共识。2005 年 WHO 发表声明称，有充足的证据表明：HPV-DNA 检测可作为宫颈癌的初筛手段，并可以降低宫颈癌的发病率和病死率。2012 年，由美国癌症协会（American Cancer Society，ACS）、美国阴道镜和宫颈病理学会（American Society for Colposcopy and Cervical Pathology，ASCCP）、美国临床病理学会（American Society for Clinical Pathology，ASCP）联合推出的宫颈癌预防及早诊的筛查指南中，推荐采用 HPV 检测与细胞学联合筛查。对联合筛查阴性的女性，筛查间隔可延长至 5 年[69]。将液基薄层细胞学和 HC2 相结合，可显著提高识别宫颈癌高度病变的敏感度和特异度，大大降低假阴性率，98% 以上的早期宫颈癌都可筛查出来，该组合被认为是筛查宫颈癌的最佳方法。综合国内外宫颈癌筛查方法研究的大量证据，WHO 和各国专业机构不断发布宫颈癌防控指南，并根据最新研究数据不断进行更新。HPV 检测联合 LBC 初筛是经济发达国家和地区推荐的人群宫颈癌初筛方案。对于单纯液基细胞学初筛阴性和联合筛查结果均阴性的女性，其管理意见较为一致，筛查间隔分别是 3 年和 5 年。2014 年，ACS、ASCCP 与 ASCP 联合发布 HPV 检查用于宫颈癌筛查的中期临床指导意见[70]。在相同的筛查间隔下，hrHPV 检测用于初筛与单独细胞学或联合筛查具有同等或更优的筛查效率。同年，WHO 发布《宫颈癌综合防治：基本实践指南（第 2 版）》，结合不同国家和区域的情况，推荐不同的宫颈癌筛查管理策略。WHO 指南推荐采用高危型 HPV-DNA 检测作为宫颈癌的初筛手段，对 30 岁以上女性进行筛查，并且在《宫颈癌前病变筛查和管理指南》中，将 HPV 检测引入"即查即治"策略。WHO 也在世界范围内开展了以 HPV 检测技术作为宫颈癌初筛方法的示范性项目。2017 年 ACS 发表的美国癌症筛查指南综述中,仍然推荐 HPV 检测联合细胞学筛查作为宫颈癌筛查的首选方法[71]。这预示 HPV 检测用于宫颈癌初筛在国际范围内已被广泛认可,并将被纳入各国的临床实践。

11.3.2.3　宫颈癌筛查的实践

欧洲对 17 万女性开展的随机对照队列研究结果显示,以 HPV 检测为基础的筛查对宫颈癌的预防效果比以细胞学为基础的筛查高 60%～70%,筛查间隔延长到 5 年[72]。一项来自欧洲 6 个国家的 7 项 HPV 筛查研究的联合队列研究更有说服力,其纳入了 24 295 名女性,随访期间至少有 1 次宫颈细胞学或病理学结果。随访 6 年后,基线时 HPV 阴性女性累计 CIN3 及更严重病变的发病率(0.27%,95%CI:0.12%～0.45%)略低于细胞学阴性女性(0.97%,95%CI:0.53%～1.34%)。相比之下,在 3 年筛查 1 次(欧洲最常推荐的筛查间隔)的女性中,细胞学阴性者 CIN3 及更严重病变累计发病率为 0.51%(95%CI:0.23%～0.77%)。但细胞学阴性/HPV 阳性女性 CIN3 及更严重病变累计发病率不断增加,6 年后可高达 10%;而细胞学阳性/HPV 阴性 CIN3 及更严重病变累计发病率 6 年后仍然低于 3%[73]。已完成的几项大样本随机临床试验显示,与细胞学筛查相比,hrHPV 检测具有更高的敏感度,并且可重复性更高,优势非常显著。其中一项来自意大利 9 个临床中心的随机筛查研究观察了 33 364 名 35～60 岁女性,与传统细胞学比较,液基细胞学加 hrHPV 检测(杂交捕获方法)联合检出 CIN2＋病变的概率明显提高,其中细胞学阳性/HPV 阳性检出 CIN2＋病变的比例为 69%(52/300),细胞学阴性/HPV 阳性检出 CIN2＋病变的比例为 28%(21/885),而 HPV 阴性/细胞学阳性检出 CIN2＋病变的比例为 3%(2/594)。联合检测的敏感度平均增加 36%,并且特异度在 90%～100%,具有明显的优势。此外,研究显示,HPV 检测 CIN2/3 的敏感度可达 94.6%,而细胞学方法的敏感度仅为其一半左右,但两者结合敏感度可高达 100%[74]。意大利一项细胞学或 HPV 检测的随机初筛研究显示,在 47 001 名女性细胞学和 47 369 名 HPV 检测中,HPV 或细胞学作为初筛(一期筛查)发现 CIN3 的例数分别是 98 例和 47 例,二期筛查发现 CIN3 的例数分别是 8 例和 17 例,提示 HPV 作为初筛检出 CIN3 的能力优于细胞学[75]。hrHPV 检测以其高敏感度、高特异性、快速及客观的特点,联合宫颈细胞学检测已成为宫颈癌筛查的最佳方案,并得到美国新版宫颈癌筛查指南的推荐。传统流程是运用细胞学检查(巴氏涂片)对女性进行筛查,当筛查结果为阳性时,可依据后续阴道镜检查和活检结果进行 CIN 诊断,且只有当 CIN2＋获得组织病理学证实后才能进行治疗。2011 年,美国国家癌症研究所和 ACS 发布了其对 331 818 名 30 岁及以上女性随访 5 年的研究结果,其中 315 061 名 HPV 阴性女性 5 年宫颈癌累计发病率为 3.8/10 万每年,略高于 HPV 和巴氏涂片均阴性女性的发病率(3.2/10 万)。细胞学异常、HPV 阳性女性 5 年 CIN3 及更严重病变的累计发病率大大增加(12.1%比 5.9%,P<0.000 1)。在 12 208 名(73%)HPV 阳性而

细胞学阴性女性中,258 例为 CIN3 或 AIS,占全部 747 例 CIN3 或 AIS 患者的 35%,而细胞学轻度异常/HPV 阴性女性 CIN3 及更严重病变的发病率并未明显增加[76]。因此,对于 30 岁及以上女性,细胞学联合 HPV 作为常规筛查方法,以 3 年为筛查间隔是安全的,HPV 阴性的保护作用可持续 5 年。联合检测可以早期识别高危女性,早期发现异常。

11.3.3 筛查与精准预防

11.3.3.1 预警标志物的研发

关于分子标志物的研究是当前筛选高危病变的热点领域。已有研究证实,表观遗传学改变要早于基因改变,且在肿瘤起始和发展中起重要作用。DNA 甲基化是肿瘤抑制基因功能失活和转录抑制的关键机制之一,且在某些情况下可能是唯一的机制。在宫颈癌的发生、发展过程中,即由正常组织-癌前病变-宫颈癌的衍变过程中,肿瘤抑制基因启动子区的过甲基化发挥着重要的作用。随着疾病的进展和病变程度的加重,组织特异性、阶段特异性异常甲基化的累加效应引起了不同肿瘤抑制基因的失活,促进了肿瘤的进展[77]。这提示特异性的甲基化分子标志物诊断宫颈癌和高级别宫颈病变的可行性,因此可用于早期筛查的标志物。如有研究发现,$P16INK4A$ 和 $MGMT$ 基因甲基化率在 CIN1、CIN 2~3、SCC、腺癌中分别为 50.0%、65.0%、70.2%、85.0%。有研究通过对宫颈脱落细胞的细胞学检测、$FAM19A4$ 基因甲基化及细胞学联合 HPV16、18 筛查分析显示,其筛查≥CIN3 的敏感性分别为 85.6%、75.6% 和 92.2%,相对应的特异性为 49.8%、71.1% 和 29.4%,表明基因甲基化筛查宫颈病变有较高的敏感度和特异度[78]。还有研究也发现,宫颈脱落细胞中,$ADCY8$、$CDH8$ 和 $ZNF582$ 基因甲基化与宫颈细胞病变程度呈正相关[79]。因此,作为肿瘤发生的早期事件,DNA 甲基化检测可以在宫颈癌前病变阶段做出分子学诊断,分流出亟需临床干预措施的人群,为宫颈癌的筛查和早诊早治提供新的方法。

国外相关文献报道,HPV 的 E6、E7 是 HPV 的两条癌基因片段,与细胞恶性转化和肿瘤发生、发展关系密切。一般认为,hrHPV 的持续感染可导致 HPV-DNA 整合到人体细胞,而 HPV 的基因整合则是宫颈癌发生的起始因素。有关研究显示,约 90% 的宫颈癌组织中可以发现 HPV-DNA 整合。而 HPV-DNA 的整合往往造成宫颈细胞中 E1、E2 区域的缺失,继而引发 E6、E7 的持续性高表达。E6、E7 蛋白是 HPV 致癌的主要因素。E6 蛋白与肿瘤抑制基因 $p53$ 结合,导致宫颈上皮细胞病变及不可控制的增生。E7 蛋白与肿瘤抑制基因 PRb 结合,使 PRb 与细胞内转录因子 E2F-1 的结合受阻,进而导致细胞不断增生,引起癌前病变。这就意味着检测 E6 和 E7 的信使 RNA 比直接检测 HPV 病毒 DNA 更具有特异性[80]。有研究表明,进行 HPV-DNA 和 HPV-mRNA"头对头"的双重检测可显著提高 CIN3+ 的初筛检出率。中国医学科学院肿瘤医院对河南新密 2 498 名年龄在 25~65 岁女性进行了 3 年前瞻性队列研究[81],应用了

6 种筛查检测方法。2011 年基线筛查时检测了 Onco E6 和 Cervical Test（Arbor Vita Corporation），其中 690 名女性为任一检测结果阳性。接着对这 690 名女性及随机抽取的 164 名阴性结果的女性进行了 cobas 4800 HPV 检测和阴道镜检查，结果发现，与基线时 HPV16 E6 癌蛋白阴性的女性相比，E6 阳性组的女性在 3 年随访期间具有更高的 HPV 持续性感染风险（$OR_{调整}=54.64$，95%CI：7.19～415.09）；在 HPV16/18 与 E6 癌蛋白表达之间也发现密切关联（$OR_{调整}=360.57$，95%CI：28.30～4,593.55）。该研究提示，HPV16/18 E6 癌蛋白构成 HPV 持续性感染风险的标志物。

除了上述热门的生物标志物外，还有很多相关研究。例如：Calleja-Macias 等在 456 例宫颈癌患者中研究了胆碱能信号刺激各种组织类型（包括宫颈上皮）的致癌作用[82]。研究发现，α9 亚基中的 SNP、G 等位基因的 rs10009228（alpha9，A＞G）显示了组合队列中的显著趋势，表明该等位基因是肿瘤进展的危险因素，对 DNA 诊断具有重要意义，并可成为干预的对象。荷兰针对 HPV16 病毒样颗粒（virus-like particles，VLP）IgG 抗体应答与生殖器 HPV16 感染的特异相关性进行了一项前瞻性非干预性队列研究[83]。1991—1996 年在荷兰阿姆斯特丹对 133 例原发性轻至中度宫颈异常病变患者进行了 10～34 个月的随访。结果发现，HPV16 VLP 特异性 IgG 在患者血浆中的存在与宫颈涂片中 HPV16-DNA 的存在有关。HPV16 VLP 特异性 IgG 反应存在于大多数持续性 HPV16 感染组织中，提示可能增加了宫颈癌的发病风险。

11.3.3.2　预后标志物的研发

研究发现，某些基因表达可能反映或影响宫颈癌的预后。例如一项研究旨在评估环氧合酶-2（Cyclooxygenase-2，Cox-2）过表达是ⅡB 期宫颈癌患者接受放、化联合治疗的预后指标[84]。对 1991—1996 年间接受放化疗和同期化疗治疗的宫颈ⅡB 期 SCC 患者按其 Cox-2 水平分为 Cox-2 阴性组和 Cox-2 阳性组。在免疫组织化学研究中，约 30% 的宫颈ⅡB 期 SCC 患者观察到 Cox-2 过度表达。Cox-2 阳性组患者的治疗失败率与 Cox-2 阴性组患者的治疗失败率相比，差异有统计学意义。此外，肿瘤细胞中 Cox-2 表达增加也与肿瘤复发的间隔时间短相关（Cox-2 阳性组 9 个月，Cox-2 阴性组 26 个月）。Cox-2 阳性组总体 5 年生存率为 56%，与 Cox-2 阴性组（94%）相比，无病存活率较低（$P=0.003$），提示 Cox-2 过表达是独立的预后因素，可作为放、化同步治疗宫颈ⅡB 期 SCC 患者的危险因素。另一项研究发现，基因异常的甲基化可用于判定预后和预测抗肿瘤药物治疗的敏感性。如在宫颈鳞癌和腺癌细胞系中，WRN 基因甲基化表达沉默后，可增加伊立替康的抗肿瘤作用。宫颈癌中的 DNA 甲基化调控基因，包括 MYOD1、CDH13、Cox-2、DKK3、CDH1、RASSF1A、CACNA2D2、APC1A、HPV-L1、VIM、LRIG1 和 RASSF2，已显示可作为预后的重要预测指标。如 RASSF1A 基因甲基化的 ADC 患者，其无疾病生存率及总生存率整体高于无甲基化的 ADC 患者。这些指标用于宫颈癌筛查和预后评估可加速个体化治疗，起到一个良好的临床效果。近来还有一些研究已明确鳞状细胞癌和腺癌中确定的甲基化模式,使之成为用于疾病分级和预后评估的合理选择。Thangavelu 等[85]发现,COL17A1 启动子在乳腺癌中超甲基化,而在宫颈癌中低甲基化,COL17A1 启动子的甲基化状态准确地预测了基因错误表达的方向和包括宫颈癌在内的 5 种上皮癌侵袭性的增加。这意味着 COL17A1 启动子甲基化的状态可用来预测患者结局,而且预示着能阻止患者癌灶转移的新方法。

11.3.3.3 抑癌基因的研究

被称为基因卫士的 p53 基因是迄今为止发现的与人类肿瘤相关性最高的一种肿瘤抑制基因。人类大多数肿瘤组织中均可以发现 p53 基因的突变,这说明该基因很可能与人类肿瘤产生有密切关系,因此 p53 基因一直是各类肿瘤研究中的热点。现有研究表明,p53 基因在宫颈癌中很少发生突变,因此该基因被认为是宫颈癌中的一种抑癌基因,其与病毒结合可能是导致其抑癌功能丧失的主要原因。P16 又称多肿瘤抑制基因,是一种周期蛋白依赖性激酶抑制因子。对于正常细胞的 HPV 一过性感染,免疫组化检测不能检测到 p16 表达;而在 HPV 转化性感染后,抑癌基因失活,致癌基因 E6 和 E7 过表达,细胞无限制增殖,导致 p16 过度表达,并被免疫组化检测到。Samir 等研究指出,宫颈组织中 p16 的高表达往往提示 HPV 在宿主细胞的整合。Ki-67 是另一种很有价值的辅助标志物,其往往指示细胞增殖,常与 p16 双染色用于宫颈癌前病变的诊断。在正常细胞周期中,不可能同时表达标志细胞周期增殖的 Ki-67 以及周期蛋白依赖激酶抑制因子 p16,如果二者同时表达,则提示细胞周期失调。P16 与 Ki-67 双染色能更准确地发现潜在的高级别病变患者,提高宫颈癌前病变的检出率。目前已有研究证实,多种 miRNA 与宫颈癌的发生有关,它们主要发挥抑癌作用,少数有促癌作用。此外利用基因芯片技术发现,有 29 种 miRNA 在正常宫颈组织及宫颈癌组织中出现表达差异,其中 miR-126、miR-143 和 miR-145 的表达下调,miR-15b、miR-16、miR-146a 和 miR-155 的表达上调,并且这些 miRNA 的靶基因与多种细胞生物学功能及信号传导通路有关,表明 miRNA 调控在宫颈癌变过程中发挥重要作用。尚有大量研究表明,通过组蛋白乙酰化作用改变染色体结构是肿瘤发生的一个重要机制[86]。视黄酸受体 β_2 基因(retinoic acid receptor β_2 gene,RAR-β_2)的降低与多种肿瘤的发生密切相关。伍娇娇等通过检测不同宫颈病变组织中 RAR-β_2 的表达情况及组蛋白乙酰化水平,发现 RAR-β_2 的表达随着宫颈病变的加重逐渐减少,并且 RAR-β_2 与组蛋白乙酰化水平表达呈正相关,提示在宫颈病变中 RAR-β_2 的表达受组蛋白乙酰化调控。

11.4 宫颈癌队列在精准预防中的成果

11.4.1 确认危险因素及病因

在队列研究中,由于研究者掌握了研究对象的暴露状况并随访了结局的发生,且结局是发生在确切数目的暴露人群中,所以能够据此准确地计算出结局的发生率,估计暴露人群发生某结局的危险程度,因而能判断其因果关系,确认所研究的危险因素,并为病因提供因果关系的证据。例如 2005 年一项对 20 810 名 HPV 感染者的队列研究[87],10 年随访结果显示,17.2%的 HPV16 阳性者和 13.6%的 HPV18 阳性者在 10 年内发生 CIN3 以上病变,感染其他 HPV 型而发生病变者仅占 3.0%,HPV 阴性者为 0.8%。这进一步验证了 HPV 16 型和 18 型在全世界引起 60%~70%的宫颈癌的说法。在美国 ATHENA 研究中[88],对超过 3 万名 30 岁以上、细胞学正常且 HPV 阳性的女性以及细胞学正常且 hrHPV 阴性的女性进行 3 年随访,HPV16 型和 HPV18 型阳性女性发生 CIN2＋病变的风险分别为 hrHPV 阴性女性的 16.3 倍和 8.4 倍,而发生 CIN3＋病变的风险为 hrHPV 阴性女性的 42.0 和 20.5 倍。其他高危型阳性女性 3 年累计发生 CIN2＋或 CIN3＋的 RR 分别为 5.5%和 8.7%。在欧洲开展的人群队列研究显示,HPV16/18 型感染阳性的女性和细胞学异常的女性发生 CIN3＋风险为 42.2%(95% CI:36.4~48.2)和 26.1%[89]。以上研究进一步验证了 hrHPV 持续感染是宫颈癌发生的必要因素。

11.4.2　提供分子水平的证据

近年来的队列研究不仅提供传统的流行病学证据,而且随着分子技术的进步提供分子水平上的证据,验证给定疾病的表观遗传变化与环境或行为风险因子之间的因果联系。例如吸烟可以改变 DNA 甲基化并导致基因活性的变化。变异与吸烟之间的基因-环境的相互作用可能促进了宫颈病变的发生。美国一项队列研究招募了 15~19 岁的第一次性交后不久的女性群体[90],用于对吸烟与宫颈细胞学样本 $CDKN2A$($p16$)甲基化之间的关系进行连续观察。结果显示,细胞学正常且 HPV-DNA 阴性的女性中,随访期间开始吸烟的患者与未吸烟者相比,$CDKN2A$ 甲基化的风险增加($OR=3.67$,95% CI:1.09~12.33,$P=0.04$)。进而得出结论:吸烟与 $CDKN2A$ 甲基化有关。因此认为,宫颈细胞学样本 $CDKN2A$($p16$)甲基化变异与吸烟之间基因-环境的相互作用可能促进了宫颈病变的发生。Rossi 等[91]对意大利 4 个研究中心 673 名阴道镜阴性或 CIN 组织学阴性女性进行了前瞻性队列研究,发现 $E6/E7$ mRNA 表达阴性的女性发生 CIN2＋病变的风险为 3.6/1 000 人年,仅略高于正常人;而表达阳性的女性,其风险是 18.4/1 000 人年,为表达阴性女性风险的 5 倍。该研究提示,无论是对于一般人群还是已经有细胞学改变的人群,无论是筛查还是提示未来患病风险,HPV $E6/E7$ mRNA 均是较理想的生物标志物。

11.4.3　确认与评估疗效

队列研究还可用来评估疗效。美国学者将宫颈涂片检查结果异常后接受阴道镜检查的 958 名 CIN 女性纳入研究队列。根据匹配的条件选择了 77 例病例和 154 例对照，获得其有关人口学指标、吸烟等危险因素的信息，并取活检，提取 DNA，通过免疫印迹法测定其甲基化 N7-甲基-脱氧鸟苷（N7-MedG）的水平。结果显示，病例组 N7-MedG 水平（几何均数为 0.99 micromol/mol dG）显著高于对照组（0.33 micromol/mol dG，$P=0.01$）。N7-MedG 水平与 HPV 或吸烟状态之间无关联，提示甲基化剂的暴露增加了 CIN 治疗失败的风险[92]。

11.4.4 评估生存率（病死率）

目前，一些大型的宫颈癌筛查队列，不仅开展周期性的宫颈癌筛查，还在随访一定的年限后，通过患者的病死率等来评估宫颈癌筛查的效果。1992 年意大利一项研究报告指出，自 1976 年瓦雷泽市 409 142 名女性居民开始宫颈癌的细胞学检查以来，布斯托-阿西齐奥（1981 年为 41 318 名女性居民）等市也陆续开展筛查工作。该地区 ICC 的发病率（世界标准化）从 1976—1981 年的 10.3/10 万下降至 1982—1987 年度的 7.5/10 万。这些结果肯定了筛查具有一定的预防效果。1993 年 Aareleid 等[93] 比较了芬兰（1953—1987 年）和爱沙尼亚（1968—1987 年）ICC 发病率和病死率的长期趋势。该研究指出，20 世纪 60 年代早期，芬兰开展了有组织的全国宫颈癌筛查计划，而爱沙尼亚尚未引入细胞学筛查。1987 年，爱沙尼亚每 10 万名女性的年龄标准化（世界人口）发病率为 14.0，芬兰则为 3.8；年龄标准化病死率分别为 6.0/10 万和 1.6/10 万。爱沙尼亚宫颈癌的发病率和病死率均高于芬兰。

11.4.5 探索保护性因素

在暴露因素的研究中，某些因素的存在可以降低宫颈癌的发病风险，则这些因素就是保护性因素。例如，一项关于抗氧化维生素与宫颈癌关系的病例对照研究发现，宫颈癌患者摄入（包括饮食和药物补充）维生素 A、β-胡萝卜素和维生素 C 均低于对照组。摄入维生素 A、维生素 C 和维生素 E 的量与宫颈癌风险呈负相关。欧洲的一项队列研究探讨了蔬菜水果与宫颈癌发生之间的关系[94]。该研究纳入了欧洲 10 个国家 23 个研究中心的 299 649 名受试者。经过 9 年的随访，诊断了 253 例 ISC 和 817 例 CIS 病例。在校准模型中观察到 ISC 与每日增加的水果总摄入量呈负相关（$HR=0.83,95\%CI$：0.72～0.98），与每日增加的蔬菜总摄入量无统计学关联（$HR=0.85,95\%CI$：0.65～1.10）。研究揭示了水果与宫颈癌发生率之间的负向联系，证明了水果对宫颈癌发生的保护作用。另有一项关于类胡萝卜素与 CIN 的前瞻性队列研究，其结果显示，在具有中等水平的血清 β-胡萝卜素的个体中观察到对 CIN3 进展的显著保护作用（$HR=0.28$，$95\%CI$：0.11～0.71，$P=0.007$）。

11.5　小结与展望

11.5.1　健康行为,绿色预防

宫颈癌是目前所有人类癌症中唯一一种病因明确的癌症。科学家已经证实,hrHPV 持续感染是引起宫颈癌的必要因素。换句话说,只要预防了 HPV 感染,就可以预防宫颈癌的发生。因此应加强对宫颈 hrHPV 感染危险因素的认识,尽量避免和远离危险因素,提倡健康的生活、性行为和性卫生习惯,加强锻炼,提高机体免疫力,减少宫颈 hrHPV 感染。提倡育龄期女性应做好计划生育工作,避免多次妊娠、频繁人流,选择较适合的避孕方式和较安全的避孕工具,做好避孕工作,减少宫颈疾病,降低宫颈癌的发生率。另一方面,宫颈癌的某些病因因素,也并不是只对宫颈癌起作用,或者说,其不仅是宫颈癌的危险因素,同时也是其他癌症的危险因素。例如,吸烟是宫颈癌可能的危险因素,但同时是其他许多癌症的危险因素。欧洲从 EPIC 中共选出 308 036 名女性,以评估吸烟与 CIN3/CIS 和 ICC 的相关性。在平均随访 9 年期间,报告了 261 例 ICC 病例和 804 例 CIN3/CIS 病例,吸烟状态、持续时间和强度使 CIN3/CIS 和 ICC 风险增加了 2 倍,而戒烟后风险降低一半[95]。该研究提出的关于戒烟的强有力效果,是进一步支持公共卫生戒烟政策的重要证据。其次,健康和均衡的饮食可提供高血清水平的抗氧化剂,从而降低女性的宫颈病变风险。有研究表明,女性营养状况差,缺乏必需的营养素,如叶酸、维生素 B_{12}、维生素 B_6、蛋氨酸等,可致 HPV 持续感染和宫颈癌的发生。这可能是由于叶酸的缺乏,干扰了 DNA 的合成、修复以及甲基化,或改变细胞对致癌基因或化学致癌物的易感性,最终导致肿瘤形成,而正常水平的叶酸盐则可减少这些因素的风险,起到预防 CIN 的作用。一项涉及 299 649 名女性、随访 9 年的前瞻性研究发现,每日摄入 100 g 水果的女性比每日摄入水果量少的女性发生 CIS 的风险要低($HR=0.83,95\%CI:0.72\sim0.98$)。因此,营养因素可能在宫颈癌发生中起协同作用。另一项研究显示,血清番茄红素(ψ-胡萝卜素)浓度增加,则宫颈癌前病变 CIN1、CIN3 和宫颈癌的患病风险下降。血清维生素 E 增加,摄入深绿色、深黄色蔬菜和水果增加,则 CIN3 的患病风险下降 50%。因此宫颈癌的预防是考虑各种危险因素的综合预防;同时,通过控制宫颈癌的主要危险因素,也可能对其他癌症危险因素的控制有所帮助。

11.5.2　利用成果,强调在高风险人群中开展二级预防

宫颈癌的一级预防不能完全避免 HPV 的感染和宫颈癌的发生,况且 HPV 目前在女性人群中的感染率非常高。已经感染了 HPV 后,上述两种预防性疫苗的接种便不再起作用,所以采取二级预防措施非常有必要。此外,目前国际上使用的两种 HPV 疫苗在国内被批准引进使用,但价格昂贵,国内尚未研制出可用的疫苗,所以,二级预防目前

是中国宫颈癌预防的主要途径。二级预防的措施主要包括定期筛查,早期发现、早期诊断、早期治疗。从 HPV 感染生殖道到宫颈癌的发生是一个漫长的过程,一般需要 10 多年时间,最长可达 30 年,做好二级预防可以明显地降低宫颈癌的发病率和病死率。在美国肯塔基州等地开展的一项随访 21 年的队列研究[96]评估了大规模细胞学筛查方案对该地区宫颈癌发病率和病死率的影响。在年轻的年龄组中,筛查的成功率最高。在 45 岁之后,尤其是 60 岁及以上的人群中有所降低,女性患宫颈癌的风险最高。在社会经济地位较低的人群中,她们的初次筛查率高于中等收入人群的 2 倍,其复检率也最高。50 岁以下的女性中发病率和病死率下降最多。按病死率计算,30～39 岁和 50～59 岁的女性受益最多,分别下降了 70.8 和 69.0%。70 岁以上的人病死率没有变化。该研究证明了宫颈癌二级预防的效果。因此,针对宫颈癌的高风险人群,应当积极地利用现有的医疗资源,加强旨在早期发现、早期诊断、早期治疗的宫颈癌二级预防工作。

11.5.3　关注表观遗传变化,开展精准预防

随着生物医学技术的发展及医学大数据时代的到来,疾病的诊断和治疗可在合理选择患者自己的遗传、分子或细胞学信息的基础上进行。在个人的遗传信息(基因组)基础上,借助基因检测技术,更深入、准确、全面地反映疾病的本质特征,直接定位疾病的准确缺陷,进而精准用药。对于宫颈癌来说,通过分子标志物的研发和应用,来实现针对宫颈癌发生的早期预测、早期预警以及宫颈癌治疗预后的早期评估,必将成为将来宫颈癌防治的重要任务和发展方向。有相关研究表明,表观遗传学改变的可逆性使其可作为早期筛查、诊断、预测和治疗的理想方向。一些研究通过复活甲基化沉默的基因来治疗宫颈癌。Tanak 等[97]的研究发现,通过去甲基化处理 SN38 基因可抑制宫颈鳞癌细胞增殖。此外,结合大数据的分析方法,鉴定出有效的宫颈癌发病驱动基因和分子,筛选出潜在的治疗靶标,对具有家族史、HPV 感染、高发地区生活史等易感人群进行筛查,从而及时地制订相关的干预措施,并开发出有效的预防药物,进而阻断 CC 发生和发展的进程。有研究报道多酚脂肪酮 6 姜醇(6G)是一种强大的 p53 基因激活物,在体外它可以与宫颈癌细胞中的 5-β 亚基蛋白酶体结合,从而诱导 p53 基因激活,可能为宫颈癌的药物基因治疗提供新的方向。综上所述,表观遗传学的改变与肿瘤的发生密切相关,是宫颈癌发生、发展过程中重要的分子事件,深入研究宫颈癌的表观遗传变化,有望为宫颈病变的诊断和治疗提供一条崭新的道路。总之,在不远的将来,宫颈癌将成为人类全面预防和根除的第一种恶性肿瘤,宫颈癌的预防和治疗前景值得期待。

参考文献

[1] Ferlay J, Soerjomataram I, Dikshit R, et al. Cancer incidence and mortality worldwide: sources,

methods and major patterns in GLOBOCAN 2012 [J]. Int J Cancer. 2015，136(5)：E359-386.

[2] Chen W，Zheng R，Zhang S，et al. Cancer incidence and mortality in China，2013 [J]. Cancer Lett，2017，401：63-71.

[3] Arneson A N，Williams C F. Long-term follow-up observations in cervical cancer [J]. Am J Obstet Gynecol，1960，80：775-790.

[4] Hammond E C，Johnson H，Percy C. Reporting of cancer of the lung，liver and uterus [J]. Cancer. Oct 1967；20(10)：1802-1806.

[5] Campion M J，McCance D J，Cuzick J，et al. Progressive potential of mild cervical atypia：prospective cytological，colposcopic，and virological study [J]. Lancet，1986，2(8501)：237-240.

[6] Koshiol J，Lindsay L，Pimenta J M，et al. Persistent human papillomavirus infection and cervical neoplasia：a systematic review and meta-analysis [J]. Am J Epidemiol，2008，168(2)：123-137.

[7] Zhao F H，Lin M J，Chen F，et al. Performance of high-risk human papillomavirus DNA testing as a primary screen for cervical cancer：a pooled analysis of individual patient data from 17 population-based studies from China [J]. Lancet Oncol，2010，11(12)：1160-1171.

[8] Drolet M，Benard E，Boily M C，et al. Population-level impact and herd effects following human papillomavirus vaccination programmes：a systematic review and meta-analysis [J]. Lancet Infect Dis，2015，15(5)：565-580.

[9] Dillner J，Lehtinen M，Bjorge T，et al. Prospective seroepidemiologic study of human papillomavirus infection as a risk factor for invasive cervical cancer [J]. J Natl Cancer Inst，1997，89(17)：1293-1299.

[10] Clifford G M，Franceschi S，Keiser O，et al. Immunodeficiency and the risk of cervical intraepithelial neoplasia 2/3 and cervical cancer：A nested case-control study in the Swiss HIV cohort study [J]. Int J Cancer，2016，138(7)：1732-1740.

[11] 赵方辉，李楠，马俊飞，等. 山西省襄垣县妇女人乳头状瘤病毒感染与宫颈癌关系的研究[J]. 中华流行病学杂志，2001，22(5)：375-378.

[12] 张倩，胡尚英，冯瑞梅，等. 高危型人乳头瘤病毒感染变化与宫颈癌及癌前病变发病风险的 15 年前瞻队列随访研究[J]. 中华肿瘤杂志，2016，38(10)：792-797.

[13] Chen H C，Schiffman M，Lin C Y，et al. Persistence of type-specific human papillomavirus infection and increased long-term risk of cervical cancer [J]. J Natl Cancer Inst，2011，103(18)：1387-1396.

[14] Matsumoto K，Oki A，Furuta R，et al. Tobacco smoking and regression of low-grade cervical abnormalities [J]. Cancer Sci，2010，101(9)：2065-2073.

[15] Jee S H，Ohrr H，Sull J W，et al. Fasting serum glucose level and cancer risk in Korean men and women [J]. JAMA，2005，293(2)：194-202.

[16] Arnheim Dahlström L，Andersson K，Luostarinen T，et al. Prospective seroepidemiologic study of human papillomavirus and other risk factors in cervical cancer [J]. Cancer Epidemiol Biomarkers Prev，2011，20(12)：2541-2550.

[17] Wadstrom H，Arkema E V，Sjowall C，et al. Cervical neoplasia in systemic lupus erythematosus：a nationwide study [J]. Rheumatology，2017，56(4)：613-619.

[18] Frumovitz M，Jhingran A，Soliman P T，et al. Morbid obesity as an independent risk factor for disease-specific mortality in women with cervical cancer [J]. Obstet Gynecol，2014，124(6)：1098-1104.

[19] Terris M，Oalmann M C. Carcinoma of the cervix：an epidemiologic study [J]. JAMA，1960，174

(14): 1847-1851.

[20] Rawls W E, Laurel D, Melnick J L, et al. A search for viruses in smegma, premalignant and early malignant cervical tissues. The isolation of Herpesviruses with distinct antigenic properties [J]. Am J Epidemiol, 1968, 87(3): 647-655.

[21] Sprecher-Goldberger S, Thiry L, Gould I, et al. Increasing antibody titers to herpes simplex virus type 2 during follow-up of women with cervical dysplasia [J]. Am J Epidemiol, 1973, 97(2): 103-110.

[22] Kapeu AS, Luostarinen T, Jellum E, et al. Is smoking an independent risk factor for invasive cervical cancer? A nested case-control study within Nordic biobanks [J]. Am J Epidemiol, 2009, 169(4): 480-488.

[23] Castellsague X, Pawlita M, Roura E, et al. Prospective seroepidemiologic study on the role of Human Papillomavirus and other infections in cervical carcinogenesis: evidence from the EPIC cohort [J]. Int J Cancer, 2014, 135(2): 440-452.

[24] Garland S M, Hernandez-Avila M, Wheeler C M, et al. Quadrivalent vaccine against human papillomavirus to prevent anogenital diseases [J]. N Engl J Med, 2007, 356(19): 1928-1943.

[25] de Martel C, Ferlay J, Franceschi S, et al. Global burden of cancers attributable to infections in 2008: a review and synthetic analysis [J]. Lancet Oncol, 2012, 13(6): 607-615.

[26] Lehtinen M, Dillner J, Knekt P, et al. Serologically diagnosed infection with human papillomavirus type 16 and risk for subsequent development of cervical carcinoma: nested case-control study [J]. BMJ, 1996, 312(7030): 537-539.

[27] Walboomers J M, Jacobs M V, Manos M M, et al. Human papillomavirus is a necessary cause of invasive cervical cancer worldwide [J]. J Pathol, 1999, 189(1): 12-19.

[28] Ylitalo N, Josefsson A, Melbye M, et al. A prospective study showing long-term infection with human papillomavirus 16 before the development of cervical carcinoma in situ [J]. Cancer Res, 2000, 60(21): 6027-6032.

[29] Shi J F, Belinson J L, Zhao F H, et al. Human papillomavirus testing for cervical cancer screening: results from a 6-year prospective study in rural China [J]. Am J Epidemiol, 2009, 170 (6): 708-716.

[30] Kjaer S K, Frederiksen K, Munk C, et al. Long-term absolute risk of cervical intraepithelial neoplasia grade 3 or worse following human papillomavirus infection: role of persistence [J]. J Natl Cancer Inst, 2010, 102(19): 1478-1488.

[31] Vonka V, Kanka J, Jelínek J, et al. Prospective study on the relationship between cervical neoplasia and herpes simplex type-2 virus. Ⅰ. Epidemiological characteristics [J]. Int J Cancer, 1984, 33(1): 49-60.

[32] Schiffman M, Castle P E. Human papillomavirus: epidemiology and public health [J]. Arch Pathol Lab Med, 2003, 127(8): 930-934.

[33] Moscicki A B. Impact of HPV infection in adolescent populations [J]. J Adolesc Health, 2005, 37 (6 Suppl): S3-9.

[34] Moscicki A B, Ma Y, Farhat S, et al. Natural history of anal human papillomavirus infection in heterosexual women and risks associated with persistence [J]. Clin Infect Dis, 2014, 58(6): 804-811.

[35] Edelstein Z R, Madeleine M M, Hughes J P, et al. Age of diagnosis of squamous cell cervical carcinoma and early sexual experience [J]. Cancer Epidemiol Biomarkers Prev, 2009, 18(4):

1070-1076.

[36] Kjellberg L, Hallmans G, Ahren A M, et al. Smoking, diet, pregnancy and oral contraceptive use as risk factors for cervical intra-epithelial neoplasia in relation to human papillomavirus infection [J]. Br J Cancer, 2000, 82(7): 1332-1338.

[37] Velema J P, Ferrera A, Figueroa M, et al. Burning wood in the kitchen increases the risk of cervical neoplasia in HPV-infected women in Honduras [J]. Int J Cancer, 2002, 97(4): 536-541.

[38] Syrjänen K, Shabalova I, Petrovichev N, et al. Smoking is an independent risk factor for oncogenic human papillomavirus (HPV) infections but not for high-grade CIN [J]. Eur J Epidemiol, 2007, 22(10): 723-735.

[39] Turati F, Galeone C, Rota M, et al. Alcohol and liver cancer: a systematic review and meta-analysis of prospective studies [J]. Ann Oncol, 2014, 25(8): 1526-1535.

[40] Stern E, Forsythe A B, Youkeles L, et al. Steroid contraceptive use and cervical dysplasia: increased risk of progression [J]. Science, 1977, 196(4297): 1460-1462.

[41] Vessey M P, Lawless M, McPherson K, et al. Neoplasia of the cervix uteri and contraception: a possible adverse effect of the pill [J]. Lancet, 1983, 2(8356): 930-934.

[42] Zarkovic G. Alterations of cervical cytology and steroid contraceptive use [J]. Int J Epidemiol, 1985, 14(3): 369-377.

[43] Moreno V, Bosch F X, Munoz N, et al. Effect of oral contraceptives on risk of cervical cancer in women with human papillomavirus infection: the IARC multicentric case-control study [J]. Lancet, 2002, 359(9312): 1085-1092.

[44] Zhao F H, Forman M R, Belinson J, et al. Risk factors for HPV infection and cervical cancer among unscreened women in a high-risk rural area of China [J]. Int J Cancer, 2006, 118(2): 442-448.

[45] Munoz N, Franceschi S, Bosetti C, et al. Role of parity and human papillomavirus in cervical cancer: the IARC multicentric case-control study [J]. Lancet, 2002, 359(9312): 1093-1101.

[46] Massad L S, Seaberg E C, Watts D H, et al. Long-term incidence of cervical cancer in women with human immunodeficiency virus [J]. Cancer, 2009, 115(3): 524-530.

[47] Grulich A E, van Leeuwen M T, Falster M O, et al. Incidence of cancers in people with HIV/AIDS compared with immunosuppressed transplant recipients: a meta-analysis [J]. Lancet, 2007, 370(9581): 59-67.

[48] Zhao F H, Lewkowitz A K, Hu S Y, et al. Prevalence of human papillomavirus and cervical intraepithelial neoplasia in China: a pooled analysis of 17 population-based studies [J]. Int J Cancer, 2012, 131(12): 2929-2938.

[49] Abraham A G, D'Souza G, Jing Y, et al. Invasive cervical cancer risk among HIV-infected women: a North American multicohort collaboration prospective study [J]. J Acquir Immune Defic Syndr, 2013, 62(4): 405-413.

[50] Adam E, Kaufman R H, Adler-Storthz K, et al. A prospective study of association of herpes simplex virus and human papillomavirus infection with cervical neoplasia in women exposed to diethylstilbestrol in utero [J]. Int J Cancer, 1985, 35(1): 19-26.

[51] Engberts M K, Verbruggen B S, Boon M E, et al. Candida and dysbacteriosis: a cytologic, population-based study of 100 605 asymptomatic women concerning cervical carcinogenesis [J]. Cancer, 2007, 111(5): 269-274.

[52] Koskela P, Anttila T, Bjørge T, et al. Chlamydia trachomatis infection as a risk factor for invasive

cervical cancer [J]. Int J Cancer, 2000, 85(1)：35-39.

[53] Silins I, Ryd W, Strand A, et al. Chlamydia trachomatis infection and persistence of human papillomavirus [J]. Int J Cancer, 2005, 116(1)：110-115.

[54] 张淞文,赵群,王涛,等. 北尔地区子宫颈癌发病相关因素分析——1∶3 病例-对照流行病学调查 [J]. 中国妇幼保健,2010,25(07)：947-949.

[55] Woodman C B, Collins S, Winter H, et al. Natural history of cervical human papillomavirus infection in young women：a longitudinal cohort study [J]. Lancet, 2001, 357 (9271)：1831-1836.

[56] Castle P E, Wacholder S, Lorincz A T, et al. A prospective study of high-grade cervical neoplasia risk among human papillomavirus-infected women [J]. J Natl Cancer Inst, 2002, 94 (18)：1406-1414.

[57] Rousseau M C, Abrahamowicz M, Villa L L, et al. Predictors of cervical coinfection with multiple human papillomavirus types [J]. Cancer Epidemiol Biomarkers Prev, 2003, 12(10)：1029-1037.

[58] Oakeshott P, Aghaizu A, Reid F, et al. Frequency and risk factors for prevalent, incident, and persistent genital carcinogenic human papillomavirus infection in sexually active women：community based cohort study [J]. BMJ, 2012, 344：e4168.

[59] Baldur-Felskov B, Dehlendorff C, Munk C, et al. Early impact of human papillomavirus vaccination on cervical neoplasia — nationwide follow-up of young Danish women [J]. J Natl Cancer Inst, 2014, 106(3)：djt460.

[60] Flatley J E, McNeir K, Balasubramani L, et al. Folate status and aberrant DNA methylation are associated with HPV infection and cervical pathogenesis [J]. Cancer Epidemiol Biomarkers Prev, 2009, 18(10)：2782-2789.

[61] 赵方辉,章文华,潘秦镜,等. 宫颈癌多种筛查方案的研究[J]. 中华肿瘤杂志,2010,32(6)：420-424.

[62] Wen C. China's plans to curb cervical cancer [J]. Lancet Oncol, 2005, 6(3)：139-141.

[63] Sasieni P, Adams J. Effect of screening on cervical cancer mortality in England and Wales：analysis of trends with an age period cohort model [J]. BMJ, 1999, 318(7193)：1244-1245.

[64] van der Aa M A, Pukkala E, Coebergh J W, et al. Mass screening programmes and trends in cervical cancer in Finland and the Netherlands [J]. Int J Cancer, 2008, 122(8)：1854-1858.

[65] Sankaranarayanan R, Nene B M, Dinshaw K A, et al. A cluster randomized controlled trial of visual, cytology and human papillomavirus screening for cancer of the cervix in rural India [J]. Int J Cancer, 2005, 116(4)：617-623.

[66] Arbyn M, Sankaranarayanan R, Muwonge R, et al. Pooled analysis of the accuracy of five cervical cancer screening tests assessed in eleven studies in Africa and India [J]. Int J Cancer, 2008, 123 (1)：153-160.

[67] Qiao Y L, Sellors J W, Eder P S, et al. A new HPV-DNA test for cervical-cancer screening in developing regions：a cross-sectional study of clinical accuracy in rural China [J]. Lancet Oncol, 2008, 9(10)：929-936.

[68] Levin C E, Sellors J, Shi J F, et al. Cost-effectiveness analysis of cervical cancer prevention based on a rapid human papillomavirus screening test in a high-risk region of China [J]. Int J Cancer, 2010, 127(6)：1404-1411.

[69] Saslow D, Solomon D, Lawson H W, et al. American Cancer Society, American Society for Colposcopy and Cervical Pathology, and American Society for Clinical Pathology screening

guidelines for the prevention and early detection of cervical cancer [J]. CA Cancer J Clin, 2012, 62 (3): 147-172.

[70] Huh W K, Ault K A, Chelmow D, et al. Use of primary high-risk human papillomavirus testing for cervical cancer screening: interim clinical guidance [J]. Gynecol Oncol, 2015, 136 (2): 178-182.

[71] Smith R A, Andrews K S, Brooks D, et al. Cancer screening in the United States, 2017: A review of current American Cancer Society guidelines and current issues in cancer screening [J]. CA Cancer J Clin, 2017, 67(2): 100-121.

[72] Ronco G, Dillner J, Elfstrom K M, et al. Efficacy of HPV-based screening for prevention of invasive cervical cancer: follow-up of four European randomised controlled trials. Lancet, 2014, 383(9916): 524-532.

[73] Dillner J, Rebolj M, Birembaut P, et al. Long term predictive values of cytology and human papillomavirus testing in cervical cancer screening: joint European cohort study [J]. BMJ, 2008, 337: a1754.

[74] Sankaranarayanan R, Nene BM, Shastri S S, et al. HPV screening for cervical cancer in rural India [J]. N Engl J Med, 2009, 360(14): 1385-1394.

[75] Ronco G, Giorgi-Rossi P, Carozzi F, et al. Efficacy of human papillomavirus testing for the detection of invasive cervical cancers and cervical intraepithelial neoplasia: a randomised controlled trial [J]. Lancet Oncol, 2010, 11(3): 249-257.

[76] Katki H A, Kinney W K, Fetterman B, et al. Cervical cancer risk for women undergoing concurrent testing for human papillomavirus and cervical cytology: a population-based study in routine clinical practice [J]. Lancet Oncol, 2011, 12(7): 663-672.

[77] Louvanto K, Franco E L, Ramanakumar A V, et al. Methylation of viral and host genes and severity of cervical lesions associated with human papillomavirus type 16 [J]. Int J Cancer, 2015, 136(6): E638-645.

[78] Luttmer R, De Strooper L M, Berkhof J, et al. Comparing the performance of FAM19A4 methylation analysis, cytology and HPV16/18 genotyping for the detection of cervical (pre)cancer in high-risk HPV-positive women of a gynecologic outpatient population (COMETH study) [J]. Int J Cancer, 2016, 138(4): 992-1002.

[79] Shen-Gunther J, Wang C M, Poage G M, et al. Molecular Pap smear: HPV genotype and DNA methylation of ADCY8, CDH8, and ZNF582 as an integrated biomarker for high-grade cervical cytology [J]. Clin Epigenetics, 2016, 8: 96.

[80] Arias-Pulido H, Peyton C L, Joste N E, et al. Human papillomavirus type 16 integration in cervical carcinoma in situ and in invasive cervical cancer [J]. J Clin Microbiol, 2006, 44 (5): 1755-1762.

[81] Yu L L, Kang L N, Zhao F H, et al. Elevated expression of human papillomavirus-16/18 e6 oncoprotein associates with persistence of viral infection: A 3-year prospective study in China [J]. Cancer Epidemiol Biomarkers Prev, 2016, 25(7): 1167-1174.

[82] Calleja-Macias I, Osann K, Remedios-Chan M, et al. Association of single nucleotide polymorphisms of nicotinic acetylcholine receptor subunits with cervical neoplasia [J]. Life Sci, 2012, 91(21-22): 1099-1102.

[83] de Gruijl T D, Bontkes H J, Walboomers J M, et al. Immunoglobulin G responses against human papillomavirus type 16 virus-like particles in a prospective nonintervention cohort study of women

with cervical intraepithelial neoplasia [J]. J Natl Cancer Inst, 1997, 89(9): 630-638.

[84] Kim Y B, Kim G E, Cho N H, et al. Overexpression of cyclooxygenase-2 is associated with a poor prognosis in patients with squamous cell carcinoma of the uterine cervix treated with radiation and concurrent chemotherapy [J]. Cancer, 2002, 95(3): 531-539.

[85] Thangavelu P U, Krenacs T, Dray E, et al. In epithelial cancers, aberrant COL17A1 promoter methylation predicts its misexpression and increased invasion [J]. Clin Epigenetics, 2016, 8: 120.

[86] Valdés-Mora F, Song J Z, Statham A L, et al. Acetylation of H2A. Z is a key epigenetic modification associated with gene deregulation and epigenetic remodeling in cancer [J]. Genome Res, 2012, 22(2): 307-321.

[87] Khan M J, Castle P E, Lorincz A T, et al. The elevated 10-year risk of cervical precancer and cancer in women with human papillomavirus (HPV) type 16 or 18 and the possible utility of type-specific HPV testing in clinical practice [J]. J Natl Cancer Inst, 2005, 97(14): 1072-1079.

[88] Wright T C Jr, Stoler M H, Sharma A, et al. Evaluation of HPV-16 and HPV-18 genotyping for the triage of women with high-risk HPV+ cytology-negative results [J]. Am J Clin Pathol, 2011, 136(4): 578-586.

[89] Rijkaart D C, Berkhof J, van Kemenade F J, et al. HPV DNA testing in population-based cervical screening (VUSA-Screen study): results and implications [J]. Br J Cancer, 2012, 106(5): 975-981.

[90] Ma Y T, Collins S I, Young L S, et al. Smoking initiation is followed by the early acquisition of epigenetic change in cervical epithelium: a longitudinal study [J]. Br J Cancer, 2011, 104(9): 1500-1504.

[91] Giorgi Rossi P, Benevolo M, Vocaturo A, et al. Prognostic value of HPV E6/E7 mRNA assay in women with negative colposcopy or CIN1 histology result: a follow-up study [J]. PLoS One, 2013, 8(2): e57600.

[92] Acladious N N, Harrison K L, Sutton C J, et al. Levels of the DNA adduct, N7-methyldeoxyguanosine, are associated with increased risk of failure of treatment of cervical intraepithelial neoplasia [J]. Gynecol Oncol, 2004, 93(3): 605-609.

[93] Aareleid T, Pukkala E, Thomson H, et al. Cervical cancer incidence and mortality trends in Finland and Estonia: a screened vs. an unscreened population [J]. Eur J Cancer, 1993, 29A(5): 745-749.

[94] Gonzalez C A, Travier N, Lujan-Barroso L, et al. Dietary factors and in situ and invasive cervical cancer risk in the European prospective investigation into cancer and nutrition study [J]. Int J Cancer, 2011, 129(2): 449-459.

[95] Roura E, Castellsague X, Pawlita M, et al. Smoking as a major risk factor for cervical cancer and pre-cancer: results from the EPIC cohort [J]. Int J Cancer, 2014, 135(2): 453-466.

[96] Christopherson W M, Lundin F E Jr, Mendez W M, et al. Cervical cancer control: a study of morbidity and mortality trends over a twenty-one-year period [J]. Cancer, 1976, 38(3): 1357-1366.

[97] Tanaka T, Bai T, Toujima S, et al. Demethylation restores SN38 sensitivity in cells with acquired resistance to SN38 derived from human cervical squamous cancer cells [J]. Oncol Rep, 2012, 27(4): 1292-1298.

12 鼻咽癌队列与精准预防

鼻咽癌(nasopharyngeal carcinoma，NPC)是极具中国特色的恶性肿瘤。在世界范围内鼻咽癌属罕见肿瘤，在大多数国家鼻咽癌的发病率或病死率均低于 1/10 万。但在中国南方部分省份，鼻咽癌是常见恶性肿瘤之一，发病率在 10/10 万以上，排在恶性肿瘤的第 2、3 位，素有"广东瘤(Canton tumor)"之称。世界范围内的鼻咽癌有近 50% 发生在中国，尤其高发于华南地区，以广东、广西、海南、湖南、福建等省为主。在 20 世纪 80—90 年代，大量的鼻咽癌流行病研究探讨了其地理分布、人群分布和发病危险因素，鼻咽癌与中国白话语系人群的遗传易感性关系、与广东人婴幼儿期吃咸鱼和其他腌制食品的关系、与 EB 病毒(Epstein-Barr virus，EBV)感染和长期活跃的关系已经基本清楚。近年来，许多研究探讨了鼻咽癌与遗传的关系，对鼻咽癌的家庭聚集性、鼻咽癌高发家族的遗传特征、鼻咽癌患者的染色体缺陷及基因组学的研究都揭示了鼻咽癌与遗传的密切关系，为鼻咽癌的精准预防提供了科学的依据。

本章主要介绍国内外开展的鼻咽癌主要队列研究的现状与发展，鼻咽癌的主要危险因素，鼻咽癌高危人群的主要特征，以及开展精准预防的方向。此外还介绍国内外各地开展的鼻咽癌筛查研究、共识及基于生物标志物或基于社区的筛查与精准预防，并强调鼻咽癌精准预防需做到在高危人群中，个体化定义人群鼻咽癌发病风险，有针对性地进行定期筛查，早期发现，早期诊断，早期治疗，达到降低人群鼻咽癌病死率、预防鼻咽癌危害的目的。

12.1 鼻咽癌队列研究的发展与现状

由于鼻咽癌流行病学分布的特异性，中国绝大多数的鼻咽癌病例发生在南方省区，特别是广东和广西。最早的鼻咽癌队列研究也是首先在这些地区开展。邓洪[1]的文章报道了以 EB 病毒抗体为主要检测方法进行鼻咽癌普查，在建立人群队列的基础上，对普查人群不同 EB 病毒抗体水平队列的 10 年随访研究结果。在 10 年的随访研究中共发现 57 例鼻咽癌病例,其中 53 例病例是从 EB 病毒抗体阳性人群中发现的,4 例是从初次检查抗体阴性人群中发现。EB 病毒抗体阳性人群的鼻咽癌发病率达 466.5/10 万暴露人年,而阴性人群的发病率仅 2.0/10 万暴露人年。而且阴性人群检出鼻咽癌的 4 例鼻咽癌患者有 3 例在诊断时 EB 病毒抗体是阳性的。57 例鼻咽癌病例,初筛时检出 28 例,10 年随访期间发现 29 例,其中 23 例是在前 5 年发现。

20 世纪 80 年代末和 90 年代初,在广东中山市和四会市,也是在大规模鼻咽癌筛查的基础上建立了鼻咽癌队列。柳青等报道了在 10 万人普查的基础上对 EB 病毒抗体阳性和配比阴性对照人群的 8 年随访结果。结果显示 EB 病毒抗体阳性人群的累积发病率为 13.13‰,阴性对照的累计发病率为 1.26‰,调整性别年龄后相对危险度为 10.14,95%CI 为 3.48～47.60。结果表明,EB 病毒与鼻咽癌有密切的关联,除具有筛检的意义外,还提示长期的高鼻咽癌风险[2]。曹素梅等分析了对广东四会近 2 万人的队列进行 20 年随访研究的结果,发现了 EB 病毒抗体波动与鼻咽癌发病的关系[3]。1987—1992 年期间在广东四会市对约 2 万人进行了血清 EB 病毒抗体检查和鼻咽癌筛查,其后对该队列人群进行了重复的血清 EB 病毒抗体检查,并通过肿瘤发病登记系统监测该队列人群的鼻咽癌发病情况。在平均随访 16.9 年期间,共发现鼻咽癌病例 125 例。根据初次检查及重复检查的结果,血清 EB 病毒壳抗原 IgA 抗体(VCA/IgA)和 EB 病毒早期抗原 IgA 抗体(EA/IgA)抗体水平与鼻咽癌发病风险密切相关,并有着很强的剂量效应关系。EB 病毒抗体预测鼻咽癌的风险在随访的前 5 年最佳。对至少重复 3 次检查的对象进行分析的结果显示,在随访的前 5 年,与抗体阴性人群相比,血清抗体的波动类型中,持续升高类型的鼻咽癌风险最高,$HR=21.3$,95%CI:7.1～64.1;而持续下降类型最低,$HR=1.5$,95%CI:0.2～11.4[4]。

中国台湾地区在 1984—1986 年对 6 个鼻咽癌高发镇的 30 岁以上居民进行了 EB 病毒抗体 VCA/IgA 和 EB 病毒 DNA 酶的检查,9 699 名男性居民纳入了随访队列,并通过全台湾地区的肿瘤发病登记系统监测队列人群的鼻咽癌发病情况[5]。其中 9 688 例对象纳入分析,通过 131 981 个观察人年的随访,共发现 22 例病理学诊断的鼻咽癌病例,总发病率为 16.7/10 万暴露人年。其中初筛 VCA/IgA 阴性的 9 525 人,观察 130 653 暴露人年,发现鼻咽癌病例 18 例,发病率为 13.8/10 万人年。而初筛阳性的 110 人,观察 1 328 暴露人年,发现鼻咽癌病例 4 例,发病率为 301.3/10 万人年。在抗 EB 病毒 DNA 酶阴性的 8 477 人中,观察 116 652 暴露人年,发现鼻咽癌病例 15 例,发病率为 12.9/10 万人年;阳性的 1 157 人,观察 15 314 暴露人年,发现鼻咽癌病例 7 例,发病率为 45.7/10 万人年。两项检查均阴性的 8 413 人,观察 115 848 个暴露人年,发现鼻咽癌病例 13 例,发病率为 11.2/10 万人年;单项阳性的 1 173 人,观察 15 564 个暴露人年,发现鼻咽癌病例 7 例,发病率为 45.0/10 万人年;两项阳性的 47 人,观察 539 个暴露人年,发现鼻咽癌病例 2 例,发病率为 371.0/10 万人年。在校正了年龄和鼻咽癌家族史（family history of NPC）后，VCA/IgA 阳性的 $RR=22.0$，$95\%CI$：$7.3\sim66.9$；EB 病毒 DNA 酶阳性的 $RR=3.5$，$95\%CI$：$1.4\sim8.7$；两项指标任一单项阳性的 $RR=4.0$，$95\%CI$：$1.6\sim10.2$；两项阳性的 $RR=32.8$，$95\%CI$：$7.3\sim232.8$。抗 EB 病毒抗体阳性与鼻咽癌发病风险的关系，在随访的前 5 年关联更强。VCA/IgA 阳性的 RR 为 55.5，DNA 酶阳性的 RR 为 4.7，任一阳性的 RR 为 7.1，而两项均阳性的 RR 达 85.3。

中国台湾地区的队列研究除分析 EB 病毒与鼻咽癌发病关系外，还分析了吸烟与鼻咽癌发病的关系。在剔除了有鼻咽癌家族史的对象后，对 9 622 例男性队列人群进行分析。平均随访 18.1 年，共观察了 173 705.7 个暴露人年，发现鼻咽癌病例 32 例，总的发病率为 18.4/10 万人年。队列中不吸烟人群发现鼻咽癌病例 9 例，发病率为 14.8/10 万人年；吸烟人群发现鼻咽癌病例 23 例，发病率为 20.6/10 万人年；$RR=1.2$，$95\%CI$：$0.6\sim2.6$。吸烟人群中每天吸烟 1 包以上的人群中，发现鼻咽癌病例 17 例，发病率为 27.2/10 万人年；与不吸烟相比，$RR=1.7$，$95\%CI$：$0.9\sim3.5$。吸烟人群中吸烟超过 30 年的人群中发现鼻咽癌 14 例，发病率为 29.7/10 万人年，$RR=3.2$，$95\%CI$：$1.2\sim8.8$。相似的以吸烟包年为指标，吸烟人群中，吸烟包年超过 30 包年的人群中发现鼻咽癌病例 12 例，发病率为 35.9/10 万人年，$RR=3.0$，$95\%CI$：$1.3\sim7.2$。结果表明重度吸烟增加患鼻咽癌风险。江潮强等建立的广州职工队列人群也发现了类似的结果[6]。在 1988—1992 年期间对 10 万多企业职工进行体检和流行病学调查，该队列人群进入队列的平均年龄为 41.0 ± 5.7 岁。通过广州市死因监测网络随访到 1999 年，共发现 34 例鼻咽癌死亡病例。该队列人群平均随访 7.3 年。在校正混杂因素后，与不吸烟相比，曾吸烟死于鼻咽癌的相对风险 $HR=2.95$，$95\%CI$：$1.01\sim8.68$；吸烟量达 10 包年以上者，死于鼻咽癌的相对风险 $HR=4.03$，$95\%CI$：$1.29\sim12.58$。

Rottenberg 等于 2017 年发表了对以色列犹太人的队列研究结果。在 1967—2011 年期间，以色列对 230 万青年人进行体检和调查，该人群通过以色列国家肿瘤登记网络监测肿瘤发病情况。到 2012 年，共有 4 650 万观察人年，发现鼻咽癌病例 276 例。其中北非出生的犹太人群与欧洲出生的犹太人相比，校正混杂因素后鼻咽癌发病相对风险为 5.52，$95\%CI$：$2.43\sim12.52$；亚洲出生的犹太人与欧洲相比，鼻咽癌发病相对风险为 3.79，$95\%CI$：$1.43\sim10.10$。在移居以色列第二代以后，该差异还略有增加，HR 分别为 6.09 和 3.86，$95\%CI$ 分别为 $2.81\sim13.20$ 和 $1.77\sim8.41$。此结果提示鼻咽癌的发病风险可能与不同地区出生的犹太人的遗传背景和生活习惯有关[7]。

临床的鼻咽癌队列研究主要探讨影响鼻咽癌病例预后的危险因素，大量的临床研究已经证明 TNM 分期是决定鼻咽癌预后及治疗方式的主要指标。在 20 世纪 90 年代后期，人们关注到 EB 病毒与鼻咽癌的关系时发现，EB 病毒血清游离 DNA 在诊断和预测鼻咽癌预后方面同样具有价值。随后，几个大规模的临床鼻咽癌队列研究发现，EB 病毒血清游离 DNA 是鼻咽癌独立的预后因素[8-13]。马骏的研究团队发现治疗前的 EB

病毒血清游离 DNA 高与低的鼻咽癌病例 3 年无病生存率(DFS)分别为 78.1% 和 93.6%,无局部复发生存率(LRFS)分别为 92.3% 和 98.9%,无远处转移生存率 (DMFS)分别为 90.9% 和 96.6%,总生存率(OS)分别为 85.5% 和 96.6%。在经过规 范化三维适形调强放射(IMRT)治疗后,EB 病毒 DNA 仍然阳性的病例的 3 年 DFS、 LRFS、DMFS 和 OS 分别为 49.9%、72.1%、86.6% 和 60.5%,远低于阴性病例的 88.5%、97.5%、94.3% 和 93.3%。马骏团队还探讨了 ABO 血型与鼻咽癌病例预后的 关系,未发现有统计学意义的相关。陈秋燕等前瞻性地观察了 385 例 Ⅱ 期鼻咽癌初治 病例,在接受了规范化的治疗方案后,平均随访近 50 个月,评价这些病例的生存情况。 结果发现 EB 病毒游离 DNA 阳性和阴性病例的 3 年 DFS 分别为 89.1% 和 96.4%, LRFS 为 94.3% 和 98.2%,DMFS 为 94.2% 和 98.6%。阳性病例均低于阴性病例。结 合病例的肿瘤载荷指标定义的高风险病例死亡风险是低风险病例的 2.804 倍(95%CI: 1.113~7.064),显示了在 TNM 分期的基础上,EB 病毒游离 DNA 在鼻咽癌预后的预 测价值。

从以上文献报道的鼻咽癌队列研究可见,多数的队列研究是以鼻咽癌筛查建立的 队列,而暴露因素主要是 EB 病毒的抗体水平。研究目的主要是 EB 病毒感染与鼻咽癌 发病风险的关系,或者是 EB 病毒抗体指标预测鼻咽癌患病风险的价值。其他已报道的 队列研究探讨了吸烟与鼻咽癌的关系,也有队列研究探讨了鼻咽癌家族史、遗传背景或 家庭文化背景与鼻咽癌发病的关系。真正关于环境危险因素,例如饮食、职业暴露与鼻 咽癌关系的队列研究仍是空白。因此,鼻咽癌发病相关环境危险因素的研究结果绝大 多数来自回顾性病例对照研究。

12.2 鼻咽癌的危险因素与精准预防

从 20 世纪 60 年代起,大量的研究探索了鼻咽癌的病因及相关危险因素。虽然发 现了一些因素与鼻咽癌的关系,但至今鼻咽癌的发病机制仍未完全清楚。鼻咽癌发生 的主要相关危险因素集中在 EB 病毒感染、遗传与家族聚集性、腌制食物摄入、吸烟和职 业暴露 5 个方面。

12.2.1 EB 病毒

EB 病毒感染在世界范围的不同人群都非常普遍。据中国香港地区研究报道,80% 的 6 岁儿童感染过 EB 病毒,到 10 岁时,感染率几乎为 100%。虽然初次 EB 病毒感染 为亚临床型的,但病毒感染与其后若干恶性肿瘤包括鼻咽癌的发病有关。EB 病毒的传 播主要通过唾液。发展中国家由于居住拥挤,卫生条件差,感染发生得更早。EB 病毒 感染的主要目标是 B 淋巴细胞。EB 病毒进入上皮细胞的途径仍未清楚,有证据显示

EB 病毒可以在口咽上皮细胞复制，就如在正常或恶变的鼻咽组织的 B 淋巴细胞复制一样[14]。早在 1966 年，Old 发现鼻咽癌患者有抗 EB 病毒抗原的抗体，人们推测 EB 病毒可能与鼻咽癌发生有关[15]。1970 年该假设被证实，当时发现鼻咽癌患者的 EB 病毒抗体水平比对照明显增高，其他研究发现鼻咽癌患者的 EB 病毒壳抗原和早期抗原的 IgG 和 IgA 抗体升高，潜伏病毒核抗原 1 和潜伏病毒核抗原 2（EBNA1 和 EBNA2）的 IgA 升高，抗 EB 病毒特异性 DNA 酶中和抗体升高[16-21]。近年来发现更多的鼻咽癌患者在外周血检出游离 EB 病毒 DNA，其水平与疾病状态和预后密切相关[22]。然而以上关联仍需要前瞻性地观察癌前状态人群来证实。研究报道，虽然在 Ⅰ 型鼻咽癌（高分化角质化鳞癌）的检出率较不一致，但在不同人群的鼻咽癌患者的肿瘤细胞中检出 EB 病毒 DNA、RNA 和（或）其他基因产物，进一步说明了 EB 病毒与鼻咽癌发生的关系[23]。由于在所有肿瘤细胞检出 EB 病毒游离基因片段，通常描述为潜伏的病毒游离 DNA 片段拷贝数，提示鼻咽癌可能起源于单个 EB 病毒感染的细胞。已发现克隆的 EB 病毒存在于若干鼻咽增生和癌组织，表明病毒作用于肿瘤进展的早期阶段[19]。大量研究发现不同的 EB 病毒亚型分布可以解释鼻咽癌发生的人群分布模式。与 EB 病毒亚型 B95.8 相比，对中国南方、马来西亚、阿拉斯加土著和部分美国白种人的研究发现致癌病毒潜伏膜蛋白 1（LMP1）的氨基端的氨基酸变异有一致性，包括 Xhol 限制性切点的缺失，但对北非人群的研究没有发现以上变异[25-27]。多项对中国鼻咽癌患者的研究发现 LMP1 羧基段序列别的类型变异，包括 33bp 重复序列的拷贝数，第三重复序列的 15bp 嵌入片段和 30bp 羧基端的缺失。在阿拉斯加土著、白种人、马来西亚、北非的鼻咽癌患者也发现 30bp 羧基端的缺失，该变异似乎增强了原位 LMP1 转变的潜力，可能多出现在更具侵犯性的疾病类型。

前面提到的前瞻性队列研究的结果显示，EB 病毒抗体阳性的对象，在其后的 10 年间，仍有比阴性对象高的鼻咽癌发病风险；并且抗体水平持续保持在高水平或者从低度阳性持续上升的对象，鼻咽癌发病风险更高，提示着 EB 病毒持续感染和病毒复制活跃与鼻咽癌发病的密切关系及剂量效应关系。

所获得的证据强烈指明 EB 病毒在鼻咽癌发生发展中的作用。早年感染，特别是在高发区可能是关键性的。然而单独 EB 病毒感染不足以引起鼻咽癌，因为 EB 病毒感染在世界范围的成年人普遍存在，而仅非常少的人群发生鼻咽癌。显然，环境和遗传因素也对 EB 病毒感染导致鼻咽癌的过程产生作用。EB 病毒抗体水平更多地预测近期的鼻咽癌风险，而随着间隔时间的延长，鼻咽癌风险迅速下降，这与病因暴露关系和致癌机制模型不相吻合。EB 病毒的致鼻咽癌机制仍需进一步研究。

12.2.2 鼻咽癌家族史及遗传特征

鼻咽癌的地理分布显示明显的地区聚集性，在世界范围主要集中在中国南部省份、亚洲的东南亚地区和北非阿拉伯国家。高发地区与低发地区的鼻咽癌发病率可能相差近百倍。与鼻咽癌的地理分布相似,鼻咽癌的种族分布主要在黄种人高发,其次是黑种人,而白种人的鼻咽癌发病率最低。在黄种人中鼻咽癌的发病率差异也非常大,主要高发的包括中国人、东南亚的泰国人和马来人、北美的爱斯基摩人和中东部分地区的阿拉伯人,而东亚的日本人和朝鲜人鼻咽癌发病率接近白种人。在中国人中间,鼻咽癌发病也有明显的聚集性,主要分布在广东和广西,并且以讲广东白话方言的最为高发。在新加坡的研究显示,新加坡的华裔居民中分别有讲白话、客家话和闽南话方言的 3 种人群,其中讲白话方言的华裔人鼻咽癌发病率最高。鼻咽癌地理分布的高度聚集性和在种族发病的巨大差异都提示遗传与鼻咽癌的密切关系。

研究发现鼻咽癌发病具有明显的家族聚集性,世界各地均报道了鼻咽癌患者有较高比例的家族肿瘤病史。曹素梅等调查了 1998—2001 年中山大学肿瘤医院收治的 1 142 例鼻咽癌患者的家族史,其中 250 例患者有肿瘤家族史,占 21.9%;141 例患者有鼻咽癌家族史,占 12.3%。其中 69.5% 的肿瘤发生在患者的一级亲属中。亲属发生的肿瘤中,54.0% 是鼻咽癌。贾卫华等对 113 例鼻咽癌患者做家系调查,发现 24.0% 的鼻咽癌患者有鼻咽癌家族史。以中国香港地区居民鼻咽癌年龄发病率为标准估计鼻咽癌患者一级亲属的鼻咽癌标准化发病比(SIR)为 37.55,95%CI:31.00~45.07。丹麦的队列研究显示鼻咽癌患者的 776 名亲属中,鼻咽癌发病率是非鼻咽癌亲属的 8.0 倍,95%CI:4.1~14.0。性别和年龄构成的差异不能解释这关联。香港对 929 名鼻咽癌患者的亲属进行定期筛查和随访,结果男性亲属的鼻咽癌检出率为 433 例/10 万人年,女性亲属为 499 例/10 万人年,远高于香港一般居民的鼻咽癌发病率(男 24.1/10 万,女 9.6/10 万)。这些结果既提示鼻咽癌患者的亲属有较高的鼻咽癌发病风险,也说明鼻咽癌可能与遗传有关。

在鼻咽癌的高发区、中发区和低发区,许多研究都报道了鼻咽癌的家族聚集现象,这种聚集可能由于共同的遗传易感性背景和共享的环境危险因素。就鼻咽癌来说,基因与环境暴露很可能起着协同作用。在中国南方的复合分离分析结果提示多基因和环境模式,而不是单个易感的主基因模式更能解释观察到的遗传模式。流行病学研究发现一级亲属患有鼻咽癌史的个体与没有家族鼻咽癌史的相比,鼻咽癌发病风险增加 4~10 倍,有鼻咽癌家族史的个体患唾液腺癌和宫颈癌的风险也增加。

环境危险因素如咸鱼摄入、吸烟和木加工暴露可能增加 EB 病毒抗体水平和遗传多态性,似乎还同时增加了家族性鼻咽癌和非家族性鼻咽癌的风险。在对白种人的研究中,家族性鼻咽癌多为Ⅱ型和Ⅲ型鼻咽癌,而非家族性鼻咽癌则多为Ⅰ型鼻咽癌。对其他种族人群的研究则发现家族性鼻咽癌和非家族性鼻咽癌在临床和组织学表现是相似的。虽然某些研究发现家族性鼻咽癌患者似乎更年轻,但也有无差异的报道。

鼻咽癌基因决定易感性研究多集中于 *HLA*，这些基因的编码蛋白负责标识外来抗原，如病毒肽链，使免疫系统识别和溶解外来蛋白体。实际上因为所有鼻咽癌组织都含有 EB 病毒，这样由 *HLA* 决定的 EB 病毒识别能力减少的个体发生鼻咽癌风险增加，而识别 EB 病毒强的 *HLA* 个体则可能风险降低。

已发现某些 *HLA* 等位基因与鼻咽癌风险有关。中国南方人群和其他亚洲人群的研究发现 *HLA-A2*、*B46* 和 *B17* 与 2～3 倍的鼻咽癌风险增加有关。对应的，中国人群和白种人的 *HLA-A11*、中国人群的 *B13*、白种人的 *A2* 则与 30%～50% 的鼻咽癌风险下降关联。中国南方人群研究结果的荟萃分析提示鼻咽癌风险与 *HLA-A2*、*B14* 和 *B46* 正相关，而与 *HLA-A11*、*B13* 和 *B22* 负相关。中国台湾地区的 GWAS 研究发现 12 个 SNP 与鼻咽癌有关联，其中关联最强的两个 SNP（rs2517713 和 rs2975042）定位在 *HLA-A* 基因[28]。另外两个很有意义的 SNP 分别定位为 γ-氨基丁酸 b 受体基因和 *HLA-F* 基因。这些与鼻咽癌关联的 SNP 都定位在染色体 6p21.3 上。连锁分析研究发现与 *HLA* 位点连锁的基因使鼻咽癌风险增加 21 倍。分离分析将鼻咽癌易感位点定位于 *HLA-A* 相近的区域。报道的鼻咽癌风险与别的 *HLA* 基因关联，包括Ⅱ组等位基因，其解释仍需要慎重，因为这些研究不能排除多重比较导致假阳性增加的可能。

一些流行病学研究探索了鼻咽癌易感位点的基因多态性和染色体异常，另一些研究探索了与亚硝胺、烟草、其他污染物代谢有关基因的遗传变异。研究发现细胞色素 P450 2E1（*CYP2E1*）和 *CYP2A6* 的多态性，谷胱甘肽转移酶（*GSTM1* 和 *GSTT1*）缺乏与 2～5 倍的鼻咽癌风险增加有关。台湾报道 *CYP2E1* 变异在家族性鼻咽癌和非家族性鼻咽癌分布相似，也没有发现 *CYP1A1*、*GSTM1*、*GSTT1*、*GSTP1* 或 N-乙酰基转移酶（*NAT2*）的多态性变异与鼻咽癌风险有关。对广东人的研究也没有发现鼻咽癌风险与 *CYP2A13* 的遗传变异有关。泰国和中国研究报告了聚合免疫球蛋白受体（PIGR，一种负责调解 EB 病毒进入鼻黏膜上皮的细胞表面受体）的多态性与增加的鼻咽癌风险有关。这些遗传关联研究的报道仍有待重复验证。

非多态性的遗传变异可能与鼻咽癌发生有关，例如对鼻咽癌瘤组织的杂合性缺失研究发现高频率的等位基因缺失，特别是在染色体 3p、9p、11q、13q 和 14q 位置。该发现提示在这些位点的肿瘤抑制基因可能牵涉在鼻咽癌的发生中。最近基因杂交研究的荟萃分析显示了若干基因热点，这些位点多次发现在鼻咽癌组织中出现缺失或增加。另有研究发现肿瘤抑制基因例如 Ras 族的 1A（*RASSF1A*）、细胞周期蛋白依赖激活抑制酶 2A（*CDKN2A*、*p16/INK4A*）和免疫球蛋白族成员 4（*IGSF4*、*TSLC1*）在鼻咽癌组织因甲基化而常常失活。对癌家族成员的基因、蛋白表达和全基因组学的研究鉴别出易感位点于染色体 4p15.1～q12,3p21.31～21.2,提供了进一步鉴别易感基因和位点的参考。这些研究发现的可能致癌通路仍有待大规模流行病学研究证实。

12.2.3　腌制食物

中国香港何鸿超等早于1967年观察到在香港生活和工作在船上的蛋家人(船民)鼻咽癌发病率特别高,提示可能与船民特殊的遗传背景和生活习惯有关。1975年何鸿超等进一步研究蛋家人鼻咽癌高发的原因,发现蛋家人的咸鱼消耗量比一般陆上居民多,而且有在婴幼儿早期(2岁以前)喂食咸鱼的习惯,他认为这可能是蛋家人鼻咽癌高发的原因之一。其后在马来西亚、中国香港、中国广东等地完成的多个病例对照研究结果均支持咸鱼与鼻咽癌发病相关的假说。结果显示妊娠母亲摄入咸鱼和婴儿早期摄入咸鱼与其后的鼻咽癌发病风险有着密切关联,进一步的实验室研究发现咸鱼中主要致癌物质是挥发性亚硝胺,用咸鱼汁或其亚硝胺成分喂养小鼠,可诱发出小鼠鼻咽这一肿瘤罕发部位发生肿瘤。除咸鱼外,其他研究结果提示摄入其他腌制食物如腌菜、豆制品等也与鼻咽癌发病有关。Gallicchio等对1966—2004年全世界完成的16个病例对照研究进行系统的综合分析,结果显示摄入腌制蔬菜与鼻咽癌发病有关,$OR=2.04,95\%$ CI:$1.43\sim2.92$;而常吃新鲜蔬菜则为保护因素,$OR=0.64,95\%CI$:$0.48\sim0.85$。该结果不受蔬菜种类和研究所在国家的影响。但是,过去的30年在鼻咽癌高发地区,例如香港、广东珠江三角洲等地区,居民的饮食结构发生了明显的改变,吃咸鱼和其他腌制食物的量明显减少。而广东的四会市和中山市、广西的苍梧县的肿瘤发病监测数据显示鼻咽癌的发病率没有明显改变,保持稳定。这结果提示腌制食物不能完全解释鼻咽癌的发病病因。

12.2.4　吸烟

很多研究结果显示了吸烟与鼻咽癌的发病密切相关,并且鼻咽癌的发病风险与吸烟的量和持续时间呈剂量效应关系。Yu等在广州的调查发现每天吸烟在30支以上的人患鼻咽癌风险比不吸烟的人高3.1倍。Yuan等在上海进行的大规模病例对照研究结果显示鼻咽癌患者吸烟比例比对照组高,$OR=1.28$。在上海,12%的鼻咽癌可归因于吸烟。如前面介绍的,吸烟是唯一得到前瞻性队列研究结果支持的鼻咽癌发病相关环境危险因素。最近贾卫华和Ellen分别报道了她们做的人群病例对照研究结果,都支持吸烟与鼻咽癌发病风险的关系[29]。近20年中国香港、新加坡和中国台湾都报道了鼻咽癌发病率和病死率的下降趋势,并且发现该下降主要由于与环境和吸烟密切相关的高分化上皮细胞癌减少。Lee等在对1980—1999年期间香港鼻咽癌发病和病死率的分析发现,20世纪80年代早期,香港鼻咽癌标化发病率男性为28.5/10万,女性为11.2/10万。到90年代末,男性标化发病率下降到20.2/10万,女性为7.8/10万。男女性鼻咽癌发病率分别下降了29%和30%。男女性鼻咽癌标化病死率则分别从13.7/10万和4.5/10万下降到7.8/10万和2.2/10万,分别下降了43%和50%。Tse等发现鼻咽癌的下降主要是角质化鳞癌减少,提示环境因素对鼻咽癌发病减少的影响。但是也有报道未发现吸烟与鼻咽癌发病风险相关,部分研究也未能显示吸烟与鼻咽癌发病风险的剂量效应关系。已有的吸烟与鼻咽癌发病关系的关联强度也较低,多数报道的 OR 或 HR 在 1.2~1.5,说明吸烟可能在鼻咽癌的发病过程中起着辅助或激发的作用。

12.2.5 职业暴露

一些研究发现木尘、棉尘的职业暴露与鼻咽癌发病有关。Hildesheim 等在中国台湾地区完成 375 例鼻咽癌病例和 325 例对照的病例对照研究,结果显示木尘暴露的 OR 为 1.7(95%CI:10~3.0),暴露 10 年以上的 OR 增加 2.4(95%CI:1.1~5.0)。Yang 等在台湾对高癌家系的调查也发现木尘暴露与鼻咽癌发病的关联,OR 为 5.10,95%CI:1.50~17.34。Li 等分析了上海纺织工人的鼻咽癌发病情况,发现棉尘暴露大于 143.4 mg/m^3 的工人鼻咽癌发病 OR 为 3.6,95%CI:1.8~7.2。Liu 等分析一家报业公司的印刷工人的患病情况,在 144 名印刷工人中有 5 例鼻咽癌发生,而在 435 名非印刷的其他职员中无一例鼻咽癌,OR 为 57.0,95%CI:2.8~1155.37。

12.2.6 室内空气污染

在广东、广西和福建的病例对照研究都发现居住在旧式低矮的泥土房,无独立厨房和烟囱是鼻咽癌的危险因素,OR 为 1.28。部分研究还发现室内燃香、煮食燃料等室内污染源与鼻咽癌的关系,但结果较不一致。

已发现的鼻咽癌发病相关环境危险因素主要是 EB 病毒感染和腌制食物,但 EB 病毒感染的普遍性与鼻咽癌发病的地域局限性并不相符。近年来,人们生活水平提高,吃腌制食物的习惯发生巨大改变,但在鼻咽癌高发区,鼻咽癌的发病率仍维持稳定,环境危险因素不能完全解释鼻咽癌的发病机制。因此更多的专家认为遗传因素单独或通过与环境因素交互作用导致鼻咽癌的发生和进展[30]。针对鼻咽癌的精准预防则不能从一级预防,即针对 EB 病毒感染或改变吃腌制食物习惯达到预防鼻咽癌的目的。目前的科学发展仍未做到改变遗传特征或改变基因来预防疾病。因此,鼻咽癌的精准预防更多地考虑根据环境和遗传危险因素鉴别鼻咽癌高风险人群,对鼻咽癌高风险人群进行定期的筛查(二级预防),以达到早期发现、早期诊断、早期治疗、治愈鼻咽癌患者或延长患者寿命的目的。

12.3 鼻咽癌的早诊早治与精准预防

虽然鼻咽癌的病因至今仍未完全清楚,但已知的主要与鼻咽癌发病相关的危险因素是 EB 病毒感染、家族聚集性和遗传特征。综上所述,由于 EB 病毒感染的普遍性和鼻咽癌发生的特异性不相吻合,因此鼻咽癌不能像肝癌那样采取全面接种 EB 病毒疫苗的一级预防措施,而针对家族聚集性和遗传因素目前也无法做到一级预防。因此鼻咽癌的预防主要是二级预防。

早在 20 世纪 50 年代末到 70 年代,在广东鼻咽癌高发地区开展了大规模的鼻咽癌普查,主要的筛查手段是鼻咽间接镜检查,查出一批早期鼻咽癌患者。但鼻咽间接镜检查需要熟练的耳鼻喉科医生,大规模普查的工作量大,漏诊率高,效果并不理想。

1966 年 Old 等发现 EB 病毒与鼻咽癌的关系,研究表明 EB 病毒是未分化鼻咽癌的必要致病因素,肿瘤显示了 EB 病毒的潜伏过程,以 EBNA1 和至少一个膜蛋白的表达为特征。20 世纪 70 年代末的 3 年死亡回顾调查确定了广东中山市和四会市、广西苍梧县为鼻咽癌高发地区,设立了鼻咽癌高发现场,先后成立了肿瘤研究所,建立了鼻咽癌及全肿瘤的发病登记制度。自 20 世纪 80 年代起,曾毅院士最早在广西鼻咽癌高发地区开展了鼻咽癌普查,应用免疫荧光法检测 EB 病毒抗体 VCA/IgA、EA/IgA 和 EA/IgG,检出了一批早期鼻咽癌患者,显示了应用 EB 病毒抗体为主要手段筛查鼻咽癌的前景。

过去的几十年,多个病例对照研究都显示增高的 EB 病毒抗体与鼻咽癌的关系。最近来自前瞻性研究的更多证据证实以前病例对照研究的结果,显示高滴度的抗体水平,特别是 IgA 抗病毒结构蛋白抗体增高伴随着其后的鼻咽癌发生。台湾 EB 病毒 VCA/IgA 抗体阳性的男性发生鼻咽癌的风险与阴性相比 HR 为 22.0,95%CI:7.3~66.9。在随访 5 年以后其发病风险 HR 仍为 13.9,95%CI:3.1~61.7。如果 VCA/IgA 滴度持续上升,提示着更高的鼻咽癌风险($HR=12.4$,95%CI:5.4~28.5)。在对台湾鼻咽癌高发家族(家庭中至少有 2 个以上成员被诊断为鼻咽癌)成员的前瞻性研究中,在 VCA/IgA 和 EBNA1/IgA 高的人群发生鼻咽癌的风险与阴性人群相比,相对危险度为 6.6,95%CI:1.5~61.0。

来自中国鼻咽癌高发区的更多报道支持 EB 病毒血清学指标与鼻咽癌的关联,并有一个剂量效应关系。VCA/IgA 滴度越高,鼻咽癌风险越高。在广东省鼻咽癌高发现场,中山市对鼻咽癌筛查队列人群的 13 年随访发现,EB 病毒抗体阳性的队列在随访的前 3 年鼻咽癌检出率比阴性队列明显增高,第一年最高,后急剧下降,在 4 年后下降到接近一般人群发病率的水平[4,31]。而阴性人群在前 3 年鼻咽癌检出率明显比一般人群发病率低,以后虽有回升,但仍然保持在低水平(见图 12-1)。13 年随访阳性队列的鼻咽癌年发病率为 241.24/10 万暴露人年,而阴性队列人群的年发病率为 12.24/10 暴露人年,相对危险性为 19.91。该研究结果提示鼻咽癌发生前有一个 3 年的窗口期,显示了 VCA/IgA 增高的特征。广东省四会市对 18 986 例的鼻咽癌筛查队列进行了 20 年的随访,结果显示免疫荧光法检测 EB 病毒抗体 VCA/IgA 阴性的队列人群,鼻咽癌性别年龄标化发病率为 29.4/10 万暴露人年,VCA/IgA 抗体阳性但 EA/IgA 抗体阴性的队列发病率为 188.2/10 万,而两项指标均阳性的队列人群鼻咽癌发病率为 617.4/10万。在比较 VCA/IgA 抗体不同滴度水平人群的鼻咽癌发病率时发现,相对于阴性人群,VCA/IgA 滴度为 1∶5 的队列,发生鼻咽癌的相对危险度为 3.7(95％CI:0.9～16.0),1∶10 为 3.0(95％CI:0.7～12.77),1∶20 为 11.2(95％CI:4.2～29.8),≥1∶40 为 32.6(95％CI:17.5～60.8)。VCa/IgA 与 EA/IgA 两项指标阳性也提示鼻咽癌风险提高[32]。因此,在 20 世纪 90 年代,鼻咽癌的筛查方案确定 VCA/IgA 抗体滴度≥1∶40 和 VCA/IgA、EA/IgA 两项指标阳性为鼻咽癌高危人群,需要进一步做诊断性检查。

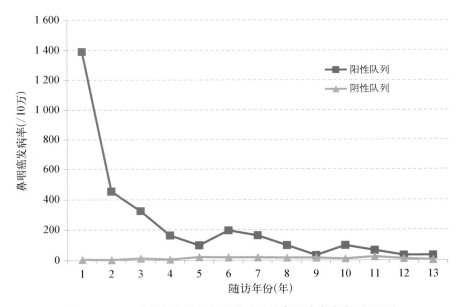

图 12-1　EB 病毒抗体阳性与阴性人群的鼻咽癌发病率(/10 万)

　　进入 21 世纪,中山大学附属肿瘤医院刘玥等对 6 种 ELISA 方法检测的 EB 病毒血清学标志物(VCA/IgA、EA/IgA、EBNA1/IgA、EBNA1/IgG、Zta-IgA 和 Rta-IgG)和两种传统免疫荧光法检测的血清学标志物(VCA/IgA 和 EA/IgA)的诊断价值进行了评价。第一阶段采用 191 例鼻咽癌病例和 337 例非鼻咽癌对照的病例对照设计,并采用 Logistic 回归模型评价标志物间各种组合的诊断价值。结果发现 ELISA 法检测的VCA/IgA 和 EBNA1/IgA 两种标志物组合的诊断价值最佳,ROC 曲线下面积为 0.97,敏感度达 95.3％,特异度达 94.1％。第二阶段采用前瞻性设计评价两种标志物的诊断效果,对 5 481 例 30～59 岁参加筛查的人群随访比较传统的免疫荧光法检测 VCA/IgA

和 EA/IgA 与 ELISA 法检测 VCA/IgA 和 EBNA1/IgA 其后鼻咽癌的诊断价值，结果显示在特异度相似（98.5%）的条件下，新组合的敏感度达 75%，与传统方法的 25% 相比，诊断效能明显提高。根据新的研究结果，在鼻咽癌早诊早治现场的实践中，修改了鼻咽癌筛查的技术方案，提出应用 ELISA 法检测 VCA/IgA 和 EBNA1/IgA 作为鼻咽癌初筛指标，根据联合诊断模型评分，达到高危水平的对象进入诊断性检查程序[33]。在随后的筛查实践中，又提出鼻咽癌家族史和鼻咽间接镜检查阳性也是鼻咽癌高风险特征，与 EB 病毒抗体阳性结合共同作为判断指标。

2005 年中国癌症基金会启动了癌症早诊早治的项目，以中央财政转移支付的形式，支持癌症的早诊早治，促进了癌症早诊早诊示范基地的建设。鼻咽癌早治早治项目于 2005 年正式启动。广东的四会市和广西的苍梧县两个鼻咽癌高发现场点率先成为鼻咽癌早诊早治的示范基地，开展了鼻咽癌高风险人群的筛查[34]。2007 年鼻咽癌早诊早治专家组制定并发布了鼻咽癌早诊早治的技术规范[35]，并且成立了在癌症早诊早治委员会领导下的鼻咽癌早诊早治专家组。

随着鼻咽癌筛查方案的成熟和两个鼻咽癌高发现场筛查的成效，2008 年之后，为适应扩大鼻咽癌筛查规模的要求，全国又陆续增加了鼻咽癌筛查点，如广东的中山、顺德，广西的贵港，桂平，福建的闽侯等。广西壮族自治区还开展了全自治区的鼻咽癌筛查。

自 2005 年 1 月—2017 年 6 月，全国共计筛查高风险个体 350 424 人，发现鼻咽癌患者 388 例，鼻咽癌检出率为 0.48%，早诊率为 64.4%，治疗率 96.1%。筛查发现的鼻咽癌病例早诊率明显高于医院就诊病例的 20%～40%（见表 12-1）[36]。

表 12-1　2005—2017 年鼻咽癌早诊早治项目成果

	初筛数	诊断性筛查	鼻咽癌例数	检出率（%）	早诊数	早诊率（%）	治疗数	治疗率（%）
合计	350 424	80 248	388	0.48	250	64.4	373	96.1
广东	141 090	36 897	224	0.61	163	72.8	217	96.9
广西	177 431	35 408	154	0.43	80	51.9	146	94.8
福建	31 903	7 943	10	0.13	7	70.0	10	100.0

12.4　鼻咽癌队列在精准预防中的成果

大量的鼻咽癌队列研究在鼻咽癌流行病学中占着重要地位，研究成果也为鼻咽癌的病因学和精准预防提供了大量的科学依据。鼻咽癌队列研究在精准预防中获得的成果主要有以下几方面。

12.4.1 确定了鼻咽癌的病因或相关危险因素

通过对不同 EB 病毒感染水平的人群的前瞻性观察，鼻咽癌队列研究发现 EB 病毒感染是鼻咽癌的起始病因，但感染不直接影响其后的鼻咽癌风险，更重要的是病毒的持续活跃。前瞻性的观察发现病毒抗体维持高水平或持续增高提示鼻咽癌的发生。而一次性的 EB 病毒抗体阳性或维持抗体滴度在低水平，则鼻咽癌风险没有明显增高。这些 EB 病毒抗体水平的变化与鼻咽癌发病的相关规律为鼻咽癌发病机理研究提供了很好的基础。其次，吸烟与鼻咽癌的队列研究结果也为吸烟与鼻咽癌发病关系提供了大量科学依据。吸烟可能促使鼻咽癌发生，为鼻咽癌发病机理研究、吸烟与 EB 病毒感染的相互关系等提供线索。

12.4.2 为鼻咽癌筛查提供依据

大量鼻咽癌队列研究为制订鼻咽癌筛查方案提供了科学依据。鼻咽癌队列研究观察到不同 EB 病毒抗体滴度水平人群在其后的鼻咽癌发生规律，观察到 EB 病毒抗体水平的变化与鼻咽癌发生的关系，观察到不同鼻咽底黏膜改变与鼻咽癌发生的关系，观察到有鼻咽癌或其他肿瘤家族史的人群鼻咽癌发生的风险，这些都为精确定义鼻咽癌发病风险提供了科学证据。根据鼻咽癌队列研究的结果，人们估计在 EB 病毒抗体阳性与临床检出鼻咽癌有 3～4 年的窗口期，这为开展鼻咽癌筛查，达到早期发现鼻咽癌提供了充足的时间，也为确定鼻咽癌筛查的间隔时间提供了科学依据。根据这些研究，达成关于影响鼻咽癌筛查效果因素的共识，制订鼻咽癌筛查优化方案。

12.4.3 评价筛查效果

在鼻咽癌队列研究的基础上，可以估计预测鼻咽癌发病风险模型的参数，模拟不同筛查方案的成本效果，确立优化的筛查方案。模拟研究表明，鼻咽癌筛查每挽救一个健康寿命年的花费是 3 万～5 万元人民币，约为中国人均国内生产总值的 1～2 倍。按照世界卫生组织的定义，属于符合卫生经济学成本效益的项目。

12.4.4 探索影响鼻咽癌预后的危险因素

大量的鼻咽癌临床队列研究探索了影响鼻咽癌患者预后的危险因素，其中最重要的发现是 EB 病毒血清游离 DNA 是鼻咽癌的独立预后因素，特别是经放射治疗后 EB 病毒游离 DNA 仍然阳性的患者预后不好。临床也开展了随机对照的临床研究，探讨对这些预后不好的患者增加辅助化疗的治疗效果。这为临床开展精准医疗提供了良好的生物标志物指标。

12.5 小结与展望

12.5.1 确定鼻咽癌高风险个体的遗传特征

随着基因组学的发展和鼻咽癌易感基因的确立,筛选鼻咽癌高风险个体的基因芯片将逐渐成熟。而随着科学技术的发展,基因芯片检查的费用也可能逐渐降低。利用基因芯片可以筛选鼻咽癌高风险个体,有针对性地开展 EB 病毒疫苗接种或设计个体化的鼻咽癌筛查方案,达到更高效的一级精准预防和二级精准预防。总的来说,在全世界鼻咽癌的发病率并不高,鼻咽癌病例高度集中在广东、广西的高发区。因此筛选和确定鼻咽癌的高风险人群,在局部地区针对部分人开展个体化的精准预防尤为重要。鉴于鼻咽癌与遗传背景的密切关系,确定鼻咽癌高风险个体的遗传特征将具有重要意义。

12.5.2 鼻咽癌筛查技术方案的进一步优化

目前鼻咽癌筛查存在的主要问题是通过 EB 病毒抗体检测定义的高风险人群阳性预测值不够高,仅 $4\%\sim5\%$,即发现 1 例鼻咽癌,需要 $20\sim25$ 人"陪着"进行诊断性检查,特别是需要做鼻咽纤维镜检查。现正在探索新的 EB 病毒指标或其他生物标志物,进一步提高阳性预测值。例如已有报道利用鼻咽刷子获取鼻咽底黏膜脱落细胞检测 EB 病毒 DNA,可以进一步提高检测鼻咽癌的特异性。相信随着深入研究,现有鼻咽癌筛查方案将继续优化,成本效果继续提高。至今为止,仍未有鼻咽癌筛查降低人群鼻咽癌病死率的循证医学证据。现有的鼻咽癌队列,或者是随访时间不足,或者是发现的鼻咽癌病例不足,仍未筛查队列的鼻咽癌病死率降低仍未达到有统计学意义的水平。期望在不久的将来,鼻咽癌早治早治项目建立的鼻咽癌筛查队列有足够的随访时间和发现足够的鼻咽癌病例,我们将看到鼻咽癌筛查效果的科学证据。

12.5.3 鼻咽癌的精准治疗

随着个体化的放射剂量调强技术和三维适形技术的普及,精准放射治疗对早期鼻咽癌的治疗效果已经非常理想,大部分鼻咽癌病例可以达到根治,5 年生存率在 90% 以上。随着临床鼻咽癌队列研究的深入,预测鼻咽癌患者预后的生物标志物不断涌现,对中晚期鼻咽癌病例的治疗能做到精准预测鼻咽癌复发和转移的风险,精准设计个体化的治疗方案。这将大大提高鼻咽癌病例的治愈率,降低鼻咽癌病死率,减轻鼻咽癌疾病负担。

参考文献

[1] 邓洪,曾毅,黄乃琴,等.广西梧州市鼻咽癌现场 10 年的前瞻性研究[J].病毒学报,1992,8(1):

32-36.

[2] 柳青,方积乾,胡孟璇,等. EB病毒与鼻咽癌关系的前瞻性研究[J]. 中国公关卫生学报,1999,18(3): 138-140.

[3] Cao S M, Liu Z, Jia W H, et al. Fluctuations of Epstein-Barr virus serological antibodies and risk for nasopharyngeal carcinoma: a prospective screening study with a 20-year follow-up [J]. PLoS One, 2011, 6(4): e19100.

[4] Ji M F, Wang D K, Yu Y L, et al. Sustained elevation of Epstein-Barr virus antibody levels preceding clinical onset of nasopharyngeal carcinoma [J]. Br J Cancer, 2007, 96(4): 623-630.

[5] Chien Y C, Chen J Y, Liu M Y, et al. Serologic markers of Epstein-Barr virus infection and nasopharyngeal carcinoma in Taiwanese men [J]. N Engl J Med, 2001, 345(26): 1877-1882.

[6] Lin J, Jiang C, Ho S, et al. Smoking and nasopharyngeal carcinoma mortality: a cohort study of 101,823 adults in Guangzhou, China [J]. BMC Cancer, 2015, 15: 906.

[7] Rottenberg Y, Levine H, Keinan-Boker L, et al. Risk of nasopharyngeal carcinoma penetrates across immigrant generations: A migrant cohort study of 2.3 million Jewish Israeli adolescents [J]. Int J Cancer, 2017, 140(5): 1060-1067.

[8] Chen Q Y, Guo S Y, Tang L Q, et al. Combination of tumor volume and Epstein-Barr virus DNA improved prognostic stratification of stage II nasopharyngeal carcinoma in the imrt era: a large-scale cohort study [J]. Cancer Res Treat, 2017, 50(3): 861-871.

[9] Peng H, Guo R, Chen L, et al. Prognostic impact of plasma Epstein-Barr virus DNA in patients with nasopharyngeal carcinoma treated using intensity-modulated radiation therapy [J]. Sci Rep, 2016, 6: 22000.

[10] Mutirangura A, Pornthanakasem W, Theamboonlers A, et al. Epstein-Barr viral DNA in serum of patients with nasopharyngeal carcinoma [J]. Clin Cancer Res, 1998, 4(3): 665-669.

[11] Chan A T, Lo Y M, Zee B, et al. Plasma Epstein-Barr virus DNA and residual disease after radiotherapy for undifferentiated nasopharyngeal carcinoma [J]. J Natl Cancer Inst, 2002, 94(21): 1614-1619.

[12] Lo Y M, Chan L Y, Lo K W, et al. Quantitative analysis of cell-free Epstein-Barr virus DNA in plasma of patients with nasopharyngeal carcinoma [J]. Cancer Res, 1999, 59(6): 1188-1191.

[13] Lin J C, Wang W Y, Chen K Y, et al. Quantification of plasma Epstein-Barr virus DNA in patients with advanced nasopharyngeal carcinoma [J]. N Engl J Med, 2004, 350(24): 2461-2470.

[14] Niedobitek G, Agathanggelou A, Nicholls J M. Epstein-Barr virus infection and the pathogenesis of nasopharyngeal carcinoma: viral gene expression, tumour cell phenotype, and the role of the lymphoid stroma [J]. Semin Cancer Biol, 1996, 7(4): 165-174.

[15] Old L, Boyse E, Oettgen H, et al. Precipitating antibody in human serum to an antigen present in cultured Burkitt's lymphoma cells [J]. Proc Natl Acad Sci U S A, 1966, 56(6): 1699-1704.

[16] Vera-Sempere F J, Burgos J S, Botella M S, et al. Immunohistochemical expression of Epstein-Barr virusencoded latent membrane protein (LMP-1) in paraffin sections of EBV-associated nasopharyngeal carcinoma in Spanish patients [J]. Eur J Cancer B Oral Oncol, 1996, 32(3): 163-168.

[17] Brooks L, Yao Q Y, Rickinson A B, et al. Epstein-Barr virus latent gene transcription in nasopharyngeal carcinoma cells: coexpression of EBNA1, LMP1, and LMP2 transcripts [J]. J Virol, 1992, 66(5): 2689-2697.

[18] Fåhraeus R, Fu H L, Ernberg I, et al. Expression of Epstein-Barr virus-encoded proteins in nasopharyngeal carcinoma [J]. Int J Cancer, 1988, 42(3): 329-338.

[19] Pathmanathan R, Prasad U, Chandrika G, et al. Undifferentiated, nonkeratinizing, and squamous cell carcinoma of the nasopharynx. Variants of Epstein-Barr virusinfected neoplasia [J]. Am J Pathol, 1995, 146(6): 1355-1367.

[20] de-The G, Lavoue M F, Muenz L. Differences in EBV antibody titres of patients with nasopharyngeal carcinoma originating from high, intermediate and low incidence areas [J]. IARC Sci Publ, 1978, (20): 471-481.

[21] Henle G, Henle W. Epstein-Barr virus-specific IgA serum antibodies as an outstanding feature of nasopharyngeal carcinoma [J]. Int J Cancer, 1976; 17(1): 1-7.

[22] Yu K J, Hsu W L, Pfeiffer R M, et al. Prognostic utility of anti-EBV antibody testing for defining NPC risk among individuals from high-risk NPC families [J]. Clin Cancer Res, 2011, 17(7): 1906-1914.

[23] Raab-Traub N. Epstein-Barr virus in the pathogenesis of NPC [J]. Semin Cancer Biol, 2002, 12(6): 431-441.

[24] Pathmanathan R, Prasad U, Sadler R, et al. Clonal proliferations of cells infected with Epstein-Barr virus in preinvasive lesions related to nasopharyngeal carcinoma [J]. N Engl J Med, 1995, 333(11): 693-698.

[25] Lanier A, Bender T, Talbot M, et al. Nasopharyngeal carcinoma in Alaskan Eskimos Indians, and Aleuts: a review of cases and study of Epstein-Barr virus, HLA, and environmental risk factors [J]. Cancer, 1980, 46(9): 2100-2106.

[26] Lanier A P, Bornkamm G W, Henle W, et al. Association of Epstein-Barr virus with nasopharyngeal carcinoma in Alaskan native patients: serum antibodies and tissue EBNA and DNA [J]. Int J Cancer, 1981, 28(3): 301-305.

[27] Lanier A P, Henle W, Bender T R, et al. Epstein-Barr virus-specific antibody titers in seven Alaskan natives before and after diagnosis of nasopharyngeal carcinoma [J]. Int J Cancer, 1980, 26(2): 133-137.

[28] Tse K P, Su W H, Chang K P, et al. Genome-wide association study reveals multiple nasopharyngeal carcinoma-associated loci within the HLA region at chromosome 6p21. 3 [J]. Am J Hum Genet, 2009, 85(2): 194-203.

[29] Xu F H, Xiong D, Xu Y F, et al. An epidemiological and molecular study of the relationship between smoking, risk of nasopharyngeal carcinoma, and Epstein-Barr virus activation [J]. J Natl Cancer Inst, 2012, 104(18): 1396-1410.

[30] Hildesheim A, Levine P H. Etiology of nasopharyngeal carcinoma: a review [J]. Epidemiol Rev, 1993;15(2): 466-485.

[31] 季明芳,郑受昂,郭媛卿,等. 中山市鼻咽癌高发现场13年前瞻性研究[J]. 肿瘤,2003,23(4): 272-274.

[32] Liu Z, Ji M F, Huang Q H, et al. Two Epstein-Barr virus-related serologic antibody tests in nasopharyngeal carcinoma screening: results from the initial phase of a cluster randomized controlled trial in Southern China [J]. Am J Epidemiol, 2013, 177(3): 242-250.

[33] Liu Y, Huang Q, Liu W, et al. Establishment of VCA and EBNA1 IgA-based combination by enzyme-linked immunosorbent assay as preferred screening method for nasopharyngeal carcinoma: a two-stage design with a preliminary performance study and a mass screening in southern China

［J］．Int J Cancer，2012，131(2)：406-416.

［34］柳青，黄启洪，廖建，等.广东四会市和广西苍梧县鼻咽癌筛查结果分析［J］.中华预防医学杂志，2011,45(7)：664-665.

［35］卫生部疾病预防控制局,癌症早诊早治项目专家委员会.癌症早诊早治项目技术方案(2011年版)［M］.北京：人民卫生出版社,2011：110-143.

［36］国家卫生和计划生育委员会.癌症早诊早治项目(农村)工作报告［M］(内部资料).2017.

索　引